J. LÉON SOUBEIRAN

ÉLÉMENTS

DE

MATIÈRE MÉDICALE

Avec 547 Vignettes

J. ROTHSCHILD
Éditeur

J. ROTHSCHILD, Éditeur, 13, Rue des Saints-Pères, Paris.

SYLVICULTURE

Guide du Forestier. — Culture et surveillance des forêts, par A. Bouquet de la Grye (*Conservateur des forêts*). — 2 volumes in-18 reliés, avec 70 gravures. . . . . 5 fr.

L'Art de Planter et d'élever en pépinière les arbres forestiers, fruitiers et d'agrément. 2ᵉ édition, revue par L. Gouët (*Directeur de l'établissement d'arboriculture des Barres*). — In-18 relié, avec 19 gravures. . . . . 2 fr. 50

L'Aménagement des Forêts. — Exploitation des forêts en taillis et en futaie, par A. Puton (*Inspecteur des forêts*). 2ᵉ édition, avec gravures, in-18 relié. . . . . 2 fr. 50

Études sur l'Aménagement des forêts, par L. Tassy (*Conservateur des forêts*). — 2ᵉ édition. In-8º. . . . . 6 fr.

Mise en valeur des Sols pauvres par les essences résineuses, par A. Fillon (*Sous-inspecteur des forêts*). — In-18. . . . . . . 3 fr.

Les Bois indigènes et étrangers. — Physiologie, culture, productions, qualités, industrie, commerce, par A. Dupont (*Ingénieur des constructions navales*) et A. Bouquet de la Grye (*Conservateur des forêts*). — In-8º, avec 162 gravures. . . . . 12 fr.

Les Bois employés dans l'Industrie. — Cent sections des principales essences de France et d'Algérie, avec leurs caractères distinctifs et leur description, par H. Noerdlinger (*Ancien élève-libre de l'École forestière de Nancy*). . . . . 30 fr.

Manuel de Cubage et d'estimation des Bois, par A. Goursaud, (*Inspecteur des forêts*). — In-18, relié. . . . . 1 fr. 50

Flore forestière illustrée du centre de l'Europe, par C. de Kirwan, (*Sous-inspecteur des forêts*). — In-folio orné de chromolithographies représentant 350 figures . . . . 60 fr.

Les Conifères indigènes et exotiques, par C. de Kirwan (*Sous-inspecteur des forêts*). — 2 vol. in-18 rel., avec 106 grav. . . 5 fr.

Herbier forestier de la France par E. de Gayffier (*Inspecteur des forêts*), — 2 vol. in-fol. avec 200 phototypographies, rel. 500 fr.

Arboretum et fleuriste de la ville de Paris. — Description, culture, usages de tous les arbres, arbrisseaux, plantes, employés dans les parcs et jardins, par A. Alphand (*Directeur des travaux de Paris*). — In-folio. . . . . 50 fr.

Le Monde des Bois. — Faune et flore forestières, par F. Hœfer. — In-8º avec 300 vignettes, 15 fr. — Édition avec 27 gravures sur acier. . . . . 25 fr.

L'Élagage des Arbres forestiers et d'alignement, par le comte A. des Cars (*Membre de la Société centrale d'Agriculture*). — In-18 avec 72 gravures, relié. . . . . 1 fr.

Codes de la législation forestière, par Ch. Jacquot (*Inspecteur des forêts*). — In-18, relié . . . . 1 fr. 50

Réorganisation du Service forestier et réforme de la loi sur les pensions civiles, par Aloys Wisst. — In-8º. . . . . 3 fr. 50

J. ROTHSCHILD, Éditeur, 13, Rue des Saints-Pères, Paris.

Les Oiseaux utiles et nuisibles aux forêts, champs, jardins, vignes, etc., par H. DE LA BLANCHÈRE (*Ancien élève de l'école forestière*). — 2e édition, avec 150 vignettes. In-18, relié . . . . . . 3 fr. 50

Les Ravageurs des Forêts et des Arbres d'Alignement. — Description, mœurs, ravages des insectes destructeurs des bois, moyens pratiques de les combattre. — 5e édition, par DE LA BLANCHÈRE et le Dr Eug. ROBERT. — In-18, relié, avec 162 gravures. Prix . . . . 3 fr. 50

CHASSE — SPORT

Ornithologie du Chasseur, par le docteur CHENU. — In-8° orné de 50 chromotypographies . . . . 20 fr.

Les Animaux des forêts, par R. CABARRUS (*Sous-inspecteur des forêts*). — In-18 avec 84 gravures, relié . . . . 2 fr. 50

Le Rêve du Chasseur. — Gibier des bois, plaines, côtes, montagnes, par B.-H. RÉVOIL. — In-folio, 20 planches en deux teintes, avec texte . . . . 50 fr.

Le Guide du Chasseur devant la loi. — Code du Chasseur par F. TÉCHENEY. — In-18, relié . . . . 2 fr. 50

Nouveau Carnet de chasse illustré, avec Guide pour les jeunes chasseurs au chien d'arrêt, par M. CHATIN. — 2e édition, in-18, relié . . . . 1 fr.

Le Cheval et son Cavalier. — Hippologie et équitation, par le comte DE LAGONDIE (*Ancien colonel d'état-major*). — 2 vol. in-18, ornés de vignettes, reliés . . . . 7 fr. 50

Le Chien.—Races, croisements, élevage, dressage, éducation, maladies et traitement, d'après les ouvrages les plus récents de Stonehenge, Idstone, Hamilton Smith, Bouley. — In-18 relié, avec 100 gravures hors texte. — Prix . . . . 3 fr. 50

Les Oiseaux Gibier. — Histoire naturelle, Chasse, Mœurs et Acclimatation, par H. DE LA BLANCHÈRE. Ouvrage de luxe, in-folio, avec 45 Chromotypographies et nombreuses vignettes dans le texte. Prix : 50 fr. — En reliure de luxe . . . . 60 fr.

HORTICULTURE — BOTANIQUE

Les Promenades de Paris. — Histoire et description des bois de Boulogne et de Vincennes, Champs-Élysées, parcs, squares, boulevards de Paris, par A. ALPHAND (*Directeur des travaux de Paris*). 2 vol. in-folio, illustrés de 80 gravures sur acier, 23 chromolithographies et 487 gravures sur bois. Prix : 500 fr. ; sur papier de Hollande . . . . 1,000 fr.

J. ROTHSCHILD, Éditeur, 13, Rue des Saints-Pères, Paris.

Les Roses. — Histoire, description, culture, multiplication, par MM. H. JAMAIN (*Horticulteur*), E. FORNEY et CH. NAUDIN (*Membre de l'Institut*). In-8° avec 60 planches en couleur et 60 vignettes. Prix. . . . . 30 fr.

Les Plantes alpines, par B. VERLOT (*Chef de l'École botanique au Museum*). — In-8° avec 50 chromolithographies et 70 vignette Prix. 3

Les Plantes à Feuillage coloré. — Choix des plus remarquables culture et description. Introduction par M. CH. NAUDIN (*Membr. l'Institut.*) — 2 vol. in-8°, avec 120 chromotypographies et 120 gravures. . . . . 60 fr.

Les Fougères et les Sélaginelles. — Choix des plus remarquables avec culture et description par MM. A. RIVIÈRE (*Jardinier du Luxembourg*), E. ANDRÉ, E. ROZE (*de la Société botanique de France*). — 2 vol. in-8° ornés de 156 chromotypographies et de 239 gravures. . . . . 60 fr.

Arboretum et Fleuriste de la ville de Paris. — Description et culture des arbres, arbrisseaux, plantes employés dans l'ornementation des parcs et jardins, par A. ALPHAND (*Directeur des travaux de Paris*). — In-folio. . . . . 50 fr.

L'Art des Jardins. — Histoire, théorie et pratique, par le Baron ERNOUF. — 2 vol. in-18 avec 150 gravures, reliés. . . . . 5 fr.

Guide pratique du Jardinier-paysagiste, par SIEBECK (*Jardinier en chef à Vienne*). Traduit de l'allemand par CH. NAUDIN (*Membre de l'Institut*). — Ire partie, THÉORIE avec un grand plan en quatre parties, 25 fr.; — 2e partie, PRATIQUE avec 24 planches coloriées et texte, 25 fr. — Les deux parties prises ensemble. . . 40 fr

Les Plantes médicinales et usuelles des champs, jardins, forêts, par H. RODIN (*Membre de la Société botanique*). — 2e édition, ornée de 200 vignettes. In-18 relié. . . . . 3 fr. 50

Le Monde des Fleurs. — Botanique pittoresque, par H. LECOQ (*de l'Institut*). — In-8° orné de 480 vignettes sur bois et gravures sur acier. . . . . 25 fr.

La Vigne dans le Bordelais, par AUG. PETIT-LAFITTE (*Professeur d'agriculture de la Gironde*). In-8° avec figures. . . . . . 12 fr.

Les Oiseaux utiles et nuisibles aux jardins, champs, forêts, etc., par H. DE LA BLANCHÈRE. — 2e édition, in-18 avec 150 vignettes, relié. . . . . 3 fr. 50

Les Champignons. — Histoire, description, culture, usages des espèces comestibles, suspectes, vénéneuses, employées dans les arts, dans l'industrie, l'économie domestique et dans la médecine, par F.-S. CORDIER. — 1 vol. grand in-8° avec 60 Chromolithographies. — Quatrième édition revue et corrigée. . 30 fr.

Les Ravageurs des Vergers et des Vignes. — Histoire naturelle, mœurs, dégâts. Moyens de combattre les insectes destructeurs, avec une Étude sur le Phylloxera, par DE LA BLANCHÈRE. — 1 vol. in-18, avec 160 gravures. Prix. . . . . 3 fr. 50

ÉLÉMENTS

DE MATIÈRE MÉDICALE

L'ÉCOLE DU PHARMACIEN

ÉLÉMENTS

DE

MATIÈRE MÉDICALE

Par le Docteur J. LÉON SOUBEIRAN

Professeur à l'École supérieure de Pharmacie de Montpellier

Ouvrage orné de 547 Vignettes

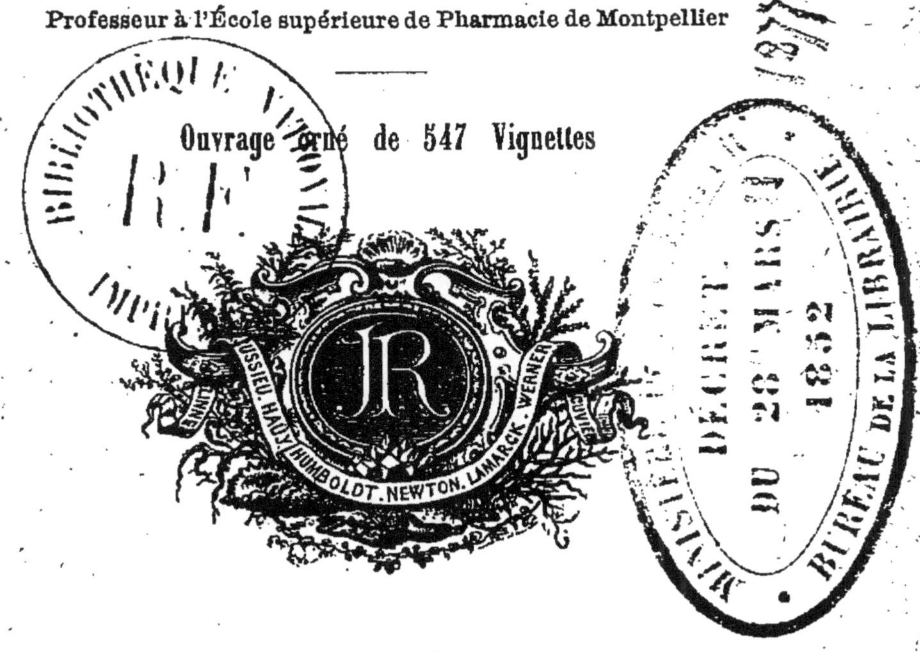

PARIS

J. ROTHSCHILD, ÉDITEUR

13, RUE DES SAINTS-PÈRES, 13

1878

PRÉFACE

La médecine fait usage d'un grand nombre de médicaments simples empruntés au règne végétal, et dont la variété est presque infinie. Pendant une longue série de siècles, la matière médicale n'a été qu'un amas confus où se sont entassées toutes les substances qu'une imagination poétique ou déréglée, que la superstition, que la crédulité ou une observation inintelligente ont préconisées tour à tour. Les progrès de la science ont fait tomber dans un juste oubli le plus grand nombre de ces produits pour ne conserver que ceux qui ont une utilité réelle, ce qui en a restreint singulièrement la liste.

La connaissance de l'origine et des caractères des produits de la matière médicale est très-utile, indispensable même au pharmacien ; nous devons constater cependant que cette partie des études a été malheureusement trop délaissée dans ces derniers temps.

Dans le but de faciliter pour les élèves et les pharmaciens l'étude de la matière médicale, j'ai jugé utile d'écrire cet ouvrage dans lequel, laissant de côté tout ce qui constitue ce qu'on peut appeler les curiosités de la matière médicale, je n'ai donné que des renseignements succincts, mais pourtant suffisamment circonstanciés, sur les substances dont le pharmacien fait le plus habituellement usage.

L'ordre qui a été adopté dans cet ouvrage, est basé sur la composition chimique, de telle sorte que le lecteur trouvera réunies les substances devant leurs propriétés à un même principe et par conséquent jouissant de vertus analogues, de façon à former un groupe naturel. En précisant les caractères essentiels du principe commun, on peut en faire aisément l'application à l'histoire pharmaceutique de toutes les substances qui composent le groupe.

Il est évident que si ce mode de classification donne les meilleurs résultats quand on a affaire à des principes chimiques bien définis, il n'en est plus de même quand le principe chimique est mal défini, ou quand on confond sous le même nom et sur quelques caractères généraux des matières de compositions très-diverses. Dans ce cas, les propriétés chimiques et pharmaceutiques ne marchent plus d'accord, et il a fallu alors donner la primauté aux relations thérapeutiques, ou analogies médicales, qui réunissent des substances que leurs compositions chimiques auraient séparées.

En vue de rendre plus utile la lecture de l'ouvrage, il a été illustré d'un grand nombre de figures, et pour faciliter les recherches parmi une aussi grande quantité de substances différentes, il y a été ajouté une table alphabétique très-complète, donnant l'indication des figures et des pages, ce qui économisera beaucoup de temps à celui qui voudra consulter spécialement tel ou tel article.

J. Léon Soubeiran.

TABLE DES MATIÈRES

TRAITÉ DE MATIÈRE MÉDICALE

CHAPITRE PREMIER.

LIGNEUX.

Le *ligneux* est la matière qui constitue les végétaux, et est formé d'utricules ou cellules de formes variées et pouvant contenir dans leur intérieur des substances de nature très-diverse.

Les parties fondamentales qui le constituent sont :

La *cellulose* $C^{24} H^{20} O^{20}$, isomère avec l'amidon, soluble dans l'acide sulfurique, insoluble dans la potasse ;

Le *xylogène* $C^{24} H^{20} O^{20}$, insoluble dans l'acide sulfurique et soluble dans la potasse, ainsi que par coction dans un mélange de chlorure de potassium et d'acide nitrique. Il existe dans la paroi primaire des cellules (Schacht) ;

La *subérine* $C^{24} H^{20} O^{20}$, qui se distingue du xylogène par ce qu'elle ne se dissout pas dans le mélange de chlorure de potassium et d'acide nitrique ; elle se trouve sur les parois des vieilles cellules de la couche subéreuse.

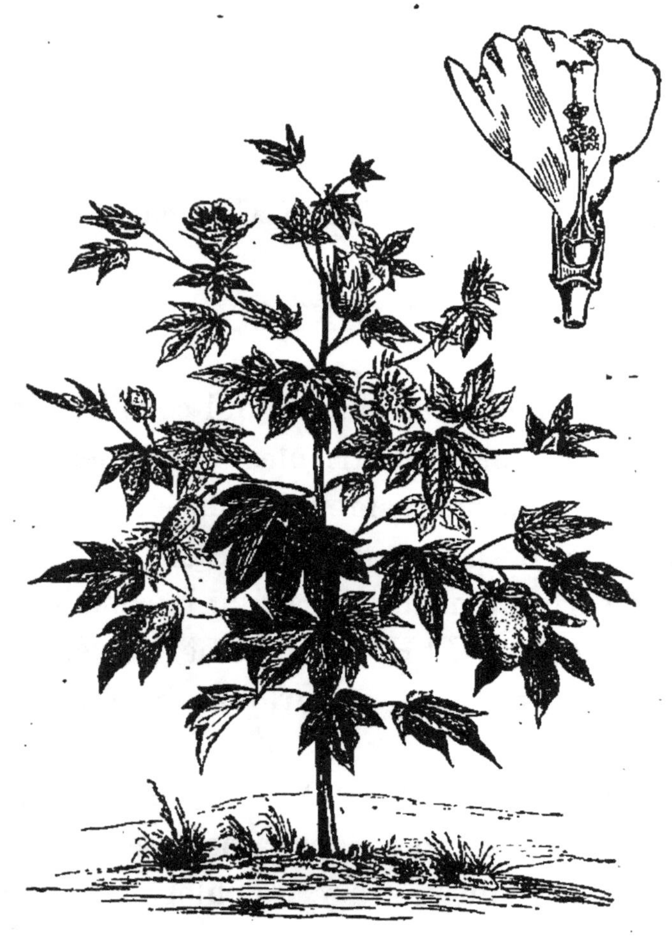

Fig. 1 et 2. — Gossypium herbaceum.

Dans presque toutes les préparations pharmaceutiques, le ligneux est éliminé ; il n'est guère usité

que comme agent physique dans le Lycopode,
l'Amadou, etc.

Coton. *Gossypium herbaceum*, L. et *arboreum*, L.
(Malvacées). Contrées tropicales (fig. 1 et 2).

Le Coton est un duvet qui enveloppe la graine du
cotonnier et qu'on prend soin de recueillir lorsque
les capsules, arrivées à maturité, s'ouvrent d'elles-
mêmes.

Le Coton est formé par des tubes cylindriques
très-fins, pleins d'un liquide que la pression n'enlève
pas. Sec, il forme, par l'affaissement du canal, un
ruban flexible à bords mousses relevés par un bourrelet; il est appliqué sur les brûlures et est employé aussi dans certains pansements.

On lui substitue quelquefois le duvet du *Typha
latifolia*, L. (Typhacées), formé par les poils qui
remplacent, après la floraison, le calice des fleurs
femelles.

Moxa. *Artemisia Moxa*, L. (Composées Corymbifères). Asie, Chine.

Le duvet cotonneux qui recouvre les feuilles de
cette espèce chinoise est recueilli pour la fabrication
des moxas; on le roule en petites boules pour le
brûler lentement sur la peau.

En Europe on lui substitue le coton cardé; on
fait usage aussi dans le même but du duvet qui a

été séparé des feuilles de l'armoise commune dans la préparation de leur poudre.

Amadou. L'Amadou est fourni par plusieurs champignons :

1º Le *Polyporus igniarius*, Fries, qu'on trouve sur les chênes, les saules, les tilleuls, les pommiers, où il forme une masse solide en forme de sabot de cheval. Il est constitué, 1º par une partie corticale dure, lisse ou inégale, marquée de deux ou trois sillons : 2º par une partie inférieure formée par une couche de pores bruns, verticaux et soudés, et dont les ouvertures sont à peine visibles à l'œil ; 3º par un parenchyme, partie interne, très-dur, presque ligneux, homogène et roux, que l'on scie pour en faire un Amadou grossier. La dimension de cette partie interne n'est pas en rapport avec le volume du champignon ; aussi a-t-on soin, pour en connaître l'épaisseur, de faire une incision, quand on l'achète, sur la face adhérente à l'arbre.

2º Le *Polyporus fomentarius*, Fries, plus fréquent, qu'on trouve sur presque tous les arbres et particulièrement sur le hêtre et le marronnier. Sa surface lisse et d'un blanc gris est marquée de plusieurs sillons concentriques ; sa couche corticale est très-dure et souvent gercée ; les pores, qui sont très-petits et à peine visibles à l'œil, sont gris et deviennent bruns par le frottement. Le parenchyme est ordinairement très-développé, homogène, roux et de consistance subéreuse. Comme cette espèce est facilement attaquée par les insectes et surtout par le *Mycetophagus quadrimaculatus*, on en fait la récolte dès août et septembre.

On utilise quelquefois le parenchyme des *Polyporus Schwentzii*; *P.*; *P. lucidus*; *P. ribesius*, et *P. dryadeus*.

Préparation: On enlève la couche corticale et les pores, on coupe le parenchyme par tranches et on les fait macérer pendant plusieurs jours dans de l'eau de lessive; d'autres fois on les fait fermenter dans des tas d'herbes. Quand elles sont à point, on les bat sur un billot avec un maillet, et on les étire.

L'Amadou des ménages est imprégné de nitre ou d'azotate de plomb (Baudrimont); il est donc impropre aux usages médicaux.

L'Amadou sert surtout employé comme hémostatique ou pour faire des irrigations sur la peau; dans ce cas il est substitué avantageusement aux éponges les plus douces.

Lycopode, sporanges du *Lycopodium clavatum*, L. (Lycopodiacées), qu'on récolte surtout en Allemagne et en Suisse.

Les tiges, longues et rampantes, sont munies de

pédoncules longs de 0,15 et surmontés d'épis cylindriques et géminés ; sur ces épis sont des capsules sessiles réniformes (fig. 3 à 7).

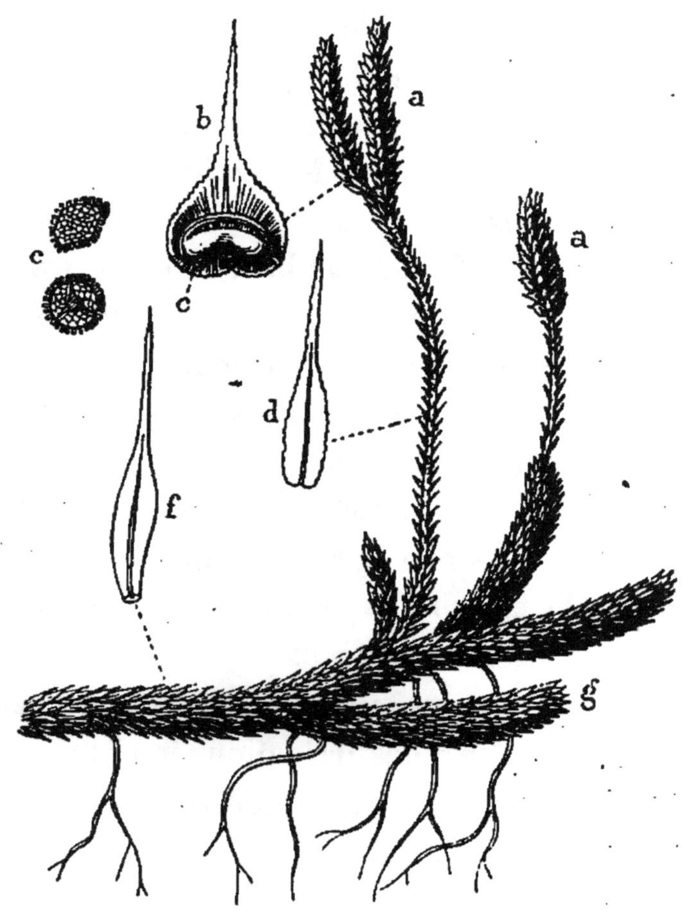

Fig. 3 à 7. — Lycopodium clavatum.

Le Lycopode forme une poudre jaune citron, fine,
légère, qui surnage sur l'eau. Il s'enflamme très-
facilement. Les grains sont formés de segments de

sphère isolés ou plus rarement réunis trois par trois, et offrant trois plans qui se coupent ; leur enveloppe, assez dense, est couverte de granulations et de cils courts.

Le Lycopode subit de nombreuses falsifications :

1º Avec le talc, qui tombe au fond de l'eau ;

2º Avec l'amidon, qui donne une coloration violette par l'iode ;

3º Avec la dextrine, qui se dissout dans l'eau et lui donne alors une odeur particulière ;

4º Avec des pollens de Conifères, qui sont plus jaunes, moins fins et ont des formes bizarres provenant d'agglomérations de cellules ; ces pollens se mêlent rapidement à l'eau ;

5º Avec du pollen de *Typha* ; mais celui-ci s'enflamme difficilement et, d'autre part, au microscope il se montre formé de quatre grains soudés, nus ou enveloppés encore dans la cellule-mère ;

6º Avec du soufre, mais il brûle avec odeur d'acide sulfureux ; traité par la potasse caustique, il dégage de l'hydrogène sulfuré.

Le Lycopode sert à saupoudrer les écorchures chez les jeunes enfants et chez les personnes grasses. Il est surtout employé à rouler les pilules et à prévenir leur adhérence.

On fait quelquefois usage de la poudre de *vieux bois* en guise de Lycopode ; mais elle paraît agir

aussi par des principes styptiques qu'elle aurait con-
servés, et qui enflamment les plaies.

Laminaire. *Laminaria digitata*, Lamk (Algues).
Côtes de l'Océan.

La Laminaire, en raison de la propriété que présente sa tige de se rétrécir beaucoup par la dessiccation et de reprendre toute son expansion par
l'humidité, est employée depuis quelques années
comme dilatateur des trajets fistuleux et surtout du
col de l'utérus. Il faut avoir soin de la débarrasser
par ébullition ou par macération des corps irritants
qu'elle paraît renfermer (Dr Plouviez).

CHAPITRE II.

FÉCULES.

Dans l'intérieur des cellules végétales, on trouve fréquemment un autre principe, dont la composition est $C^{12} H^{12} O^{12}$, très-différent dans son aspect, mais qui a une composition identique. C'est ce qu'on nomme *fécule, amidon, matière amylacée*. Ce principe insoluble se rencontre dans presque toutes les parties des végétaux qui ne sont pas exposées à l'action directe de la lumière; il manque dans les organes en voie de développement. Il se présente sous la forme de grains d'aspect et de dimensions très-variables, non-seulement pour les différents végétaux, mais aussi dans chaque espèce de plante et même dans chaque cellule. On doit cependant remarquer que la forme générale des grains de fécule produite par une espèce, a souvent une apparence et des dimensions qui sont caractéristiques; aussi met-on à profit la connaissance de ces formes pour découvrir dans quelques cas les adultérations qui résultent du mélange de plusieurs sortes de Fécules.

Considéré d'une manière générale, le grain amylacé présente, comme l'a observé pour la première
fois, en 1716, Leuwenhœck, quand on l'examine
avec un instrument grossissant, quelle que soit
d'ailleurs sa forme, un point plus foncé, situé le
plus ordinairement entre le centre et la périphérie,
et auquel on a donné le nom de *hile*. Autour de ce
point sont des zones concentriques disposées avec

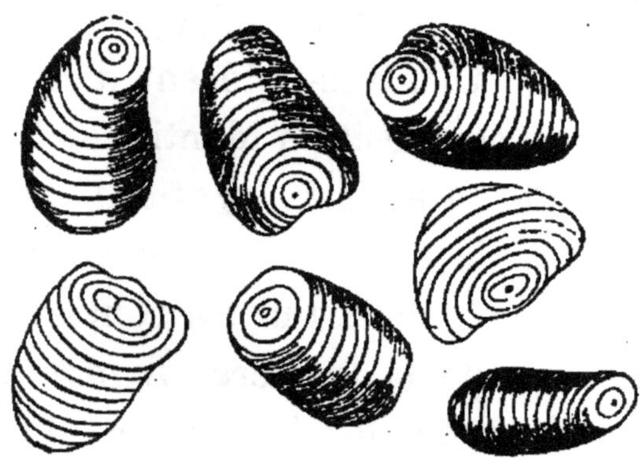

Fig. 8. — Fécule de Canna (grossissement 220 diamètres).

une sorte de régularité, et plus ou moins évidentes :
ce sont les *couches concentriques* (fig. 8).

Le hile correspond au point par lequel le grain
de Fécule adhérait à la paroi interne de la cellule; il offre, par suite de la dessiccation, quand le
grain est détaché de la paroi cellulaire, la forme
d'un point ou d'une ligne, soit droite, soit sinueuse,
soit étoilée.

Les couches concentriques sont le résultat de lames

de matière amylacée qui se déposent successivement en s'empilant plus ou moins obliquement, et qui donnent au grain de Fécule un aspect particulier. Ces lames, dont les plus récentes sont le plus facilement attaquables, parce qu'elles n'ont pas été encore comprimées par de nouvelles couches, et parce que leur substance est moins élaborée, sont quelquefois presque parallèles, et alors il devient très-difficile de distinguer leur trace. Celle-ci est, au contraire, très-évidente dans les grains qui ont une de

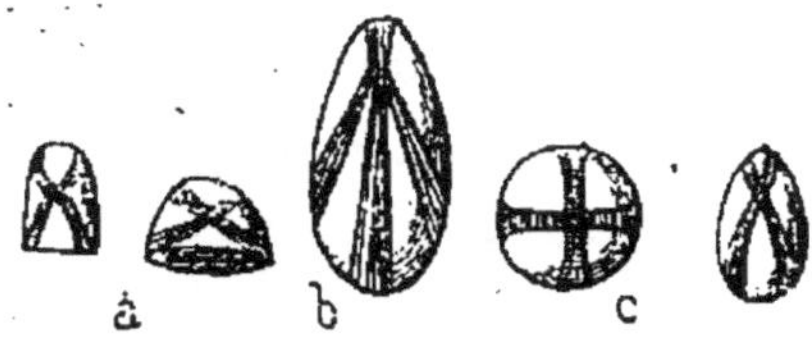

Fig. 9. — Grains de fécule vus à la lumière polarisée (200 D.)
a de la patate, *b* de la pomme de terre, *c* du froment.

leurs faces coupée brusquement par un plan perpendiculaire à l'axe.

L'étude des grains de Fécule, traversés par la lumière polarisée, montre que leurs éléments sont disposés symétriquement autour du hile, et dans quelques cas, comme pour la Fécule de pomme de terre, par exemple, il se fait une croix noire bien nette qui est caractéristique (fig. 9).

Le réactif le plus sensible de la Fécule est l'iode qui la colore en bleu par la formation d'un iodure d'amidon dont la couleur disparaît par la chaleur, et reparaît par le refroidissement. Dès que la Fécule est modifiée et se transforme en dextrine, la coloration par l'iode tend à passer au rouge, et elle n'a plus lieu dès que la Fécule est complétement transformée.

Les grains de Fécule exposés à la vapeur d'iode prennent, d'après les observations de Gobley, des teintes différentes pour les diverses sortes, et on a ainsi un caractère qui peut servir à reconnaître les mélanges frauduleux.

Quelques Fécules offrent la propriété de produire sous le doigt une sorte de craquement (Amidon de blé, Fécule de pomme de terre).

Le diamètre des grains de Fécule est très-différent, suivant les espèces et aussi dans une même espèce : aussi est-il essentiel, dans la description, de donner les maxima et minima des grains.

Quelques Fécules entrent dans la matière médicale : elles sont employées comme substances émollientes, sous forme de tisanes, de lotions ou de cataplasmes ; quelques-unes sont recommandées comme analeptiques (Sagou, Tapioka) ; elles passent aussi pour antidiarrhéiques.

Modifié par la chaleur, par l'action des acides ou par celle de la diastase, l'Amidon, sans changer de composition, se modifie et devient une matière soluble, la *Dextrine*, qui fait tourner à droite la lumière polarisée 138, 68 ♂; alors il n'est plus coloré en bleu par l'iode. Cette dextrine est quelquefois employée pour faire des bandages inamovibles ou de mauvais sirops, dits *sirops de Fécule*.

Fécule de pommes de terre. *Solanum tuberosum*, L. (Solanées). Amérique, Europe (fig. 10).

La Fécule de pomme de terre, extraite des tuber-

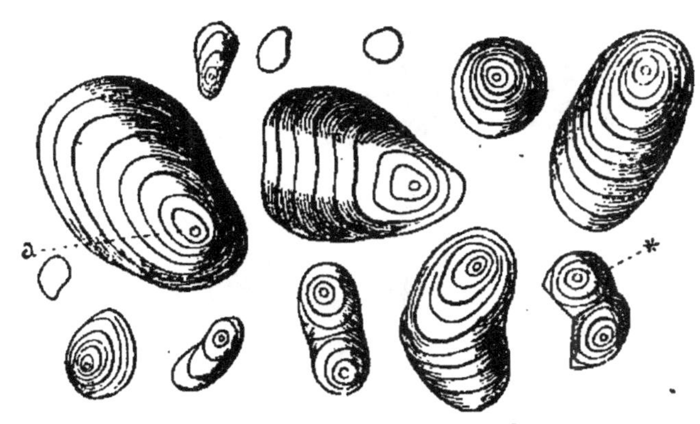

Fig. 10. — Fécule de pomme de terre.

cules de la plante, forme une poudre blanche éclatante, qui donne la sensation de craquement sous le doigt. Elle est moins fine que l'Amidon de blé; elle est formée de grains ovoïdes, étranglés, irréguliers, gibbeux, obscurément triangulaires; on y voit très-nettement le hile plus ou moins étoilé; les couches concentriques sont très-apparentes. Le volume des grains varie entre 0mm,14 et 0mm,18.

L'odeur de la Fécule de pomme de terre est peu agréable et devient plus marquée par la cuisson.

Exposée à la vapeur d'iode, elle prend une couleur tourterelle.

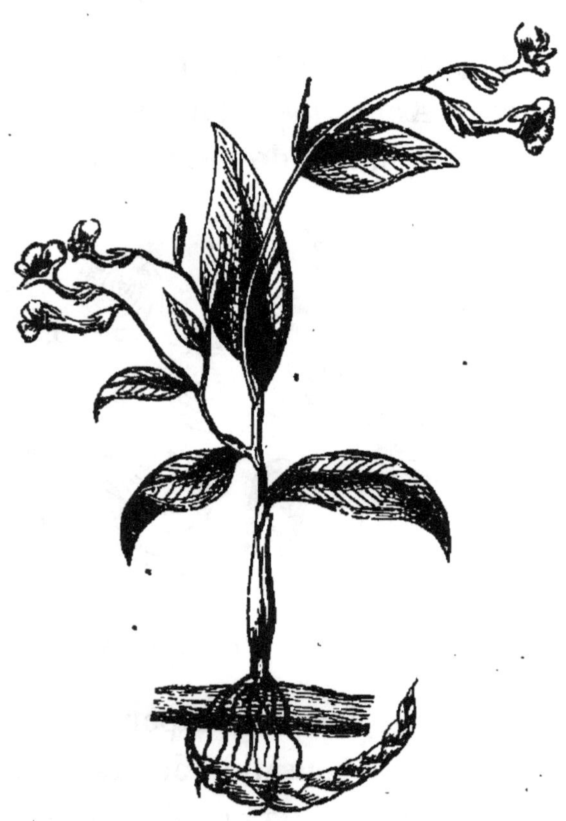

Fig. 11. — Maranta arundinacea.

On l'obtient en râpant les tubercules et en lessivant la pulpe pour séparer la Fécule du tissu végétal ; on la lave à plusieurs reprises et on la laisse sécher. Les résidus sont donnés aux animaux pour les engraisser ; mais il est arrivé quelquefois que l'on a employé des pommes de terre *germées*, et alors ces résidus peuvent causer des accidents en raison de la solanine qui existait dans les bourgeons plus ou moins développés.

Arrow-Root. Sous le nom d'*Arrow-root* on trouve dans le commerce des Fécules produites par diverses plantes, et que l'inspection microscopique permet de distinguer facilement. L'*Arrow-root de l'Inde* est

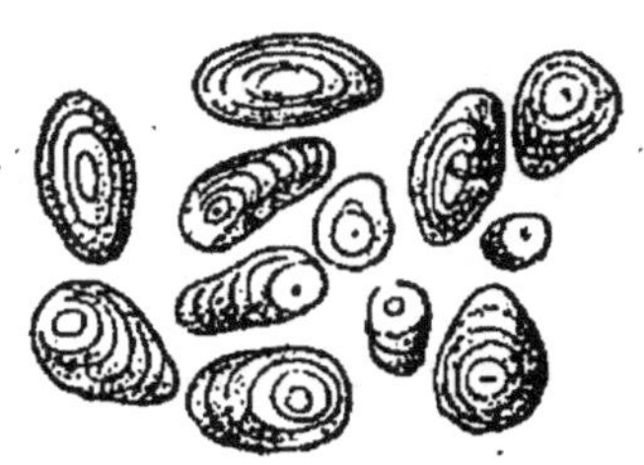

Fig. 12. — Fécule de Maranta arundinacea.

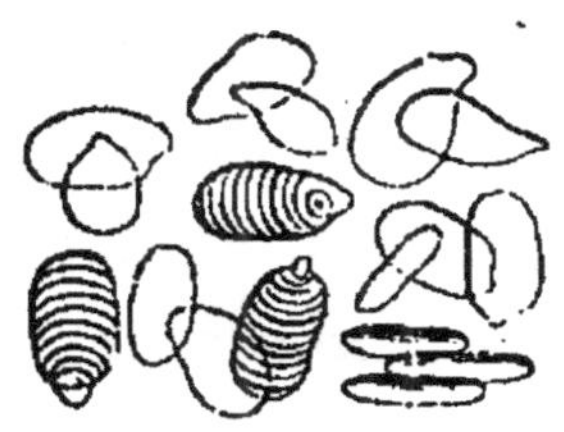

Fig. 13. — Fécule de Curcuma angustifolia (220 D.).

fourni par les rhizomes du *Curcuma rubescens*, Roxb., et non du *Curcuma angustifolia*, Roxb., comme le croyaient Ainslie et Guibourt. Ces plantes appartiennent à la famille des Cannacées.

L'*Arrow-root* de la Jamaïque est retiré des rhizomes de *Maranta arundinacea*, L. (fig. 11).

La Fécule de *Maranta arundinacea*, L. (fig. 12) est blanche, mais moins que l'Amidon du blé, par suite du volume et de la transparence de ses grains. Elle donne sous les doigts une sensation particulière de froissement; elle est tantôt en poudre fine ou en masses agglomérées qui se désagrègent facilement. Exposée à la vapeur d'iode, elle prend la coloration café au lait clair (Gobley). Les grains, assez volumineux, de $0^{mm},04$ à $0^{mm},07$, sont ovoïdes, plus ou moins irréguliers, les plus petits étant plutôt globuleux; on y trouve une petite proportion de grains triangulaires, semblables à ceux de la Fécule de Travancore; dans tous on distingue le hile, plus ou moins apparent, et entouré de couches concentriques.

On obtient l'Arrow-root par un procédé analogue à celui qui fournit la Fécule de pomme de terre.

La *Fécule de Travancore*, fournie par le *Curcuma rubescens*, Roxb., est en poudre blanche, faisant sentir sous les doigts un frémissement particulier; ses grains, d'un volume variable, mais généralement assez fort, $0^{mm},02$ à $0^{mm},06$, sont le plus souvent triangulaires, allongés, et atténués en pointe vers une de leurs extrémités; leur épaisseur est très-faible et ils paraissent avoir une grande tendance à s'empiler comme les globules du sang, quand ils se présentent sous le champ du microscope; on n'y découvre ni trace de hile ni de couches concentriques.

La Fécule du *Curcuma angustifolia*, Roxb. (fig. 13), est formée de grains offrant une grande inégalité de volume de $0^{mm},005$ à $0^{mm},03$; les grains les plus ténus sont les plus abondants; les grains sont triangulaires, à angles très-obtus; ils offrent presque tous des traces de hile et de couches concentriques, et ne sont point aplatis.

La *Fécule de Tolomane*, fournie par les *Canna coccinea*, L. et *edulis*, Ker (fig. 14), est blanche et a un aspect satiné ou brillant quand on la voit en quantité; examinée au microscope, elle offre des grains

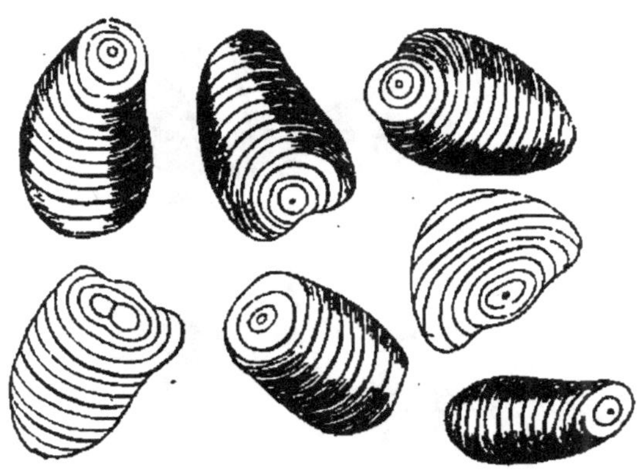

Fig. 14. — Fécule de Canna (220 D.).

de 0mm,040 à 0mm,08, les uns très-petits, globuleux ou ovoïdes, d'autres piriformes, d'autres orbiculaires ou obscurément triangulaires; tous portent un hile et des couches concentriques bien marquées; quelques-uns sont extrêmement minces.

Manioc. Racine. *Manihot utilissima*, Pohl (Euphorbiacées). Afrique, Amérique, Brésil (fig. 15)

La racine du Manioc, tubéreuse et remplie d'un

suc laiteux qui est un poison très-énergique qu'on a dit être de l'acide cyanhydrique, fait la base de la nourriture des Américains du Sud, qui ont soin de se débarrasser, par la pression et la chaleur, du principe vénéneux, qui est volatil. Une variété ou

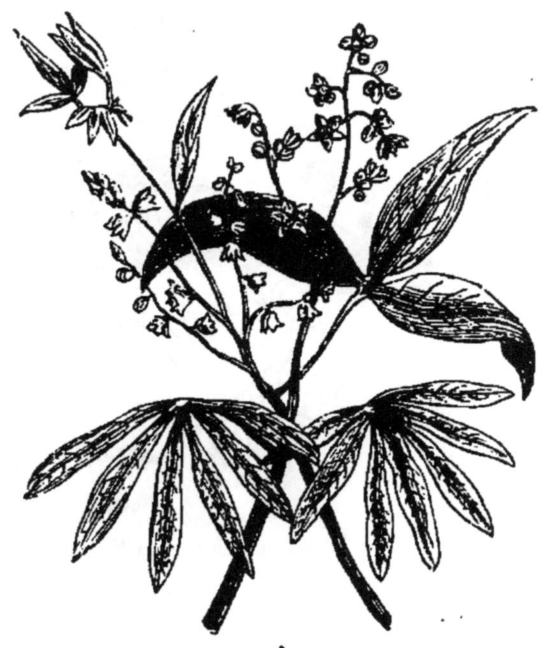

Fig. 15. — Manihot utilissima.

espèce de Manioc, dite *Manioc doux*, est dépourvue de ce suc et peut être utilisée sans précautions pour l'alimentation.

La Fécule de Manioc (fig. 16) est formée de grains arrondis, d'une égalité de volume très-grande, 0^{mm},33 le hile y est bien apparent. Exposée à la vapeur d'iode, elle prend une nuance jaunâtre quand elle est en grains, ou chamois quand elle est pulvérisée.

Elle sert à préparer :

1° La *cassave*, qui est la racine râpée et expri-

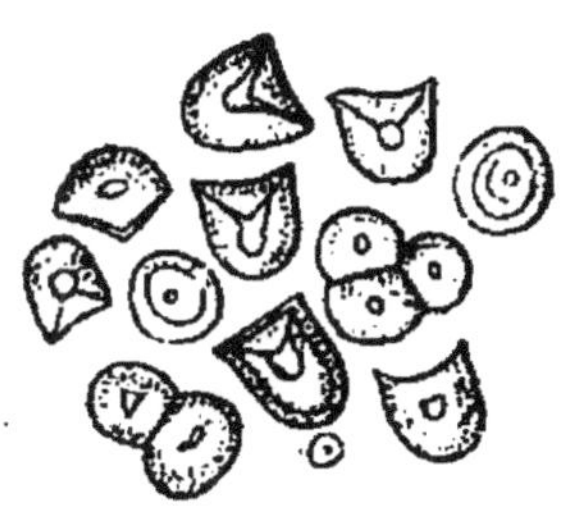

Fig. 16. — Fécule de Manioc.

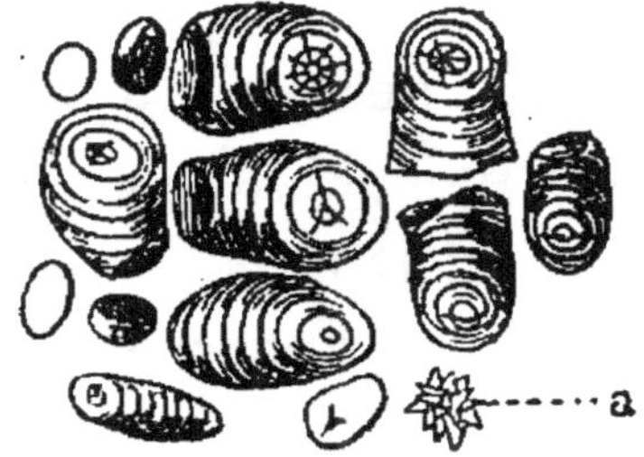

Fig. 17. — Sagou.

mée, puis desséchée en gâteaux minces sur une plaque métallique. Elle forme en grande partie la nourriture des Indiens de l'Orénoque ;

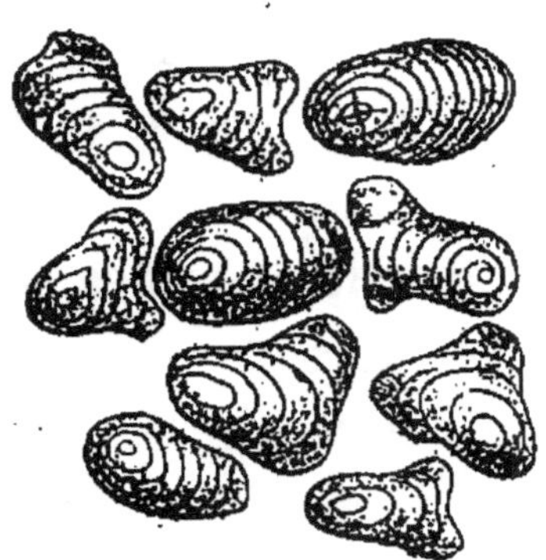

Fig. 18. — Grains de fécule de Sagou du commerce, en partie gonflés.

2° La *Moussache* est la Fécule pure et entraînée par le suc de la racine, et qu'on a eu soin de laver et de dessécher à l'air.

3⁰ Le *Tapioka* est la Moussache humide desséchée sur des plaques chaudes; une partie des grains se désagrège et la Fécule s'agglomère en grumeaux irréguliers, durs et un peu élastiques.

Sagou. Fécule. *Sagus genuina*, Rumph. (Palmiers). Asie, Moluques, Philippines, Maldives, Indes (fig. 17 et 18).

Plusieurs autres espèces de *Sagus* fournissent aussi cette Fécule, qui sert de nourriture à la plus grande partie des habitants des Moluques, et qui remplace pour eux le riz, dont on use communément en Cochinchine, en Chine et dans l'Inde.

Le sagoutier contient, dans la partie centrale de sa tige, une moelle chargée d'amidon qu'on retire quand l'arbre est parvenu à maturité, c'est-à-dire quand la surface du tronc se couvre d'une sorte d'efflorescence blanchâtre.

On place cette moelle dans des *chausses* d'écorce dans lesquelles on verse de l'eau qui entraîne la Fécule; celle-ci est recueillie et desséchée, et forme une poudre blanche, constituée par des grains ovoïdes ou elliptiques, qui paraissent souvent coupés par un plan perpendiculaire à l'axe ou par deux ou trois plans inclinés entre eux.

Les Indiens et plus souvent les Chinois préparent avec cette Fécule de petits grains du volume des granules de *nonpareille*, et qui paraissent avoir été préparés par un procédé analogue (Itier).

On distingue plusieurs sortes de Sagou :

1° Le *Sagou ancien*, en globules blancs ou rosés, isolés, sphériques, assez gros, très-durs, difficiles à broyer, doublant de volume dans l'eau, qui ne se colorent pas en bleu par l'iode.

2° Le *Sagou des Moluques*, en globules rosés, très-petits, souvent soudés, peu réguliers.

3° Le *Sagou tapioka*, en grains jaunâtres très-irréguliers et formant même des masses tuberculeuses; mis dans l'eau froide, il se gonfle et se prend en masse pâteuse; la liqueur filtrée bleuit par la teinture d'iode. Ce Sagou a subi l'action du feu étant humide.

Le Sagou a été quelquefois falsifié avec de la Fécule de pomme de terre, mais il a alors une saveur désagréable qui dénonce la fraude.

Le Sagou est surtout employé comme analeptique.

Le Sagou de *Cycas circinalis*, très-rare dans le commerce, si tant est qu'il en vienne, est très-léger et est employé surtout au Japon pour la nourriture des soldats.

Le commerce fournit aussi un *Arrow-root* tiré des rhizomes du *Tacca pinnatifida*, Forst. Cochinchine (Taccacées). C'est une poudre blanche, sàns saveur ni odeur; elle ne diffère pas sensiblement de la sorte suivante.

On trouve aussi quelquefois, sous le nom d'*Arrow-root de Taïti*, une Fécule blanche tirée des rhizomes du *Tacca oceanica*, Nutt.; ses grains, d'un volume assez fort, de 0^{mm},08 à 0^{mm},04, sont sphériques ou elliptiques, et souvent coupés brusquement par un plan perpendiculaire; le hile est presque toujours bien marqué et comme étoilé. La Fécule de *Tacca* semble établir le passage entre les *Arrow-root* et les *Sagous*.

Salep Tubérosité. *Orchis mascula*, L. (Orchidées). Turquie, Anatolie, Perse, et sans doute d'autres espèces (fig. 19).

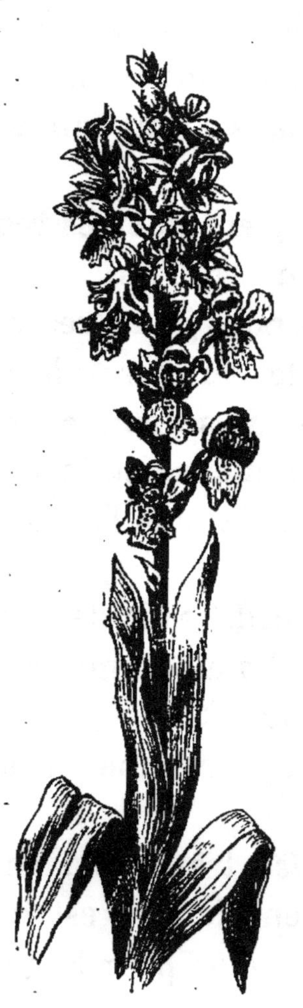

Fig. 19. — Orchis mascula.

Le Salep est en tubercules ovoïdes, durs, gris jaunâtre, cornés, transparents ou translucides, peu odorants, peu sapides, se gonflant dans l'eau chaude; il offre de grandes cellules entourées par un tissu cellulaire épais et rempli d'amidon; les grains de cet amidon sont gros comme ceux du blé, égaux, sphériques ou elliptiques, peu solubles dans l'eau bouillante.

On recueille le Salep quand la végétation cesse et quand le bulbe ancien est flétri; on rejette celui-ci, on monde le nouveau de ses radicelles et on fait cuire dans l'eau, puis sécher. Le commerce offre souvent le Salep enfilé en chapelets.

Le Salep est analeptique, et on dit qu'il est si nutritif qu'une once pourrait suffire à la nourriture d'un homme pour un jour. Il passe aussi pour donner de la vigueur aux individus maladroits au jeu des dames muettes (Bauderon). Un Salep qui provient de l'Inde, et qu'on a désigné sous le nom de *Salep royal*, paraît être le bulbe d'une Tulipe de l'Afganistan (Hanbury).

SEMENCES DES CÉRÉALES.

Les Graminées constituent une des plus nombreuses et des plus utiles familles du règne végétal. Leurs semences contiennent un périsperme farineux qui forme la principale nourriture de l'homme. En Europe et dans une grande partie du monde, c'est le blé dont on fait usage; dans une partie de l'Asie et de l'Amérique et dans l'Afrique méridionale on emploie surtout le maïs et le riz.

Les principes essentiels des semences des Céréales sont l'amidon, la matière albuminoïde ou gluten, des matières grasses et des sels. Ces principes diffèrent dans les diverses Graminées en quantité et en qualité, et on doit tenir compte de ces différences dans l'évaluation des qualités des Céréales.

Orge. Fruit. *Hordeum vulgare*, L. H. *distichum*, L. (Gramin.). Europe (fig. 20 à 23).

L'Orge est un caryopse; sa farine contient : amidon, glutine, albumine, sucre, gomme, phosphate de chaux.

Dépouillé de son enveloppe par le frottement, il constitue l'*Orge mondé*. Plus usé et formant un corps arrondi et blanchi, il constitue l'*Orge perlé*.

On nomme *malt* l'Orge qui a commencé à germer, et *drèche* le malt moulu. On en fait quelquefois des tisanes, mais l'usage le plus ordinaire est la fabrication de la bière.

L'Orge sert à faire des tisanes, quelquefois des cataplasmes.

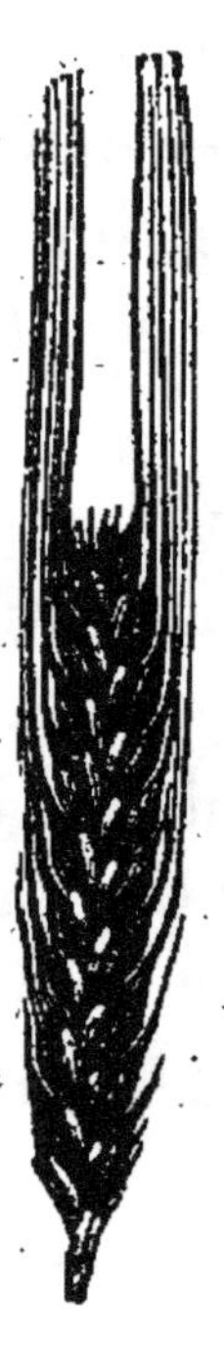

Fig. 20.
Hordeum
distichum.

Blé. Fruit. *Triticum vulgare*, Vill. (Graminées). Europe (fig. 24 à 31).

Le fruit du Blé est un caryopse ovale, mousse
aux deux extrémités, convexe d'un côté et offrant
de l'autre un sillon longitudinal. Il est composé d'un
épisperme qui est séparé par le blutoir et forme
le *son*, et de la graine qui donne la *farine*.

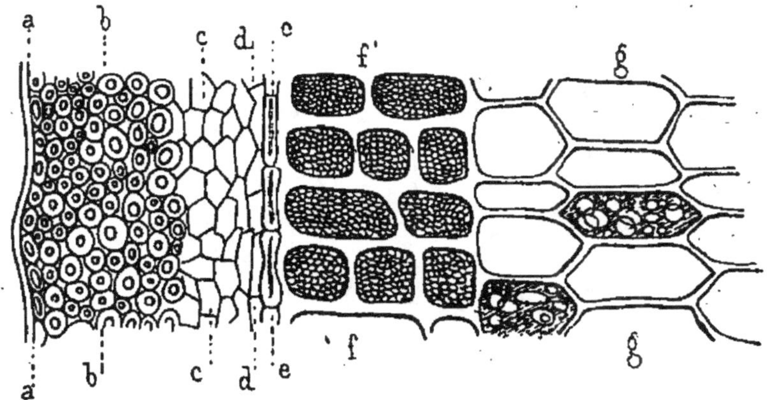

Fig. 21. — Coupe transversale du grain d'orge. *a* épiderme de la paillette,
b couche fibreuse, *c* parenchyme à cloisons cellulaires minces, *d* couche
de cellules transversales, *e* couche de cellules hyalines, *f* couche à
gluten, *g* albumen.

La farine de Blé renferme de l'amidon, du gluten,
des matières grasses, de la gomme soluble, du sucre
et de l'eau (Poggiale).

L'amidon s'obtient par la fermentation des farines
avariées; on le lave et on le fait sécher; la masse
se sépare en parties prismatoïdes quadrangulaires
et forme l'*amidon en aiguilles*. Les grains de l'a-
midon de Blé, très-petits, 0^{mm},0025 au plus, sont

arrondis ou ovoïdes, sans couches concentriques (fig. 32); ils sont toujours mélangés de débris de grains écrasés par la meule. Au contact de la vapeur d'iode, ils prennent une couleur violacée.

Le *son* est quelquefois employé pour faire des la-

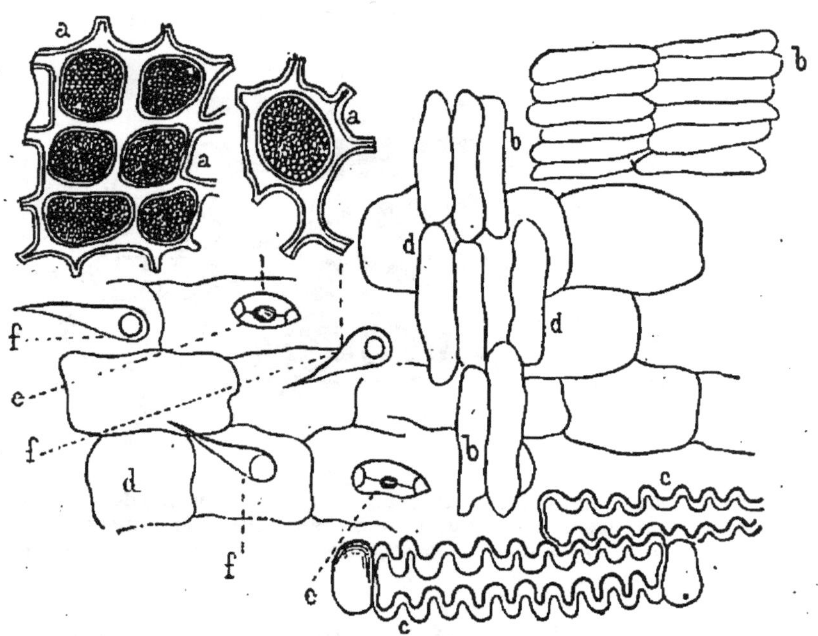

Fig. 22. — Éléments organiques de la farine d'orge. *a* cellules à gluten, *b*, cellules transversales, *c* cellules épidermiques de la baie, *d* cellules de parenchyme, *e* stomates, *f* poils.

vements ou des bains émollients; il renferme des matières grasses, céréaline, tritisécaline et huile jaune, de la matière azotée.

Seigle. Fruit. *Secàle cereale*, L. (Graminées). Europe (fig. 33 et 34).

Le fruit du Seigle est un caryopse poilu au sommet, conique, convexe d'un côté, portant un sillon longitudinal de l'autre ; jaune grisâtre.

Sa farine est formée d'amidon, glutine, albumine, sucre, gomme, fibre végétale. (Einhof.)

Avoine. Fruit. *Avena sativa*, L. (Graminées) Europe (fig. 35).

Le fruit de l'Avoine est un caryopse allongé aigu, brunâtre. Dépouillé de son enveloppe, il constitue le *gruau*.

La farine d'Avoine contient : gluten 43 p. 100,

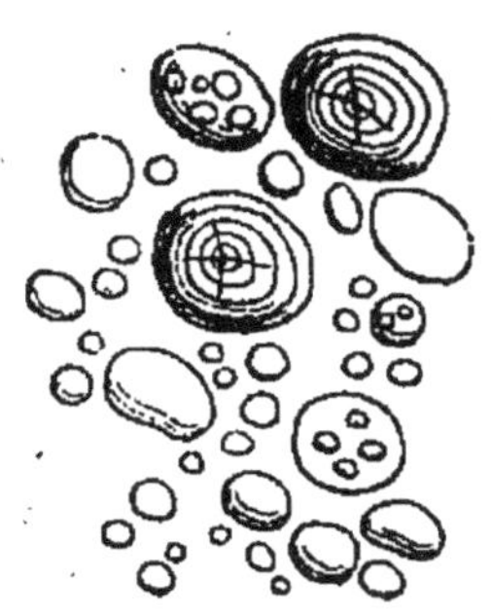

Fig. 23.
Amidon d'orge (220 D.)

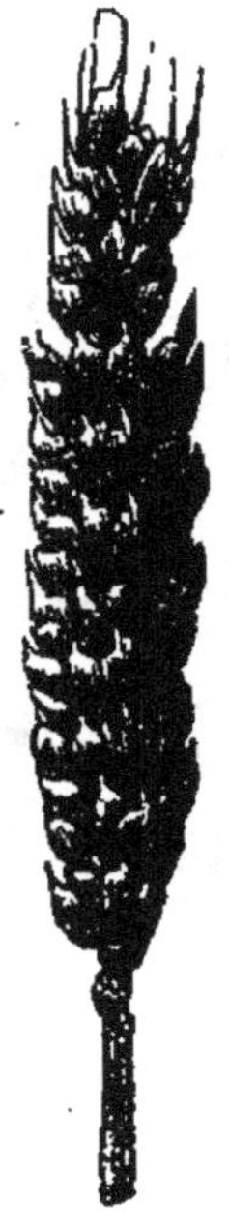

Fig. 24.
Triticum
vulgare.

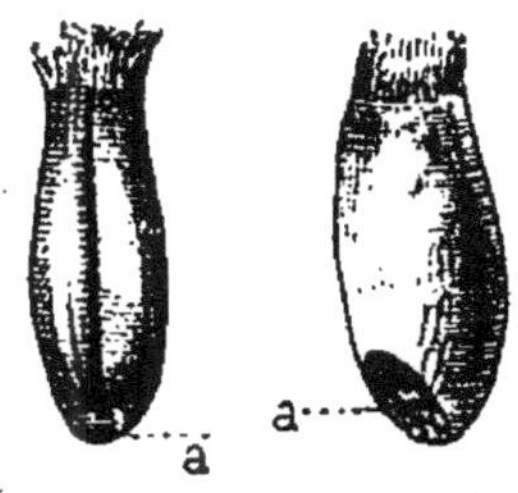

Fig. 25 et 26. — Fruit du Triticum vulgare, vu de face et de profil (grossi). *a* emplacement de l'embryon.

huile grasse, principe amer et sucré, gomme, amidon. (Vogel). L'Avoine entière a été recommandée en tisane contre l'hydropisie.

Riz. Fruit. *Oryza sativa*, L. (Graminées) fig. 36 à 42).

Le fruit est un caryopse comprimé, oblong, anguleux, blanc ou jaunâtre.

Le Riz renferme: amidon, matière azotée, sucre incristallisable, gomme, huile, phosphate de chaux, etc.

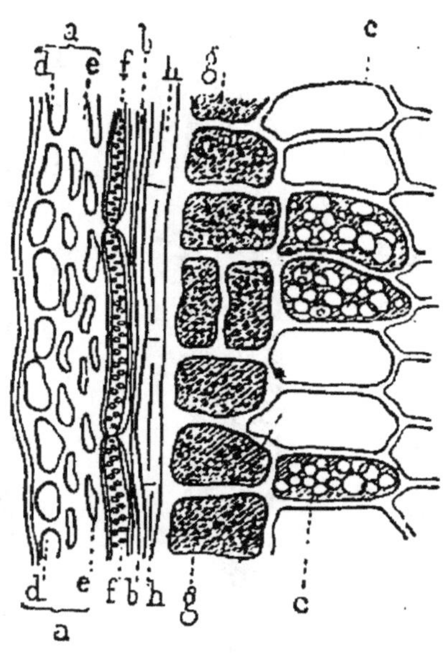

g. 27. — Coupe transversale d'un grain de froment. *a* péricarpe, *b* épisperme, *c* albumen, *d* épiderme, *e* couche intermédiaire, *f* cellules transversales, *g* couche hyaline, *h* couche à gluten (90 D.).

Maïs. Fruit. *Zea Maïs*, L. (Graminées) (fig. 43 à 46).

Le fruit du Maïs est un caryopse jaune, rouge ou violet, gros, arrondi en haut, appointé et polygonal à la base.

L'amidon de Maïs est en grains polyédriques et souvent accollés (fig. 47).

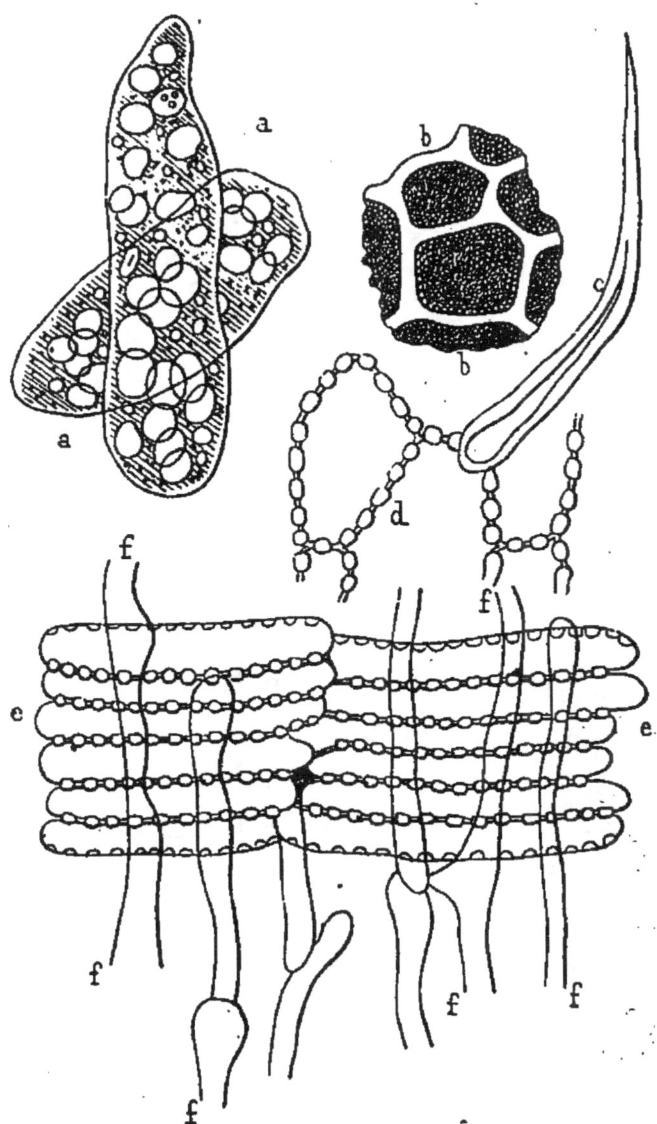

Fig. 28 à 31. — Tissus élémentaires du blé. *a* cellules d'albumen remplies
d'amidon, *b* cellules à gluten, *c* poil, *d* cellules épidermiques de l'épicarpe,
e cellules de l'endocarpe, *f* tubes de la couche intérieure de l'endocarpe (140 D.).

LÉGUMINEUSES.

Les graines de plusieurs Légumineuses sont ri-

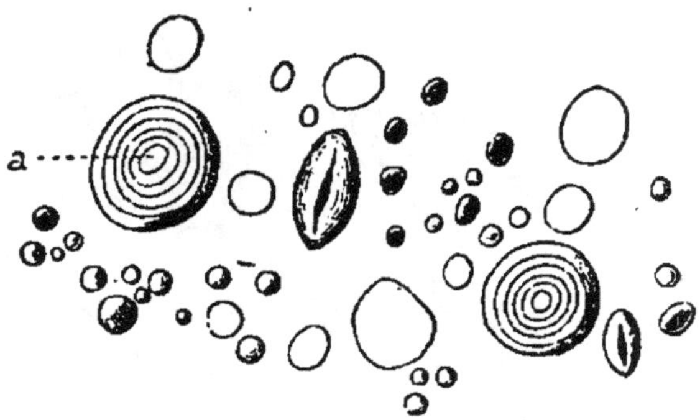

Fig. 32. — Amidon de froment (220 D).

ches en fécule et servent à l'alimentation de l'homme.

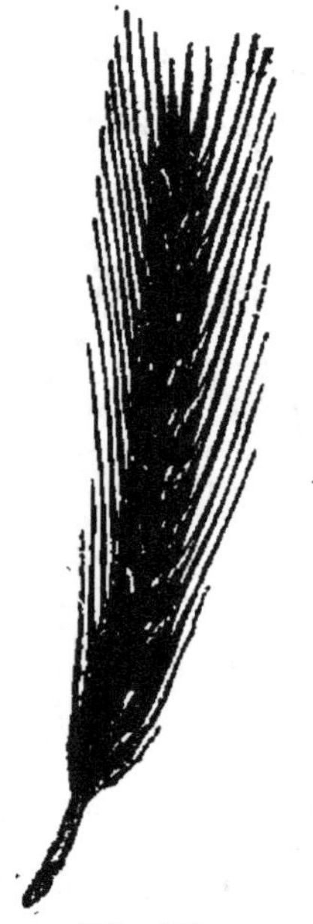

Fig. 33.
Épi de seigle.

La fécule s'y trouve associée aussi à de la matière azotée; aussi les emploie-t-on comme alimentaires et on les substitue quelquefois aux farines des Céréales.

Les principales espèces sont les haricots (*Phaseolus*), les pois (*Pisum*), les lentilles (*Ervum*), etc. On reconnaît surtout ces fécules à ce qu'elles offrent le hile en fente placé dans l'axe du grain et à ce que les grains sont réniformes et toujours accompagnés de tissu cellulaire à parois épaisses (fig. 48).

Lichen d'Islande. Plante. *Cetraria islandica*, Achar. (Lichens). Islande, Allemagne, Suisse, Auvergne (fig. 49 et 50).

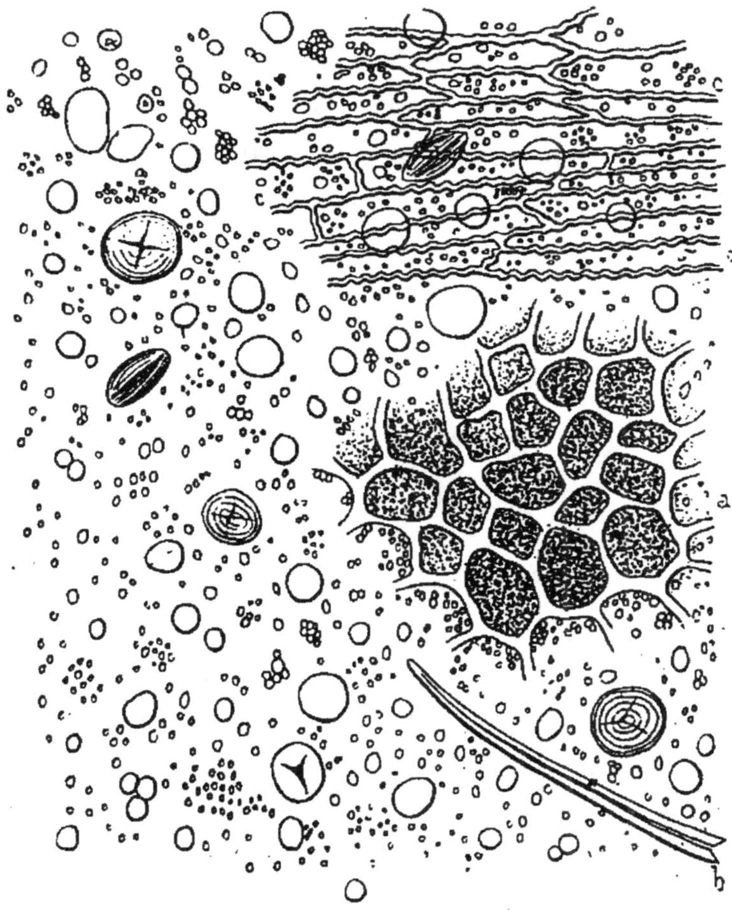

Fig. 34. — Éléments organiques de la farine de seigle. *a* couche à gluten, *b* poil, *c* mésocarpe (140 D.).

Le Lichen d'Islande est formé d'un thallus blanc, grisâtre, lacinié, souvent cilié sur les bords ; il

porte à la marge du thallus ses organes de fructification ou conceptacles, orbiculaires, plans ; mais
ces organes manquent fréquemment.

Il renferme un amidon particulier (*lichénine*),
une matière amère (*cétrarin* $C^{36} H^{26} O^{16}$,) du sucre, de la gomme, une chlorophylle particulière
(*thallochlore*), de la matière colorante extractive, et
des sels de potasse et de chaux.

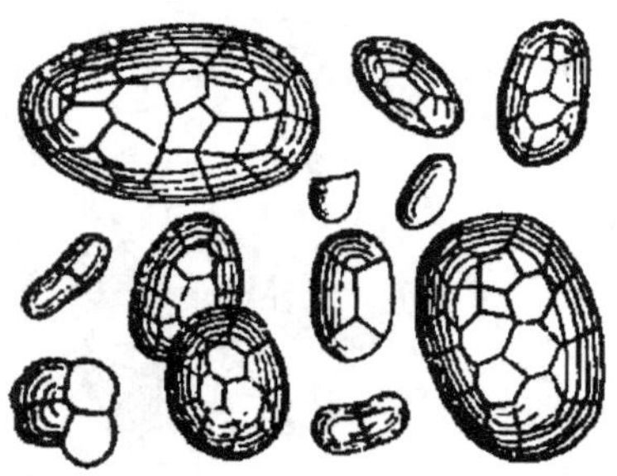

Fig. 35. — Fécule d'avoine.

Analeptique par l'amidon et les matières albumi-
noïdes qu'il contient, le Lichen est tonique aussi par
son principe amer. On en fait usage, sous forme de
tisane ou de gelée, dans les catarrhes chroniques,
avec expectoration abondante et à la fin des dyssente-
ries, où son action tonique modérée est favorable.

On a employé quelquefois aussi le *Lichen pulmonaire* (*Sticta pulmonaria*, Ach.) et le *Lichen py-
xidé* (*Scyphophorus pyxidatus*, DC.) et *Lichen
cocciferus*, DC.; mais ils sont inusités aujourd'hui.

Mousse de Ceylan. *Gracilaria lichenoides*, Grev. (Algues). Mer des Indes.

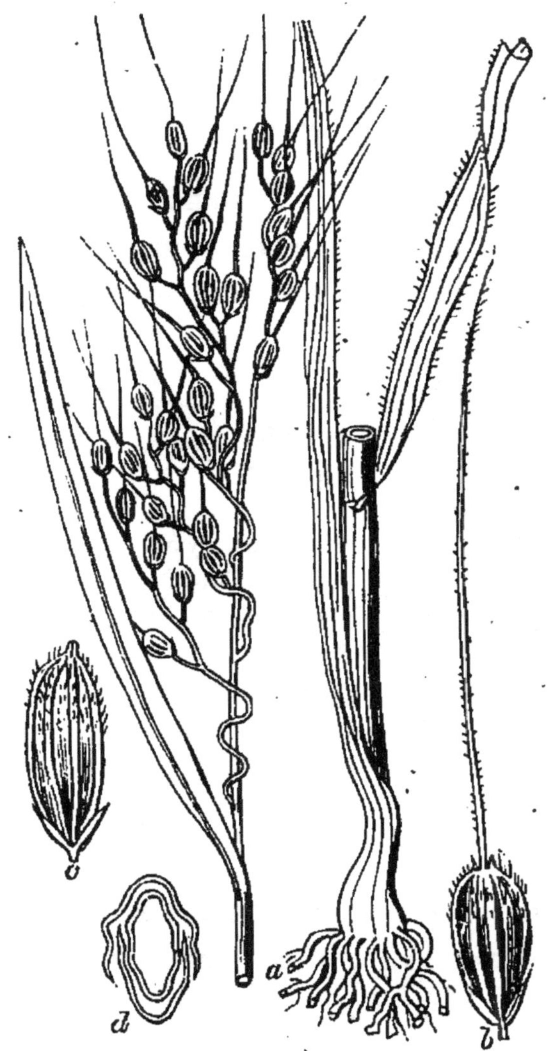

Fig. 36 à 39. — Oryza sativa.

La mousse de Ceylan a des frondes cartilagineuses lanchâtres, cylindriques, filiformes, plus ou moins ramifiées; elle se gonfle peu dans l'eau froide et forme une gelée épaisse et demi-opaque par l'ébullition; elle se colore en bleu noirâtre par l'iode.

Elle sert à préparer des gelées et des tisanes analeptiques et adoucissantes.

Carragaheen, Mousse d'Islande. *Chondrus crispus* (Algues). Mers du Nord, Islande (fig. 51 et 52).

Formé d'un pédicule aplati qui se développe en

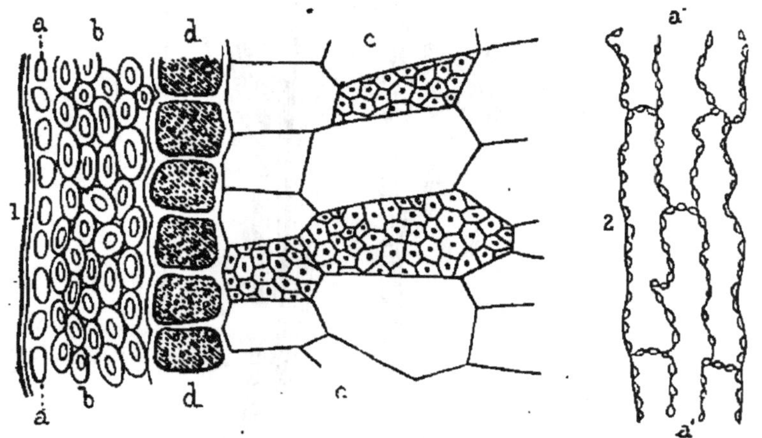

Fig. 40. — Coupe transversale du maïs. *a* épiderme, *b* couche fibreuse, *d* couche à gluten, *e* albumen, *c* épiderme vu de face.

une fronde plane dichotome, à segments linéairescunéiformes, le *Chondrus crispus* porte quelquefois des capsules hémisphériques sessiles et concaves en dessous. Il est long de deux à trois pouces.

Le commerce le fournit sec, crispé, blanc jaunâtre, d'une odeur faible et d'une saveur mucilagineuse non désagréable.

On l'emploie comme analeptique dans la débilité

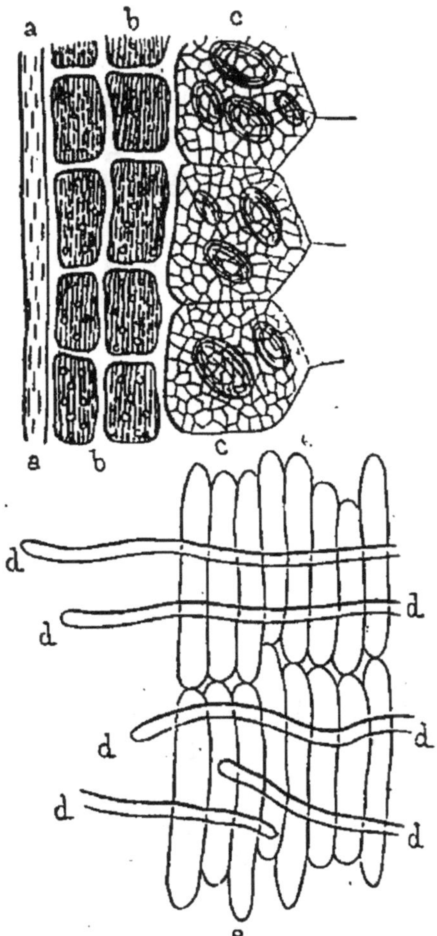

Fig. 41 et 42. — Coupe transversale du grain de riz. Figure supérieure, *a* tégument, *b* couche à gluten, *c* albumen. Figure inférieure, couche à cellules transversales, *d* tubes, *e* cellules transversales.

générale, la dyssenterie, la diarrhée chronique et la phthisie.

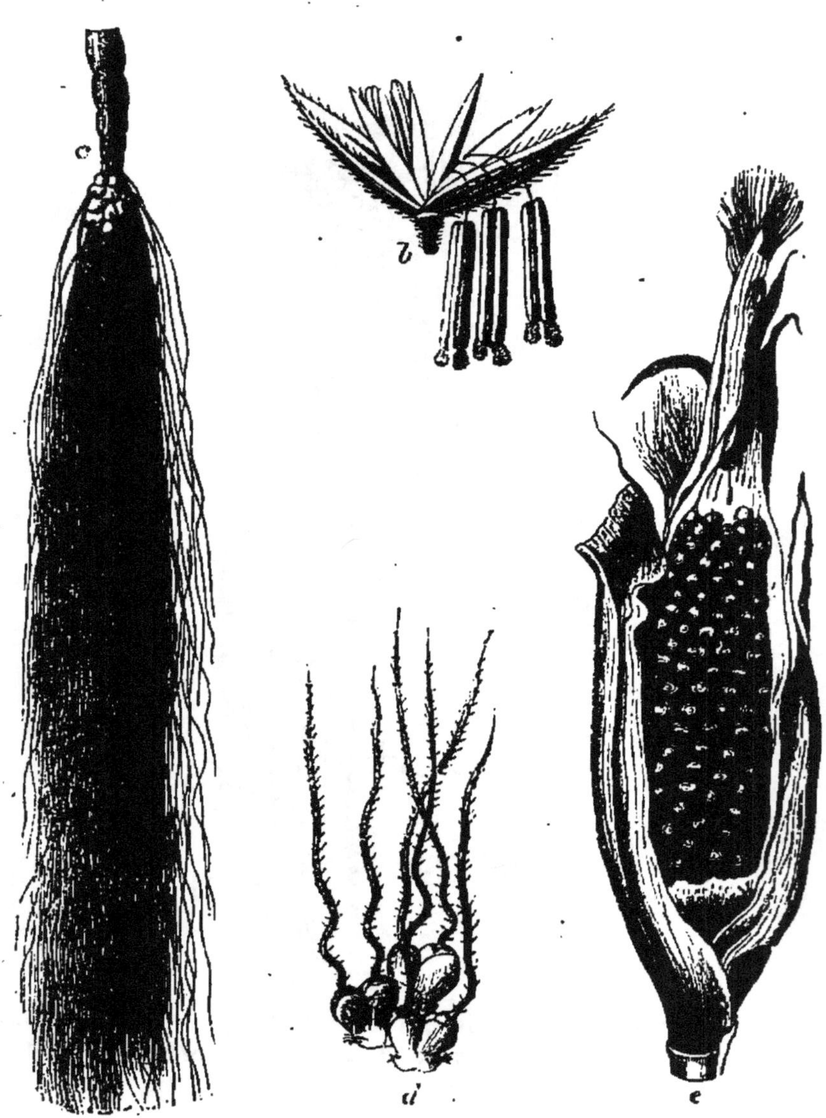

Fig. 43 et 44. — Zea Maïs.
b fleur mâle, *c* épi de
fleurs femelles renversé.

Fig. 45 et 46. — Zea Maïs.
d fleurs femelles isolées, *e* épi de grains
mûrs.

CHAPITRE III.

SUCRE.

Le *Sucre* est une matière ternaire, à saveur sucrée, soluble, qui peut fermenter soit directement, soit indirectement.

On en distingue plusieurs sortes :

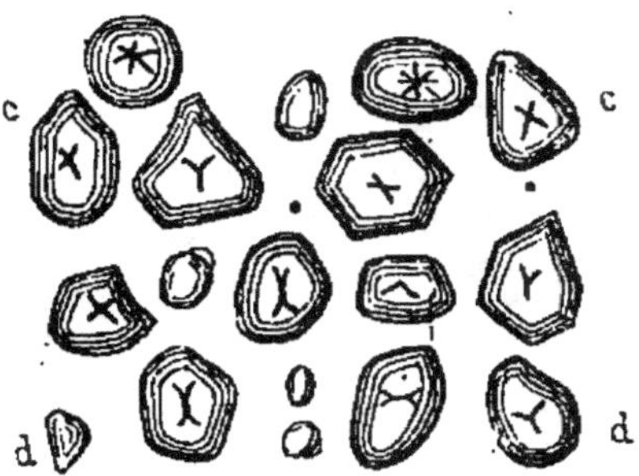

Fig. 47. — Amidon de maïs. *d* de la partie cornée externe, *e* de la partie centrale blanche.

Le *Sucre de canne* $C^{24}H^{22}O^{22}+Aq$, cristallisé en prismes à six faces surmontés par un sommet dièdre ; il dévie le rayon rouge de la lumière polarisée $54°,76 ♂$. Par la chaleur, il se décompose et donne le *Caramel*, coloré, très-hygrométrique, ayant une saveur plus ou moins amère. Il est détruit par les acides à chaud.

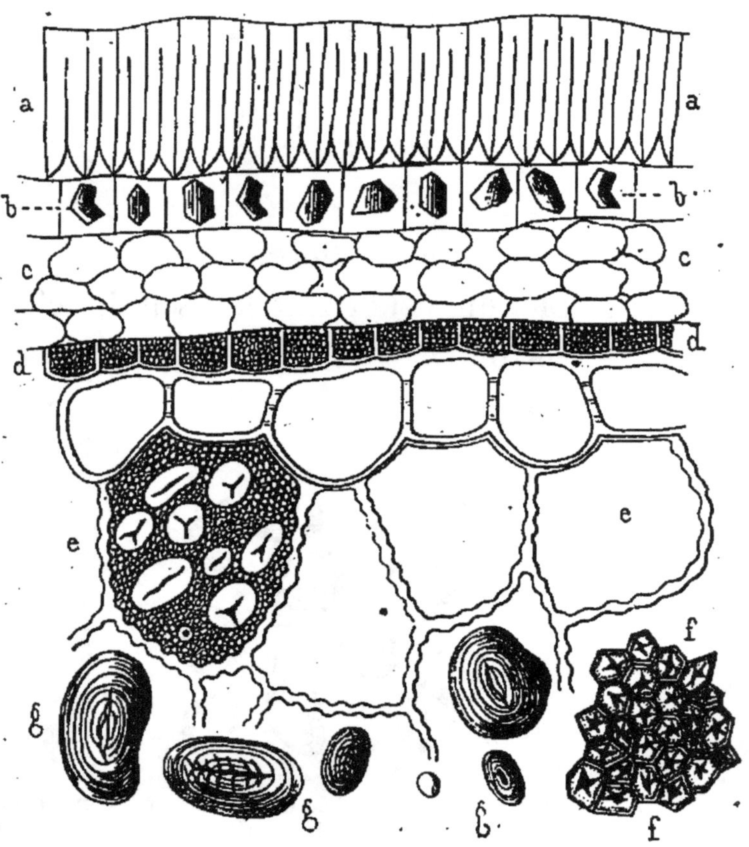

Fig. 48. — Coupe transversale du haricot. *a* épiderme, *b* cellules à cristaux, *c* parenchyme à parois minces, *d* couche à gluten, *e* tissu cotylédonaire (140 D.), *f* épiderme de l'enveloppe, *g* grains de fécule (220 D.).

Le *glycose* ou *sucre de fruit* $C^{12}H^{12}O^{12}$, en tout petits cristaux mal définis; il dévie à gauche les rayons de la lumière polarisée et ne la dévie à droite que quand il est cristallisé. Il est détruit par les bases. *Le sucre incristallisable*, $C^{12}H^{12}O^{12}$ se trouve dans un grand nombre de fruits et se produit toujours dans l'inversion du sucre de canne.

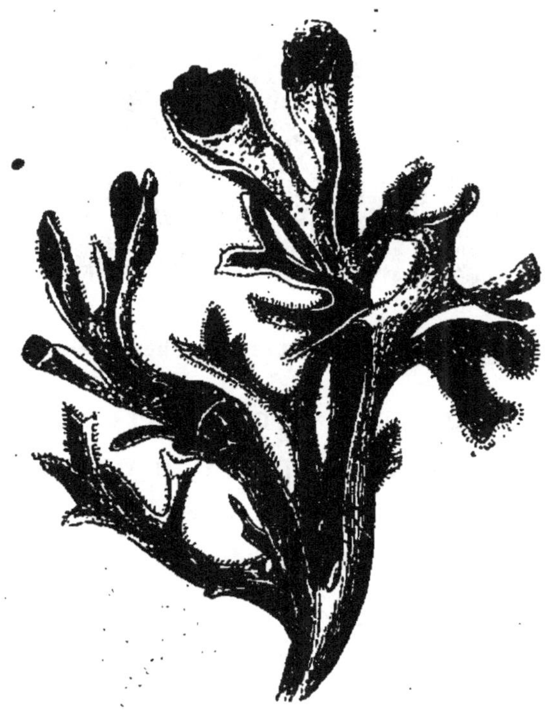

Fig. 49. — Lichen d'Islande.

Sucre de canne. *Saccharum officinarum* (Graminées). Contrées tropicales (fig. 53).

La canne à sucre, originaire de l'Inde, est cultivée aujourd'hui dans une grande partie de l'Amérique et de l'Asie. Quand ses tiges sont suffisamment mûres, on les coupe en tronçons qu'on écrase sous des laminoirs, de façon à obtenir le suc visqueux ou *Vezou*. On chauffe ce suc au moyen des *bagasses*

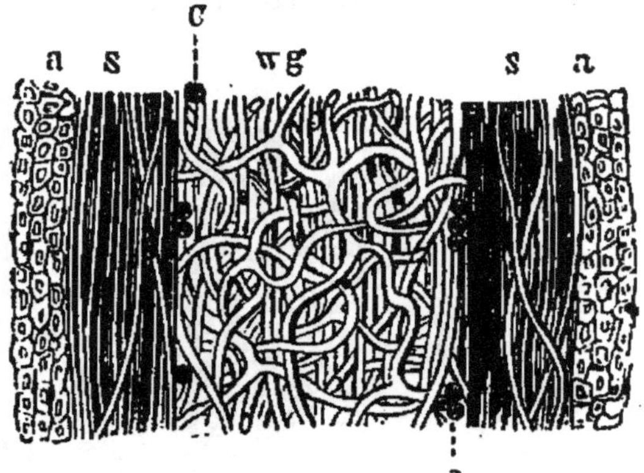

Fig. 50. — Structure du Lichen d'Islande.

ou résidus ligneux de la canne, et on le fait évaporer jusqu'à ce qu'il ait acquis une consistance conve-

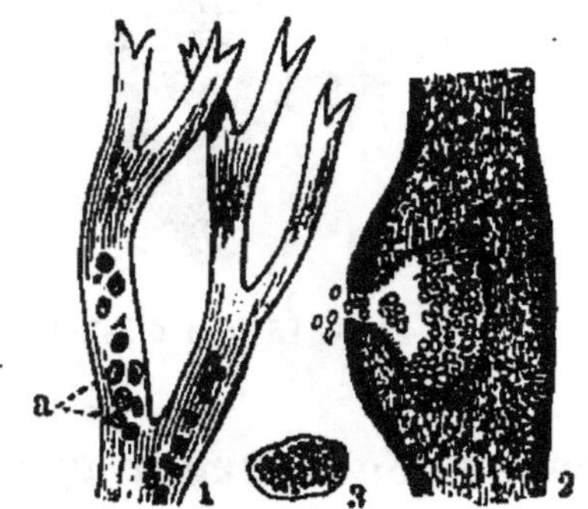

Fig. 51 et 52. — Chondrus crispus.

nable pour se prendre en masse par le refroidissement. C'est alors la *Cassonnade*, ou *mascouade*. Comme le *Vezou* s'altère très-facilement par les matières organiques azotées qu'il a entraînées, on a

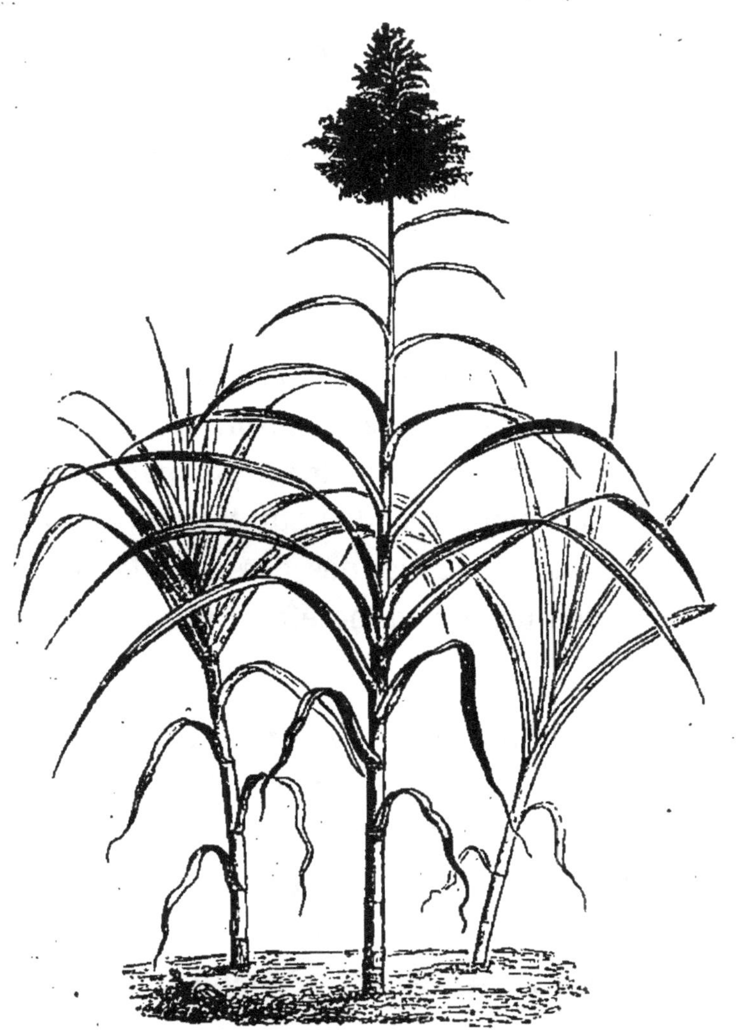

Fig. 53. — Saccharum officinarum.

bien soin de le *déféquer* aussi vite que possible par
l'addition de quelques parties de chaux; celle-ci se

trouve entraînée avec les écumes au commencement de l'évaporation.

Le *Sucre brut* ou *Cassonnade* est raffiné plus tard pour donner le Sucre blanc, qui est compacte, cristallisé, blanc de **neige**, sec, sans odeur, et a une saveur douce et franche.

Sucre de betterave. *Beta vulgaris.* L. (Salsolacées) Europe.

Le Sucre de betterave est extrait des racines de plusieurs variétés du *Beta vulgaris.* Ses cassonnades sont généralement alcalines, par suite de la présence d'un peu de la chaux du traitement, et n'ont pas la saveur agréable des cassonnades de canne à sucre ; elles doivent donc être raffinées pour l'usage.

Sucre d'érable. Séve. *Acer saccharinum*, L. (Acérinées). Amérique du Nord, Canada.

Le Sucre d'érable est en masses transparentes roussâtres, à saveur sucrée et à odeur agréable.

Récolte. On perfore le tronc à une profondeur de 1 à 2 pouces ; on recueille chaque jour la séve écoulée pour la faire bouillir et la concentrer avant que la fermentation se soit établie ; on ajoute de la séve dans la chaudière jusqu'à ce qu'elle soit pleine de sirop ; on passe à travers une chausse de coton et on remet à évaporer jusqu'à ce que le liquide

.ait pris une consistance convenable pour cristalliser par le refroidissement.

Le Sucre d'érable peut être obtenu très-blanc; mais la quantité produite n'est jamais suffisante pour rivaliser avec le Sucre de canne, même aux États-Unis.

Jagre. Séve. *Saguerus saccharifer*, Blum.. *Cocos Nypa*, Lour. *Borassus Rumphii* et *flabelliformis*, L., etc.

Le *Jagre* ou *Sucre de palmier*, est fourni par un grand nombre d'espèces de Palmiers dont nous avons indiqué ci-dessus les espèces les plus fréquemment exploitées.

Ce Sucre est généralement brun, et comme graisseux; mais il peut se raffiner, c'est-à-dire qu'il cristallise et blanchit. Peu important en Europe, où on n'en trouve que rarement des échantillons, il est l'objet d'une consommation énorme par les indigènes de la Malaisie, de l'Inde et surtout de Java.

On l'obtient en faisant évaporer le *callou* ou séve qu'on a recueilli d'incisions faites à la spathe encore fermée, au moment où le spadice ou pédoncule floral est à moitié développé.

Le Sucre est employé fréquemment comme édulcorant; mais il exerce une action plus marquée, car il est brûlé dans l'économie et préserve en partie les tissus vivants de l'action de l'oxygène : aussi la diète avec des tisanes sucrées ne peut être considérée comme une diète absolue; c'est par suite de cette combustion du Sucre qu'on a prétendu que le Sucre, comme les huiles, guérit la phthisie. Le Sucre est aussi employé comme émollient ou plutôt comme lubréfiant, sous la forme de Sucre candi ou de Sucre d'orge. Il entre aussi dans la composition d'un grand nombre de médicaments, mais plutôt comme véhicule que pour son action spéciale.

CHAPITRE IV.

GOMME ET MUCILAGE.

Gomme. La Gomme est un principe incristallisable, donnant avec l'eau une solution mucilagineuse et se transformant en acide mucique par l'action de l'acide nitrique. On distingue quatre principes dans la Gomme.

1° *Arabine* $C^{12} H^{10} O^{10}$, solide, blanche, insipide, inodore, soluble dans l'eau, insoluble dans l'alcool, l'éther et les huiles, et précipitée de sa solution par les sels métalliques. Elle perd un équivalent d'eau en se combinant aux bases ou par l'action d'une température de $+100°$; si celle-ci est portée jusqu'à $+130°$, elle prend la composition de l'amidon. Elle constitue principalement la Gomme arabique, mais elle se rencontre aussi dans un grand nombre d'autres plantes.

2° *Cérasine*, $C^{12} H^{10} O^{10}$, isomérique avec l'arabine, à laquelle elle ressemble beaucoup, mais non soluble dans l'eau froide, où elle se gonfle un peu; dans l'eau bouillante, elle se change en arabine et par conséquent se dissout. Elle se trouve dans les exsudations de nos pruniers et cerisiers.

3° *Adraganthine*, insoluble dans l'eau, où elle se gonfle beaucoup; elle se dissout mal à l'ébullition.

4° *Bassorine*, qui se gonfle dans l'eau et s'y convertit en une gelée transparente, dont les parties ne sont pas cohérentes; on la rencontre dans certaines plantes grasses.

Gomme arabique. On confond sous le nom de *Gomme arabique* des Gommes provenant de l'Arabie, du Sénégal et même de l'Inde. Toutes ces Gommes sont fournies par des arbres appartenant au genre *Acacia* (Légumineuses).

La Gomme qui exsude soit naturellement, soit plus rarement par des incisions faites au tronc ou aux branches, ne provient pas de l'écorce, comme on le pense généralement ; mais, ainsi qu'il résulte des observations de M. Trécul, elle est fournie par le ligneux.

Gomme arabique vraie. *Acacia vera* Willd., et probablement aussi *Acacia arabica*, Willd. Suc; Afrique, Nubie, Sennaar.

Cette Gomme se présente sous forme de larmes arrondies, généralement d'un volume médiocre, ou plus souvent en fragments irréguliers, à cassure brillante, peu transparents en raison des fentes nombreuses qui les traversent. Elle est dure, fragile, elle s'amollit dans la bouche, et s'attache aux dents; elle est entièrement soluble dans l'eau, dans laquelle elle donne un mucilage assez consistant et souvent opalescent. Sa surface est souvent salie par des matières étrangères, telle que des débris de végétaux, et offre quelquefois une matière amère particulière. Les plus belles Gommes arabiques sont quelquefois désignées sous le nom de *gomme turique.*

On peut aussi rapporter à la Gomme arabique la Gomme, dite *Jedda* ou *pelliculée,* qui offre presque toujours à sa surface quelques traces d'une pellicule jaunâtre opaque. Ses fragments, de diverses grosseurs, faciles à fondre, ont une saveur aigre et une odeur faible, résineuse et désagréable; quelquefois blanche, cette Gomme est le plus souvent d'un jaune plus ou moins clair ou rougeâtre.

Gomme du Sénégal. Introduite en Europe au commencement du dix-septième siècle, elle exsude naturellement de plusieurs espèces d'*Acacia*, parmi lesquelles nous citerons les *A. Adansonii*, Guill. Perr., *Verek,* Guill. Perr., (*Senegal,* Willd.); *Neboued* Guill. Perr., *albida* Del. et *gummifera* Willd. et les différences que peuvent présenter les diverses exsudations ont fait distinguer dans le commerce plusieurs sortes :

1° *Gomme de Galam* ou *du bas du fleuve*, se récolte principalement sur la rive droite du Sénégal, habitée par des nègres plus actifs que ceux de la rive gauche, qui exploitent principalement deux espèces d'*Acacia*, très-épineux et de quinze à vingt pieds d'élévation, l'*A. Verek* qui fournit une Gomme de couleur claire, et l'*A. Neboued* qui donne une Gomme plus rouge.

La Gomme de l'*Acacia Verek* est blanche, ridée et terne à l'extérieur, et vitreuse intérieurement; le plus ordinairement elle est en forme de boules plus ou moins grosses, plus ou moins irrégulières et d'un volume quelquefois monstrueux. Sa saveur est douce et accompagnée d'une légère acidité, caractéristique pour les personnes qui en font un usage habituel. Sa composition chimique est la même que celle de la Gomme d'Arabie, mais elle rougit moins la teinture de tournesol, donne un mucilage plus clair et moins consistant, précipite plus franchement les persels de fer, et facilite davantage l'émulsion.

La Gomme de l'*Acacia Neboued*, qui lui est presque toujours mélangée, ne s'en distingue guère que par une teinte plus rougeâtre, et sa saveur un peu amère; elle est presque toujours en boules arrondies, dont le diamètre varie de six lignes à un pouce; elle donne avec l'eau un mucilage plus épais que celui de la Gomme d'Arabie et qui rougit très-faiblement la teinture de tournesol.

Lorsque la saison des pluies cesse, ce qui a lieu vers novembre, l'inondation des bords du fleuve va diminuant, et permet de pénétrer dans les forêts de gommiers ; les Maures font alors récolter la Gomme par leurs esclaves noirs, et le produit qu'ils recueillent ainsi augmente de quantité à mesure que la chaleur et la sécheresse augmentent. Les boules de Gomme, qui ont exsudé à la surface de l'écorce, sont détachées à la main ou au moyen d'un outil de fer emmanché, qui facilite l'opération que les épines nombreuses des arbres rendent extrêmement pénible. Au fur et à mesure de la récolte, les esclaves mettent les boules dans un sac, qui est apporté à leur maître dès qu'il est plein. En attendant qu'il y ait une quantité de Gomme suffisante pour que les bœufs, chameaux et autres bêtes du Maure soient tous chargés pour la porter à l'escale où se fait la vente, les sacs qui renferment le produit des *Acacia*, sont enfouis sous le sable, dans la crainte que quelque étranger s'en empare. Quand la Gomme a été enterrée trop fraîche, c'est-à-dire avant d'avoir pris un degré de consistance convenable, ou quand elle est restée trop longtemps enfouie, une quantité plus ou moins forte de sable s'y attache, et le produit porte alors le nom de *Gomme enterrée* ou *non marchande*, et perd beaucoup de sa valeur. Une fois achetée aux escales, la Gomme est descendue par bateaux à Saint-Louis et y est emmagasinée. Avant de l'expédier en Europe, on en sépare les diverses qualités par un triage. La sorte la plus estimée, dite *Gomme du Ghioloff*, qui paraît fournie par les mêmes espèces que la Gomme de Galam, et qui ne parvient jamais en grande quantité aux escales, se distingue par le volume plus considérable de ses fragments ovoïdes ou sphéroïdes, et surtout par le glaçage brillant de sa surface, glaçage qui paraît dû à une sorte de cristallisation. On trouve souvent aussi mélangée à la Gomme de Galam, une Gomme, dite *de Bondou*, qui s'en distingue très-difficilement au seul aspect, même pour les négociants les plus expérimentés, mais que sa saveur amère très-prononcée doit faire rejeter du commerce. Cette gomme, blanche ou rouge, suivant sans doute les arbres qui l'ont fournie, est généralement plus dure, et à segments plus gros que la Gomme de Galam. On distingue aussi la *Gomme Gonaké* ou *Gonakié*, fournie par l'*Acacia Adansonii*, Guill. Perr. d'une amertume prononcée, rouge comme la Gomme de *Neboued*, se desséchant très-facilement et devenant vitreuse comme les bonnes sortes du bas du fleuve, auxquelles les Maures les mêlent souvent pour faire volume et poids, bien que sa présence,

quand elle peut être constatée, déprécie singulièrement la valeur commerciale des parties qui en renferment.

Parmi les Gommes du Sénégal, on doit signaler
encore la *Gomme Sadra-beida* ou *Salabreda*,
fournie par l'*Acacia albida*, petite espèce à écorce
blanche, qui fournit des larmes vermiculées très-
fragiles, blanches, vertes, jaunes ou rouges, suivant l'âge ou la vigueur du végétal, ou la nature
plus ou moins sablonneuse du terrain. Ces larmes,
qui sont le plus ordinairement d'un blanc vitreux
ou verdâtre, ont une cassure très-facile, parfaitement vitreuse, et une surface toujours terne et
souvent ridée. Cette sorte, qui offre souvent une certaine amertume, est très-soluble dans l'eau et donne
un mucilage peu consistant, qui rougit par la teinture de tournesol. Cette Gomme, friable, qui ne
peut s'enterrer comme la Gomme dure de Galam.
par suite de son hygrométricité et que pour cette
raison les Maures portent immédiatement aux escales, est peu recherchée dans le commerce, à moins
de rareté des gommes dures, et offre cet inconvénient que les pâtes dans lesquelles on la fait entrer,
attirent l'humidité de l'air et restent toujours visqueuses.

Gomme de Barbarie. *Acacia gummifera*, Willd.
Afrique occidentale.

Cette Gomme offre deux variétés, l'une (*G. Mogador*) assez semblable à la Gomme arabique, est en fragments, petits, anguleux, couleur d'ambre; l'autre (*Gomme de Barbarie*) est en morceaux de formes et de grosseurs diverses, mais généralement plus petits que ceux de la Gomme du Sénégal avec laquelle ils ont quelque analogie. Quelquefois unis, mais le plus ordinairement ridés à la surface, ils offrent une transparence louche, sont de couleur jaune sale ou rougeâtre, et ne sont qu'imparfaitement solubles dans l'eau.

Gomme de l'Inde. On connaît sous ce nom des Gommes très-différentes d'aspect et qui ont probablement des origines botaniques diverses. Celles qui ressemblent le plus aux Gommes arabiques paraissent dues à l'*Acacia arabica*, ou à quelques autres espèces voisines, tandis que les autres, plus grosses, rouges ou brunes, très-difficiles à pulvériser sont attribuées avec doute au *Feronia Elephantum*, Correa (*Aurantiacées*). La Gomme obtenue de l'incision de l'écorce de l'*Acacia arabica*, et qui en découle avec abondance, se présente sous forme de larmes longues, transparentes, collées les unes aux autres, variant beaucoup de couleur depuis le blanc jusqu'au rouge brun : souvent leur surface est salie par des fragments d'épiderme de l'arbre. Ces larmes se dessèchent facilement, mais comme elles attirent l'humidité, elles deviennent molles et glutineuses; leur saveur est fade et un peu âpre; elles sont facilement solubles dans l'eau, et leur solution noircit un peu par le sulfate de fer.

Usage médical nul.

Gomme du Cap. Fournie par une espèce très-voisine de l'*Acacia vera*, si même elle en diffère, l'*Acacia capensis*, Burch. Cette Gomme, de couleur jaune pâle, ressemble beaucoup aux fragments de Gomme arabique, mais elle paraît d'une qualité inférieure à celle fournie par le véritable *Acacia vera*.

Gomme d'Acajou. Suc. *Anacardium occidentale*, L. (Térébinthacées).

La *Gomme d'acajou* est en larmes agglutinées très-longues, jaunes, dures, à cassure vitreuse; assez difficilement soluble, elle s'attache aux dents.

Employée seulement dans l'industrie.

Gomme Nostras. Fournie par les cerisiers, pruniers, abricotiers et pêchers déjà avancés en âge, cette Gomme est en fragments arrondis, de volume très-variable, très-irréguliers, d'abord mous, puis prenant de la consistance, mais ne devenant jamais secs comme la gomme d'*Acacia*. Sa couleur est jaune, plus ou moins foncée; sa transparence n'est jamais troublée par des fissures qui la traverseraient. Peu soluble dans l'eau, elle a une saveur fade ou un peu acerbe. Elle est formée de 52 parties d'arabine, 32 de cérasine, et 12 de sels et eau. Elle est pour ainsi dire inusitée.

Propriétés. Les Gommes paraissent jouir de certaines propriétés analeptiques, car les nègres qui les recueillent s'en nourrissent presque exclusivement pendant tout le temps de la récolte (Adanson, Raffenel, Audibert) et pendant leurs voyages plusieurs peuplades de l'Afrique n'ont guére d'autre aliment (Sparmann, Goldberry). Mais le principal usage des Gommes en médecine est dû à leurs propriétés émollientes et béchiques, dues principalement à ce qu'elles retiennent l'eau, et empêchent sa diffusion trop rapide. Comme l'eau est le seul liquide dans lequel elles peuvent se dissoudre, c'est aussi le seul véhicule dont on se serve pour leur emploi, quelle que soit d'ailleurs la forme médicamenteuse dans laquelle on les fait entrer.

Gomme Adraganthe. *Astragalus verus*, Olivier, de Perse, *A. creticus*, Lam., de Crète et d'Ionie, *A. aristatus*, L'Hérit, et probablement par plusieurs autres espèces de la section des *Tragacanthæ*.

Cette Gomme se présente sous forme de plaques de dimensions variables, ce qui a permis d'en distinguer deux sortes, la Gomme *vermiculée* et la

Gomme *en plaques*; quelles que soient d'ailleurs les dimensions de ces plaques, elles ont une même origine, et leur formation a été bien étudiée dans ces dernières années par Hugo v. Mohl. Ce n'est pas un suc concrété à l'air, comme le pensaient De Candolle et Labillardière, ni un organisme crypto-gamique indépendant, comme l'a annoncé Kützing, qui forme la Gomme adraganthe; mais elle est due à une transformation plus ou moins complète des cel-lules de la moelle et des rayons médullaires en une substance gélatineuse susceptible de se gonfler énor-mément par l'action de l'eau. Les plaques de Gomme adraganthe sont blanches ou jaunâtres, coriaces, sans odeur. Mises au contact de l'eau, elles se gonflent et donnent un mucilage épais contenant quelques granules de fécule, plus nombreux dans la Gomme vermiculée; examinée au microscope, la Gomme adraganthe se montre formée d'un mucilage anhiste renfermant un grand nombre de cellules, à parois épaisses, incolores, gélatineuses, composées de couches très-développées et en partie distinctes. Par un contact prolongé avec le chlorure de zinc iodé, les couches internes et minces de ces parois devien-nent violettes, ainsi que quelques couches minces, situées dans l'intérieur de la paroi, et entre lesquelles se trouve interposée de la matière gélatineuse in-colore et abondante. Au centre des cellules se trouve presque toujours de la fécule en petits grains, à peine attaquable par l'eau. La récolte de la Gomme adraganthe se fait en juin et juillet, à l'époque de la maturité des fruits; on pratique sur les tiges des incisions profondes perpendiculaires à l'axe : le suc sort lentement et la récolte s'en fait au bout d'une quinzaine de jours.

La Gomme adraganthe renferme : adraganthine, amidon, membranes pétaloïdes, ligneux.

Elle est employée surtout pour faire des mucilages.

Adraganthe d'Afrique. *Sterculia Tragacantha.* Lindl. (Sterculiacées); Afrique, de la Sénégambie au Congo.

Elle est en morceaux irréguliers, noueux, ondulés, en larmes, ou en stalactites, plus ou moins brillants ou caverneux, d'un jaune pâle ou incolores, opaques ou tout au plus translucides dans les petits fragments.

Elle est plus cassante que l'Adraganthe vraie, car elle est remplie de fissures ondulées; elle ne donne aucune trace d'amidon, même à la lumière polarisée; elle forme avec l'eau une gelée épaisse et sans saveur.

Gomme de Bassora. Cette Gomme, d'origine incertaine, a été rapportée par Virey à un *Mesembrianthemum*, et par Desvaux et Damart au *Cactus Tuna*, L. On suppose aujourd'hui qu'elle est fournie par l'*Acacia leucophlœa*, Roxb., Légumineuse des Indes.

Elle est en morceanx irréguliers, séparés ou agglutinés, généralement très-petits, mais atteignant quelquefois le volume du pouce, de couleur blanchâtre ou jaune. Elle est opaque, moins que la Gomme adraganthe, et a une légère odeur d'acide acétique. Insipide, elle se divise avec un certain bruit sous la dent; insoluble dans l'eau, elle ne forme pas avec elle de mucilage. Elle renferme 11 parties d'arabine et 61 de bassorine.

Sous le nom de *Gomme kuttera* on désigne une Gomme très-voisine de la Gomme de Bassora, et que Guibourt pense devoir être confondue avec elle. Mais Pereira, qui lui trouve une grande ressemblance avec la Gomme adraganthe, qu'elle sert quelquefois à falsifier, la croit différente; il pense qu'elle est produite par le *Sterculia urens*, Roxb. (Sterculiacées).

On trouve quelquefois aussi une Gomme assez semblable à la Gomme adraganthe, et désignée sous les noms de *Gomme de Sassa* et *Hoggum*, qui paraît se rapprocher beaucoup des Gommes précédentes. Elle est en fragments contournés sur eux-mêmes, peu transparents, quelquefois très-grands. Pereira l'attribue au *Monorobea coccinea* (Guttifères).

Ces trois Gommes n'ont pas d'usages pharmaceutiques.

SUBSTANCES CONTENANT DE LA GOMME.

Dans ces substances la Gomme existe engagée dans un tissu, et s'y trouve mélangée à d'autres matières, qui viennent modifier les propriétés du produit.

Tantôt c'est de la *Gomme*, dite *mucilage*, se rapprochant de l'Arabine (Guimauve) ou de l'Adraganthine (Coings) ou c'est un mélange des deux. (Lin.)

L'action de ces substances est celle de la Gomme : elles sont donc émollientes, béchiques et pectorales.

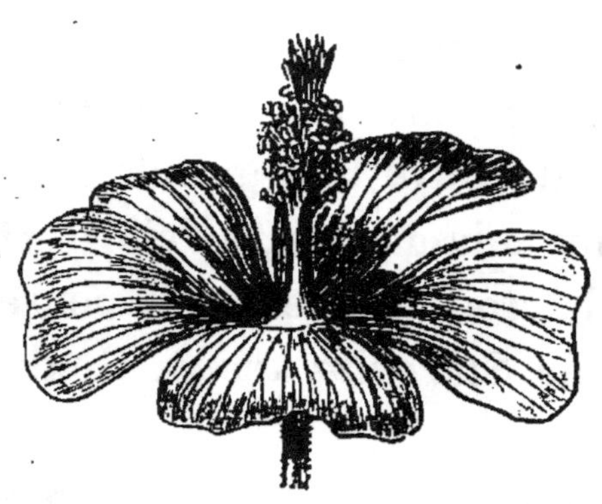

Fig. 54.—Fleur de Malva rotundifolia.

a) Quelques substances contiennent la gomme presque pure ; aussi leurs propriétés sont-elles émollientes seulement, et leur peu d'action dynamique, qui les a fait rentrer dans la médecine populaire, donne l'avantage de pouvoir les substituer à peu près indifféremment les unes aux autres, et de satisfaire ainsi sans inconvénient aux divers goûts, aux caprices même des malades.

Mauve. Feuilles et fleurs. *Malva rotundifolia*,
L. (Malvacées). Europe.

Les feuilles (une des espèces émollientes) sont

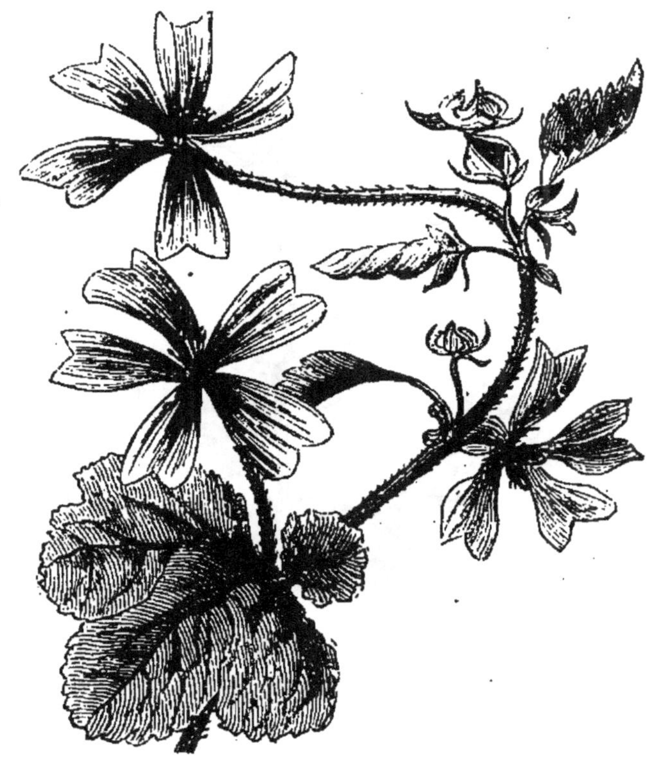

Fig. 55. — Malva sylvestris.

longuement pétiolées, arrondies, cordées à la base,
à 5-7 lobes obtus crénelés ou dentés, et munies de
deux stipules sessiles; elles ne présentent pas de
taches.

Les fleurs (une des espèces béchiques) ont la corolle d'un rose lilas pâle, double du calice (fig. 54).

On fait aussi usage des feuilles et des fleurs du *Malva sylvestris*, L. (fig. 55) :

Les feuilles sont longuement pétiolées, arrondies, cordées à la base, à 5-7 divisions obtuses (3 à 5 pour

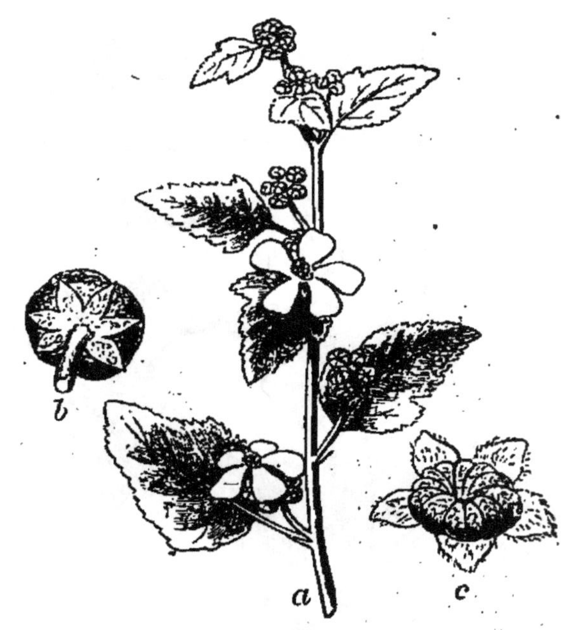

Fig. 56 à 58. — *Althæa officinalis. b* calicule, *c* fruit.

les feuilles supérieures) et tachées de noir inférieurement.

Les fleurs sont munies d'un calice double; leur corolle très-grande, violacée et veinée, est formée de 5 pétales onguiculés, cordiformes, échancrés au sommet; le tube staminal est soudé en bas avec la corolle; leur saveur est douce.

Guimauve. Feuilles et fleurs. *Althœa officinalis*, L. (Malvacées) Europe (fig. 56 à 58).

Les feuilles (une des espèces émollientes) sont molles, blanchâtres, à 3-5 lobes, munies de stipules membraneuses, pubescentes.

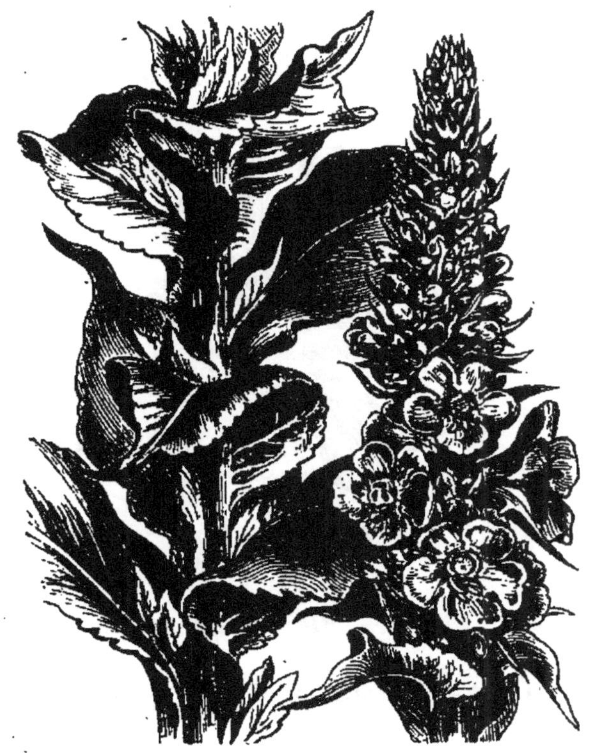

Fig. 59 et 60. — Verbascum Thapsus.

Les fleurs (une des espèces béchiques) sont d'un blanc rosé, munies d'un calicule à 9 divisions, et ont 5 pétales soudés par le bas aux étamines.

Elles sont employées en infusion contre la toux, la bronchite, les catarrhes.

Bouillon blanc. Feuilles et fleurs. *Verbascum Thapsus*, L. (Scrophularinées). Europe (fig. 59 et 60).

Les feuilles (une des espèces émollientes) sont grandes, molles, cotonneuses.

Les fleurs sont grandes, jaunes, à calice à 5 divisions profondes, ovales, tomenteuses ; la corolle, plus grande que le calice, a un tube court, un limbe

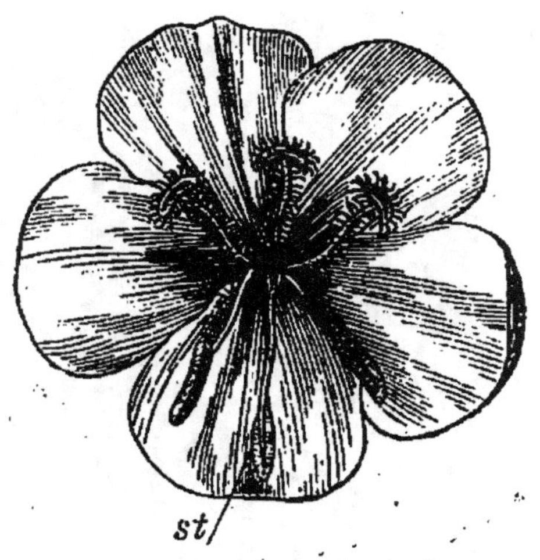

Fig. 61. — Fleur de Bouillon blanc.

rotacé, 5-lobé ; les étamines, au nombre de cinq, ont leurs filets arqués, laineux pour les étamines supérieures, glabres ou à peine laineux dans les inférieures (fig. 61).

On lui substitue quelquefois d'autres espèces du même genre.

b) D'autres contiennent un mélange de gomme et de matière odorante ou extractive.

Ortie blanche. Fleurs. *Lamium album*, L. (Labiées). Europe (fig. 62).

Les fleurs d'Ortie blanche sont assez grandes, labiées, à corolle velue, à tube muni d'un anneau de poils; les anthères sont velues.

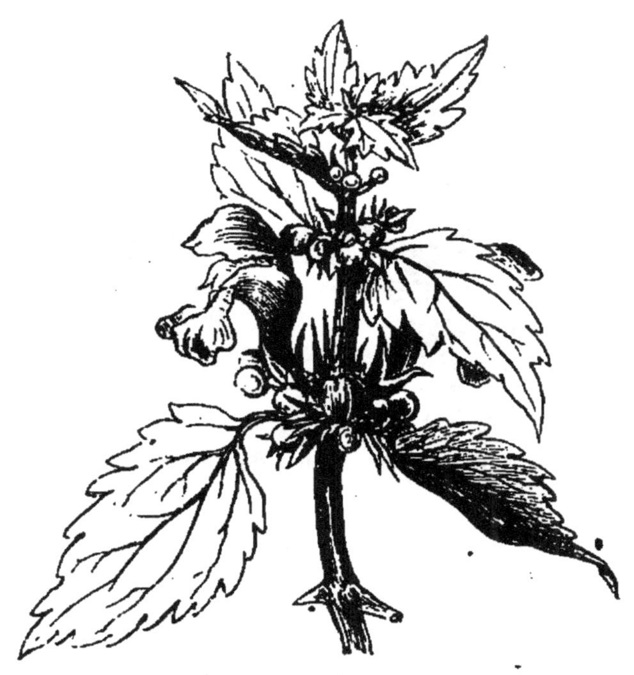

Fig. 62. — Lamium album.

Tussilage. Capitules. *Tussilago Farfara*, L. (Composées). Europe, lieux humides.

Une des espèces béchiques; les capitules du tussilage sont composés de fleurs jaunes, dont les centrales sont stériles, et les extérieures femelles et fertiles; leur odeur est agréable, leur saveur aromatique.

Pied de chat. Capitules. *Gnaphalium dioicum*, L.
Antennaria dioica, Gærtn. (Composées). Europe,
montagnes.

Le *Pied de chat* est formé d'involucres imbri-
qués, cotonneux à l'intérieur, enveloppés de bractées rouges dans les pieds femelles, blanches dans
les pieds mâles. C'est une des espèces béchiques.

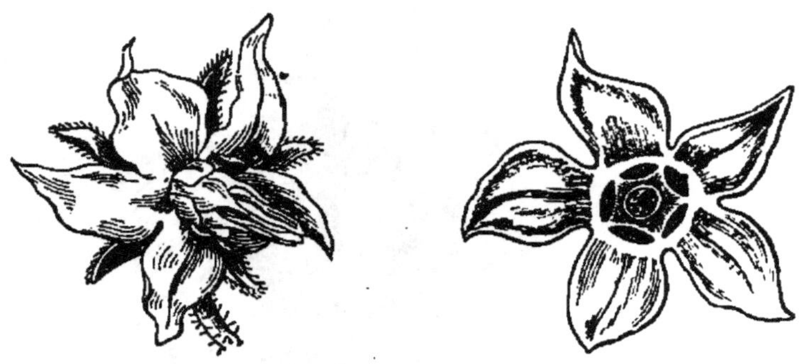

Fig. 63 et 64. — Fleurs de Borrago officinalis.

Bourrache. Fleurs et feuilles. *Borrago officinalis*,
L. (Borraginées). Europe (fig. 63 et 64).

Les fleurs de Bourrache sont bleues ou rosées,
rotacées, avec des écailles à la gorge ; elles sont disposées en cyme scorpioïde, munies de bractées
courtes.

La Bourrache a comme sudorifique une réputation
populaire, mais méritée ; elle est un peu diurétique.

Buglosse. Fleurs. *Anchusa officinalis*, L. (Borraginées). Europe (fig. 65).

Les fleurs de Buglosse sont infundibuliformes, à tube droit et à appendices veloutés ou en lanières grêles et filiformes (fig. 66 et 67).

On leur substitue quelquefois, ainsi qu'à la Bour-

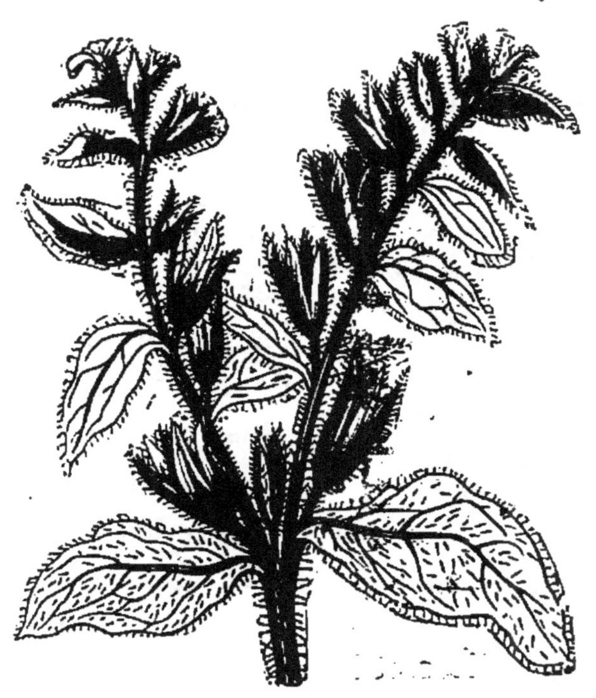

Fig. 65. — Anchusa officinalis.

rache, les fleurs de *Vipérine*, *Echium vulgare*, L., qui ont la corolle tubuleuse et la gorge nue.

Coquelicot. Pétales de *Papaver Rhœas*, L. (Papavéracées). Europe, champs (fig. 68 et 69).

Une des espèces béchiques. Le Coquelicot est formé de pétales développés plus larges que longs, entiers ou crénelés, très-minces; ils offrent des nervures fines, plus marquées à la base, un onglet très-court et plus foncé; leur couleur est rouge violacé, leur saveur un peu amère et leur odeur vireuse.

Violettes. Fleurs, fournies par diverses espèces de Violettes; les *Viola odorata*, L. var. *culta*, à pétales d'un bleu foncé larges et odorants, surtout ceux des premières fleurs et des fleurs simples, qui sont les meilleurs (fig. 70). Les fleurs du commerce sont le plus souvent celles des *Viola calcarata, pedata* et *sudetica*.

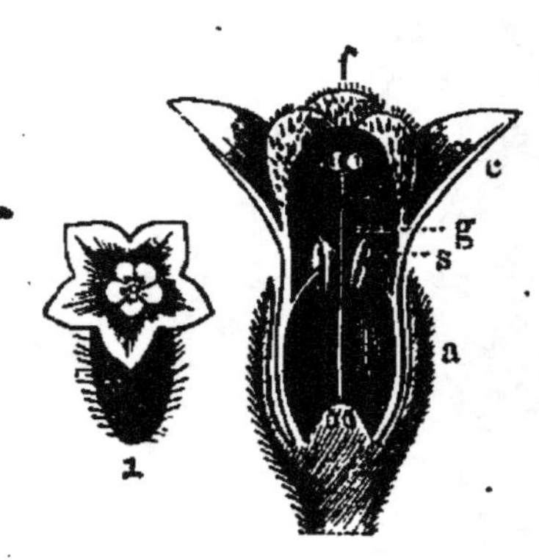

Fig. 66 et 67.
Fleurs d'Anchusa italica.

On fait sécher les violettes après avoir séparé les pétales des calices et les avoir mondés de leurs onglets; il faut que la dessiccation s'en opère rapidement; elles perdent rapidement leur couleur quand elles sont exposées à l'air et à la lumière. On leur substitue quelquefois la Violette des quatre saisons *Viola odorata*, var. *alpina*, dont les fleurs doubles sont les plus odorantes, ou la Violette de Palma (improprement *Violette de Parme*), *Viola palmaensis* à fleurs d'un bleu très-pâle.

Les Violettes sont légèrement vomitives et purgatives, ce qu'on attribue à la présence de la violine.

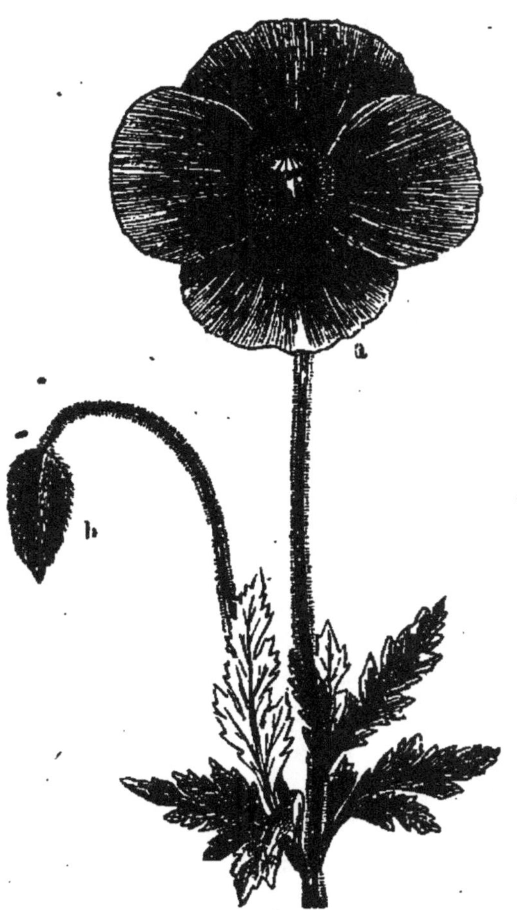

Fig. 68. — Papaver Rhœas.

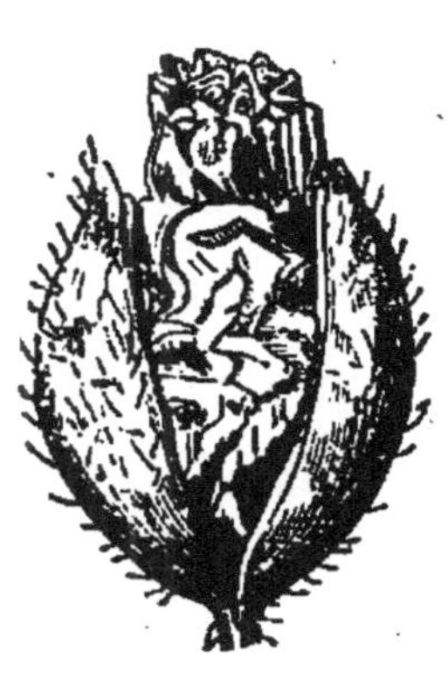

Fig. 69. — Bouton du
Papaver Rhœas
s'ouvrant et montrant
la préfloraison
chiffonnée.

Pariétaire. Feuilles. *Parietaria officinalis*, L.
(Urticées). Europe.

Une des espèces émollientes. La pariétaire est une

herbe à feuilles alternes, pétiolées, ovales, entières, ponctuées, velues, rudes, et noircissant par la dessiccation. Ses inflorescences sont en glomérules globuleux plus courts que le pétiole.

La pariétaire est diurétique par le nitre qu'elle renferme.

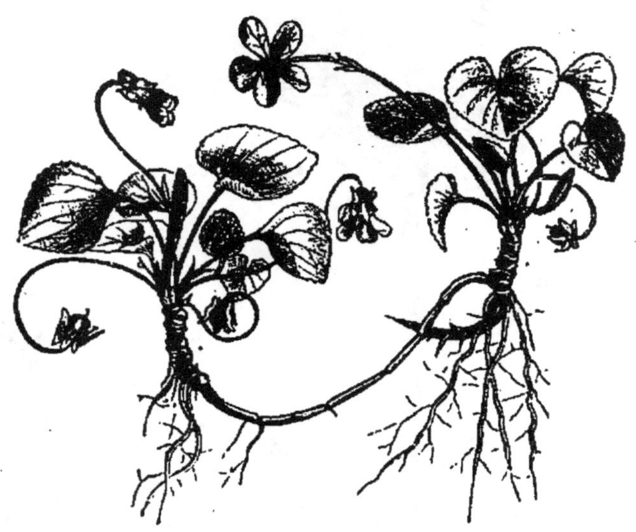

Fig. 70. — Viola odorata.

Capillaires. Frondes. Plusieurs espèces d'*Adiantum* (Fougères) sont employées comme *Capillaire*.

1º *Adiantum capillus-Veneris*, L. Europe (fig. 71). Le *Capillaire de Montpellier* est caractérisé par ses frondes cunéiformes, à bord supérieur arqué et plus ou moins découpé, et porté sur un pétiole très-grêle, lisse et noirâtre ; les fructifications sont portées sur le bord supérieur des frondes.

2º *Adiantum pedatum*, L. Amérique du Nord, Canada, États-Unis (fig. 72). Le *Capillaire du Canada* a des frondes un peu cunéiformes, plus grandes, à bord supérieur arqué, et très-crénelé, disposées en éventail sur un pétiole lisse brun rougeâtre. Il est très-odorant, sa saveur est un peu

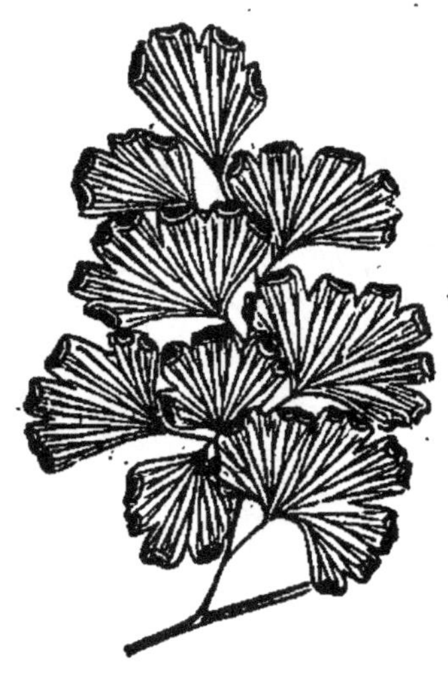

Fig. 71. — Adiantum capillus-Veneris.

styptique; les fructifications sont portées sur le bord de la fronde.

3º *Adiantum trapeziforme*, L. Amérique du Nord, Mexique. Le *Capillaire du Mexique* a ses frondes en trapèze ou lozangiques, à bord supérieur un peu incisé ou crénelé, se détachant facilement du pétiole, qui est très-lisse, noir et très-ramifié à sa partie supérieure.

Les divers Capillaires sont employés comme médicaments pectoraux, soit sous forme d'infusion, soit sous celle de sirop.

Scolopendre. Frondes. *Scolopendrium officinale*, Smith (Fougères). Europe (fig. 73).

Les frondes sont petiolées, très-entières, longues, vertes et luisantes ; elles portent sur la face infé-

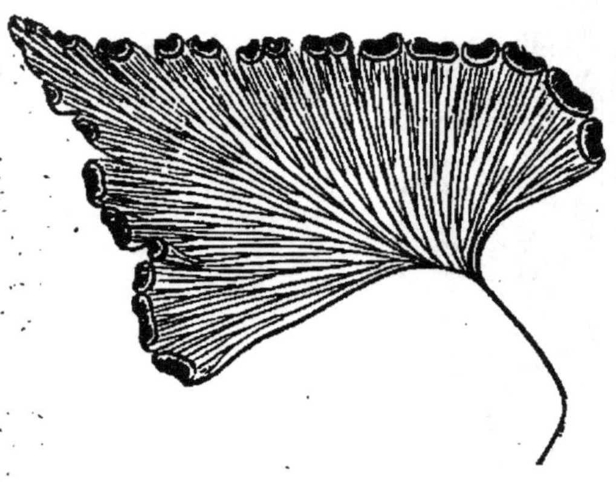

Fig. 72. — Adiantum pedatum.

rieure deux rangées de lignes parallèles de fructification ; leur saveur est douce et rappelle celle du Capillaire.

Elles sont employées en infusion, et entrent dans la composition du sirop de rhubarbe composé et de divers électuaires.

Lin. Semences. *Linum usitatissimum*, L. (Linées). Europe (fig. 74 à 76).

Ses graines sont petites, ovales-allongées, comprimées, lisses, luisantes, de couleur brune et
d'un blanc jaunâtre en dedans (fig. 77 et 78).

Elles renferment 32 à 38 p. 100 d'huile grasse, et
un mucilage qui paraît contenir 10 p. 100 d'arabine
mêlée d'albumine et de sels, et 10 p. 100 d'une ma-

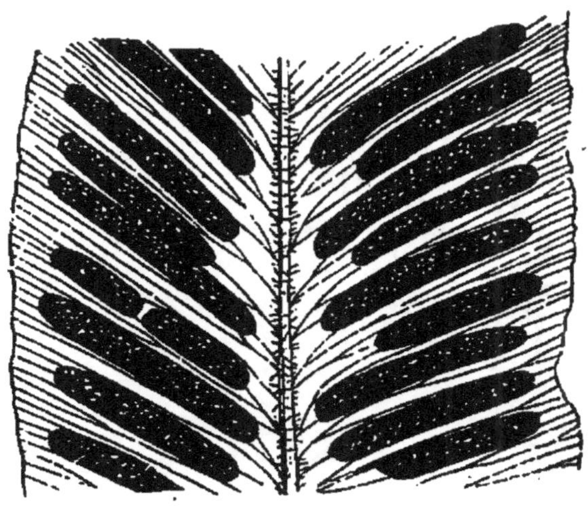

Fig. 73. — Scolopendrium officinale.

tière insoluble très-gonflée, qui a tous les caractères
de la bassorine (Meurein). Le mucilage est contenu
dans l'épisperme. La quantité d'huile paraît varier
suivant les provenances.

La graine de Lin est employée en boissons tempérantes; on en donne le décocté en lavement; on
en fait souvent des cataplasmes.

Coings. Semences. *Cydonia vulgaris*, Pers. (Drupacées). Europe (fig. 79).

Les graines de Coing, 1 ou 2 dans chaque loge,

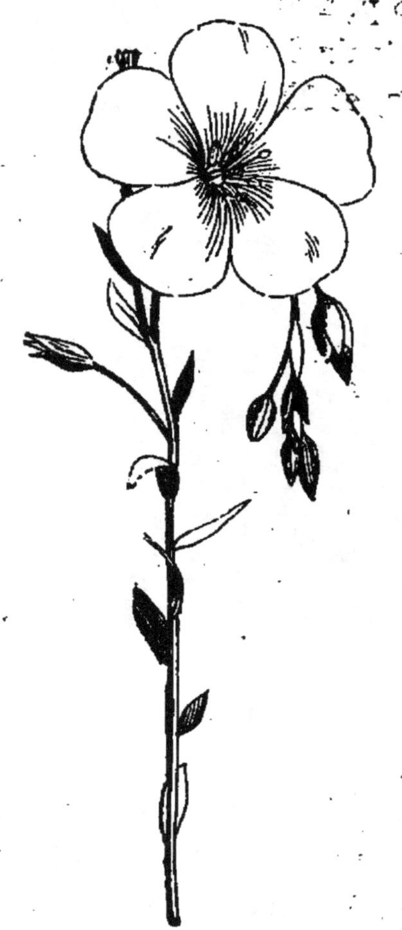

Fig. 74.
Linum usitatissimum.

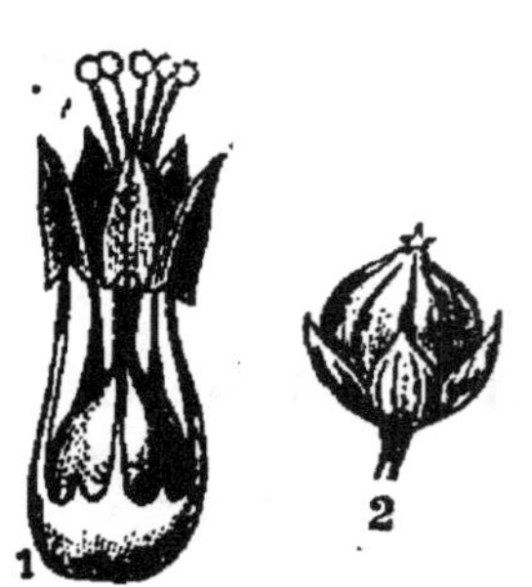

Fig. 75 et 76.
Fruit du Linum usitatissimum.

sont ovales, aiguës, planes d'un côté, convexes de l'autre, souvent triangulaires, tronquées à leur extrémité, de couleur de fer rouillé et brillantes ; l'intérieur est blanc. Le mucilage très-abondant est contenu dans l'enveloppe ; il se coagule par les acides.

Psyllium. Semences. *Plantago Psyllium*, L. (Plantaginées). Europe.

Peu usitées aujourd'hui, ces semences renferment un mucilage analogue à celui du Lin.

c) D'autres substances renferment le mucilage associé à l'amidon.

Guimauve. Racine. *Althœa officinalis*, L. (Malvacées). Europe.

La racine de Guimauve se trouve dans le commerce sans épiderme ; elle est blanche, un peu fibreuse, a une odeur faible

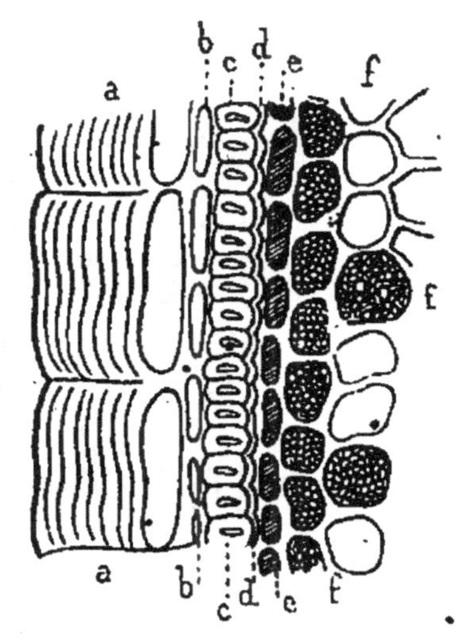

Fig. 77. — Coupe transversale de la graine de lin. *a* épiderme, *b* couche sous-épidermique, *c* cellules fibreuses, *d* cellules à parois minces et à prolongements transversaux, *e* cellules de pigment, *f* tissu du péricarpe.

spéciale ; sa saveur est mucilagineuse et un peu sucrée.

Elle contient : matière gommeuse, amidon, asparagine, albumine, matière colorante, sucre, huile fixe.

Cynoglosse. Racine. *Cynoglossum officinale*, L. (Borraginées). Europe (fig. 80 à 82).

La racine de Cynoglosse est grosse, longue, charnue, grisâtre en dehors, blanche en dedans; elle a une odeur vireuse et une saveur forte.

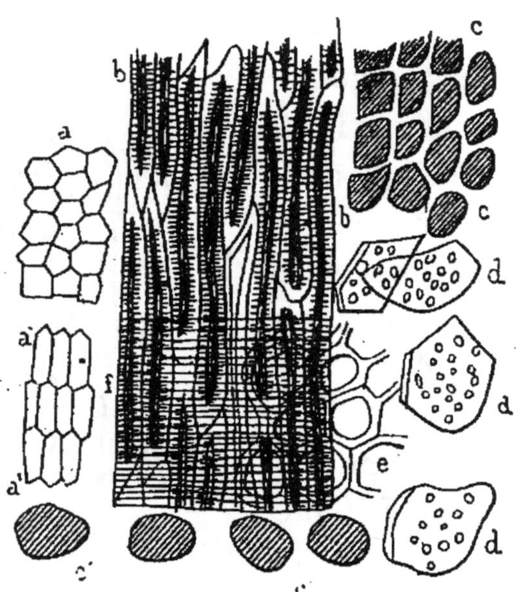

Fig. 78. — Éléments organiques de la farine de lin. *a* tissu de l'albumen et de l'embryon, *c* matière colorante isolée, *d* cuticule, *e* couche sous-épidermique, *f* cellules minces et à prolongement, *b* cellules fibreuses.

Chiendent. Rhizome. On connaît deux sortes de Chiendent :

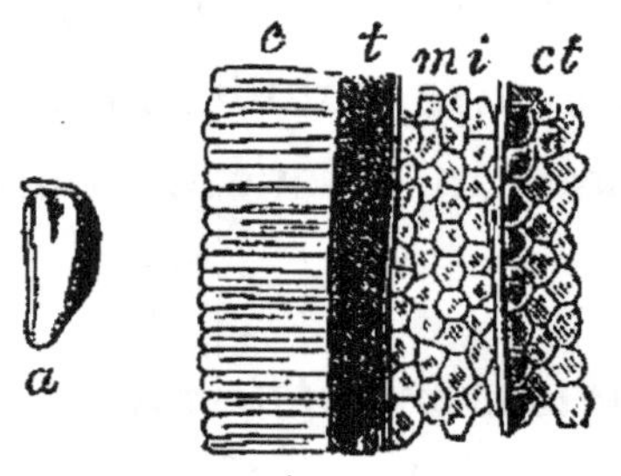

Fig. 79. — Graine de Coing.

1º Le *Chiendent* commun, fourni par le *Triticum repens*, L. (*Agropyrum repens*, P. de B.) (Graminées), et formé par des rhizomes dont les jets offrent des nœuds très-espacés et peu écailleux ; il est peu farineux ; il devient anguleux par la dessiccation.

2° Le *Gros Chiendent*, fourni par le *Cynodon Dactylon*, Rich. (Graminées), et forme des rhizomes

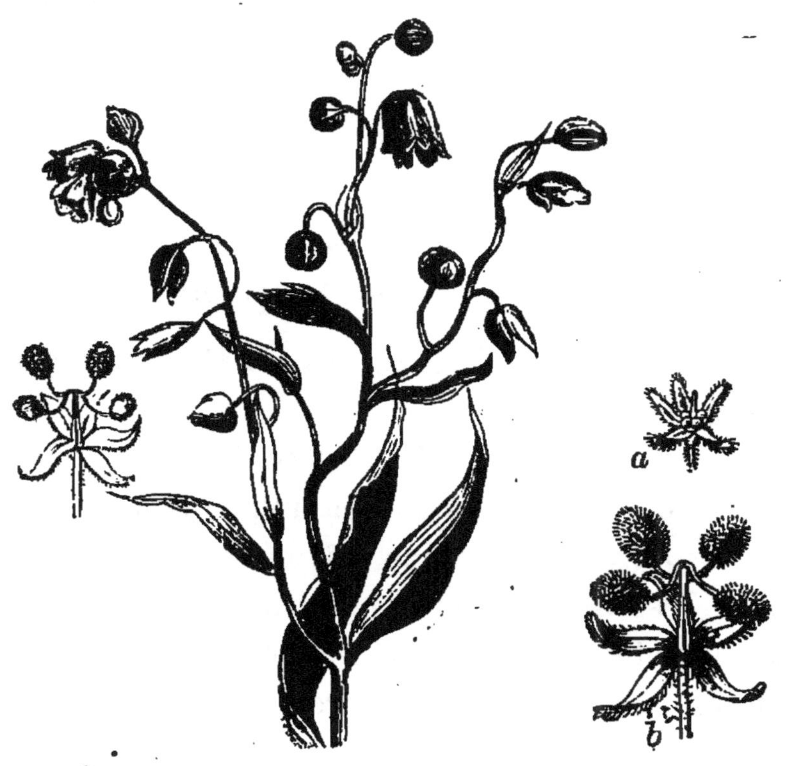

Fig. 80.
Cynoglossum officinale.

Fig. 81 et 82.
Fruit du Cynoglossum officinale.

très-longs, gros comme une plume, cylindriques, portant des nœuds nombreux et rapprochés ; ils sont couverts d'un épiderme dur, jaune, comme vernissé ; l'intérieur est blanc, amylacé, sucré.

Le Chiendent est employé en tisanes par décoction, comme adoucissant et apéritif.

Canne de Provence. Rhizome. *Arundo Donax,* L. (Graminées). Europe méridionale.

La *Canne de Provence* se présente en rondelles d'un blanc jaunâtre, spongieuses et recouvertes d'un épiderme dur, jaune, luisant; sa saveur est un peu sucrée.

Elle est employée comme antilaiteuse.

d) D'autres enfin contiennent avec la Gomme le sucre et la pectine, tels sont les *fruits pectoraux.*

Dattier. Fruits. *Phœnix dactylifera*, L. (Palmiers). Afrique.

Les fruits (baies) du Dattier sont ovoïdes, allongés, recouverts d'un épiderme mince jaune rougeâtre; ils offrent une pulpe visqueuse sucrée et un noyau très-dur cylindrique terminé en pointe et marqué latéralement par un sillon ; du côté opposé, le noyau offre un opercule circulaire, pour donner passage à la radicule.

Jujubes. Fruits. *Zizyphus vulgaris*, Lam. (Rhamnées). Région méditerranéenne.

Les fruits de Jujubes, gros comme une olive, rouges à l'extérieur, à chair jaunâtre spongieuse, à saveur douce, sucrée et mucilagineuse; le centre est occupé par un noyau oblong osseux.

Figues. Sycônes ou fruits. *Ficus Carica*, L. (Morées). Orient, région méditerranéenne (fig. 83 à 86).

Les fruits de la figue, desséchés, piriformes, et plus ou moins aplatis, sont employés comme pectoraux.

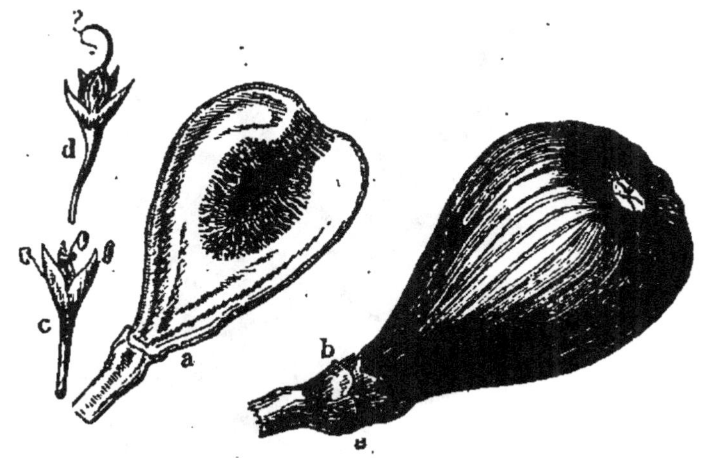

Fig. 83 à 86. — Fleurs et fruits du Ficus Carica.

Raisin. Fruit. *Vitis vinifera*, L. (Ampélidées).
Les raisins secs, surtout ceux de Malaga, font aussi partie des fruits pectoraux.

Réglisse. Racine. *Glycyrhiza glabra*, L. (Légumineuses). Europe méridionale (fig. 87).
La racine de Réglisse est en longs morceaux, ridés longitudinalement, bruns en dehors, jaunes en dedans, fibreux; leur saveur est sucrée, puis un peu âcre.

Le *Glycyrhiza echinata*, L. des bords du Volga, fournit une racine employée dans toute la Russie, et qui se trouve quelquefois dans le commerce : elle est plus volumineuse et a une saveur moins agréable.

On obtient par la décoction des racines de Réglisse

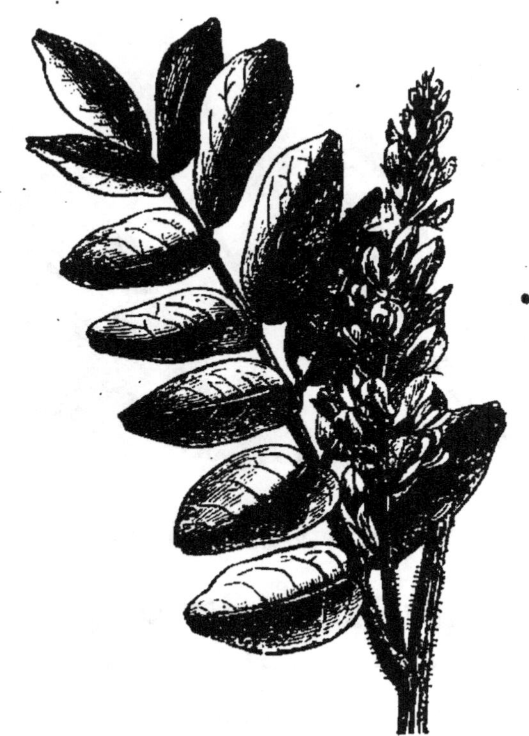

Fig. 87. — Glycyrhiza glabra.

un suc noir, solide, qui se trouve en magdaléons dans le commerce. La Réglisse est recommandée en infusion ou en extrait comme adoucissant, dans les affections catarrhales de la gorge, contre la toux, la strangurie et les affections des organes urinaires.

CHAPITRE V.

CORPS GRAS.

Les corps gras appartiennent à la classe des médicaments émollients. A l'intérieur, ils agissent comme laxatifs, quand ils sont pris à haute dose, n'étant pas entièrement absorbés; on les a aussi employés comme vermifuges et antiseptiques. L'Huile a été préconisée, à l'intérieur aussi bien qu'à l'extérieur, contre la morsure des serpents venimeux; à l'extérieur, ils servent à faire des embrocations émollientes et servent souvent de véhicule à divers principes médicamenteux, dans les huiles médicinales, les pommades, les cérats et les liniments, par exemple.

Les Huiles se rencontrent surtout dans les semences des végétaux; celles de l'olivier, des palmiers, des lauriers sont par exception contenues dans les péricarpes. Plus rarement encore on trouve les Huiles dans d'autres organes.

Huile d'olive. *Olea europœa*, L. (Oléacées). Région méditerranéenne (fig. 88 et 89).

Extraite du fruit de l'olivier, qui est une drupe ovoïde, à péricarpe charnu et mou, l'Huile d'olive est jaune verdâtre; son odeur est douce et agréable;

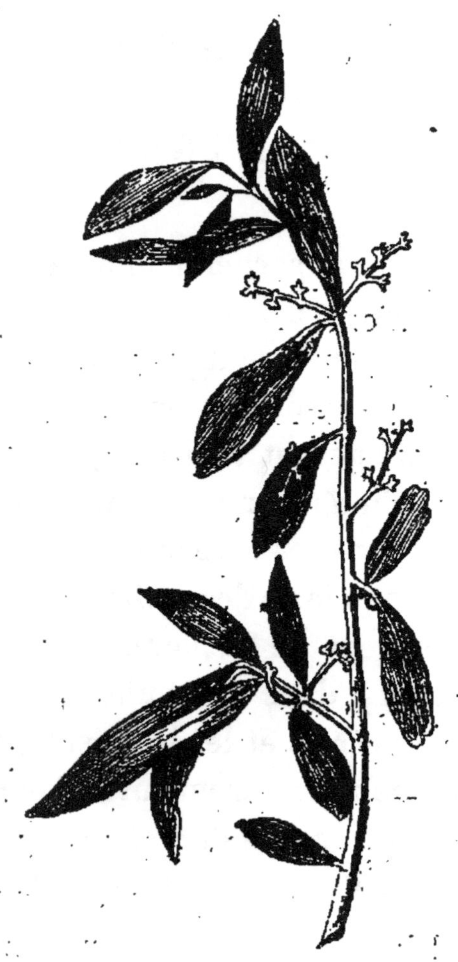

Fig. 88. — Olea europæa en fleurs.

sa saveur est peu marquée dans certaines sortes, très-marquée dans d'autres, suivant le mode de préparation. Elle se solidifie vers + 10°.

Elle est composée d'oléine et de margarine.

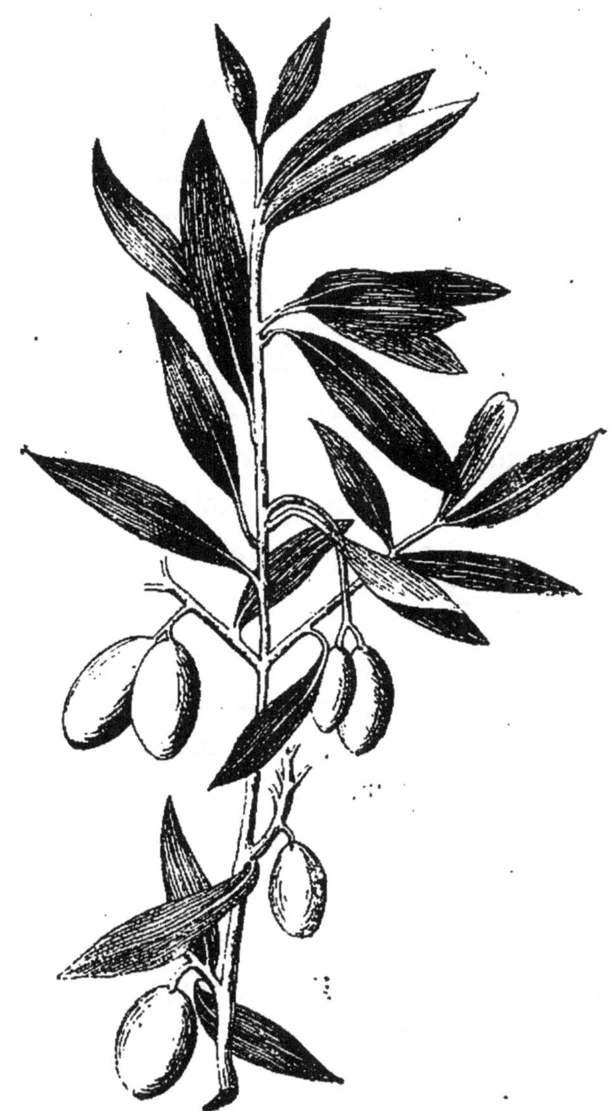

Fig. 89. — Fruits d'Olea europæa.

L'Huile d'olive est émolliente, un peu laxative à

6

forte dose, mais peu employée dans ce but; on en fait assez souvent des embrocations ou des onctions sur les entorses; on l'a préconisée intérieurement et extérieurement contre la morsure des serpents venimeux. Elle entre dans la composition de liniments, cérats, onguents, et est surtout employée pour les usages alimentaires.

Amande. Graine. *Amygdalus communis*, L. (Rosacées). Europe méridionale.

Les Amandes sont enfermées dans une coque jaunâtre, oblongue, plus ou moins aplatie, creusée à l'extérieur de lignes qui vont en tous sens, dure ou fragile, très-lisse intérieurement. Les semences sont un corps blanc se séparant en deux parties (Cotylédons) et enveloppé dans une pellicule blanche quand l'Amande est fraîche, d'un jaune-souci quand elle est vieille; leur saveur est amère ou douce suivant la variété qui les a fournies.

Les *Amandes douces* ont la cuticule austère et amère, se détachant facilement. Elles contiennent: huile fixe, *émulsine* ou *synaptase*, sucre, gomme, parenchyme.

Les Amandes douces sont émollientes et nourrissantes; elles n'ont guère de propriétés médicales et servent à faire des loochs, du sirop d'orgeat, etc.

Les *Amandes amères* ont la cuticule austère et

amère, se détachant facilement par l'immersion dans l'eau chaude ; entières, elles sont inodores, mais broyées avec de l'eau elles dégagent l'odeur de fleurs de pêcher et ont une saveur amère et particulière qui rappelle celle de l'acide prussique. Elles sont très-difficiles à distinguer à la seule inspection ; elles sont cependant en général plus longues, plus étroites et plus irrégulières.

Les Amandes amères contiennent moins d'huile fixe, mais plus de synaptase que les Amandes douces, et en outre un principe azoté, l'amygdaline, qui avec la synaptase donne au contact de l'eau naissance à l'Huile essentielle, hydrure de benzoïle et à une petite quantité d'acide cyanhydrique.

Les Amandes amères ont été indiquées contre le prurit de l'eczéma, l'urticaire, etc.

Huile d'Amande. *Amygdalus communis*, L. (Rosacées).

L'Huile d'Amandes douces est de couleur jaune verdâtre ou presque blanche quand on a pris soin d'enlever la poussière qui salit les amandes ; elle est grasse et onctueuse. Sa densité est 0,915 ; elle se congèle à — 12º.

On la fabrique soit avec les amandes douces, soit avec les amandes amères, à la condition de ne pas monder ces dernières. Comme les tourteaux d'amandes amères sont recherchés par la parfumerie, on en extrait le plus souvent l'huile du commerce.

L'Huile d'Amande est préférée dans beaucoup de cas pour l'usage interne, à cause de son peu de saveur et d'odeur ; elle a l'inconvénient de rancir assez vite ; elle agit comme laxatif léger à la dose d'une once.

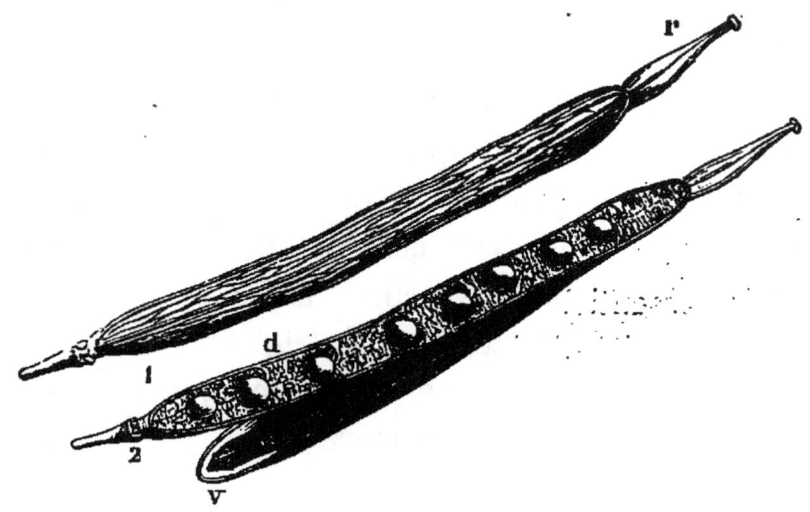

Fig. 90 et 91. — Fruit du Brassica campestris.

Elle forme la base de certaines émulsions, de loochs, de pommades, de cérats, etc.

Huile d'Œillette. *Papaver somniferum*, L. (Papavéracées). Europe.

L'Huile d'Œillette est extraite des semences ; elle est d'un jaune clair, d'une saveur douce ; elle est soluble dans 25 parties d'alcool froid et 6 parties d'alçool bouillant ; elle pèse 9,253 à l'oléomètre de Lefebvre ; elle se congèle à — 10°.

L'Huile d'Œillette est siccative , elle est quelquefois employée pour faire des liniments. Elle sert à falsifier l'huile d'olive , mais le mélange se reconnaît assez facilement par l'emploi du réactif Poutet, ou mieux de l'élaïomètre de Gobley.

Colza. Huile extraite des semences. *Brassica campestris*, L. *Brassica Napus*, var. *oleifera* (Crucifères). Europe (fig. 90 et 91).

L'huile de colza est jaune et limpide ; elle a une odeur et une saveur particulières ; elle se congèle à —6° en petites aiguilles qui se réunissent en étoiles ; elle blanchit au contact de l'air, en perdant de sa combustibilité. Elle est employée surtout pour l'éclairage.

Huile de Lin. Graine. *Linum usitatissimum* , L. (Linées). Europe.

L'huile de Lin est jaune clair ; elle a une saveur et une odeur particulières ; sa pesanteur spécifique est 9,395, c'est la plus dense des huiles ; elle se congèle à —27°. Elle est siccative et rarement employée en médecine.

Huile de Noix. — *Juglans regia*, L. (Juglandées). Asie mineure, Europe.

L'huile de noix est verdâtre, peu odorante; elle se congèle à — 27°. Elle est plus siccative que l'huile de lin.

Fraîche, elle peut être substituée à l'huile d'olive,

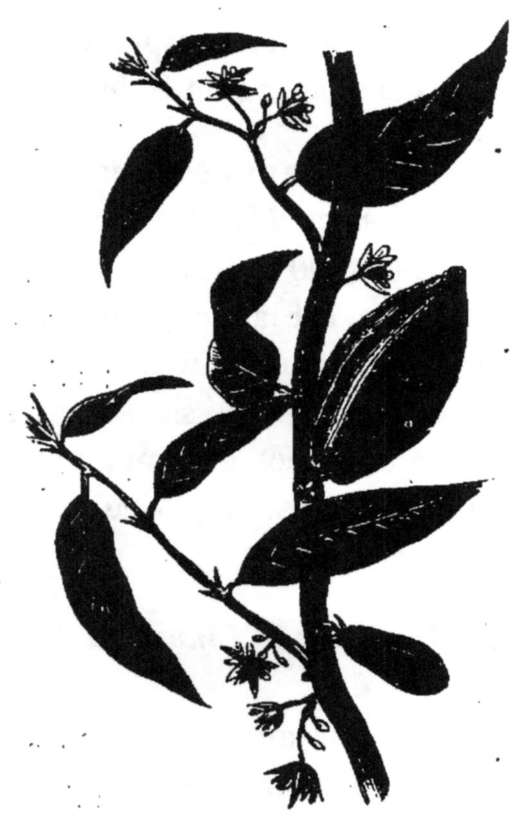

Fig. 92. — Theobroma Cacao.

mais rancie elle purge; elle est surtout employée en lavement.

On fait aussi usage quelquefois des semences huileuses;

Du *Cannabis sativa*, *chenevis*; du *Cucurbita La-genaria*; du *Cucurbita Citrullus*; du *Cucumis Melo*; du *Cucumis sativus*.

Ces quatre dernières Semences constituent les *Semences froides* par leur mélange à parties égales. On leur substitue souvent les semences du *Cucurbita Pepo*.

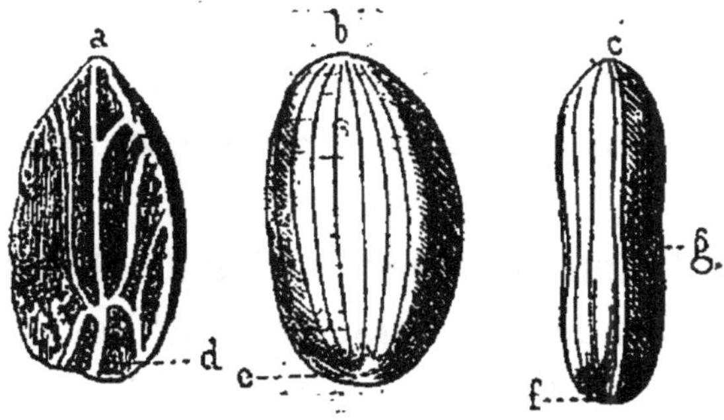

Fig. 93 à 95. — Graine de Cacao.

Cacao. Graines. *Theobroma Cacao*, L. (Buttnéria-cées). Amérique, Mexique (fig. 92).

Le Cacaotier est un arbre peu élevé, qui se propage par semences et ne porte qu'un petit nombre de fruits (une trentaine).

Le fruit, *Cabosse*, est ovale ou oblong, jaune, à côtes, coriace ou ligneux et indéhiscent; il offre cinq loges remplies de semences au milieu d'une pulpe peu abondante et aigrelette. On détache les fruits mûrs qu'on soumet à diverses opérations pour en extraire les graines (fig. 93 à 95) : dans quelques pays on place les cabosses dans un baquet pour les faire suer, puis on les brise et on en extrait les semences qu'on fait sécher au soleil. Dans d'autres pays, on délaie dans l'eau les semences et la pulpe, et on abandonne pendant quelques jours pour que la pulpe fermente et se détruise, et on ne retire les semences que lorsque l'épisperme a pris une couleur rouge et que le germe est mort; on les dessèche alors au soleil. A Caracas, on enfouit les semences en terre pendant plusieurs jours, ce qui rend leur goût moins âpre.

On distingue plusieurs sortes de Cacao :

1° *Caraque;* les semences sont recouvertes d'un épiderme grisâtre et se détachant facilement.

2° *Trinité*; les semences, qui ont été terrées, sont plus petites, plus aplaties.

3° *Soconusco*, du Guatemala; les semences, non terrées, sont très-grosses et de couleur brun clair.

4° *Des Iles*, qu'on distingue en *Para, Saint-Domingue, Martinique;* ses semences sont petites, aplaties, à épiderme adhérent, rouge; leur saveur est un peu âcre et amère.

Le Cacao renferme : *théobromine*, $C^{14} H^8 Az^4 O^4$, principe analogue à la caféine, matière grasse, tannin, amidon. C'est donc une substance analeptique.

Le *Beurre de Cacao* est blanc un peu jaunâtre, fusible à + 33°, il se solidifie à + 23°; il est onctueux, a une saveur douce et une odeur agréable.

Il contient de la stéarine, de la palmitine et de l'oléine.

On l'extrait surtout du Cacao des îles, après avoir

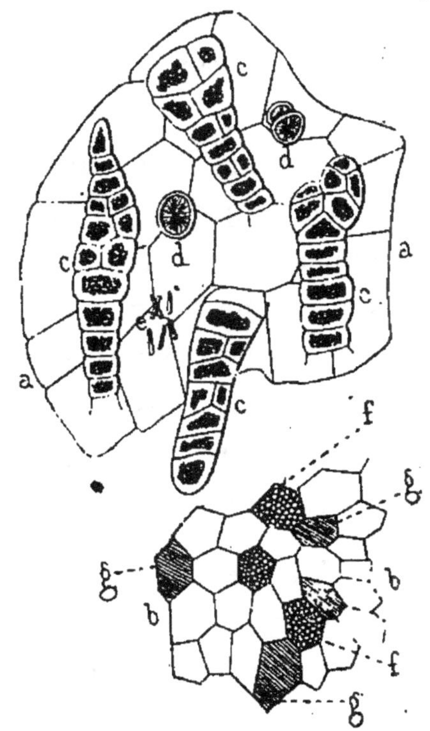

Fig. 96 et 97. — Tissus de la graine de Cacao. *a* tegmen avec les tubes caractéristiques *cc*, les amas de matière grasse *d*, et les cristaux d théobromine *e*; *b* tissu des lobes du germe, *f* cellules à amidon, *g* matière colorante.

torréfié légèrement les graines, en pressant à chaud la pâte.

On l'emploie comme adoucissant; il sert fréquemment à faire des suppositoires.

Le *Chocolat* est fait avec les semences de Cacao torréfiées, réduites en pâte et mêlées de sucre et d'un aromate. Il est très-alimentaire, car il contient l'aliment azoté par sa matière albuminoïde, l'aliment gras et sucré, du tannin qui agit comme tonique, et de plus la théobromine, très-analogue à la caféine, et qui doit aussi jouer le rôle *d'aliment d'épargne*.

Comme toutes les matières alimentaires usuelles, le chocolat est sujet à de nombreuses falsifications, qui consistent surtout dans l'addition de matières étrangères, telles que débris de coques, farines et fécules, toutes substances dont il n'est pas difficile de reconnaître la présence quand on connaît la structure des éléments du cacao (fig. 96 et 97) et quand on a recours à l'examen microscopique.

Palme. Huile. *Elœis guineensis*, Jacq. (Palmiers). Afrique, côte de Guinée.

L'Huile de Palme, extraite du sarcocarpe du fruit du Palmier *Avoira*, est d'un jaune orangé, solide, et possède une consistance butyreuse à une température inférieure à + 30°; elle a une odeur de violettes; elle est soluble en partie dans l'alcool, soluble entièrement dans l'éther.

Elle contient surtout de l'acide palmitique.

Facilement saponifiable, elle donne un savon jaune, utilisé surtout par l'industrie.

L'amande donne une huile blanche solide, servant sur la côte occidentale d'Afrique aux mêmes usages que le beurre.

Le *Beurre de Choorie* est une matière grasse qu'on retire des graines du *Bassia butyracea*, Roxb. (Sapotacées), Inde ; elle est blanche, solide, fusible à +12° Fahr. Elle rancit très-difficilement.

Le *Beurre d'Illipé* est fourni par les graines du *Bassia longifolia*, L. Inde, Madras. Il forme une matière blanche solide, à la température ordinaire, fusible à +80° Fahr.

Le *Beurre de Galam*, produit par les graines du *Bassia Parkii*, G. Don, est une matière grasse, blanche ou un peu rougeâtre, qui a l'aspect de suif, mais est plus onctueuse ; son odeur est faible, sa saveur douce et sans âcreté. Il renfermerait, d'après M. Oudemans, surtout des acides stéarique et oléique.

CIRES.

Cire végétale. La Cire végétale, qui se rapproche par plusieurs de ses caractères de celle des abeilles, est fournie par un assez grand nombre de végétaux ; mais elle y existe rarement en quantité suffisante pour être exploitée ; nous indiquerons parmi les plus inté-ressantes seulement quelques-unes de ces Cires, qui ont plutôt une importance industrielle que médicale.

Le *Ceroxylon andicola*, Humb. et Bonpl. (Palmiers) de la Cordillière des Andes, laisse exsuder sur ses feuilles et son tronc une matière cireuse qui, recueillie et fondue, forme une masse d'un blanc verdâtre sale, inodore, insipide, poreuse, dure et friable.

Le *Copernicea cerifera*, Mart. (Palmiers), Amérique du Sud, Brésil, donne la *cire de Carnauba*, dure, cassante, jaune verdâtre, à cassure lisse et luisante.

Le *Ficus cerifera*, Blume (Artocarpées), Sumatra, fournit la *Cire de Getah Lahae*, de couleur grise à l'extérieur, rosée en dedans, poreuse et fragile.

Le *Myrica cerifera*, L. (Myricées), Amérique du Nord, offre à la surface de ses fruits globuleux une Cire blanche qui est sécrétée par de petits corps noirâtres, arrondis et villeux. Fondue dans l'eau pour être séparée des fruits, cette Cire est jaune ou verte, sèche, friable, fusible à $+40°$; elle brûle avec une odeur agréable. On l'emploie à faire des bougies.

HUILES ESSENTIELLES.

Les *Huiles essentielles*, dites aussi *Huiles volatiles* ou *Essences*, sont des produits de la sécrétion des glandes végétales, volatils, de densité et de composition très-différentes; d'où il suit que leurs propriétés médicinales ne peuvent être confondues.

Quelquefois isolées, les Essences sont le plus souvent mélangées à d'autres principes auxquels elles sont intimement unies.

Les unes sont liquides : ce sont les *élæoptènes;* les autres, moins nombreuses, sont solides : ce sont les *stéaroptènes.* Le plus grand nombre des esssences résulte de la combinaison d'élæoptènes ou de stéaroptènes entre eux, ou d'élæoptènes avec des stéaroptènes, combinaisons souvent très-difficiles à séparer, ces divers composés ayant des propriétés semblables (Soubeiran).

La densité des Essences est très-variable; les unes sont plus légères que l'eau, les autres plus lourdes.

Leur composition est aussi très-différente, et on peut en faire trois groupes : Essences hydrocarbonées, oxygénées et sulfurées.

Les Essences étant volatiles, sont toutes plus ou moins odorantes, et leur odeur est agréable ou repoussante; leur saveur est âcre et forte.

L'emploi des Essences en médecine varie beaucoup en raison même des différences de leur composition : elles sont en général excitantes, mais il en est qui sont sédatives (Laurier-cerise); d'autres sont antispasmodiques (Valériane, fleur d'oranger); d'autres sont rubéfiantes (Crucifères), etc.

Elles sont la base des eaux distillées, des alcoolats, de certains sirops, etc.

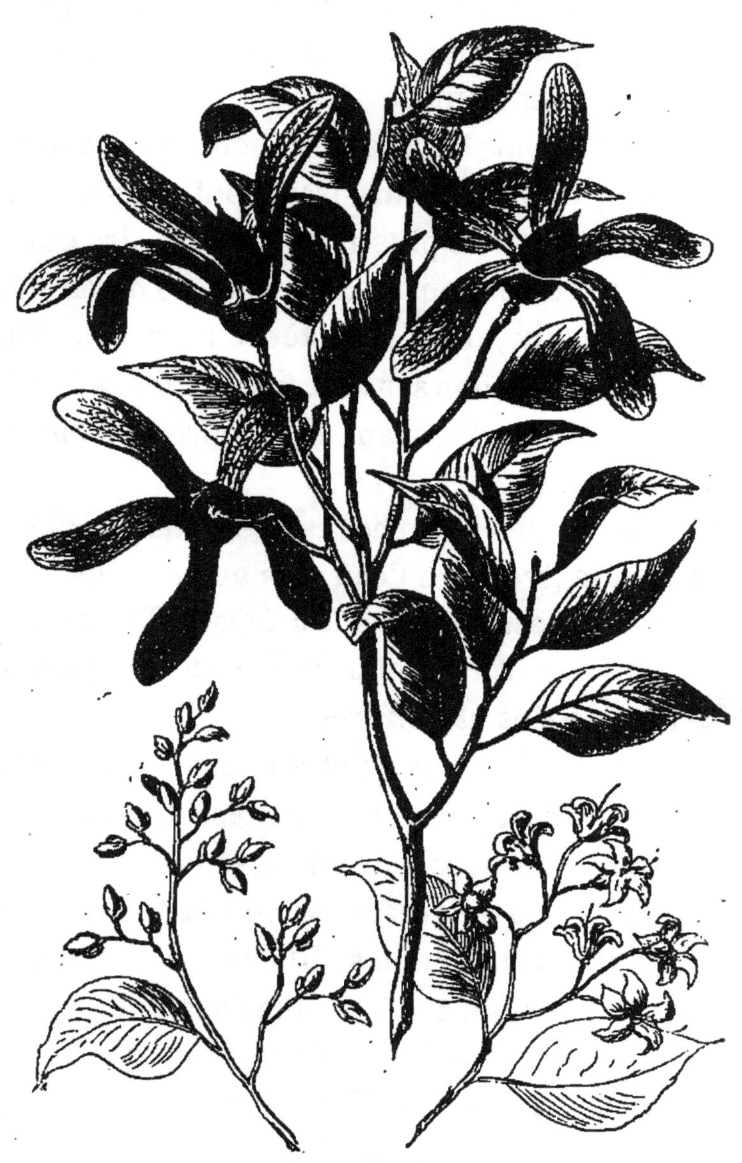

Fig. 98. — Laurus Camphora.

Essence de Térébenthine (voir Térébenthines).

Camphre. Essence concrète. *Camphora officinarum*, Nees (*Laurus Camphora*, L.) (fig. 98).

Le Camphre $C^{20} H^{16} O^2$ est blanc, translucide, cristallin, fragile, à cassure brillante; sa densité est 0,986; il fond à $+175°$ et bout à $+204°$; il est très-combustible; peu soluble dans l'eau, il se dissout bien dans l'alcool, l'éther, les huiles et les essences. Très-odorant, il a une saveur âcre et aromatique. On le trouve en *grains* grisâtres plus ou moins salis d'huile et d'impuretés, ou *raffiné* en pains concaves.

On obtient le Camphre en faisant passer de la vapeur d'eau sur les éclats du tronc et des branches.

Le raffinage du Camphre par le procédé des Hollandais, qui en ont eu longtemps le monopole, consiste à mettre 1 livre et demie à 3 livres de camphre brut dans un ballon à fond plat et à col très-haut; on chauffe au bain de sable jusqu'à ce que le camphre bouille; on couvre alors le matras d'étoffes ou d'un cône en fer blanc; on diminue le feu quand tout le camphre est fondu, et on découvre en continuant un feu doux de façon à permettre aux parties les plus subtiles de s'échapper et à obtenir ainsi des masses plus sèches et plus denses. Une demi-heure après, on recommence le feu pour volatiliser et on a soin de passer continuellement une baguette dans le col ouvert pour éviter qu'il ne s'obstrue (Gronovius).

Le Camphre est un médicament équivoque. Localement il est âcre et cuisant, et peut déterminer des excoriations ; aussi l'a-t-on employé sur les ulcères atoniques et de mauvais caractère. A l'intérieur le Camphre à dose modérée est sédatif et réfrigérant ; à dose plus élevée il devient stupéfiant, puis plus tard il devient excitant, surtout du système sanguin. A dose exagérée, il est toxique, narcotico-âcre (Orfila). On lui a fait une réputation comme anaphrodisiaque :

> Camphora per nares
> Castrat odore mares

a dit l'École de Salerne.

Camphre de Bornéo (Essence). *Dryobalanops Camphora*, Colebr. (Guttifères). Iles de la Sonde.

Le Camphre de Bornéo, très-rare dans le commerce, est incolore, à demi transparent, nébuleux, cristallin ; son odeur est forte.

Ses cristaux ayant été longtemps exposés à l'air et presque inodores, plus lourds que l'eau, volatiles à + 95° à 100°, sans odeur, ont été reconnus avoir pour composition $C^{20} H^{21} O^{5}$ (Flückiger).

Essence de Rose. *Rosa damascena*, L., *semper-virens*, L., et *moschata* Ait. Asie, Europe, Turquie.

L'Essence de rose est incolore d'abord, mais elle prend bientôt une couleur jaunâtre; elle bout à $+229$ C.; elle est soluble dans l'alcool et l'acide acétique; son odeur est forte, mais suave, surtout étendue; elle se présente en cristaux minces, brillants, transparents, facilement fusibles. Elle se solidifie entre $+11°$ et $16°$ C. quand elle provient des montagnes, et entre $+14°$ et $16°$ C. quand elle provient de localités plus chaudes. Elle est plus estimée des connaisseurs dans le premier cas.

L'Essence de rose est composée d'une huile oxygénée qui lui donne son parfum, et d'un stéaroptène solide, $C^{16} H^{16}$, qui est quelquefois en grande quantité formé de pyramides hexaédriques tronquées caractéristiques (Flückiger).

En Turquie on cultive le *Rosa damascena* pour en extraire l'Essence; la récolte dure environ trois semaines; on distille dans des vases de cuivre les roses avec une quantité déterminée d'eau qui sert à de nouvelles distillations jusqu'à ce qu'elle soit suffisamment chargée d'huile essentielle; on distille alors pour en retirer le 16e, et le reste sert à faire de nouvelles distillations sur d'autres fleurs; le liquide recueilli est placé pendant quelques jours dans un endroit froid, pour obtenir la séparation de l'Essence; l'eau qui reste est vendue comme eau de rose. Il paraît que, contrairement à ce qu'ont dit plusieurs auteurs, on n'emploie jamais le sel dans cette distillation (Dr R. Baur).

L'Essence de rose pure, mise à $+12^{o},5$ C. dans un tube, se solidifie en moins de cinq minutes.

L'Essence de rose est falsifiée avec l'Essence de Géranium; mais traitée par l'acide sulfurique concentré, elle prend alors une odeur désagréable; la vapeur d'iode la brunit; la vapeur nitreuse la colore en vert (Guibourt). L'Essence de rose, mêlée à l'acide sulfurique fort, forme un produit résineux, complétement soluble dans l'alcool absolu, et donne un dépôt dans le cas de mélange avec l'huile de géranium; si elle a été additionnée de blanc de baleine, celui-ci reste suspendu en masse cristalline écailleuse (Hager).

On falsifie également l'Essence de rose avec l'huile essentielle de l'*Andropogon pachnodes*, Trin., qu'on cultive aux Indes.

Cajeput. Essence. *Melaleuca Leucadendron*, L. (Myrtacées). Moluques; îles de l'Océanie.

L'Essence de Cajeput est liquide, très-volatile, verte, d'une odeur agréable et forte. Elle est quelquefois mélangée d'oxyde de cuivre. Elle est employée comme excitante pour faire des frictions antirhumatismales.

Néroli. Essence. *Citrus Aurantium*, L. (Aurantiacées).

Cette essence est d'une couleur jaune foncé, liquide et onctueuse; sa saveur est brûlante, son odeur est forte et peu agréable d'abord; le néroli le plus suave est tiré des pétales de l'oranger, mais il est moins abondant que celui des feuilles. Il se colore avec le temps.

Le Néroli a été adultéré avec du copahu; mais mêlé à de l'alcool et brûlé sur du coton, on distingue l'odeur du copahu (Schramm).

Citron. Essence. *Citrus Limonium*, Risso.

L'essence est jaune fluide, un peu opalescente, d'une odeur très-suave, quand on l'obtient par expression; l'essence obtenue par distillation est incolore et moins suave.

L'essence de Citron a été adultérée avec de la paraffine (Diehl), du pétrole (Maisch).

Essence de petit grain. Cette essence, tirée des petites orangettes, est blanche, sèche, légère, très-liquide; elle a une odeur intermédiaire à celle du Néroli et de l'essence d'orange.

MENTHE. Essence. *Mentha piperita*, Lin., et *Mentha viridis*, L. (Labiées). Europe.

Cette essence est très-transparente, incolore ou quelquefois jaune verdàtre. Son odeur est forte et devient plus agréable en vieillissant. Sa saveur est àcre et donne à la bouche une sensation de fraîcheur agréable, quand elle est suffisamment divisée. Elle est fréquemment sophistiquée, surtout celle qui vient d'Amérique, et qui est cultivée dans des champs infestés d'*Erigeron canadensis*.

Les Chinois fournissent au commerce un stéaroptène qui est recommandé en frictions pour les névralgies; mais quelquefois ce n'est que du sulfate de magnésie aromatisé avec un peu d'essence.

ROMARIN. Essence. *Rosmarinus officinalis*, L. (Labiées). Europe.

L'Essence de Romarin est de couleur jaune, très-liquide; sèche, elle a une odeur forte et rarement agréable; sa densité est 0,8886; elle bout à +165°. Elle est soluble en toutes proportions dans l'alcool à 83.

Elle est fréquemment falsifiée par de l'Essence de térébenthine; mais quand on agite l'essence avec un volume égal d'alcool absolu, la térébenthine ne se dissout pas.

On l'a falsifiée aussi avec du camphre, mais celui-ci se dépose à la longue.

Lavande. Essence. *Lavandula Spica*, L. (Labiées).
Elle est quelquefois employée, ainsi que celle de plusieurs autres Labiées.

On fait aussi, mais rarement, usage, en pharmacie, de quelques essences d'Ombellifères.

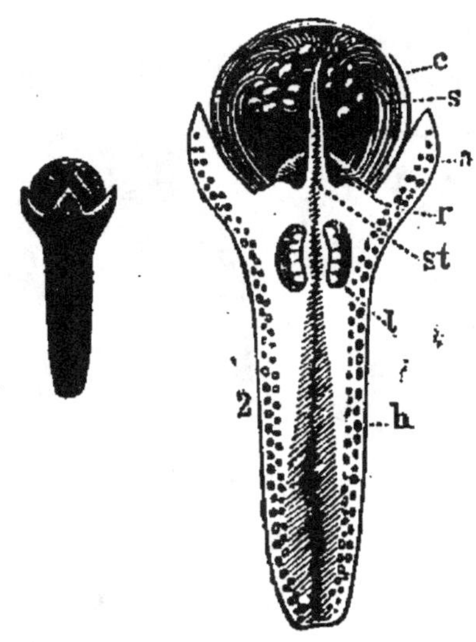

Fig. 99 et 100. — Caryophyllus aromaticus.

Girofle. Essence. *Caryophyllus aromaticus*, L. (Moluques) Myrtacées (fig. 99 et 100).

L'Essence de Girofle, une des moins volatiles, est rougeâtre, très-odorante, à saveur âcre, plus lourde que l'eau; sa densité est 1,061; elle laisse déposer un stéaroptène; elle ne se solidifie pas par un froid de 20°; elle est colorée en rouge par l'acide nitrique. Elle se combine très-bien aux alcalis et aux oxydes, ce qui permet de reconnaître sa falsification par d'autres huiles.

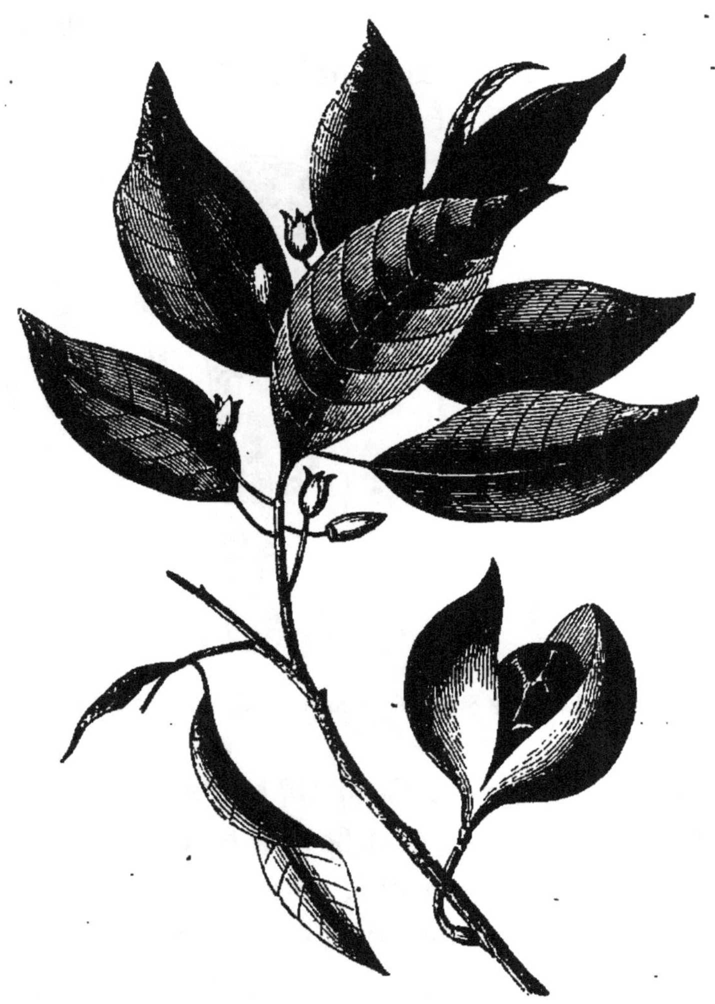

Fig. 101. — Myristica moschata.

On la prépare en Hollande par distillation des Girofles dans l'eau salée.

Cannelle. Essence. *Cinnamomum zeylanicum*, Nees (Laurinées). Ceylan.

L'Essence de Cannelle, jaune clair, devenant brune avec le temps, a une odeur très-aromatique et une saveur sucrée et brûlante ; elle se solidifie à 0 et se liquéfie à +5°; l'alcool la dissout très-bien. Sa densité est 1,05. Elle se prépare par la distillation des râclures de l'écorce extérieure et des feuilles.

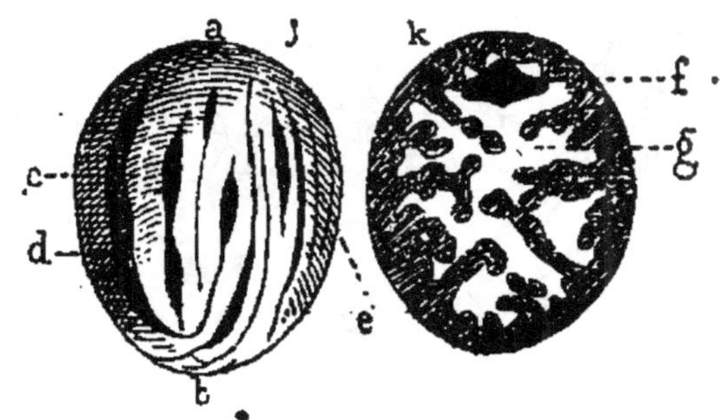

Fig. 102 et 103. — Graines de Myristica moschata.

L'Essence de Cannelle de Chine est moins suave et a une saveur de punaise.

MATIÈRE GRASSE ET ESSENCE.

Muscades. Graine et arille. *Myristica moschata*, Thunb. (*Myristica officinalis*, L.) Myristicées. Moluques (fig. 101).

Le Muscadier est un bel arbre qu'on cultive surtout à Amboine et à Banda, à l'ombre de grands

arbres, et dont la culture a été transportée à la
Réunion par Poivre en 1770, et à la Martinique et à
Cayenne en 1772. Son fruit est une baie piriforme

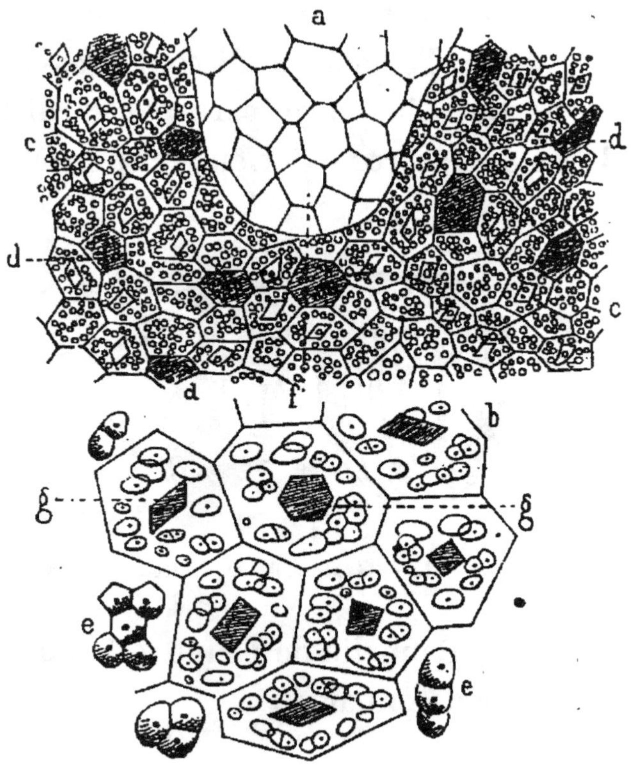

Fig. 104 et 105. — Tissus de la noix muscade. *a* coupe transversale,
c albumen, *f* repli de l'épisperme, *b* cellules de l'albumen plus grossies
avec amidon *ee*, et cristaux *gg*.

de la grosseur d'une petite pêche, et qui s'ouvre
à la maturité.

Les graines du Muscadier (fig. 102 à 105) sont
globuleuses, du volume d'une petite noix, ridées et

sillonnées, d'un gris rougeâtre sur les parties saillantes, blanchâtres dans les sillons; elles sont huileuses et aromatiques. La Muscade contient: *myristicine*, oléine, huile volatile, acide, fécule, gomme.

Le *Macis* est l'arille de la Muscade (fig. 106); il
est très-découpé, à parois épaisses, rouge quand il

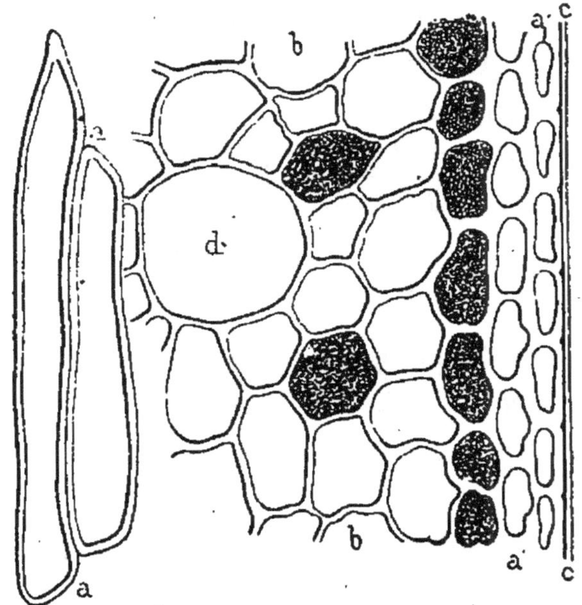

Fig. 106. — Coupe transversale du macis. *a* cellules allongées sousépidermiques, *b* parenchyme et cellules oléifères *d*, *c* épiderme.

est frais, jaune quand il est sec; il est très-odorant
et très-aromatique.

Le Macis renferme : huile volatile; huiles fixes,
une jaune et une rouge; matière gommeuse (Henry).

Récolte. On recueille les fruits quand ils s'ouvrent
d'eux-mêmes et laissent voir la chair blanche inté-

rieure et le macis, et on enlève immédiatement la partie extérieure qui est dure et verte; on sépare le macis, qu'on laisse au pied de l'arbre pour le dessécher plus tard au soleil. Quand la chair blanche intérieure est desséchée, on brise la coque interne pour obtenir l'amande, qui est la muscade proprement dite. Les amandes sont passées dans un lait de chaux de coquilles, puis mises en tas pour perdre leur humidité intérieure.

On substitue quelquefois à la muscade : les graines du *Myristica surinamensis*, Rol., plus petites et qu'on reçoit enfermées dans leur coque; le *Myristica tomentosa* Thunb., qui fournit la *Muscade sauvage* ou *mâle*.

Le *Beurre de muscade* est un corps gras solide, jaune rougeâtre, ayant une odeur aromatique trèsforte.

Le Beurre de muscade est formé d'huile essentielle, $C^{20}H^{16}$, de myristicine, d'élaïne, de résine et de sels (Keller).

On prépare le Beurre de muscade avec les muscades avariées ou brisées, en les exposant pendant cinq à six heures à la vapeur d'eau bouillante; on les presse alors entre des plaques chaudes, pour en extraire la matière grasse.

On a falsifié le Beurre de muscade avec des graisses colorées avec du Curcuma ; mais traité par l'alcool à chaud, le Beurre de muscade donne après le refroidissement un liquide coloré.

La Muscade et le Macis servent comme condiment et entrent aussi comme fortifiant, comme excitant, dans plusieurs préparations médicinales, et principalement dans le Baume nerval.

Fève Péchurim. Graine. *Ocotea Pichurim*, Humb. et Bonpl. (Laurinées). Amérique, Orénoque.

La Fève péchurim est composée de deux lobes convexes d'un côté, aplatis de l'autre, brunâtres, très-aromatiques; elle se recouvre avec le temps d'une efflorescence blanchâtre, abondante surtout entre les cotylédons.

Elle contient: huile volatile, huile fixe butyreuse, stéarine, résine glutineuse, matière colorante brune, fécule, gomme, adraganthine?, sucre incristallisable et sels (Bonastre).

Laurier. Fruits, feuilles. *Laurus nobilis*, L. (Laurinées). Europe, région méditerranéenne.

Les *Baies de Laurier* desséchées sont recouvertes d'une enveloppe brune et cassante.

Elles contiennent: huile volatile, Laurine, $C^{27} H^{23} O^4$, huile grasse verte, stéarine, résine, fécule, bassorine, extrait.gommeux, sucre, albumine et sels (Bonastre).

On en extrait une huile épaisse verte et très-aromatique, qui prend bientôt la consistance de l'huile d'olive figée. Elle sert à faire des frictions excitantes dans la médecine des pauvres ou dans la vétérinaire, où son bas prix la fait préférer à la muscade.

Les feuilles de Laurier sont habituellement employées comme condiment.

CHAPITRE VI.

RÉSINES.

Les *Résines* sont des substances presque toutes solides, constituées le plus souvent par des mélanges qu'on peut séparer par la différente solubilité dans les véhicules de leurs éléments ou de leurs sels.

A l'air elles s'altèrent et leur composition change (Filhol). Elles sont insolubles dans l'eau, et solubles dans l'alcool (toutes à chaud, quelques-unes même à froid), l'éther, les corps gras et les essences. Le plus grand nombre forme, avec les alcalis, de véritables combinaisons salines, ce que l'on met à profit pour les administrer et expliquer leur action.

Toutes les résines du commerce proviennent d'incisions. Quelques-unes sont extraites dans les laboratoires par des procédés particuliers.

Les Résines sont fusibles par la chaleur en un liquide visqueux. Elles sont sapides par des matières étrangères et odorantes et par la présence d'un peu d'huile volatile.

Quand elles renferment beaucoup d'essence, on les nomme *Térébenthines*; quand elles en renfer-

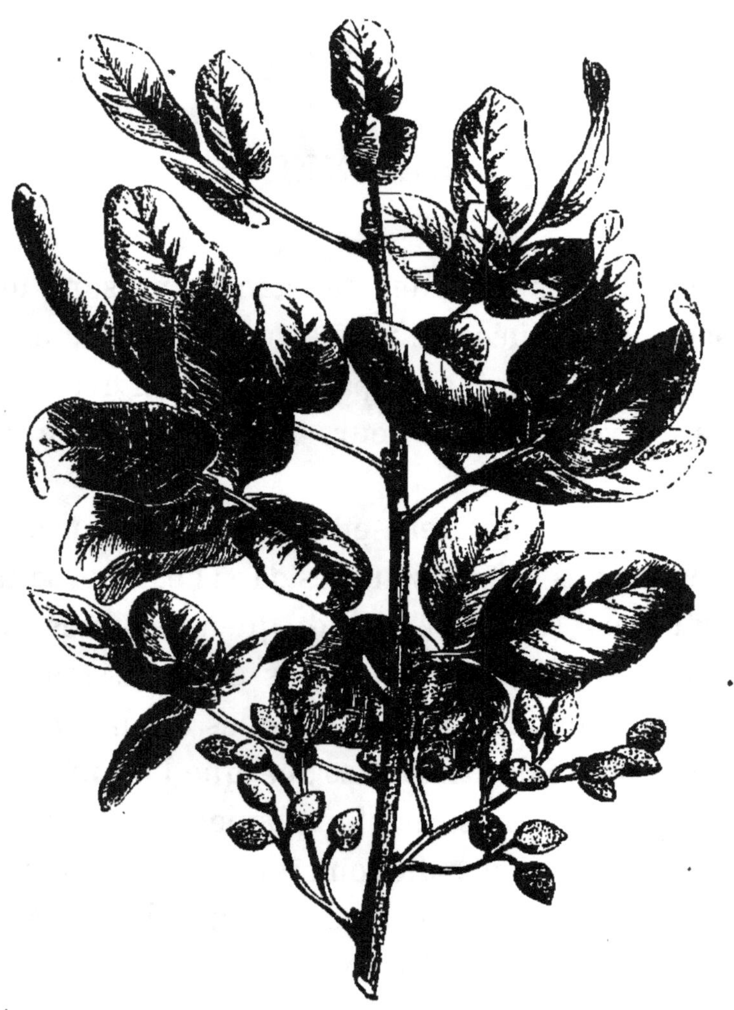

Fig. 107. — Pistacia Lentiscus.

ment peu, ce sont les *Résines* proprement dites; si elles renferment de l'acide benzoïque, elles sont dites

Baumes; mélangées de suc gommeux, elles constituent les *Gommes-résines.*

Les Résines ont des propriétés variées; aussi ne forment-elles pas un groupe bien naturel.

RÉSINES.

Mastic. Résine. *Pistacia Lentiscus,* L. (Térébinthacées). Chio, région méditerranéenne (fig. 107).

Résine en larmes oblongues, un peu aplaties, mates, jaune clair et couvertes d'une poussière jaunâtre, à cassure brillante et vitreuse, à odeur suave et à saveur aromatique, astringente.

Le Lentisque est un petit arbre cultivé à Chio avec autant de soin et de dépense que la Vigne, et qui est la principale richesse du pays; on en obtient la Résine par exsudation naturelle et par incision. On fait les incisions en juin, pour récolter vers la fin d'août les larmes formées et desséchées, qu'on reçoit dans de petits paniers garnis de papier, et on a eu soin d'étendre des linges à terre en vue de prévenir le contact avec des impuretés et du sable, des larmes qui échappent aux femmes chargées de la récolte.

Le Mastic contient deux Résines, l'une presque en entier soluble dans l'alcool froid, l'autre soluble à chaud seulement. Mis dans la bouche, il se ramollit et parfume l'haleine; il est très-employé comme masticatoire par les Orientaux.

On le distingue de la Sandaraque par ce qu'il se ramollit par la mastication et devient ductile, et par ce qu'il est incomplétement soluble dans l'alcool.

Il est employé comme masticatoire, comme stomachique dans les catarrhes chroniques; on en fait des fumigations antirhumatismales et un mastic pour les dents.

Sandaraque. Résine. *Callitris quadrivalvis*, Vent. (Conifères). Maroc.

Résine en larmes ovoïdes allongées, d'un jaune pâle, fragiles, ne se ramollissant pas sous la dent (un des caractères qui la distinguent du Mastic), à cassure vitreuse, à saveur et odeur à peine marquées.

Copal. Résine. On distingue le *Copal dur*, formé par l'*Hymenœa verrucosa*, Gærtn. (Légumineuses), de la côte orientale d'Afrique, et le *Copal tendre*, fourni par le *Guibourtia copallifera*, Benn. (Cæsalpiniées), de la côte occidentale d'Afrique.

Le *Copal dur* (*Animé d'Orient*) se présente en morceaux polis lisses, transparents, d'un jaune foncé, vitreux, résistant au couteau, inodores et insipides; il prend une odeur forte par la chaleur. Il est souvent couvert d'une couche opaque blanchâtre et friable, dont on le débarrasse au couteau (*Copal de Bombay*) ou au moyen d'une solution de potasse, et alors sa surface est très-chagrinée (*Copal de Calcutta*).

Le *Copal tendre* d'Afrique se présente en grosses larmes couleur jaune-paille, transparentes, mais à surface plus ou moins louche.

Le Copal se distingue du succin en ce qu'il est en soluble à la température ordinaire dans l'huile de cajeput (Napier Draper).

Animé d'Amérique. Résine. *Hymenæa Courbaril*, L. (Légumineuses).

L'Animé d'Amérique est une Résine transparente, jaunâtre, difficilement soluble, se rayant aisément à la pointe du couteau.

Tacamahaque de Bourbon. Résine. *Calophyllum Tacamahaca*, Willd. (Guttifères). Bourbon, Australie. La *Tacamahaque de Bourbon* ou *baume vert* est une Résine a peine usitée aujourd'hui. Le *Calophyllum Inophyllum*, L. (Guttifères), Indes, fournit une Résine tacamahaque, qui a d'abord la consistance de terébenthine, puis se durcit un peu à l'air ; elle est jaune verdâtre, odorante.

· Le *Bursera gummifera*, Lin. (Guttifères), donne un suc résineux rougeâtre ayant la consistance du copahu et en ayant presque l'odeur et la saveur.

Sous le nom de *Résine Gommart* ou *Chibou*, on connaît le produit du *Bursera gummifera*, Lin.,

Guyane, Guadeloupe, Martinique, qui est une Résine blanche, brunissant à l'air, à saveur aromatique et amère, qu'on reçoit enveloppée dans des feuilles de palmier ou de *Maranta*.

La Résine chibou a été préconisée contre la dysenterie et la néphrite calculeuse. Mais elle est surtout employée par la chapellerie pour rendre les tissus et feutres imperméables.

Elémi du Brésil. Résine. *Amyris ambrosiaca*, L. (*Icica Icicariba*, DC). Térébinthacées.

L'*Elémi du Brésil* est une résine en masses molles, onctueuses, qui se dessèchent et deviennent cassantes, blanchâtres, avec des points verdâtres; elles sont quelquefois formées de larmes blanches, jaunes et verdâtres; son odeur est forte et rappelle celle du fenouil; sa saveur, parfumée d'abord, devient amère.

L'élémi entre dans la composition de divers onguents, du sparadrap et du baume de Fioraventi.

L'*Elémi en pains*, fourni par l'*Amyris elemifera*, L., est en masses molles opaques verdâtres, ayant une odeur de fenouil très-prononcée, une saveur amère. Les pains sont enveloppés dans une feuille de palmier.

Ladanum ou Labdanum. Résine. *Cistus creticus*, L. et *ladaniferus*, L. (Cistinées). Région méditerranéenne.

Résine en masses brunes ou noires, poisseuses, opaques, ternes, jamais luisantes, ou en cylindres tordus. On distinguait le *Ladanum in barbis*, recueilli sur la barbe et les toisons des boucs et chèvres qui paissaient les Cistes ; le *Ladanum in tortis* se récolte au moyen de cordes et de lanières qu'on passe et repasse à l'aide d'un rateau sur les Cistes, au moment de la plus grande chaleur, et qui se chargent de leur matière résineuse ; le *Ladanum d'Espagne* s'obtient, dit-on, par l'ébullition dans l'eau des sommités du *Cistus ladaniferus*.

Sang-dragon. Résine. On distingue plusieurs sortes de Sang-dragon : celui des Canaries, fourni par le *Dracœna Draco*, L. (Liliacées) (fig. 108) ; celui d'Amboine, provenant du *Calamus Draco*, Willd. (Palmiers) ; celui de Java, qui provient du *Pterocarpus Draco*, L. (Légumineuses).

Sang-dragon des Canaries. Il est en morceaux durs, secs, lisses, d'une couleur rouge brun ou rouge de sang, à cassure peu brillante ; ce Sang-dragon, qui est le *Sang-dragon* vrai et naturel des *boutiques* et qui a aujourd'hui disparu du commerce, venait enveloppé dans des feuilles. Il provenait de gerçures du tronc au moment de la canicule.

Sang-dragon d'Amboine. Cette résine est d'un

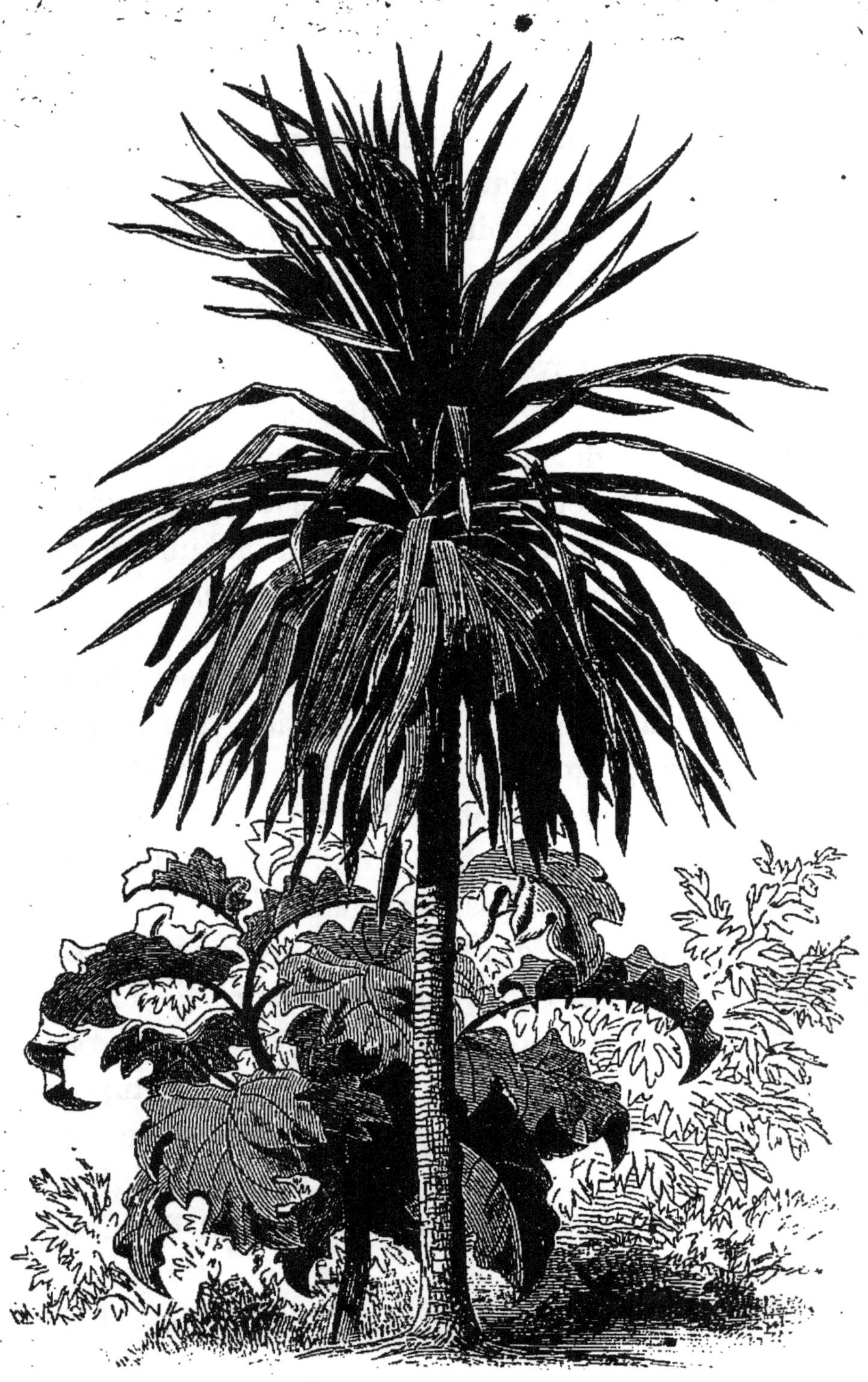

Fig. 108. — Dracæna.

rouge brun, opaque, fragile; sa cassure est luisante et rouge; sa poudre est d'un beau rouge; elle se présente en *boules* et en *baguettes* entourées de feuilles de palmiers, ou en *galettes* et *masses* plus ou moins mélangées de débris de fruits.

Les fruits, arrondis, ovoïdes, couverts d'écailles très-luisantes, du *Calamus Draco*, qui est un petit arbre hérissé d'épines, sont exposés par les Malais à la vapeur d'eau, qui les ramollit et détermine l'exsudation résineuse à la surface; cette matière, recueillie à l'aide d'un petit bâton, est renfermée dans des feuilles qu'on lie et laisse sécher à l'air; quelquefois le Sang-dragon est obtenu par simple décoction et par évaporation : le produit est alors de qualité inférieure.

Sang-dragon de Java. Il est rouge vif, dur, fragile, inodore, insipide, et se présente sous forme de fragments lisses enveloppés dans des feuilles de l'arbre.

Au groupe des Résines il faut rapporter diverses substances qui doivent leurs principales propriétés à une Résine, mais dont l'histoire nous paraît mieux placée auprès des produits à action thérapeutique analogue; tels sont :

Gayac = sudorifique.

Jalap = purgatif résineux.

Turbith = purgatif résineux.

Méchoacan = purgatif résineux.
Bryone = purgatif drastique.
Fougère mâle = vermifuge.
Colophane = térébenthine.
Poix de Bourgogne = térébenthine.

RÉSINES MOLLES.

Les Résines molles contiennent, outre la Résine, une certaine proportion d'huile volatile qui y tient avec ténacité.

Les unes servent surtout comme condiments, les Amomées, dont on emploie les rhizomes et les fruits, les poivres, les piments, le pyrèthre.

Quelques-unes passent pour être fébrifuges, comme le poivre, le cubèbe, le kawa, le piment.

D'autres jouissent de propriétés spéciales : le cubèbe, le poivre de Guinée, le cresson de Para, le pyrèthre.

Rhizomes des Amomées. Ils ont une odeur aromatique et une saveur extrèmement âcre, qui sont dues à la présence d'huile volatile et d'une résine âcre, *pipéroïde*, qu'on peut séparer par l'éther. Ce sont des stimulants qui sont fréquemment employés comme condiments dans les pays chauds et humides.

Gingembre. Rhizome, dit Racine. *Zingiber officinale*, Rosc. (Amomées). Asie (fig. 109 et 110).

Le Gingembre offre deux variétés, le *gris* et le

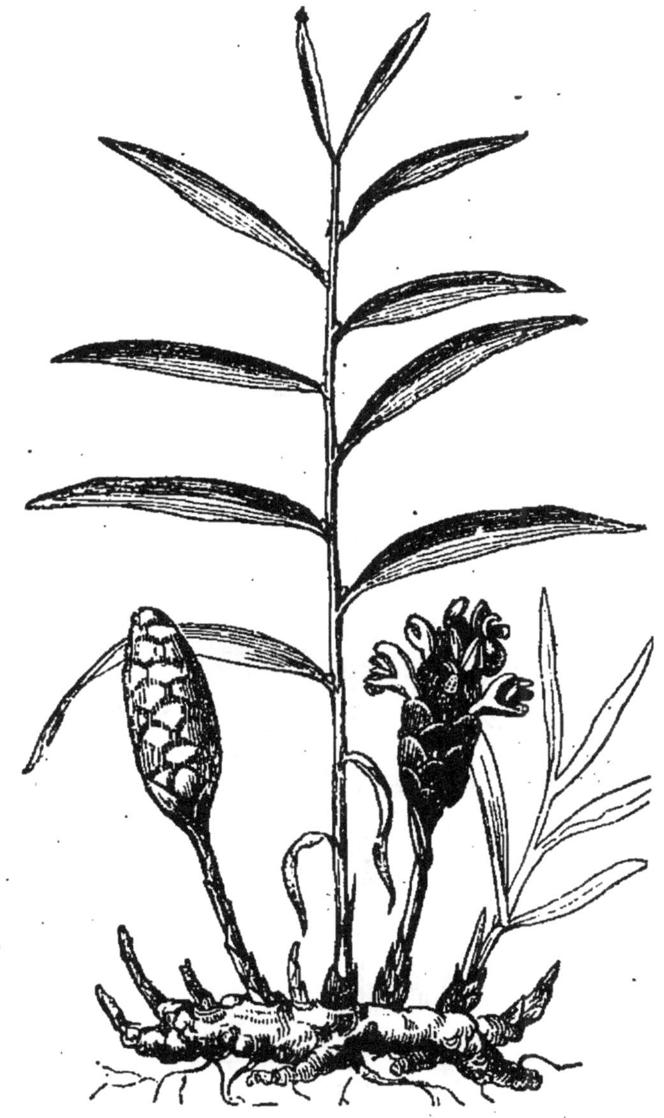

Fig. 109. — Zingiber officinalis.

blanc. Le *Gingembre gris* est en morceaux longs

de 0^m,05 environ, plats, articulés, couverts d'une écorce grise qui peut manquer sur les parties sail-

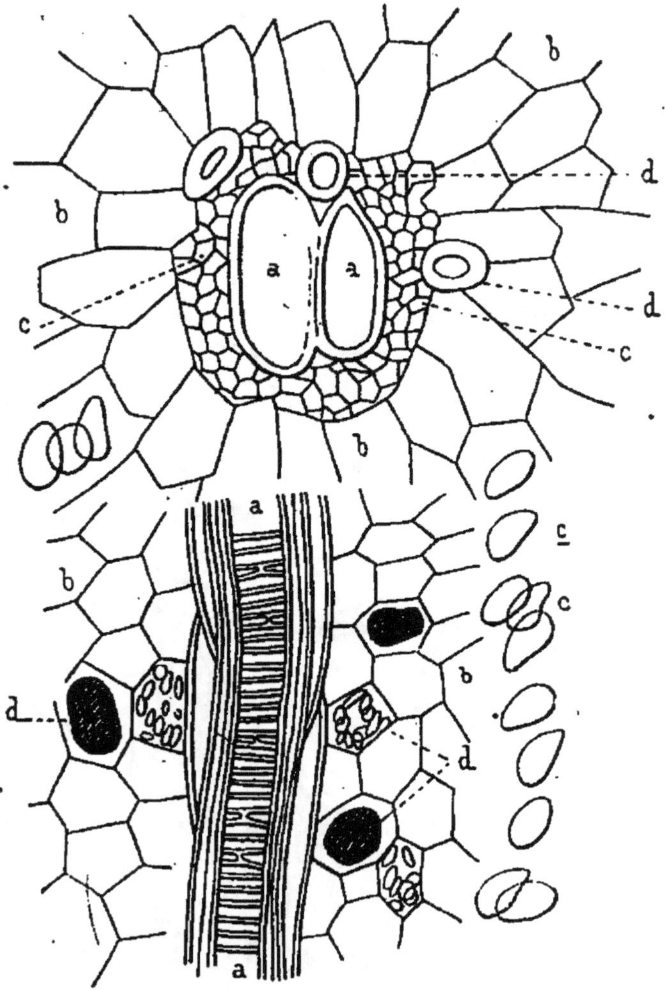

Fig. 110. — Coupe de gingembre, la supérieure transversale, l'inférieure longitudinale : *a* vaisseaux ligneux, *b* parenchyme, *c* cambium, *d* fibres ligneuses (en haut), *dd* cellules à résine, *c* (en bas), grains de fécule.

lantes; ils sont d'un blanc jaunâtre en dedans; leur saveur est aromatique chaude, leur odeur forte.

Le *Gingembre blanc* est de couleur plus claire, plus long, plus ramifié, plus léger, plus tendre; il n'est pas recouvert d'épiderme; sa saveur est plus chaude, et son odeur moindre.

On récolte les rhizomes tous les ans, on en enlève l'écorce extérieure, on les fait tremper dans la saumure pendant une heure ou deux, puis on les expose au soleil pendant un temps à peu près égal et on fait sécher à l'ombre sur des nattes.

Le Gingembre contient une huile volatile jaune, $C^{60} H^{69} O^{5}$, à saveur très-brûlante, qui bout à $+246°$ et dont la densité est $893°$, et une résine molle qui est la partie active.

Le Gingembre est employé comme excitant et surtout comme condiment.

Galanga. Il existe deux sortes de *Galanga*, l'une fournie par l'*Alpinia Galanga*, Sw., l'autre par l'*Alpinia officinarum*, Hance.

La première sorte, *grand Galanga*, provient de Java et ne se rencontre plus dans le commerce européen; il est rouge orangé avec des franges blanches, peu aromatique, mais assez âcre et non brûlant.

Le *petit Galanga*, le seul qui vienne en Europe, provient de Chine; il est en rhizomes cylindriques, ramifiés, bruns, avec des franges circulaires d'un jaune fauve; il est fibreux, aromatique, âcre et brûlant.

Zédoaire. Rhizome. *Curcuma Zedoaria*, Rosc. (Amomées). Moluques, Inde (fig. 111 et 112).

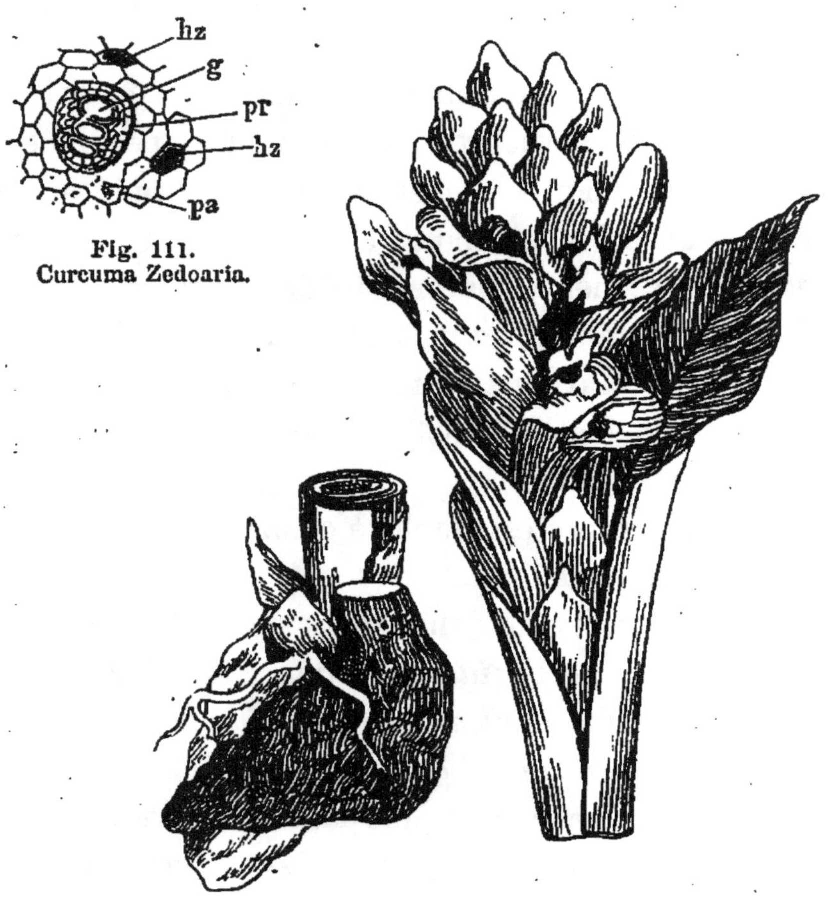

Fig. 111.
Curcuma Zedoaria.

Fig. 112 et 113. — Curcuma longa (fleurs et racines).

On en distingue trois variétés :

La *longue*, en tubercules fusiformes ou cylindriques, gris en dehors et en dedans, à odeur aromatique, à saveur amère et camphrée.

La *ronde*, en tubercules ovoïdes entiers ou coupés, portant des débris épineux, des radicelles et des anneaux peu marqués; elle est compacte, de couleur grise plus claire en dedans.

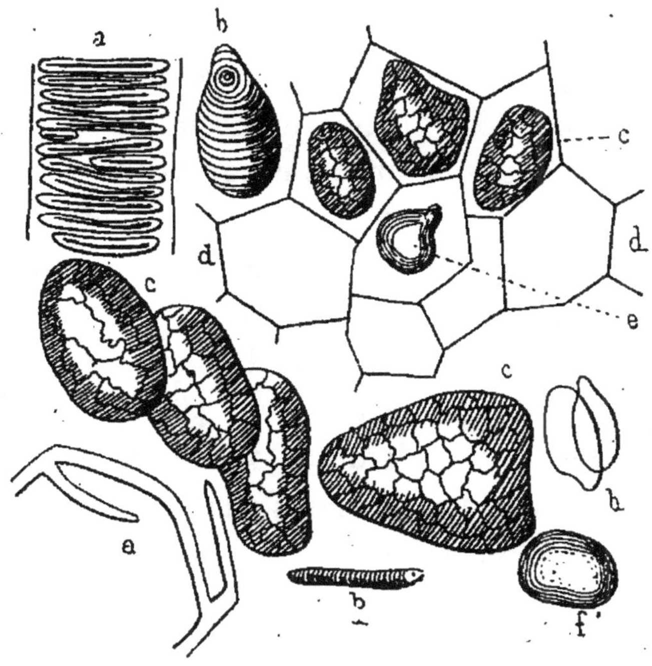

Fig. 114. — Éléments organiques du Curcuma. *a* vaisseaux ligneux, *b* fécule, *c* contenu des cellules du parenchyme, *d* cellule à résine, *f* pelote de résine.

La *jaune*, mélangée à la ronde, de couleur jaune, mais ayant l'odeur et la saveur de la Zédoaire.

Elle contient: résine, huile essentielle, acide acétique libre, acétate de potasse, osmazone, gomme, matière végéto-animale, soufre, amidon, ligneux, sels (Melloni).

Curcuma ou Turmeric. Rhizome. *Curcuma tinctoria*, Guib. *Curcuma longa*, L. (Amomées). Inde, Chine, Iles de la Sonde (fig. 112 à 114).

Rhizome plus ou moins long, avec des articles arrondis et digités, à saveur aromatique amère.

On distingue deux variétés :

Le *long*, en tubercules cylindriques, formés par les tubercules (3 à 4) latéraux de la plante, à peine jaunes, à cassure compacte rouge brun.

Le *rond*, en tubercules jaunâtres en dehors, compactes, d'un jaune brun en dedans ; ils proviennent du tubercule central de la plante.

Le Curcuma est formé de ligneux, fécule, matières colorantes jaune et brune, gomme, huile volatile, chlorure de calcium (Pelletier et Vogel).

Il sert surtout comme substance tinctoriale et entre dans la composition de quelques condiments.

Cardamomes. Les *Cardamomes* sont les fruits de plusieurs Amomées, dont on n'emploie guère que les graines. Leur composition est tout à fait analogue à celle des rhizomes et leurs usages sont les mêmes. Ce sont les condiments ordinaires des pays chauds ; ils font partie du *Kari*, dont le palais d'un Européen ne s'arrange pas volontiers. Ils étaient associés à d'autres substances aromatiques et stimulantes dans un assez grand nombre de médicaments composés des anciens (fig. 115 à 121).

Cardamomes. Graines. *Maniguette, Graine de*

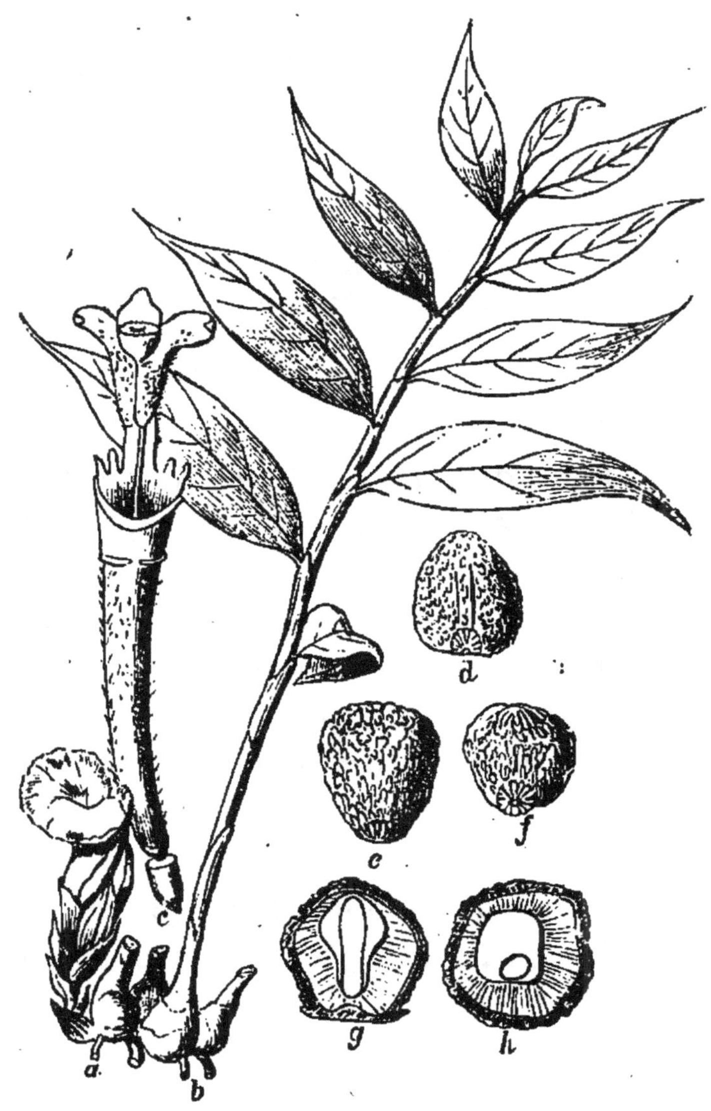

Fig. 115 à 121. — Amomum.

Paradis, provient de l'*Amomum Afzelii*, Rosc.

Côte occidentale d'Afrique; elle est formée de graines anguleuses, rougeâtres à intérieur blanc; elles sont très-odorantes et ont une saveur âcre et brûlante.

Une partie de la Maniguette est produite par l'*Amomum Melegueta,* Rosc. Ses graines sont arrondies ou un peu anguleuses, d'un brun doré brillant, rugueuses et très-aromatiques.

Cardamomes. Fruits, capsules. On en distingue plusieurs variétés :

Amome en grappes, Amomum racemosum, Lamk., à fruits gros comme une cerise, ronds, tricoques, à parois minces, résistantes, blanchâtres, à graines brunes cunéiformes. Ses fruits sont tantôt isolés, tantôt réunis en grappes.

Le *Cardamome officinal* ou *petit* est constitué par des fruits longs de 6 à 8 millimètres, remplis, triangulaires et contenant des graines brunes; son odeur est térébinthacée.

Il contient : huile volatile, huile grasse, fécule, matière colorante, mucilage, matière azotée, fibres et sel.

POIVRES.

Les Poivres sont généralement âcres; ils renferment une huile volatile et une résine molle âcre

qui leur donne leur saveur. Presque tous sont surtout employés comme condiments.

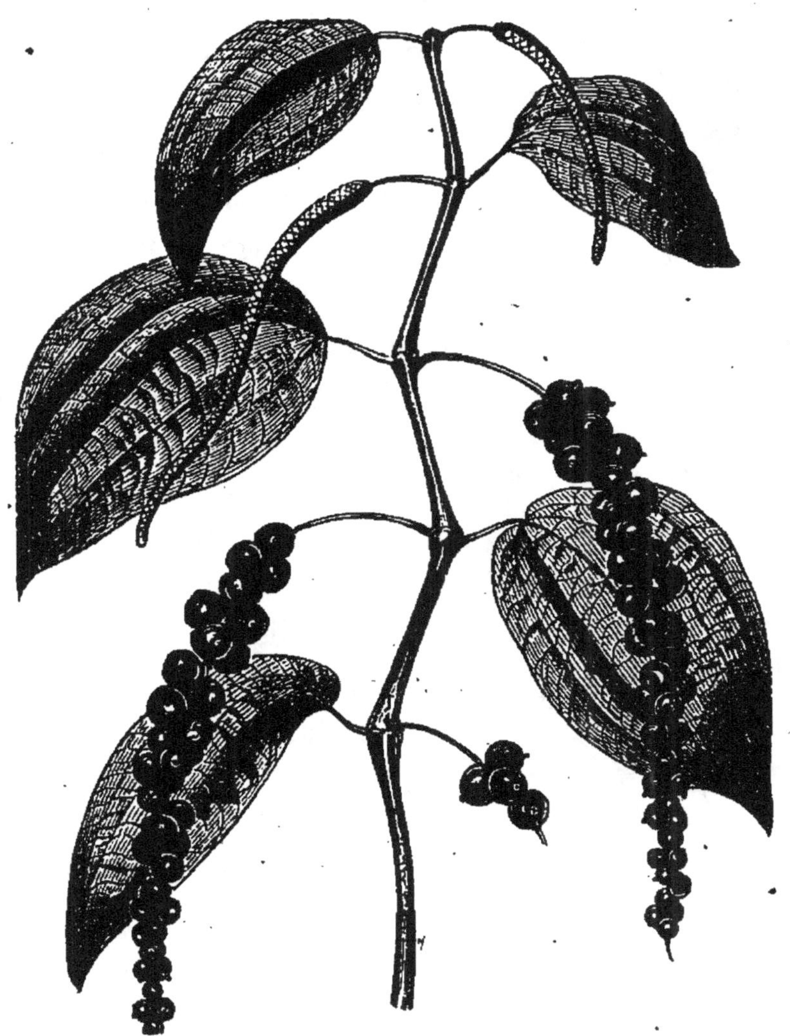

Fig. 122. — Piper nigrum.

On fait usage de plusieurs sortes de poivre :

Poivre noir. Fruit. *Piper nigrum*, L. (Pipéra-

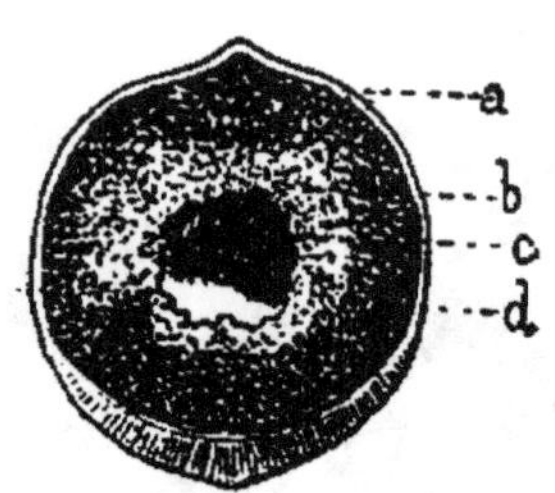

Fig. 123.—Grain de poivre
coupé suivant
la longueur et grossi.

cées). Asie, îles de la Sonde, surtout à Java et Sumatra; Inde, sur la côte de Malabar (fig. 122).

Le Poivre noir est une plante grimpante qu'on cul- tive dans les vieilles forêts qu'on a incendiées, et qu'on fait courir surtout sur le *Diospyros decandra* et l'*Erythrina Coralloden- dron*, qui lui donnent le meilleur abri; au bout de trois ans on rabat les poi- vriers à un mètre et on les oblige à courir hori- zontalement. La récolte se fait toute l'année au fur et à mesure de la maturité.

Le Poivre noir est formé par de petites baies noi- res, ridées et articulées, à saveur âcre et aromatique (fig. 123 à 124).

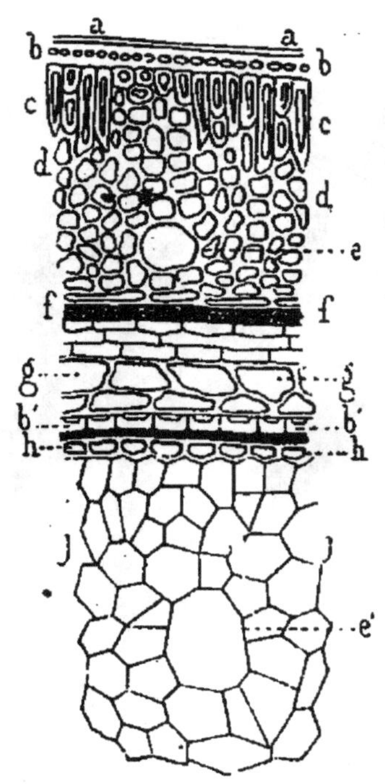

Fig. 124. — Coupe d'un grain de poivre. *a* cuticule, *b* épiderme du fruit, *c* cellules pierreuses, *d* péricarpe, *e* cellule oléifère, *f* vaisseau vasculaire, *g* péricarpe interne oléifère, *b* épisperme, *b* testa de l'endosperme avec cellule oléifère *e*.

Le Poivre noir contient : *Pipérin* $C^{34} H^{19}$ Az. O^{12} +2 Aq., huile volatile balsamique, $C^5 H^8$, huile concrète âcre, matière gommeuse, matière extractive; acide malique; acide tartrique; amidon en très-petits grains qui restent enfermés dans la cellule, bassorine (Pelletier).

Poivre blanc. Ce n'est rien autre chose que le fruit du *Piper nigrum*, recueilli à un état de maturation plus avancé, au moment où il se détache naturellement : on le fait macérer longtemps dans de l'eau salée, ou quelquefois dans de l'eau de chaux (Thomson); puis on le fait sécher et on détache par frottement le sarcocarpe; l'endocarpe et la semence, qui restent sous forme de grains globuleux, d'un blanc-jaunâtre, à saveur âcre, constituent le Poivre blanc.

Le Poivre est souvent falsifié, mais la forme particulière de sa fécule, dont les grains restent enveloppés dans les cellules séparées, permet de reconnaître aisément la fraude.

Poivre long. Chatons non mûrs. *Chavica officinarum*, Miq. (Pipéracées). Asie, îles de la Sonde.

Il se présente sous forme de cylindres obtus, grisâtres, longs de 0m,03, avec des écailles à l'aisselle desquelles se trouvent des fleurs et des fruits à peine développés ; sa saveur est âcre.

Les chatons du Poivre long sont recueillis avant la maturité.

Il renferme : *Pipérin*, matière grasse concrète, et très-âcre, huile volatile, extractif, amidon, et bassorine (Dulong).

Le Poivre, employé surtout comme condiment, est quelquefois usité comme rubéfiant et comme fébrifuge.

Cubèbe. Fruit : Baie. *Cubeba officinalis*, Miq. (Pipéracées). Asie, Iles de la Sonde.

Le *Cubèbe* (*poivre à queue*) se présente sous la forme de baies globuleuses, ridées, noirâtres, dont le péricarpe allongé simule un pédicule. Sa saveur et son odeur sont fortes et caractéristiques.

On distingue deux sortes de Cubèbe :

1° Le *globuleux*, en fruits à peine acuminés, rugueux, brun noirâtre, à queue (faux pédicelle) plus longue que la partie globuleuse.

2° L'*ovale*, en fruits plus noirs, à peine rugueux, terminés par un rostre remarquable, à pédicelle aussi long que la baie.

Le Cubèbe contient une huile volatile, $C^{15} H^{12}$, et

une résine cristallisée : *Cubébin* (Soubeiran et Capitaine), extractif (Monheim).

Le Cubèbe est médiocrement excitant ; il jouit de
propriétés fébrifuges ; mais son principal usage est
comme antigonorrhéique, et contre l'incontinence
d'urine des enfants. Son action serait due à *l'acide
cubébique* et non au cubébin, à la résine molle, ou
à l'essence (Dr Bernatzik).

Matico. Feuille. *Artanthe elongata*, Miq. (Pipéracées). Amérique méridionale, Pérou.

Feuilles alternes, sessiles, acuminées, longues de
0,15 sur 0,05, crénelées, réticulées, brunes en
dessus, verdâtres, pulvérulentes et avec des points
transparents en dessous ; leur odeur est aromatique,
leur saveur amère, chaude et âcre.

Le Matico a été préconisé comme substitut du copahu et du cubèbe.

A ces diverses espèces de Pipéracées qui font partie de la matière médicale, il faut ajouter le *Kawa*
et le *Bétel*.

Le *Kawa, Awa*, est la racine du *Piper methys-
ticum*, Miq., des Iles Marquises, dont les habitants
préparent par mastication une boisson fermentée et
enivrante.

Le Bétel est la feuille du *Chavica Betle*, Miq.,
qui sert, dans les îles de la Sonde et en Cochin-

chine, à préparer une pâte masticatoire par son mélange avec de la noix d'arec et un peu de chaux de coquilles.

Poivre de Guinée ou **Piment de Guinée** (fruit) fourni par les *Capsicum* (Solanées); on distingue:

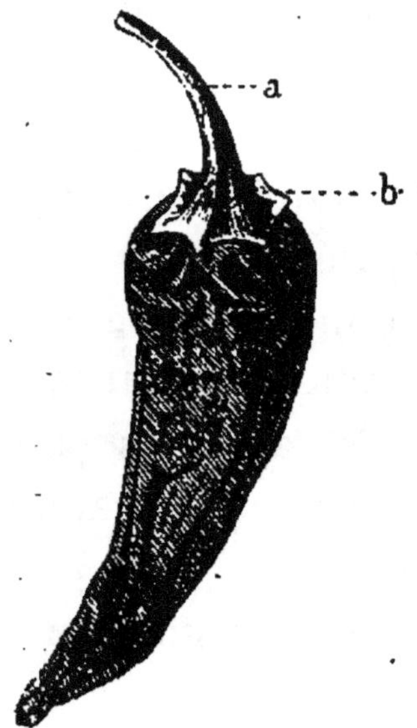

Fig. 125.
Capsicum annuum.

1º Le *Piment enragé* (*Capsicum frutescens*, L.), ainsi nommé en raison de sa saveur insupportable: il fait partie du *Kari*.

2º Le *Piment de Guinée* (*Capsicum annuum*, L.) (fig. 125 à 131). Originaire de l'Inde, mais cultivé comme condiment dans les contrées tropicales, surtout de l'Amérique du Sud, le piment forme des fruits auxquels on attribue des propriétés souveraines contre les fièvres intermittentes et surtout les hémorrhoïdes.

Pyrèthre. Racine. *Anacyclus Pyrethrum*, Cass. (Composées). Turquie, Asie et surtout Afrique.

La racine de Pyrèthre est longue d'environ 0,10 à 0,12, grosse comme le doigt, grise et ridée à l'extérieur, blanc grisâtre en dedans; sa saveur est âcre, piquante, et détermine une salivation abondante.

La racine de Pyrèthre renferme : *Pyréthrine* (résine âcre), huile âcre et huile jaunâtre.

Employée comme condiment par les Asiatiques, la racine de Pyrèthre est un sialagogue puissant; on

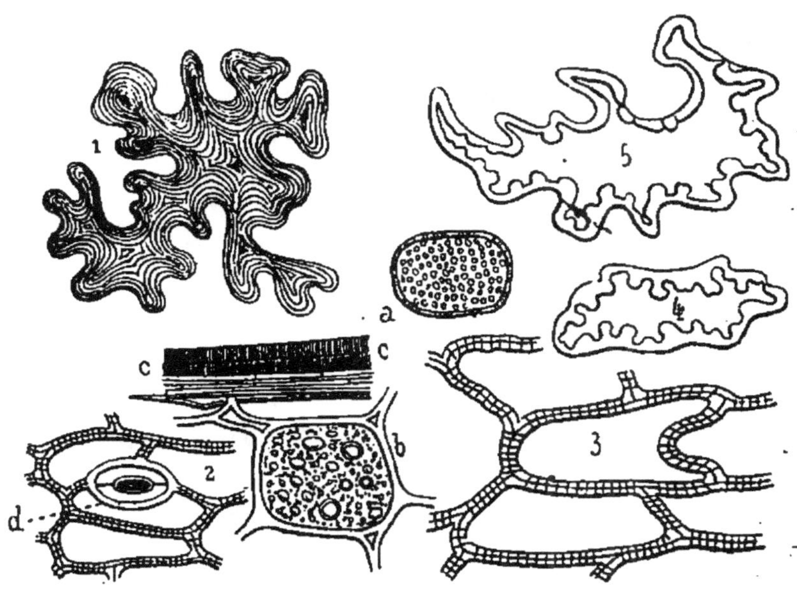

Fig. 126 à 131. — Éléments organiques du Capsicum annuum. 1 cellule d'épiderme de la graine, 2 épiderme du calice avec un stomate *d*, *c* vaisseau vasculaire, *a* cellule pierreuse, *b* cellule du péricarpe, 3 cellules sous l'épiderme extérieur, 4/5 cellules sous l'épiderme intérieur.

en fait usage aussi comme odontalgique.

Les vinaigriers s'en servent quelquefois pour donner du montant au vinaigre.

Cresson du Para. Plante, capitules. *Spilanthus oleracea*, L. (Composées). Brésil.

On emploie la plante entière, dont les feuilles sont opposées, épaisses et dentelées ; les capitules sont larges, pédicellés, coniques, jaunes, et formés seulement de fleurons très-serrés à anthères brunes.

Le Cresson du Para contient une huile volatile âcre d'après Lassaigne, et une résine âcre d'après Parisel.

On l'emploie comme antiscorbutique et surtout comme odontalgique.

CHAPITRE VII.

TÉRÉBENTHINES.

Les *Térébenthines* contiennent de la résine maintenue en consistance molle à la température ordinaire par de l'huile essentielle.

Les Térébenthines, et surtout l'essence, qui en est évidemment la partie active, exercent une action marquée sur l'économie, qui peut varier avec la dose. Elles ont une action particulière sur les organes génitaux-urinaires, et sont un remède contre le flux muqueux et particulièrement le catarrhe de la vessie, alors que les phénomènes inflammatoires ont disparu. On les emploie aussi comme diurétiques. On en fait également usage dans les affections de la muqueuse pulmonaire, mais en général, dans ce cas, on préfère modifier l'état catarrhal par les Baumes.

Les Térébenthines sont aussi antihémorrhagiques et sont la base des diverses eaux de Brochieri, de Pagliari, etc. On les a aussi employées comme antinévralgiques et antirhumatismales; enfin on s'est servi de l'essence de Térébenthine comme tænifuge.

A l'extérieur les Térébenthines ont une action stimulante et révulsive.

Le plus grand nombre des Térébenthines usitées

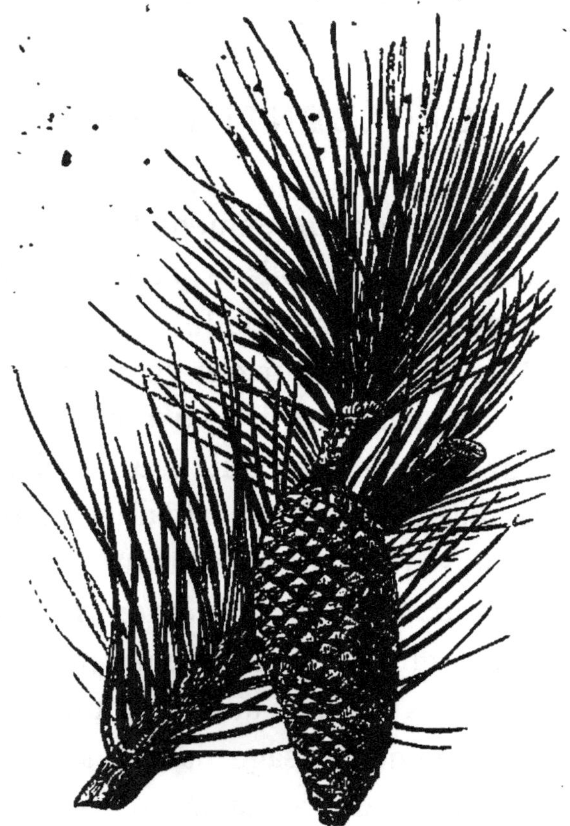

Fig. 132. — Pinus Pinaster.

en médecine sont fournies par la famille des Conifères.

Térébenthine de Bordeaux. *Pinus Pinaster*, Soland. (*Pinus maritima*, Lam.). Europe, France (fig. 132).

La Térébenthine de Bordeaux est épaisse, visqueuse, jaune clair, et se sépare en un dépôt grenu et un liquide transparent qui surnage; elle se dissout en entier dans l'alcool; elle se sèche très-facilement et se solidifie avec 1/32 de magnésie; elle dévie la lumière polarisée, 5,6 ♑. Elle a une odeur désagréable et une saveur âcre et amère. Elle contient 25 p. 100 d'essence. Elle est formée surtout d'acide pimarique, qui constitue une grande partie du dépôt.

On l'extrait des arbres âgés d'une trentaine d'années, de février à octobre; on incise avec une hache à lame recourbée, et quand un côté du tronc a cessé de fournir, on opère sur un autre côté, pour revenir plus tard à la première incision après qu'elle a été ravivée. La Térébenthine est reçue soit dans un trou au bas de l'arbre (*Térébenthine au crot*), soit dans un godet fixé au tronc en dessous de l'incision. (*Térébenthine au pot.*)

Térébenthine de Boston. *Pinus palustris*, Mill. (*P. australis* Mich.) (Conifères). Amérique, Caroline, Virginie.

Elle est translucide, d'un blanc jaunâtre, de consistance variable suivant la température, mais en été elle est semi-fluide. Elle se dessèche à l'air; elle a une saveur chaude amère; son odeur est aromatique; elle renferme 17 p. 100 d'essence.

Térébenthine de Venise. *Larix europœa*, DC.
(Conifères). Europe (fig. 133).

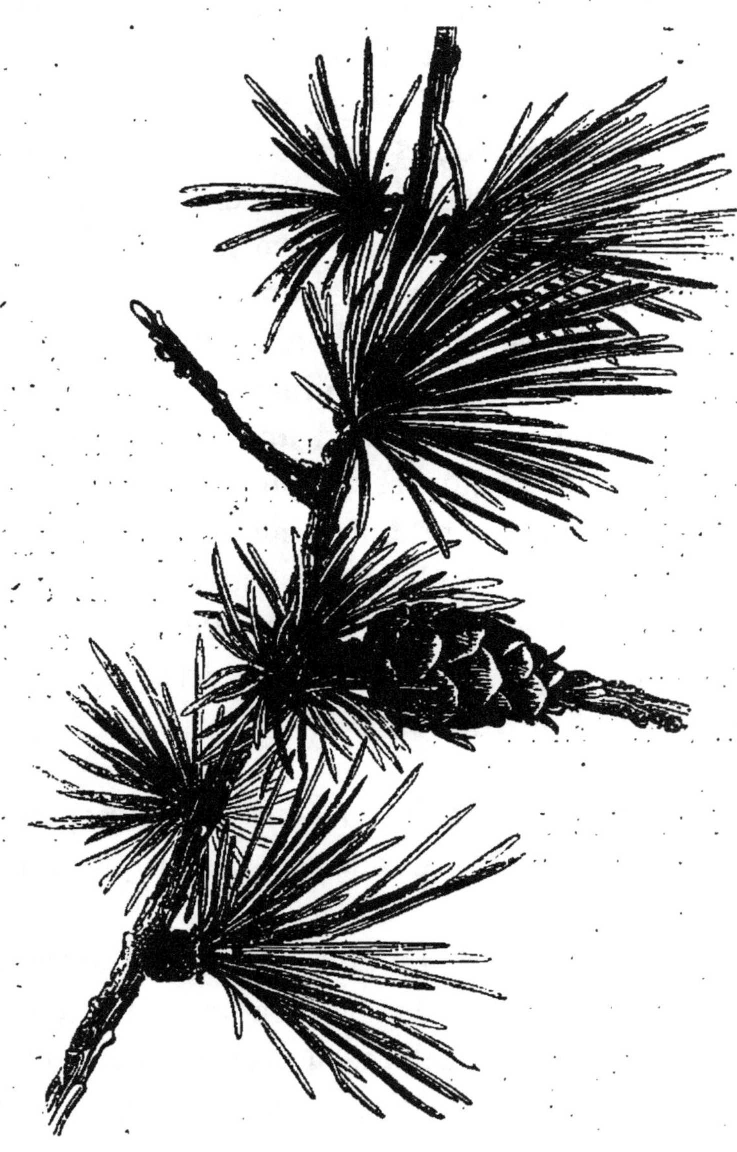

Fig. 133. — *Larix europœa.*

La térébenthine du mélèze est transparente, peu colorée; elle a la consistance d'huile et s'épaissit un peu avec le temps; elle a une saveur âcre un peu amère; elle est entièrement soluble dans cinq parties d'alcool à 35°; elle ne sèche pas à l'air; elle ne se solidifie pas par le mélange avec 1/16 de magnésie. Elle contient 15 p. 100 d'essence, et dévie vers la gauche la lumière polarisée, ♅ 5.6.

On l'obtient en pratiquant un trou dans le tronc avec une tarière, auquel trou on adapte un canal en bois; quand l'écoulement cesse, on bouche le trou avec une cheville, et quinze jours après, l'exsudation recommence. Chaque arbre peut donner de 3 à 4 kilog. de Térébenthine pendant 40 à 50 ans.

Analysée par Unverdorben, elle lui a donné 3 résines, deux acides, les acides pinique et sylvique et une indifférente.

Térébenthine au Citron, d'Alsace. *Abies pectinata,* DC. (Conifères). Europe, Afrique, Cévennes, Jura, Bohème, Hongrie, Styrie (fig. 134).

La Térébenthine du sapin est liquide; elle a une odeur suave de citron; sa saveur est médiocre, âcre et amère; avec le temps, sa surface se dessèche; elle est imparfaitement soluble dans l'alcool à 35°; elle se solidifie avec le 1/16 de son poids de magnésie. Elle dévie la lumière polarisée à gauche, 5 à 7 ♅.

Elle contient de l'acide succinique, de l'*Abiétène* et de l'huile volatile.

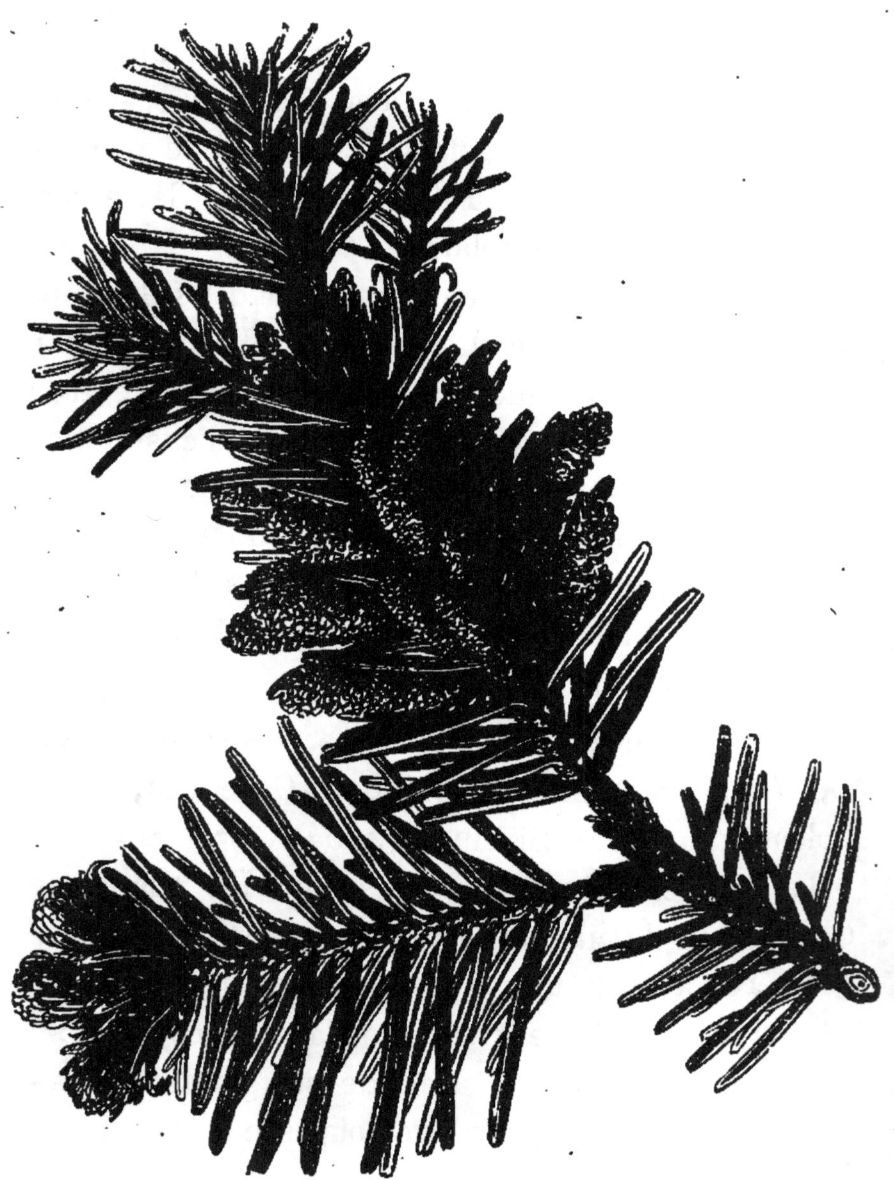

Fig. 134. — *Abies pectinata.*

La Térébenthine du sapin forme à la surface des troncs des utricules que les bergers percent avec un cornet en fer; la quantité ainsi obtenue est faible, environ 125 grammes par jour; elle se récolte sur des sapins ayant au plus 1 mètre de circonférence; car plus âgé, l'arbre a une écorce rugueuse et trop dure.

Térébenthine de la Caroline. *Pinus Tœda*, L. (Conifères). Amérique du Nord.

Cette Térébenthine est opaque, très-épaisse, très-odorante, et ressemble à du miel coulant. Elle dévie la lumière polarisée à gauche, 9 ᕁ.

Essence de Térébenthine. Obtenue par la distillation de la Térébenthine à feu nu, l'essence $C^{20}H^{16}$, est un liquide incolore, qui bout à 156,8; soluble en toutes proportions dans l'alcool anhydre, elle l'est d'autant moins dans l'alcool que celui-ci renferme plus d'eau.

Celle du commerce contient toujours une résine qui s'est formée à l'air et de l'acide formique. Rectifiée, elle bout à +160°; elle est presque toujours formée par le mélange d'essences, les unes lévogyres, les autres dextrogyres. Pures, les essences des diverses espèces donnent les résultats suivants : de *Bordeaux*, 22 à 37 ᕁ; *au citron*, 11,69 ᕁ; *ordinaire*, 5°,24 ᕁ; *Canada*, 19 ᕁ; *anglaise*, 18 ♂.

Galipot, en croûtes demi-opaques, solides et sèches, d'un blanc jaunâtre; sa saveur est amère; son odeur est celle des pins; il est soluble dans l'alcool. Il provient de l'exsudation résineuse qui se fait plus lentement à la fin de l'année.

Colophane, **Arcanson**, **Braisec**, transparente, dure et fragile, brune, plus ou moins foncée, suivant le mode de préparation, et inodore. La distillation du Galipot donne une colophane moins sèche, transparente et dorée.

La Colophane de Bordeaux contient des acides pinique et sylvique (Laurent).

Sa poudre est employée comme hémostatique.

Poix résine, jaunâtre opaque, fragile, plus ou moins chargée d'eau; elle résulte du brassage avec de l'eau de la résine qui reste après la distillation de la Térébenthine.

Poix noire, noire et cassante. On l'obtient en brûlant dans un four et en allumant par le haut des tas de fibres et d'écorces, et on recueille une résine qui se sépare en deux couches, celle de dessus liquide, *Huile de poix*, celle de dessous molle, *poix*, et qu'on fait cuire pour la rendre plus dure.

Poix jaune, de Bourgogne. Résine. *Abies ex-*

celsa, DC. (Conifères). Europe, Jura, Alpes, Pyrénées.

La poix de Bourgogne est une résine épaisse, presque solide, opaque, à odeur résineuse; sa saveur n'est pas amère. Elle est imparfaitement soluble dans l'alcool. Elle est aujourd'hui presque toujours remplacée par la résine du *Pinus sylvestris*.

On l'obtient par des incisions faites à l'arbre; elle coule alors demi-fluide, et se dessèche à l'air. On la fait fondre ensuite avec de l'eau dans une chaudière.

Goudron.

Le Goudron, qu'on peut considérer comme étant de la térébenthine avec moins d'essence et mêlée de divers produits empyreumatiques, agit comme la térébenthine, et s'emploie plus avantageusement dans les affections pulmonaires, quand il reste encore un peu d'inflammation.

Le goudron est un liquide noir d'une odeur forte et tenace d'une saveur âcre; il se solidifie facilemen par 1/16 de magnésie calcinée et par la chaux.

Huile de cade, *Juniperus Oxycedrus*, L. (Conifères). Alpes, Cévennes.

L'Huile de cade est brune, épaisse; elle a une odeur de goudron et de viande fumée; sa saveur est âcre et caustique.

On l'obtient en coupant en tronçons les troncs et les branches de vieux genévriers qu'on fait distiller dans de vieilles marmites de fonte, couvertes d'une pierre plate et bien lutée et qu'on entoure de bois allumé ; au bout de quelques heures la distillation commence et l'huile descend, passe par un trou percé sur le côté du vase et s'écoule par une rigole dans une bouteille ; 50 kilogr. de bois donnent 15 kilogr. d'huile.

Plus active que le goudron, l'Huile de cade est employée contre la gale des moutons, les ulcères et diverses maladies cutanées (exzéma, acné, psoriasis) ; à la dose de 20 gouttes, elle est vermifuge.

Térébenthine de la Mecque. Résine. *Balsamodendron gileadense*, Kunth. (Térébinthacées). Asie, Arabie (fig. 135 à 139).

La térébenthine de *Balsamodendron* (*Baume de Giléad, de la Mecque, de Judée*) est à demi opaque. Elle se sépare en dépôt et en résine transparente ; elle a une odeur forte particulière ; sa saveur est amère, puis âcre ; incomplétement soluble dans l'alcool ; elle n'est pas solidifiée par 1/8 de magnésie. Une goutte versée sur l'eau s'y étend instantanément en une couche très-mince et nébuleuse qui, à la loupe, paraît formée d'une infinité de globules : cette couche s'enlève facilement avec un poinçon (Prosper Alpin). Elle contient : huile volatile, deux résines neutres, l'une insoluble dans l'alcool, l'autre soluble, et une matière extractive colorante amère (Trommsdorff).

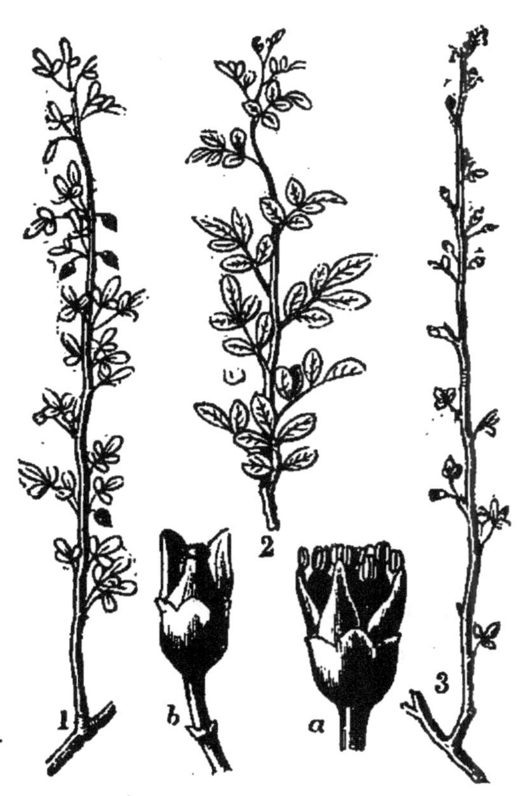

Fig. 135 à 139. — Balsamodendron gileadense.

On l'obtient par incision, au mois d'août, en plaçant un vase en dessous; la quantité recueillie par chaque incision est toujours très-petite, 15 à 20 gr. dans une année pour un arbre.

Elle est quelquefois falsifiée avec des corps gras. D'autres fois on la fabrique de toutes pièces.

Elle passe pour alexipharmaque en Orient.

Le *Carpobalsamum* et le *Xylobalsamum* des anciens Droguiers sont les jeunes fruits et les ramules du *Balsamodendron*.

Térébenthine de Chio. Résine. *Pistacia Terebinthus*, L. (Térébinthacées). Europe, île de Chio; Afrique, Barbarie; Asie, Levant.

La Térébenthine de Chio est épaisse, un peu opaque, grise, jaune ou brunâtre; desséchée, elle est friable; son odeur douce rappelle celle du fenouil et de la résine élémi; sa saveur est parfumée, non amère, et se rapproche de celle du mastic. L'alcool la dissout incomplétement.

On l'obtient par des incisions ou par exsudation naturelle; un arbre de 60 ans en fournit 300 à 350 grammes.

Elle est employée quelquefois comme excitante, ainsi que les autres Térébenthines.

Baume du Canada. *Abies balsamea*, Poir. (Conifères). Amérique du Nord (fig. 140).

Cette Térébenthine est liquide, jaune clair, toujours un peu nébuleuse; elle exhale une odeur assez suave; sa saveur est un peu amère et âcre.

Conservée pendant un certain temps, elle prend

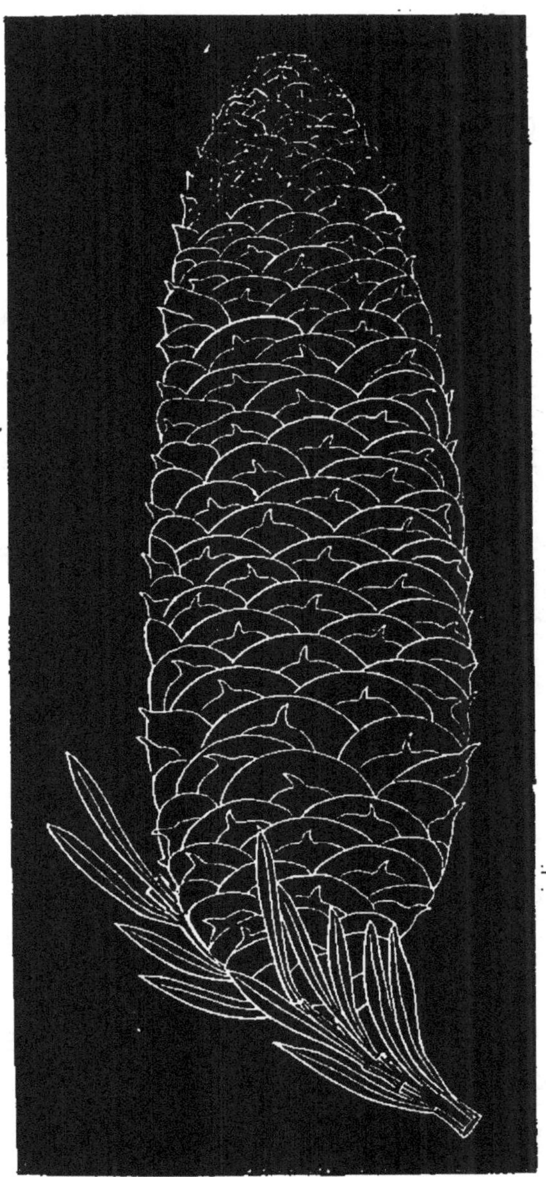

Fig. 140. — Abies balsamea.

une couleur plus jaune, devient plus épaisse et se

dessèche à la surface. Un sixième de son poids de magnésie la solidifie; elle est incomplétement soluble dans l'alcool; elle dévie la lumière polarisée vers la gauche, 12 ♏; son essence également : sans eau 19 ♏; avec eau 7 ♏.

On la vend quelquefois sous le nom de *Baume de Giléad*.

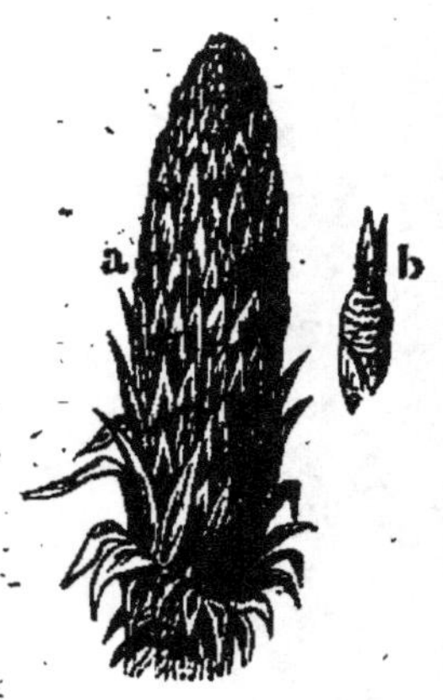
Fig. 141.
Bourgeons de sapin.

Sapin (Bourgeons de). *Abies pectinata*, DC. (Conifères). Europe (fig. 141).

Les *Bourgeons de Sapin* sont coniques, recouverts d'écailles rougeâtres agglutinées, souvent couverts d'exsudations résineuses; ils sont ordinairement en groupes de 5 ou 6, dont le médian est plus gros.

Ils ont une odeur et une saveur résineuses et aromatiques.

On ne les trouve presque plus dans le commerce, qui leur substitue les bourgeons de *Pinus sylvestris* surtout depuis qu'on a fait de nombreuses plantations en Bourgogne et en Champagne, en vue du reboisement de ces provinces.

Ils sont surtout employés pour leur action diurétique et servent souvent à tâter le malade avant d'en venir à la Térébenthine. On s'en trouve bien dans les cas de gravelle pour entrainer les mucosités qui environnent les calculs. Ils jouissent également et à juste titre de la réputation d'être antiscorbutiques.

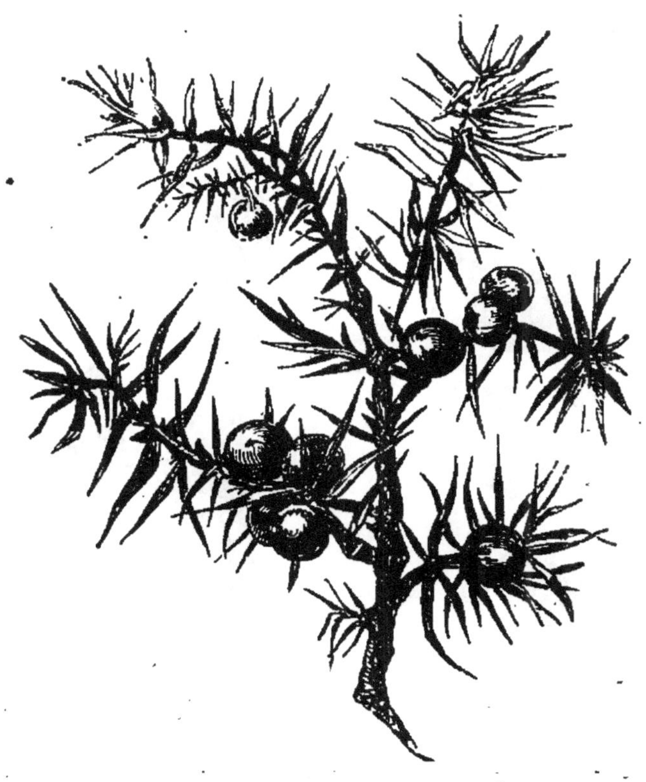

Fig. 142. — Juniperus communis.

Peuplier. Bourgeons. *Populus nigra*, L. (Salicinées). Europe.

L'écorce du peuplier renferme un principe amer, mais on n'emploie guère que les *Bourgeons de Peuplier*, qui sont ovoïdes, allongés, pointus, glabres, bruns, écailleux; ils sont recouverts d'un vernis résineux et glutineux; leur odeur est balsamique.

Ils contiennent : huile essentielle odorante, résine jaune verdâtre, extrait gommeux, acides gallique et malique, matière grasse analogue à la cire, albumine, sels (Pelletier).

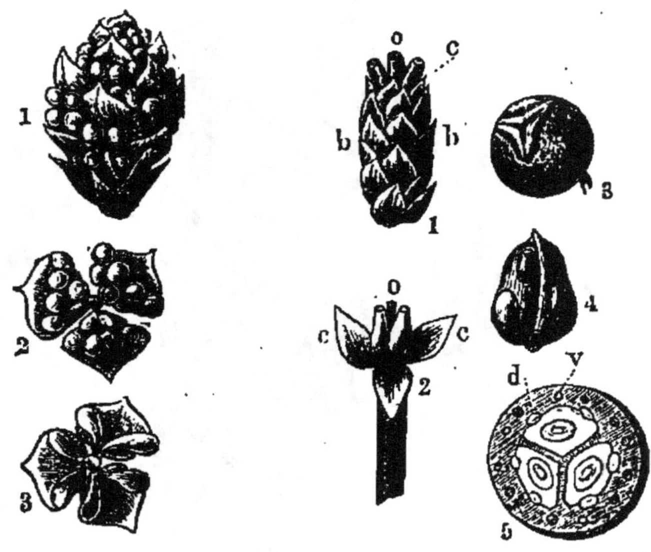

Fig. 143 à 150. — Fleurs et fruits du Juniperus communis.

Baies de Genièvre. Fruits. *Juniperus communis,* L. (Conifères). Europe (fig. 142 à 150).

Les fruits (fausses baies, *malacones*) de Genièvre sont charnus, violet noirâtre, gros comme un pois, marqués de trois sillons au sommet et de tubercules vers la base; ils ont une odeur agréable et aromatique, une saveur chaude, amère et térébenthinée.

Les baies de genièvre contiennent : huile volatile (Camphène), cire, résine cristallisée, extractif, sucre et gomme (Trommsdorff).

Elles sont recommandées comme diurétiques et pour faciliter l'expulsion des mucosités dans les cas de gravelle. Elles donnent aux urines une odeur de violette.

Baume de Copahu. Térébenthine. *Copaifera officinalis*, L. (Légumineuses). Amérique méridionale.

Il provient aussi de plusieurs autres espèces de *Copaifera*, ce qui explique ses variations de couleur, de saveur et son plus ou moins de richesse en huile volatile.

Le Baume de Copahu est une térébenthine limpide qui s'épaissit au contact de l'air; incolore d'abord, il jaunit avec le temps; il est soluble à volume égal dans la benzine en un liquide clair. Son odeur est forte et désagréable; sa saveur est aromatique, désagréable, âcre et amère; son essence dévie la lumière polarisée, soit à droite, soit à gauche, suivant les échantillons, $20.22 \, \male$ ou 18 à 28 $\female$ et par conséquent suivant les provenances (de Vrij).

Le Baume de Copahu s'obtient par des incisions profondes faites dans le jeune bois, avant et après la saison des pluies; un arbre peut en fournir 6 kilos. On en obtient aussi par infusion des rameaux dans l'eau; mais, dans ce dernier cas, sa couleur est plus foncée, son odeur plus désagréable et sa saveur très-repoussante.

Le Baume de Copahu contient une résine cristallisable, l'*acide copahivique*, $C^{40} H^{30} O^{44}$, une résine visqueuse, qui se produit par oxydation de l'essence au contact de l'air, une huile volatile (Camphène), $C^{40} H^{32}$, qui paraît être la partie active.

Il prend une couleur rouge pourpre par l'acide sulfurique froid.

On distingue plusieurs sortes de Copahu :

Le *Copahu du Brésil*, transparent, très-liquide, jaune clair et ne donnant pas de dépôt; sa densité est 0,950; il est entièrement soluble dans l'alcool. Il renferme de l'huile essentielle $C^{40} A^{32}$, et de l'acide métacopahivique $C^{44} H^{34} O^8$ (Strauss).

Le *Copahu de Cayenne*, plus épais, à odeur de bois d'aloès, à saveur plus amère; il n'arrive pas dans le commerce.

Le *Copahu de la Colombie* ou de *Maracaïbo*, louche, jaunâtre, amer, odorant; sa densité est 0,901; il laisse un dépôt abondant de matières résineuses cristallisées. Il renferme l'essence $C^{40} H^{32}$, mais pas d'acide métacopahivique (Strauss).

Le Copahu a été falsifié souvent avec :

1º Térébenthines; le Baume reste adhérent aux parois des vases, étant devenu visqueux; évaporé sur le papier à une douce chaleur, il donne l'odeur persistante de la térébenthine. Traité par l'ammoniaque, il se solidifie immédiatement (Réveil).

2º Huiles fixes; le Baume, traité par l'ammoniaque, reste transparent s'il est pur, et devient laiteux s'il y a 10 à 15 p. 100 d'huile; la potasse en sépare les huiles en formant un savon qui tombe au fond; sur le papier le Baume falsifié fait une tache qui s'étend; l'alcool permet aussi de reconnaître la falsification, à moins qu'il n'y ait un mélange avec l'huile de ricin.

3º Essence de Sassafras; le Baume impur, traité par l'acide sulfurique concentré, devient brun rouge foncé avec une teinte de violet, tandis qu'il reste jaune ou jaune rosé quand il est pur (Hager).

Le Baume de Copahu a une action qui se rapproche essentiellement de celle des térébenthines; il cause plus facilement le vomissement et la diarrhée; c'est le spécifique du catarrhe du canal de l'urèthre; on l'a donné aussi contre l'hémorrhagie pulmonaire. Son odeur et sa saveur insupportables obligent de le masquer sous des formes médicamenteuses spéciales, capsules, dragées, etc.

Huile de bois. Térébenthine. *Dipterocarpus turbinatus*, Gærtn., et *lœvis*, Ham. (Diptérocarpées). Indes, Cochinchine.

L'*Huile de Bois* est une térébenthine brune ou jaunâtre, transparente, un peu plus épaisse que l'huile d'olive ; son odeur et sa saveur rappellent celles du Copahu ; sa densité est 0,964 ; son essence dévie la lumière polarisée 36°,9 ; sa déviation change de gauche à droite, si l'essence a été traitée par du gaz acide chlorhydrique et ensuite rectifiée avec de l'eau (de Vrij) ; avec un volume égal de benzine, elle se trouble et laisse un dépôt floconneux.

Son aspect et ses qualités ne sont pas toujours identiques, l'Huile de Bois étant produite non-seulement par les espèces sus-indiquées, mais aussi par les *Dipterocarpus alatus, incanus*.

Elle contient : essence, résine sèche, acide acétique et eau (Ch. Lowe).

On l'obtient par de larges incisions au tronc, et on facilite l'écoulement en allumant la place et l'entretenant enflammée jusqu'à ce qu'elle soit charbonnée ; le liquide commence alors à couler et donne jusqu'à 230 litres de produit.

On l'a employée aux mêmes usages que le Copahu (O. Shaugnessy) ; mais son principal usage dans le pays d'origine est comme huile siccative.

CHAPITRE VIII.

BAUMES.

Distingués pour la première fois en 1774 par Becquet jeune, les Baumes forment deux séries :

1º L'une ayant pour principe l'acide benzoïque : le Benjoin ;

2º L'autre ayant pour principe l'acide cinnamique : le Storax, le Styrax, le Liquidambar, et les Baumes de Tolu, du Pérou et de San Salvador.

Les Baumes, moins actifs que les Térébenthines, agissent surtout contre le catarrhe des muqueuses pulmonaires, les anciennes phlegmasies du pharynx. On ne fait guère usage aujourd'hui que du Baume de Tolu.

Les Baumes renferment une huile volatile hydro-carbonée, *Styrol*, et du *Toluène*.

Benjoin. Baume. *Styrax Benzoin*, Dryand. (Styracinées). Asie, Presqu'île de Malacca, Royaume de Siam.

Le Benjoin est fragile, craque sous la dent, exhale une odeur suave, et possède une saveur aromatique.

• Il offre trois variétés :

1º *Amygdaloïde* ou *de Sumatra*, en larmes blanchâtres réunies par une gangue rougeâtre, translucide, à cassure brillante ;

2º *A odeur de vanille*, ou *de Siam*, en larmes détachées, aplaties, blanches, opaques, ayant une odeur vanillée ; quelquefois les larmes sont soudées par une matière transparente et brune.

3º *En sorte ;* il est en masses solides, à cassure pâle et terne, plus ou moins mélangé de débris d'écorces.

Le Benjoin s'obtient par des incisions longitudinales et un peu obliques qui pénètrent jusqu'au bois, et qu'on pratique en haut du tronc, vers la naissance de la couronne. La résine qui en découle est blanche, glutineuse et se durcit à l'air ; celle qui exsude promptement est belle et brillante, celle qui exsude plus tard est grossière, brune et sale. Les arbres à Benjoin, qui donnent une seule récolte vers leur cinquième ou sixième année, sont remplacés par de nouvelles plantations.

Le Benjoin renferme de l'acide benzoïque, des résines, 3 solubles dans l'éther, l'alcool ou le carbonate de soude , une résine brune que laisse déposer l'éther, de l'huile volatile et une matière huileuse analogue à la Cinnaméine. Les Benjoins blancs sont plus riches en résine soluble dans l'éther. Le Benjoin ne donne pas toujours d'acide benzoïque (Kolte et Lautermann).

Le Benjoin est employé principalement par la parfumerie ou contre les inflammations chroniques des organes respiratoires et de la vessie : il a été dit le *Baume du poumon*. On l'a recommandé contre les gerçures des seins. Il entre dans le Baume du Commandeur.

Storax. Baume. *Styrax officinalis*, L. (Styracinées). Iles de la Sonde.

Le Storax provient d'exsudations naturelles ou d'incisions pratiquées sur l'arbre.

Il a une odeur suave et pénétrante un peu vanillée ; sa saveur est douce et aromatique, puis amère. Il offre plusieurs variétés :

Blanc ; il est formé par une masse de larmes blanches, opaques, assez volumineuses, qui prennent la forme des vases ; son odeur est suave, sa saveur parfumée.

Amygdaloïde (*Calamite* de Lémery) ; il forme une masse sèche, cassante, qui prend à la longue la forme des vases ; son odeur est suave et plus douce que celle du Storax blanc.

Rouge brun ; toujours mêlé de sciure de bois.

Noir ; il est en masse noire, coulant comme do

la poix, d'un aspect gras ; son odeur est vanillée ; il contient aussi de la sciure de bois.

En pains très-gros recouverts de toile ; il est de couleur rouge brun, et se divise facilement en une poudre grise et grossière.

Le Storax était fréquemment usité par les anciens médecins contre la toux et l'asthme.

Liquidambar. Baume. *Liquidambar styraciflua,* L. (Balsamifluées). Amérique du Nord, Louisiane, Floride, Mexique.

On en distingue deux sortes :

Liquide (huile de Liquidambar) ; obtenu par incision, c'est un corps de consistance d'huile grasse, transparent, ambré, à odeur forte de styrax, mais plus agréable, à saveur aromatique âcre.

Mou et blanc. Cette sorte paraît être produite par un dépôt de la précédente, ou due à des exsudations épaissies sur l'arbre. Elle a la consistance d'une térébenthine épaisse, opaque, blanchâtre ; elle a une odeur parfumée forte ; sa saveur est âcre.

Il renferme : acide benzoïque, huile volatile, oléo-résine, styracine, tannin et acide gallique (Ch. W. Wright), d'après les anciens auteurs. Mais W. Procter dit que c'est une erreur et qu'il n'y a pu trouver que de l'acide cinnamique.

Peu usité.

Styrax. Baume. *Liquidambar orientalis*, Mill.
(Balsamifluées). Asie-Mineure.

Le Styrax est mou comme du miel, opaque, d'une couleur gris clair ; son odeur est forte et aromatique, fragrante ; sa saveur est forte, mais non âcre.

On retire le Styrax de l'écorce interne, qu'on fait bouillir dans l'eau pour laisser la résine monter à la surface, ou qu'on exprime pour en obtenir le Baume après l'avoir échauffée par de l'eau bouillante. L'écorce du Liquidambar sert à faire des fumigations aussi bien que le résidu qui a servi à obtenir le Styrax.

Il contient de la Styracine, $C^{36} H^{16} O^{4}$.

Le Styrax est employé comme excitant le bourgeonnement des plaies ; il entre dans l'onguent styrax et l'emplâtre mercuriel de Vigo.

Baume de Tolu. *Toluifera Balsamum*, L., *Myrospermum toluiferum*, Rich. (Légumineuses).

Grand arbre de la Colombie près de Tolu, Corozol et Tacasuan, qu'on retrouve aussi à l'embouchure du fleuve Sinu et sur les bords de la Magdeleine. (Il paraît démontré que tous les baumes de Tolu, du Pérou, de San Salvador, etc., sont produits par une même espèce, et que leurs différences proviendraient des localités et des moyens de récolte.)

On en distingue deux sortes :

1° *Sec ;* autrefois importé dans de petites calebasses, puis dans de grandes potiches en terre, il vient aujourd'hui en boîtes de fer-blanc. Il est solide cassant, mais abandonné à lui-même il coule comme de la poix ; sa couleur est fauve ou rousse, sa transparence imparfaite ; sous la dent il se ramollit et devient ductile avec une saveur parfumée un peu âcre ; il est soluble en entier dans l'alcool.

2° *Mou ;* il se présente sous l'aspect d'une térébenthine épaisse, plus transparente et plus foncée que le baume sec ; produit plus récent ou plus jeune de l'exsudation, il renferme moins d'acide cinnamique.

Le Baume de Tolu renferme de l'huile volatile *Toluène*, de la Cinnaméine, deux résines dont l'une est fusible à $+60$ et est très-soluble dans l'alcool froid, et dont l'autre, fusible au-dessus de $+100$, est bien peu soluble dans l'alcool froid et l'éther, qui correspondent à la styracine C^{36}, H^{16}, $O^4 + O^2$, $+2Aq$. ou $+O^4 + 4Aq$. La première résine se trouve surtout dans le baume jeune et mou.

Le Baume de Tolu est quelquefois adultéré avec des résines d'Abiès, mais le traitement par la benzine, qui laisse le Baume intact, permet de reconnaître la fraude. Chauffé avec de l'acide sulfurique, le mélange avec de la Colophane est indiqué par la production d'une substance noirâtre et un grand dégagement d'acide sulfureux. Le Baume pur se dissout en une liqueur rouge-cerise et sans dégager d'acide sulfureux (Ulex).

Le Baume de Tolu est recommandé pour son action sur la muqueuse des bronches, et donne des effets heureux dans les bronchites et les catarrhes chroniques.

Baume du Pérou. Baume. *Toluifera peruifera,* Baill. (*Myrospermum peruiferum*, DC., et *Pereiræ*, Royle). (Légumineuses.)

Il est obtenu par incision au printemps.

Il vient dans des cocos, des fruits de *Lecythis* ou quelquefois dans des calebasses ; il est à demi liquide, brun, granuleux, peu transparent, et se rapproche par son aspect du Storax calamite.

L'essence du Baume du Pérou se compose d'alcool benzylique $C^7 H^6 O$, de Benzoate de Benzyle $C^7 H^7$, $C^7 H^5 O^2$ et de Cinnamate de Benzyle $C^7 H^7$, $C^9 H^7 O^2$ (Kraut).

Le Baume du Pèrou peut être falsifié avec du Copahu, et cette fraude est très-difficile à déceler. On reconnaît le Baume de Copahu en distillant dans un tube recourbé quelques gouttes du Baume, et l'on obtient à 190° C. un liquide huileux, acide, formé d'acide cinnamique, dont les cristaux flottent

11

dans l'essence de copahu, et qui se solidifie complétement quand le Baume du Pérou est pur (Ulex).

Traité par l'acide sulfurique concentré (2 parties) et dilué ensuite dans l'eau, le baume pur donne une résine friable ; s'il est mélangé d'huile de ricin, le résidu est mou.

M. Jenks dit qu'en mettant sur la langue une goutte du Baume, on a la sensation d'un liquide quand celui-ci est pur, et quand il est adultéré par des résines, celles-ci se déposent sur les dents et les gencives.

Baume de San Salvador. *Myrospermum peruiferum*, DC. (Légumineuses). Brésil, Côte de San Sonate.

Ce Baume, qui ne paraît être qu'une variété du Baume du Pérou, a la consistance d'un sirop épais, rouge brun, une odeur forte qui se rapproche de celle du Styrax, une saveur âcre et amère, puis insupportable ; l'alcool le dissout en restant un peu louche.

Il contient, d'après M. Frémy : de la métacinnaméine (Styracine), de la cinnaméine (Styracine modifiée) et de la péruvine (Styrone). La métacinnaméine se change à l'air en acide cinnamique, dont la proportion dans le baume est d'autant plus grande qu'il est plus ancien (Frémy).

On trouve quelquefois dans les collections des fruits de *Myrospermum*, ailés et jaunâtres,

CHAPITRE IX.

GOMMES RÉSINES.

Les Gommes résines renferment des proportions variables de gomme et de résine, même
dans chacune d'elles prise isolément. Souvent on
y trouve en outre de l'huile essentielle (Myrrhe,
Asa-fœtida), ce qui n'a pas du reste une grande importance sur leurs propriétés thérapeutiques.

Encens. Gomme résine. *Boswellia Carterii*,
Birdw. (Burséracées). Afrique, Somali ; Arabie.

L'Encens, ou *oliban d'Afrique*, est en larmes
jaunes oblongues, petites, non transparentes, leur
cassure est terne ou cireuse ; elles se ramollissent
sous la dent ; leur saveur est forte et aromatique ;
souvent mêlé d'impuretés, l'Encens renferme des
marrons rouges ou grosses larmes plus aromatiques,
et se ramollissant sous les doigts.

L'*Encens mâle* des Anciens avait été comparé
aux testicules pour la forme de ses grains, et l'*Encens femelle* à des mamelles,

L'Encens est employé en fumigations excitantes contre les flueurs blanches. Les Indiens font fréquemment usage de sa fumée pour chasser les moustiques de leurs maisons (Birdwood).

L'*oliban de l'Inde* attribué au *Boswellia thurifera*, Roxb., et fourni par le *Boswellia serrata*, Roxb., est en larmes jaunes à moitié opaques, arrondies, volumineuses ; leur odeur et leur saveur sont aromatiques.

Myrrhe. Gomme résine. *Balsamodendron Myrrha*, Link (Burséracées). Abyssinie, Arabie.

La Myrrhe est en larmes pesantes irrégulières, rougeâtres, fragiles, à cassure brillante ; son odeur est forte, sa saveur âcre, amère et aromatique.

Elle contient de l'huile volatile, une résine insipide, une résine molle, de la gomme, de l'adraganthine et des sels (Brandes).

La Myrrhe est usitée comme excitante, emménagogue, stimulante et antiventeuse. A l'extérieur on l'emploie contre la carie des os et contre la gangrène, et pour raviver les plaies ulcéreuses, indolentes et blafardes.

La fausse Myrrhe est le produit du *Balsamodendron Mukul* (voir Bdellium).

M. Hartung a signalé la falsification de la Myrrhe par des larmes de gomme du Cap imprégnées avec de la teinture de Myrrhe, mais que leur couleur rouge trop claire fît aisément distinguer.

Bdellium. Gomme résine. *Heudelotia africana,* A. Rich. (Burséracées). Afrique.

Le Bdellium arrive dans le commerce, mélangé à la gomme arabique ou à la gomme du Sénégal , en grosses larmes ovoïdes, demi-transparentes, jaunâtres ou rougeâtres, à cassure peu luisante; leur surface est souvent couverte d'une poussière jaunâtre; leur odeur est faible, leur saveur amère.

Le Bdellium de l'Inde (*Myrrhe de l'Inde*, des droguistes) est fourni par les *Balsamodendron Mukul*, Hook, et *pubescens*, Stock. (Burséracées). Il est en morceaux arrondis, rouge foncé sale, plus mous que la myrrhe, moins cassants, mais se ramollissant à la chaleur de la main; son odeur est moins agréable, sa saveur amère et un peu âcre.

On l'emploie fréquemment dans l'Inde en place de la Myrrhe.

Gomme ammoniaque. Gomme résine. *Dorema ammoniacum*, Don (Ombelliferes). Perse.

La Gomme ammoniaque est *en larmes* jaune clair qui deviennent plus foncées, dures et opaques par l'âge; elles sont quelquefois séparées , quelquefois agglutinées en masse compacte. La cassure de cette gomme est cireuse conchoïde ; son odeur forte et pénétrante, sa saveur nauséeuse, âcre et amère.

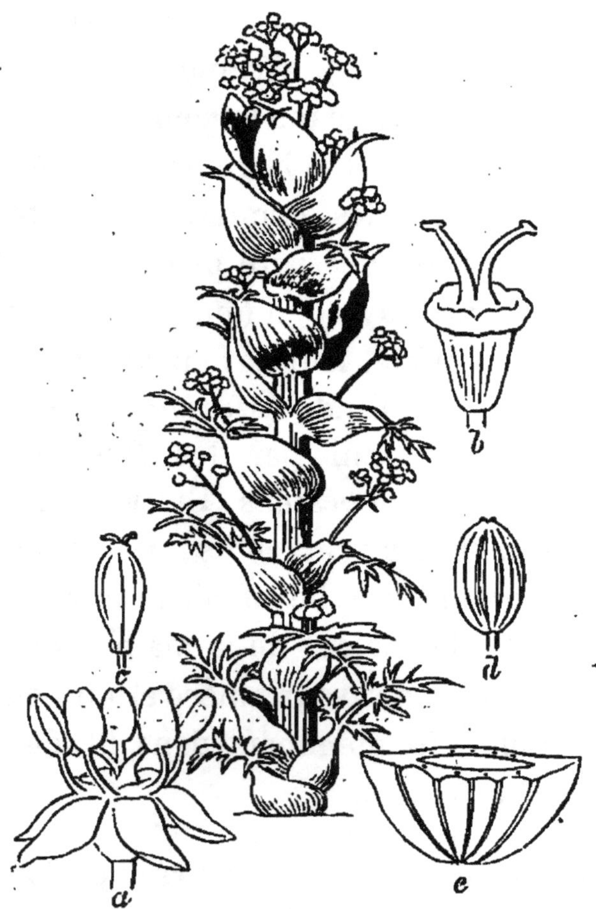

Fig. 151 à 156. — Narthex Asa-fœtida.

Elle se trouve aussi en masses jaunâtres, parsemées d'un grand nombre de larmes blanches et opaques ; elle est alors mélangée d'impuretés, débris de tiges, terre, etc.

Elle est formée de résine, gomme soluble, basso-rine, huile volatile (F. Vigier).

Bouillie avec un lait de chaux, le mélange est jaune-serin et la chaux desséchée reste jaune-serin (F. Vigier).

Le Maroc produit aussi une gomme ammoniaque fournie par un *Ferula* (*F. tingitana*, Boiss.), en larmes moins blanches, moins dures, qui ne viennent presque jamais dans le commerce européen.

Asa-fœtida. Gomme résine. *Scorodosma fœtidum*, Bunge, et *Narthex Asa-fœtida*, Falc. (Ombellifères). Perse (fig. 151 à 156).

L'Asa-fœtida est en masses solides, un peu molles, rougeâtres, avec des larmes blanchâtres et opalines au milieu de la pâte ; les cassures deviennent plus rouges au contact de l'air ; son odeur est forte, alliacée, fétide, et lui a valu le nom caractéristique de *Stercus Diaboli* (fraîche, son odeur est plus insupportable encore : un gramme empeste plus de 100 kilogr. de résine sèche) ; sa saveur est amère et désagréable.

Pour récolter l'Asa-fœtida, les habitants découvrent le haut des racines de la plante, qui sont volumineuses et longues de plusieurs pieds, et arrachent les feuilles pour couvrir les racines ; trente à quarante jours après, ils font une coupe concave sur la racine, qu'ils recouvrent de feuilles; deux jours après ils récoltent les larmes exsudées et rafraîchissent la plaie.

L'Asa-fœtida renferme de la résine, de l'huile essentielle, de la gomme, de la bassorine, du malate acide et du sulfate de chaux (F. Vigier).

Bouilli avec un lait de chaux, le mélange devient vert, et la chaux desséchée reste verte (F. Vigier).

L'Asa-fœtida se présente :

En larmes, distinctes, aplaties, arrondies, ovales et en morceaux irréguliers; plus brunes que la gomme ammoniaque, plus sèches, demi-translucides, se ramollissant difficilement sous la main. Cette sorte est rare en France.

En masse; formé de larmes agglomérées, peu mêlées de matières étrangères, dures et sèches; c'est l'*Asa-fœtida en larmes* du commerce français, ou en morceaux agglomérés, brun rougeâtre, parsemés de larmes blanches amygdaloïdes, un peu transparentes, de volume variable, toujours mêlées de parties molles; les larmes sont entourées d'une matière brun rougeâtre. Cette sorte offre quelques débris végétaux et du gravier.

Pierreux; sec, un peu rougeâtre, mélangé de beaucoup d'impuretés. Sa cassure ne rougit pas.

Nauséeux; dur, translucide, couleur de miel

foncé, odeur très-nauséeuse, il ne vient pas dans le commerce.

L'Asa-fœtida est falsifié avec des gommes, des résines de qualité inférieure, du sable, etc.

L'Asa-fœtida, employé en Europe surtout comme antispasmodique, passe chez les Orientaux pour un digestif, et les Banians de l'Inde en particulier, qui ont un régime exclusivement végétal, en font un usage continuel; aussi leur haleine et leur transpiration sont-elles empestées. L'Asa-fœtida est aussi employé comme emménagogue, purgatif et pectoral, surtout dans la coqueluche.

Sagapénum. Gomme résine. *Ferula persica*, Willd. (Ombellifères). Perse.

Le Sagapénum (*gomme séraphique*) est en masses molles, d'un brun verdâtre; il ne se colore pas au contact de l'air; il a une odeur analogue à celle de l'*Asa-fœtida*, et une saveur amère. On ne trouve plus dans le commerce, sous le nom de Sagapénum, qu'un mélange fabriqué avec des résidus de différentes gommes résines.

Il est formé de résine, huile volatile, gomme, mucilage, malate et sulfate de chaux, phosphate de chaux (Brandes).

Bouilli avec l'eau de chaux, le mélange ne change pas de couleur, et la chaux desséchée n'est pas sensiblement colorée (F. Vigier).

Galbanum. Gomme résine. *Ferula erubescens*, Boiss.; *Ferula Schair*, Boiss. (Ombellifères). Perse.

Le Galbanum a une odeur forte et tenace, et une saveur âcre et amère. On distingue le *Galbanum mou* et le *Galbanum sec*, qui peuvent être *en larmes* ou *en masse*.

Le Galbanum mou est en larmes irrégulièrement arrondies, s'attachant les unes aux autres, jaunes, vernissées et gluantes à l'extérieur, jaunes translucides en dedans; leur cassure est grenue, leur aspect gras et cireux; leur odeur n'est jamais alliacée comme celle du Sagapénum et de l'Asa-fœtida.

En masse, le Galbanum mou est de couleur plus foncée et brunit avec le temps; il est toujours mélangé d'impuretés et ne contient pas de fruits.

Le Galbanum sec ne se trouve que rarement en larmes.

En masse, il est formé de larmes jaunâtres en dehors, blanchâtres et souvent opaques en dedans, à cassure inégale, peu consistantes et médiocrement agglomérées; il contient toujours des débris de tiges et des fruits d'Ombellifères.

Le Galbanum provient d'exsudations naturelles (Dr Buhse) et d'incisions profondes à la tige.

Il est formé de résine, gomme, huile volatile, acide malique. Bouilli avec le lait de chaux, le mélange est brun, et la chaux desséchée est couleur café au lait (F. Vigier).

On falsifie le Galbanum avec d'autres matières résineuses d'un prix inférieur, et avec des matières terreuses.

Opopanax. Gomme résine. *Opopanax Chironium*, Koch (Ombellifères). Région méditerranéenne.

L'Opopanax est en petites larmes solides, anguleuses, irrégulières, friables, opaques, rougeâtres au dehors, jaunâtres en dedans; son odeur est aromatique, sa saveur chaude et amère.

Il renferme de la gomme, de la résine, du ligneux, de l'amidon, de l'extractif, de la cire, de l'huile volatile et des sels, dont du malate acide de chaux (Pelletier).

Bouilli avec le lait de chaux, l'Opopanax donne un mélange rouge brun et prend une couleur vert bleuâtre très-prononcée (Vigier).

Les gommes résines des Ombellifères, qui ont pour type d'action thérapeutique la gomme ammoniaque, sont employées à l'intérieur comme expectorantes, surtout dans les catarrhes chroniques, et quelquefois comme antispasmodiques; à l'extérieur, elles agissent comme résolutives des engorgements froids des membres, des glandes et des articulations.

CHAPITRE X.

TONIQUES.

Amers. Les médicaments toniques, qui doivent leurs propriétés à de l'extractif amer, sont des agents qui augmentent les forces, rendent les tissus plus vigoureux, plus fermes, plus contractiles, et qui donnent au sang plus de plasticité. Ils ont l'avantage sur les excitants de ne pas épuiser par une activité fébrile et artificielle. Ils constituent en général de bons adjuvants pour combattre la cachexie paludéenne.

Un assez grand nombre d'entre eux fournissent des matières blanches cristallisées, généralement neutres, très-amères, qui leur donnent leurs principales propriétés thérapeutiques.

ÉCORCES.

Nous ne ferons que citer les Écorces de houx, *Ilex Aquifolium*, L.; de frêne, *Fraxinus excelsior*, L.; de marronnier, *Æsculus hippocastanum*, L. ; de *Philyrea latifolia*, L., et d'olivier, *Olea europœa*, L., aujourd'hui inusitées. On ne fait guère usage non plus des Écorces des diverses espèces de saules ou de peupliers.

Angusture vraie. Écorce. *Galipea officinalis*, Hanc. (Rutacées.) Amérique, bords de l'Orénoque (fig. 157).

L'Écorce d'*Angusture vraie* est en plaques un peu roulées, minces sur les bords, couvertes d'un épiderme gris rougeâtre, épais et fongueux; elle est dure et difficile à briser; elle est jaune clair ou rosé à l'intérieur; sa cassure est compacte et résineuse, sa saveur amère et piquante; son odeur est nauséeuse et désagréable. Elle ne rougit pas par l'acide azotique.

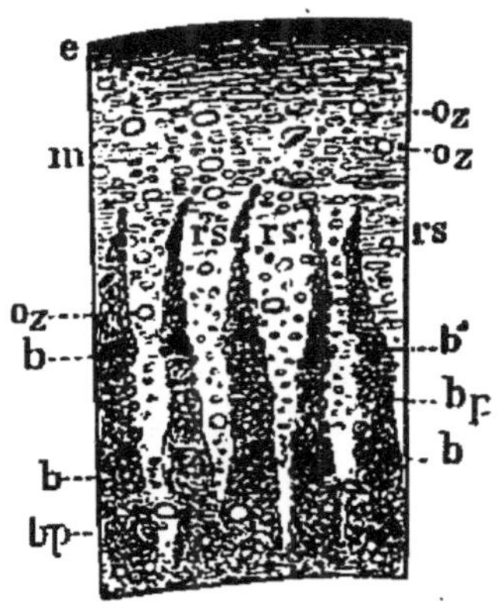

Fig 157.
Structure de l'écorce du
Galipea officinalis.

Elle contient : gomme, matière amère (*Cuspa-rine*), résine, huile volatile, matière colorante, ligneux, sels (Husband).

L'Angusture vraie est un excellent amer, mais son emploi a été abandonné à cause de la confusion qui a été quelquefois faite avec la fausse Angusture qui est fournie par le *Strychnos nux vomica*, et qui est très-vénéneuse. Cette dernière écorce rougit fortement par l'acide nitrique.

Columbo. *Cocculus palmatus*, DC. (Ménispermacées). Afrique, côte orientale, Madagascar.

La racine de *Columbo* est en rouelles de 0,03 à 0,05 de diamètre, rugueuses et jaune brun au dehors, jaune verdâtre à l'intérieur ; elle présente des

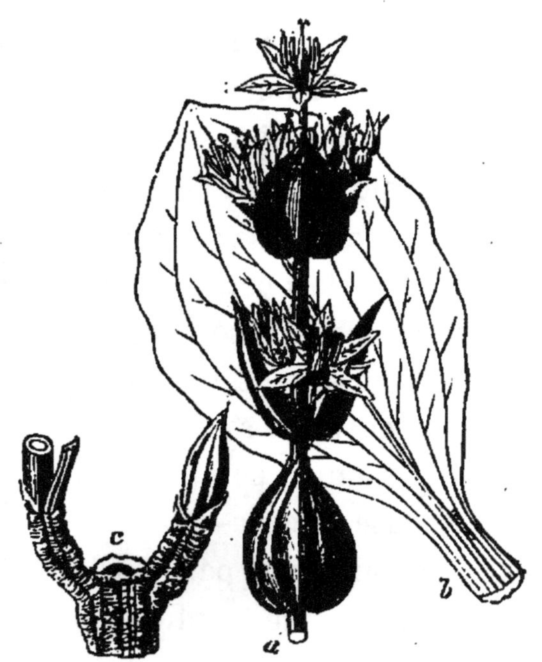

Fig. 158 à 160. — Gentiana lutea.

rayons médullaires prononcés ; son odeur est désagréable, sa saveur amère.

Elle contient : *Colombine* C^{20} H^{12} O^6 fécule, ligneux, etc.

Sous le nom de *faux Colombo d'Amérique*, on trouve la racine du *Frasera Walteri*, Mich. (Gentia nées), Amérique, États-Unis, qui est en rondelles d'un pouce de diamètre, blanchâtres; elles ne contiennent pas de fécule.

RACINES.

Gentiane. Racine. *Gentiana lutea*, L.; *rubra*, Clairv., et *purpurea*, L. (Gentianées). Montagnes de l'Europe (fig. 158 à 160).

La racine de Gentiane est longue, volumineuse, tortueuse, brune et rugueuse à l'extérieur, jaune sale et spongieuse en dedans; son odeur est forte et désagréable, sa saveur amère; elle vient en tronçons de 0,10 à 0,15 de long.

Elle renferme un principe odorant fugace, de l'acide gentianique ou *Gentisin*, de la matière amère et de la glu, formée d'huile et de caoutchouc.

La Gentiane a toutes les propriétés des amers.

Simarouba. Écorce de racine. *Simaruba officinalis*, DC. (*Quassia Simaruba*, L.). Rutacées. Antilles, Guyane.

L'écorce de la racine du *Simarouba* est en plaques assez épaisses, plus ou moins roulées, difficiles à rompre, rugueuses à l'extérieur; très - fibreuse, elle a une texture lâche et légère; sa couleur est jaune clair; elle est sans odeur, sa saveur est amère.

On dit que les nègres qui dépouillent la racine de son écorce sont obligés de mettre des culottes pendant cette opération pour se préserver de l'âcreté de son suc.

L'écorce du Simarouba est un excellent anti-dyssentérique; à haute dose elle est vomitive.

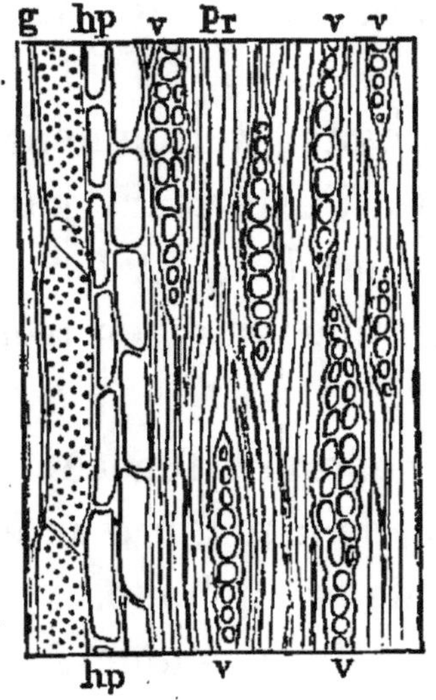

Fig. 161. — Bois de Quassia.

Quassia. Bois. *Quassia amara*, L. (Rutacées). Amérique, Guyane (fig. 161).

Le bois de la tige et de la racine du *Quassia (bois de Surinam)* est d'un blanc jaune, très-léger, inodore; sa saveur est d'une amertume très-grande mais franche; il se trouve dans le commerce en bâtons longs de 0,30 à 0,60, de grosseur variable, couverts d'une écorce mince peu adhérente, blanchâtre et maculée de gris.

Il doit son amertume à la *quassine*, $C^{20} H^{12} O^6$.

On l'emploie comme amer à petite dose, et comme vomitif à dose plus élevée; il est préconisé contre la dyssenterie et les fièvres quartes.

Bittera. Bois. *Bittera febrifuga*, Bel. (Rutacées). Antilles.

Le bois de *Bittera* est léger, blanc, avec des vei nes jaune clair, et recouvert d'une écorce peu épaisse, grise, fendillée et amère.

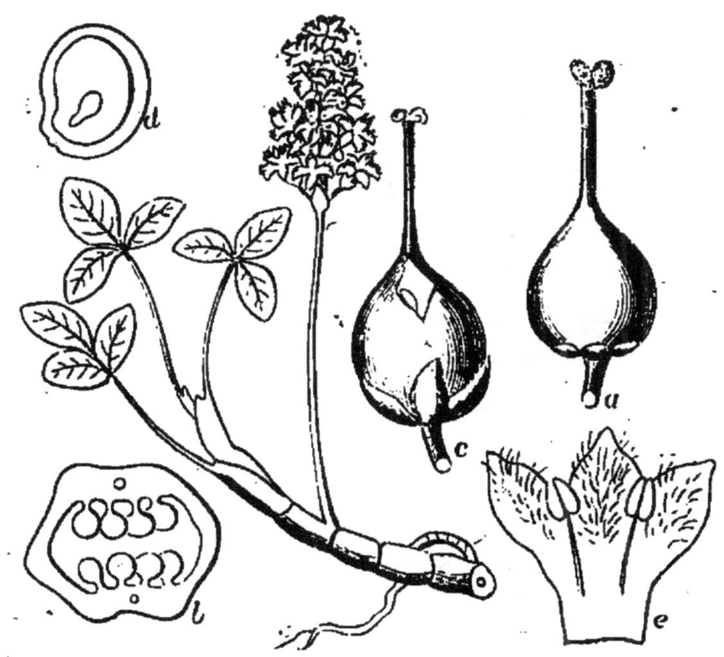

Fig. 162 à 166. — Menyanthes trifoliata.

FEUILLES.

Trèfle d'eau. Feuilles. *Menyanthes trifoliata*, L. (Gentianées). Europe (fig. 162 à 166).

Le Trèfle d'eau a des feuilles alternes, engaî- nantes, portant sur un long pétiole trois folioles ovales, arrondies, entières, obtuses, glabres et d'un vert clair ; leur saveur est amère forte.

Le ményanthe renferme : albumine, résine verte, acide malique, acétate de potasse, matière animali-

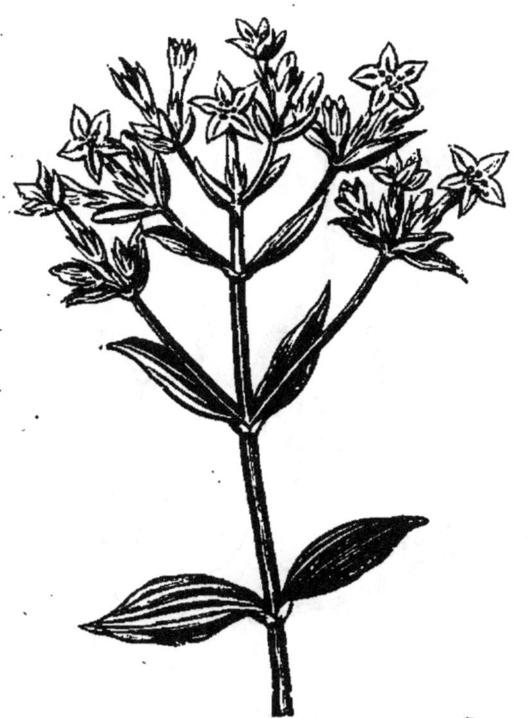

Fig. 167. — Erythræa Centaurium.

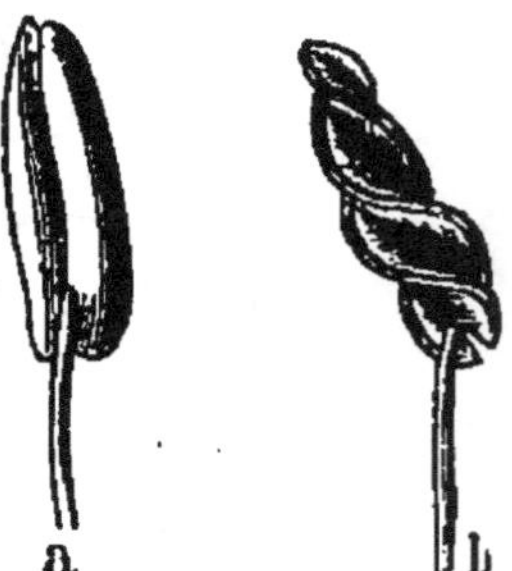

Fig. 168 et 169.
Étamines d'Erythræa
Centaurium.

sée, extractif amer, gomme brune, fécule (Trommsdorff).

Le Trèfle d'eau a été falsifié avec des feuilles radicales du *Ranunculus repens*, L., qui sont d'un vert sombre, munies en-dessus de quelques poils ; les

folioles sont profondément incisées et irrégulièrement dentées (Montané).

Le Trèfle d'eau agit comme tonique, vermifuge et
antiscorbutique. On en fait en Silésie une bière
très-estimée.

Petite Centaurée. Sommités fleuries. *Erythræa
Centaurium*, Pers. (Gentianées). Europe (fig. 167
à 169).

Les sommités fleuries de la petite Centaurée sont
rameuses, dichotomes, à ramifications terminées par
des fleurs roses.

Canchalagua. Sommités fleuries. *Erythræa chilensis*, Pers. (*Gentiana peruviana*, Lamk). (Gentianées). Amérique du Sud, Pérou, Chili.

Il ressemble beaucoup à notre petite Centaurée,
mais est plus ténu encore. Il contient beaucoup
plus de matière amère que la petite Centaurée
(Lebœuf).

Chirette, Tiges. *Gentiana Chirayita*, Roxb.
(Gentianées). Asie, montagnes du Népaul.

Les tiges sont arrondies sans articulations et portent la trace des feuilles; elles ont une moelle jaunâtre, des feuilles cordées sessiles, 5—7-nerviées;
elles sont sans odeur et ont une saveur très-amère.

Chicorée sauvage. Feuilles et racines. *Cichorium Intybus*, L. (Composées Chicoracées) (fig. 170 à 173).

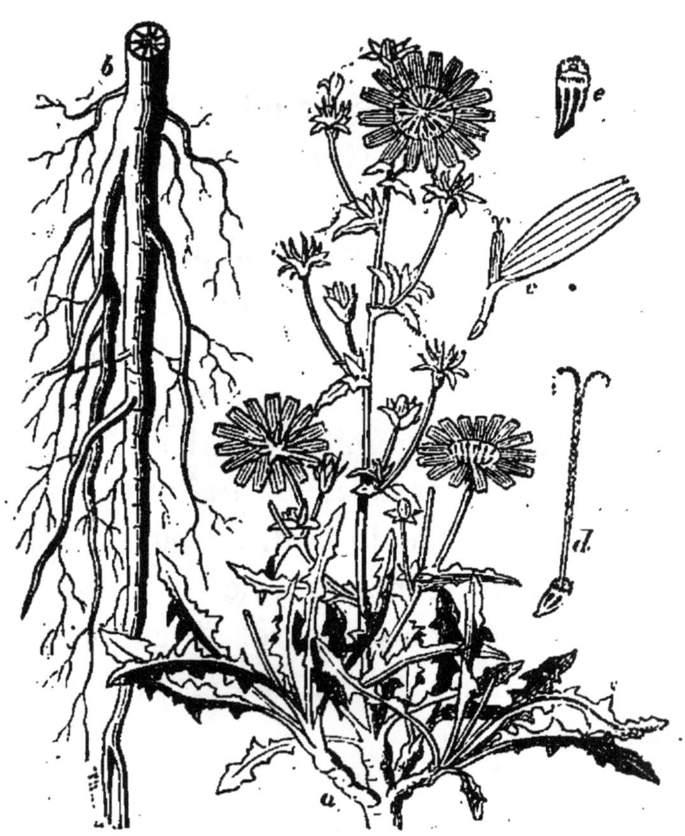

Fig. 170 à 173. — Cichorium Intybus.

Les Chicoracées, qui donnent du latex lactescent en raison du caoutchouc qu'il contient, sont toniques, laxatives et fréquemment employées dans les obstructions des viscères ; à haute dose ce sont de vrais laxatifs employés dans les cas d'engorgement du foie ou du mésentère.

Les feuilles de Chicorée sinuées, dentées, un peu velues sur les nervures, et terminées par un lobe presque triangulaire.

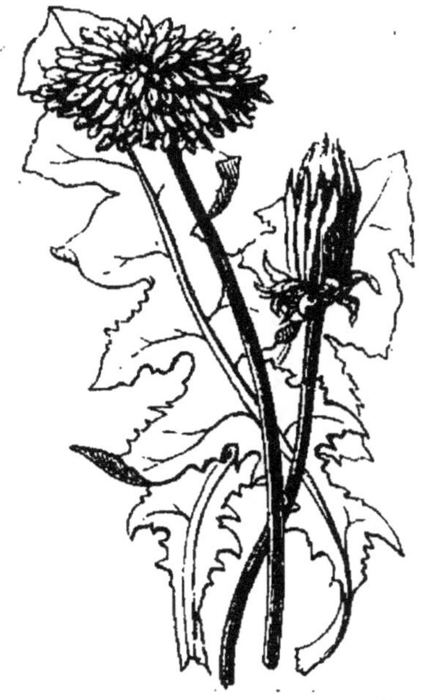

Fig. 174.
Taraxacum dens Leonis.

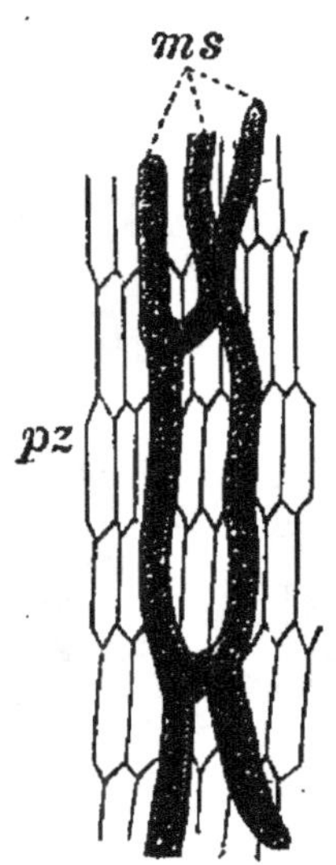

Fig. 175.
Vaisseaux laticifères du pissenlit.

La racine de Chicorée est longue, grosse comme le doigt, blanche, amère.

La Chicorée est la base des sucs d'herbes que quelques personnes prennent au printemps comme médecine de précaution ; on lui associe dans ce cas le pissenlit, la fumeterre, la bourrache et le cerfeuil.

La Chicorée est recommandée dans les engorgements du foie et du mésentère, et dans les maladies de la peau. Elle agit en même temps par son amertume et par sa vertu laxative.

Pissenlit. Racine , feuilles. *Taraxacum dens Leonis*, L. (Composées). Europe (fig. 174).

La racine de Pissenlit est conique, rameuse, char-

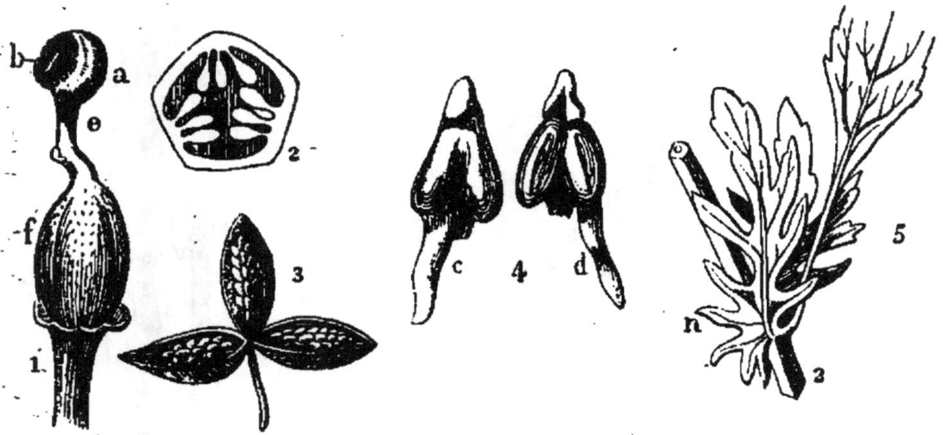

Fig. 176 à 181. — Stipules, fleur et fruit du Viola tricolor.

nue, brune en dehors, blanche en dedans ; elle laisse exsuder un suc laiteux quand on la brise (fig. 175) ; elle est inodore et amère.

Les feuilles du Pissenlit sont runcinées, dentées ; leur saveur est amère.

Mêmes usages que la Chicorée.

Scorzonère. *Scorzonera hispanica.* L. C'est un

sudorifique, qui devait faire nécessairement autrefois partie du traitement de la rougeole et de la petite vérole.

Pensée sauvage. Plante, *Viola tricolor*, L. (Violariées). Europe (fig. 176 à 181).

La Pensée sauvage est une petite herbe dont les
fleurs sont munies de pétales dépassant à peine le

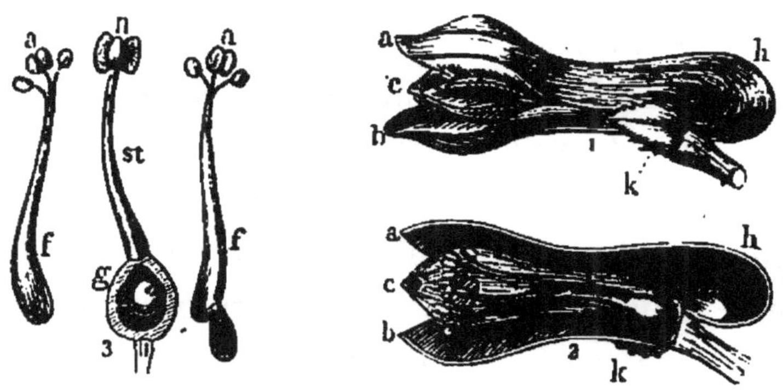

Fig. 182 à 186.— Fleurs et étamines du Fumaria officinalis.

calice, et jaunâtres avec une tache violette qui manque souvent ; sa saveur est amère.

La Pensée sauvage passe pour un dépuratif puissant, employé dans les maladies de peau ; à haute
dose, elle purge et fait vomir. On la préfère fraîche.

Fumeterre. Plante. On emploie les *Fumaria offi-*
cinalis, L. ; *parviflora*, Lam.; *media*, Lois. ; *Vail-*
lantii, Lois. (Fumariacées). Europe (fig. 182 à 186).

Le *Fumaria officinalis* est une plante annuelle rameuse, à feuilles pinnatiséquées, à lobes très-étroits; ses fleurs sont petites, irrégulières, en grappes terminales, d'un rose foncé; ses fruits sont globuleux indéhiscents.

Le *Fumaria officinalis* doit être employé de préférence au *F. parviflora*, celui-ci plutôt que le *F. media*, et celui-ci plutôt que le *F. Vaillantii*. Les Fumeterres qui ont végété dans des terres fortes sont préférables.

La Fumeterre contient de la *Fumarine*.

La Fumeterre a été recommandée contre les obstructions du foie et surtout dans les maladies de la peau. La *Fumarine* agirait comme stimulant d'abord, puis ralentirait la circulation et devrait être considérée comme un antiphlogistique puissant (Hamon).

EXTRACTIF DÉPURATIF.

Lobélie. *Lobelia inflata*, L. (Lobéliacées). Amérique du Nord, du Canada à la Floride.

Elle vient en petites bottes triangulaires; elle a des racines fibreuses, une tige anguleuse, poilue, rameuse; des feuilles éparses, sessiles, ovales, aiguës, dentées en scie et velues; des fleurs nombreuses et des capsules renflées, surmontées du calice persistant. La racine et les capsules paraissent être les parties les plus actives.

Elle renferme un principe cristallisé, *Lobéline.*

La Lobélie enflée est émétique et à faible dose elle est diaphorétique : elle paraît aussi jouir de propriétés narcotiques. Elle est inusitée en France.

Lobelia syphilitica, L. Amérique du Nord.

La racine est grosse comme le petit doigt, et couverte d'un épiderme grisâtre avec des stries circulaires et transversales qui lui donnent l'aspect grenu. A l'intérieur, elle est formée de feuillets blanc jaunâtre, qui vont du centre à la circonférence, et laissent entre eux des interstices qui la rendent souple et susceptible d'aplatissement. Sa saveur est un peu sucrée, son odeur faiblement aromatique.

Tamarix. Écorce. *Tamarix gallica,* L. (Tamariscinées). Europe.

Sa saveur est astringente et un peu amère.

L'écorce du *Tamarix* est un diurétique puissant, qu'on a recommandé contre les maladies de la peau.

Orme, Écorce. *Ulmus campestris,* L. (Ulmacées). Europe (fig. 187 à 194).

L'écorce d'orme est privée de son tissu cellulaire extérieur, et est en bandes d'un brun clair, inodores,

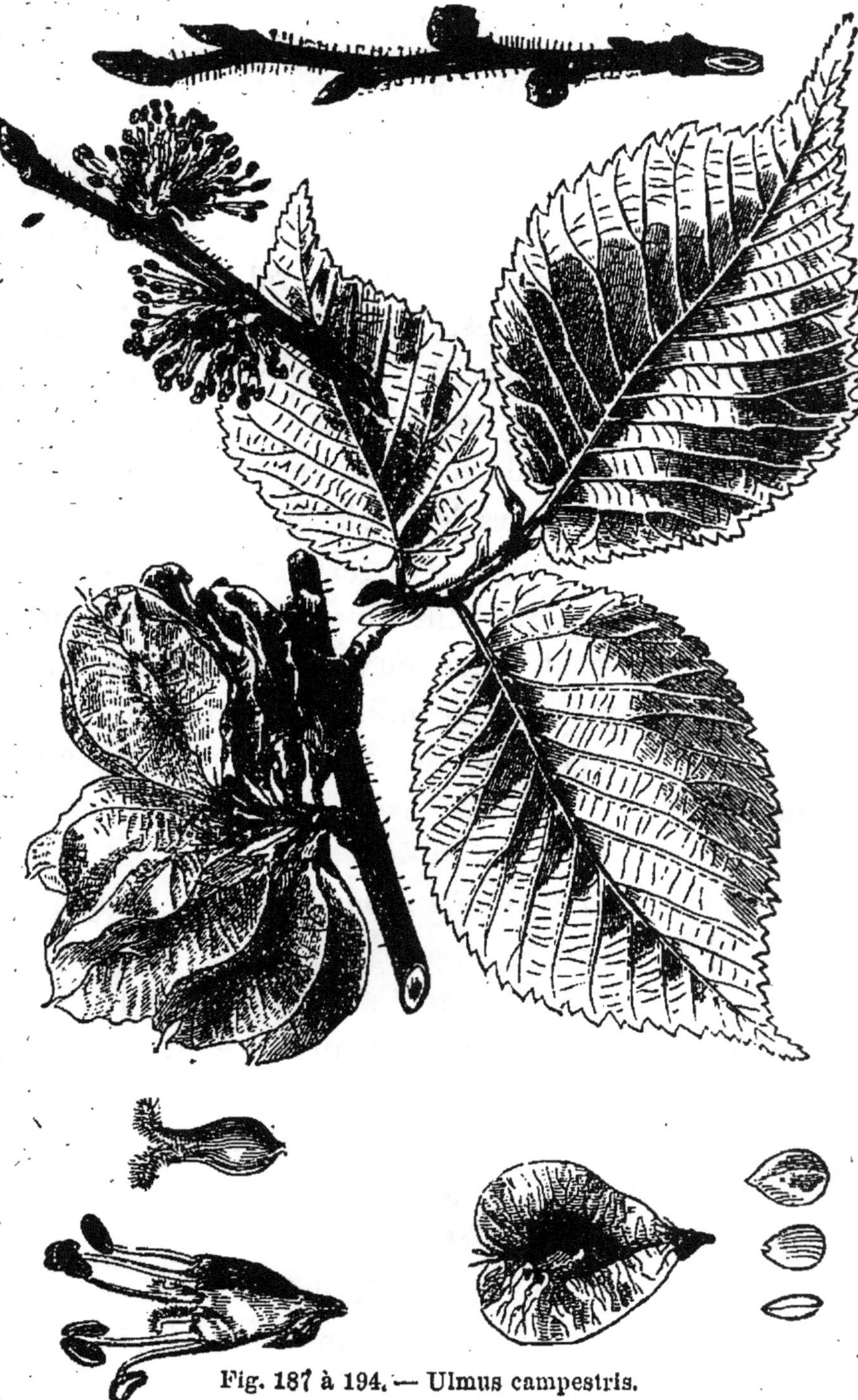

Fig. 187 à 194. — Ulmus campestris.

amères et astringentes : le commerce la présente roulée en paquets qu'on désigne sous le nom d'*écorce d'orme pyramidal.*

L'écorce d'orme a été fréquemment employée

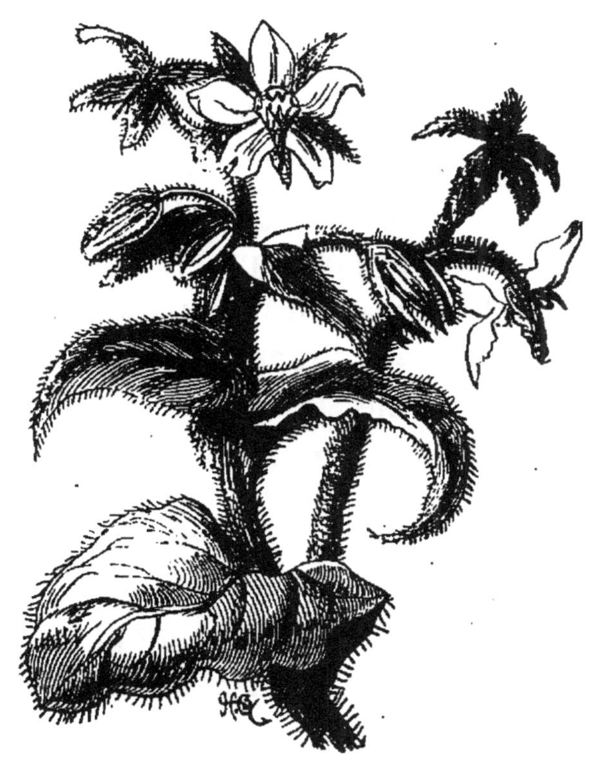

Fig. 195. — Borrago officinalis.

dans les affections de la peau, surtout chez les indivdus scrofuleux.

Bardane. Racine. *Lappa major*, Gœrtn., *Arctium Lappa*, L. (Composées). Europe.

La Bardane a une racine charnue, noire au dehors, blanche en dedans, à saveur douceâtre et nauséeuse, et à odeur désagréable ; elle se présente dans le commerce en tronçons courts.

Les feuilles de Bardane grandes, cordées, d'un vert foncé en-dessus, cotonneuses en-dessous, sont plus actives que la racine.

On a employé aussi comme diurétiques les semences de Bardane qui sont huileuses.

La racine de Bardane a joui d'une grande réputation comme antisyphilitique, et aussi contre les maladies de la peau et les rhumatismes. Son nom *d'herbe aux teigneux* rappelle l'usage qu'en faisait l'ancienne médecine, qui obtenait la chute des croûtes par l'application des feuilles.

Bourrache. Feuilles. *Borrago officinalis*, L. (Borraginées). Europe (fig. 195).

Les feuilles de Bourrache sont oblongues, pétiolées ou non, elliptiques, hispides.

Les feuilles de Bourrache sont sudorifiques et diurétiques.

Noyer. Feuilles. *Juglans regia*, L. (Juglandées). Europe.

Les feuilles de Noyer sont pennées avec impaire ; leurs folioles sont ovales, entières, acuminées et portées sur un pétiolule très-court. Quand elles sont

sèches, elles portent à la partie inférieure, à l'angle
des nervures médianes et primaires, de petits corps
glanduleux.

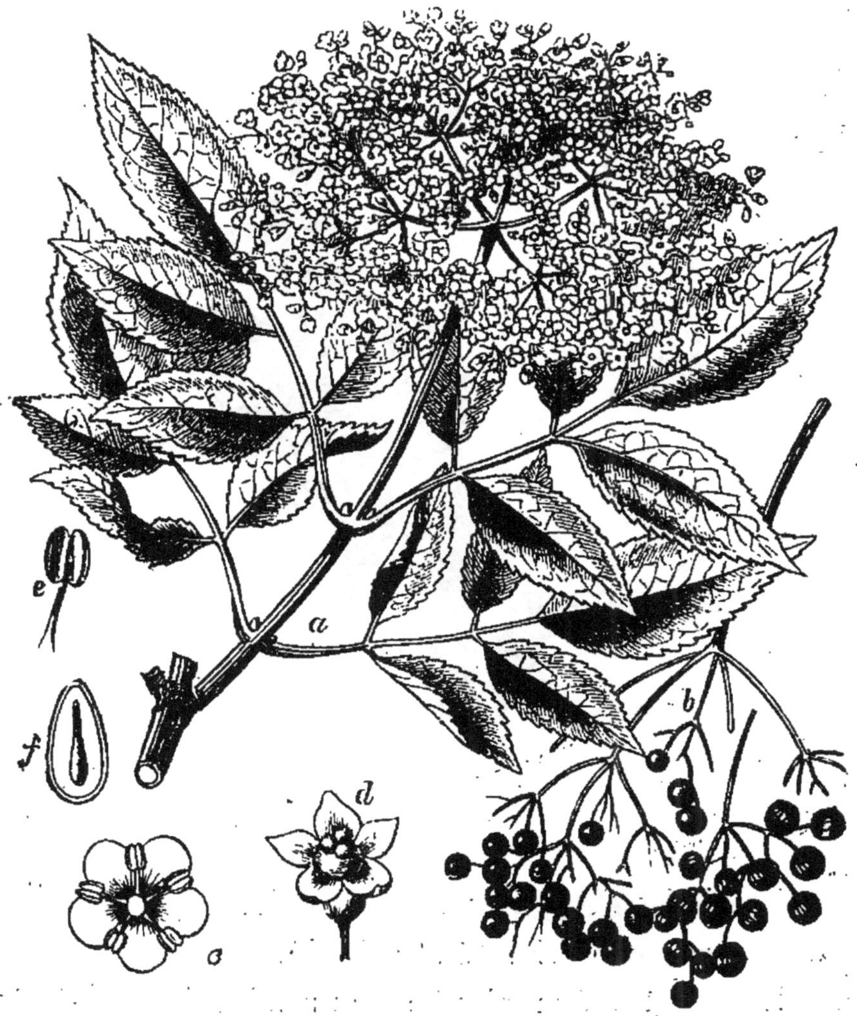

Fig. 196 à 201. — Sambucus nigra.

Elles ont été indiquées contre les ulcères, mais

surtout en injections contre les flueurs blanches e
dans les trajets fistuleux.

Baies de Sureau. Fruit. *Sambucus nigra*, L.
(Caprifoliacées). Europe (fig. 196 à 201).

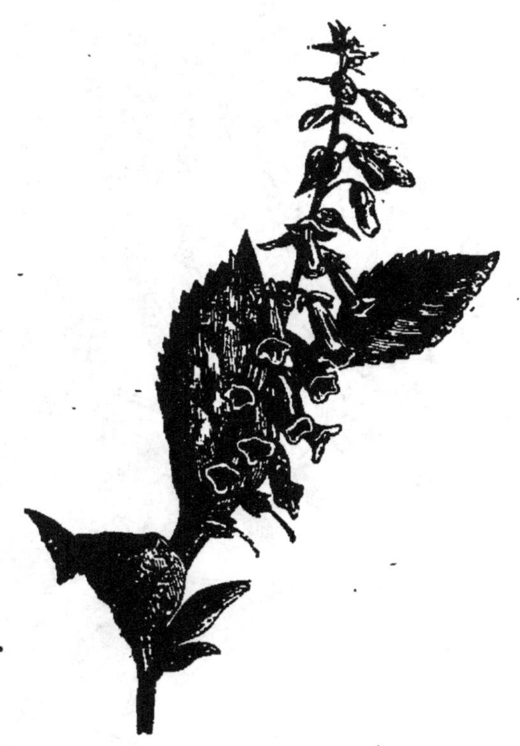

Fig. 202. — Digitalis purpurea.

Les Baies de Sureau sont succulentes, et remplies
d'un suc rouge violacé et acidulé.

Elles ont été employées pour faire des robs sudorifiques, mais elles sont presque inusitées aujour-
d'hui.

EXTRACTIF DIURÉTIQUE.

Digitale. *Digitalis purpurea*, L. (Scrophularinées). Europe, bois et collines (fig. 202 à 204).

Les feuilles de Digitale sont ovales, lancéolées atténuées vers leur base en un pétiole court, creux à sa partie supérieure et anguleux sur le côté opposé ; elles sont pubescentes, surtout à la page inférieure qui est blanchâtre, vertes ou grisâtres,

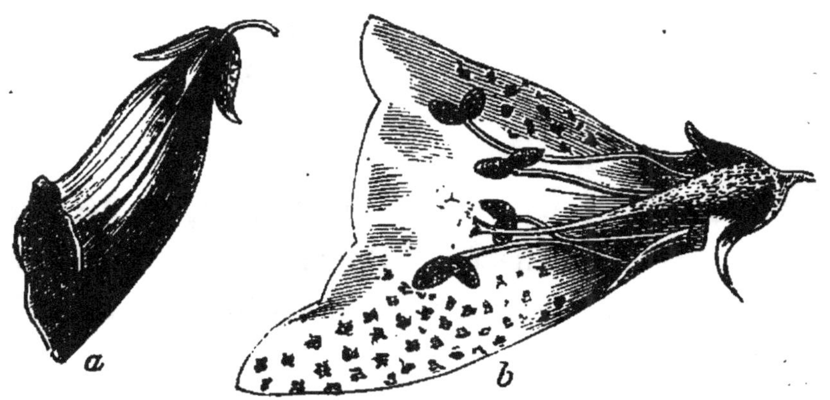

Fig. 203 et 204. — Fleur de Digitale.

crénelées ou à dents arrondies, à nervures très en relief ; les feuilles caulinaires sont sessiles, acuminées, moins grandes. Leur saveur est amère, désagréable et âcre.

Les feuilles de Digitale renferment la *Digitaline*, principe très-énergique qui a été obtenu dans ces derniers temps à l'état cristallisé (Nativelle).

On peut confondre les feuilles de Digitale avec

celles de Bourrache, de Grande Consoude et de Conyse squarreuse. Ces dernières se reconnaissent à ce que leurs deux faces sont pubescentes et à ce que, froissées, elles exhalent une odeur forte et presque fétide.

La Digitale agit sur le cœur, et en ralentit les mouvements.

La Digitale exerce également une action diurétique, et son activité est plus marquée avant que l'hydropisie, consécutive des maladies du cœur, se soit manifestée. La Digitale a été indiquée aussi comme anaphrodisiaque.

Scille. Bulbe. *Scilla maritima*, L. (*Urginea maritima*), (Liliacées). Région méditerranéenne.

On emploie les écailles intermédiaires des bulbes, qu'on a soin de découper en lanières pour en faciliter la dessiccation; on rejette les écailles extérieures qui sont sèches et ne renferment plus de principe actif, et les écailles les plus intérieures qui sont gonflées de mucilage seulement. On enfile en chapelets les lanières découpées, et on les fait sécher à l'air libre ou dans une étuve. On conserve en lieu bien sec. L'odeur de la Scille desséchée est nulle; sa saveur est àcre et amère.

En France on emploie de préférence les bulbes rougeâtres (*Scille femelle* des Anciens); en Angleterre on recherche surtout les bulbes blanchâtres (*Scille mâle* des Anciens).

La Scille contient : *scillitine*, mucilage, matières colorantes, tannin, sucre, matière grasse, sels, parenchyme. D'après Schroff elle contiendrait en outre un principe âcre qui n'a pas encore été isolé. M. Maudet pense que la Scillitine n'est pas le principe actif ; ce serait un corps qu'il nomme la *Sculéine*.

La Scillitine serait une matière non pure, non isolée de mélanges, azotée, incristallisable, hygrométrique mais non déliquescente, insoluble dans l'eau et l'éther, jaune pâle, demi-transparente, très-âcre, facilement décomposable sous l'influence de la chaleur, des alcalis et des acides minéraux étendus.

La Scille, un des médicaments les plus héroïques que nous aient légués les Anciens, était considérée par eux comme le meilleur diurétique ; aujourd'hui encore on l'apprécie sous ce rapport et on cherche à éviter son action émétique, qui n'est jamais bien assurée et se montre quelquefois extrêmement violente avec de faibles doses, ou presque nulle avec des doses fortes. Le mieux, quand on veut en obtenir les effets diurétiques, c'est d'administrer la Scille à faibles doses, et de n'augmenter que progressivement pour s'arrêter dès que les nausées apparaissent. On emploie aussi la Scille comme expectorant dans les catarrhes glaireux du poumon, l'asthme humide, etc. Il ne faut pas oublier que c'est une substance énergique qui agit comme narcotico-âcre dès qu'on dépasse des doses modérées.

On l'employait surtout sous forme de vinaigre, d'hydromel et d'oxymel. Elle est un des principes constituants du vin diurétique amer.

Pareira brava. Racine. *Chondodendron tomentosum*, Ruiz et Pavon (Ménispermacées). Brésil.

La racine de *Pareira brava*, grosse comme le pouce, est formée de morceaux tortueux, ramifiés, sillonnés longitudinalement et offrant des déchirures transversales. Elle est brun noir au dehors, brun jaunâtre clair en dedans. Sa coupe tranversale offre une colonne centrale nette et composée de rayons divariqués d'un axe commun, et entourée de quelques couches concentriques assez larges, à rayons irréguliers, espacés et indistincts; l'axe est rarement excentrique; sans odeur, le Pareira a une saveur douceâtre et aromatique, puis amère et désagréable.

Cette racine se distingue de la racine du *Cissampelos Pareira*, L. (Amérique, Antilles), qu'on lui substitue souvent dans le commerce, par ce que cette dernière, beaucoup moins volumineuse, ne présente pas de couches concentriques et a un axe assez fréquemment excentrique.

Genêt. Fleurs. *Sarothamnus scoparius*, Wimm. (Légumineuses). Europe.

Les fleurs de Genêt sont jaunes, en grappes, à étendard réfléchi en dessus, à ailes divergentes, à carène pendante, et laissant en partie l'androcée découvert.

Le Genêt est diurétique en petite quantité, mais il devient éméto-cathartique à doses élevées; il paraît devoir cette action à un principe neutre, la *scoparine*, et aussi en partie à un alcaloïde liquide volatil, la *spartéine*, qui est amer et narcotique (Stenhouse).

Arrête-bœuf. Racine. *Ononis spinosa*, L. (Légumineuses). Europe.

La racine *d'arrête-bœuf* ou *bugrane* est ligneuse, flexible, d'un gris foncé extérieurement, blanche et radiée en dedans; sa saveur est douce, son odeur faible et désagréable.

Garance. Racine. *Rubia tinctorum*, L. (Rubiacées). Europe.

La racine de Garance, grosse comme une plume, a une écorce rouge entourant un méditullium jaune; sa saveur est amère et astringente.

Elle a été recommandée dans l'hydropisie; mais son usage médical est très-médiocre en comparaison de son utilisation industrielle.

Seigle ergoté. Stroma. *Claviceps purpurea*, Tulasne (*Sclerotium Clavus*, DC.). Champignons. Europe (fig. 205 à 212).

L'ergot de Seigle se présente sous la forme d'un

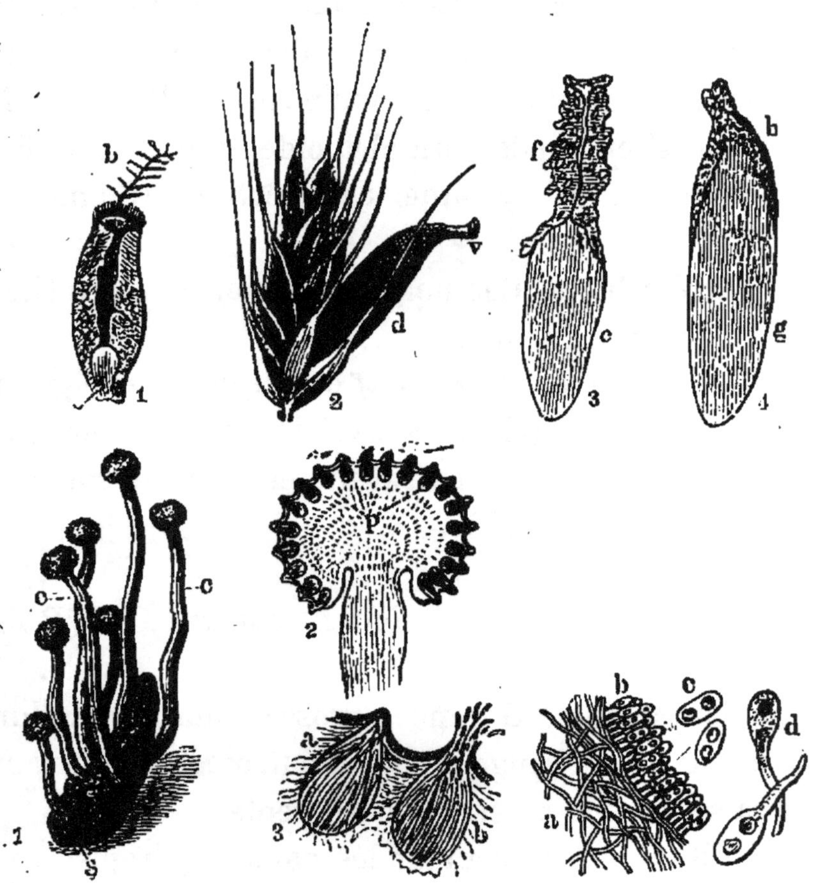

Fig. 205 à 211. — Seigle ergoté (Sphacelia, Sclerotium, Claviceps).

corps solide oblong, cylindroïde ou anguleux; arqué, avec un sillon longitudinal et des crevasses; sa couleur est d'un brun violacé, plus clair vers le

centre que vers la périphérie; sa cassure est homogène, son odeur est forte et désagréable, sa saveur
est douceâtre et suivie de constriction.

Le Seigle ergoté renferme : huile grasse non saponifiable, matière grasse cristallisable, cérine, er-
gotine, osmazone, sucre cristallisable, gomme,
principe colorant rouge, albumine, fungine, sels et

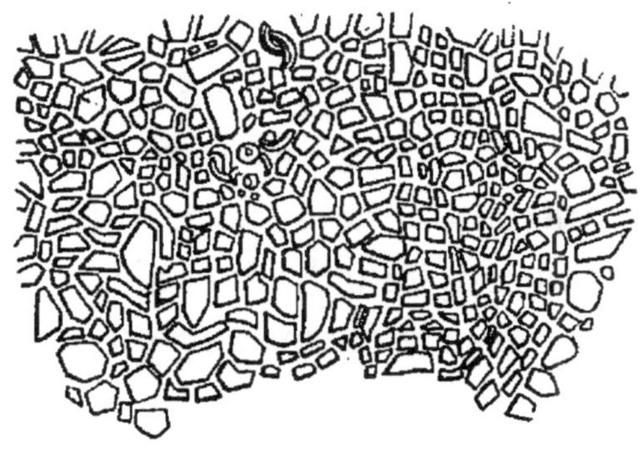

Fig. 212. — Coupe transversale de l'Ergot (300 D.).

silice (Wiggers). Mitscherlich en a retiré un sucre
qu'il nomme *Mycose* C^{12} H^{13} O^{13}.

On a longtemps discuté sur la nature de l'ergot,
mais aujourd'hui son histoire est bien connue depuis
les travaux de MM. Tulasne.

Dans les années humides, il se forme d'abord
en dehors de l'ovaire une *Sphacélie*, qui se développe peu à peu, s'identifie avec l'ovaire et le remplace; elle grandit rapidement et occupe la forme
de l'ovaire, dont la cavité s'oblitère complétement. A

une certaine époque, il exsude surtout du sommet une matière gluante (*Sphacelia segetum*, Léveillé), formée par des spermaties flottantes dans un liquide visqueux. Avant qu'aucune espèce d'exsudation apparaisse, le champignon parasite a changé d'état, et on trouve l'ergot, qui grandit, s'allonge et finit par se détacher. Mis en terre, il donne naissance au *Claviceps purpurea* : on a donc trois états succesifs, *Sphacélie*, *Ergot* et *Claviceps*.

Connu depuis un temps immémorial en Écosse et en Allemagne par les sages-femmes, le seigle ergoté a été introduit dans la pratique médicale en 1747 par un accoucheur hollandais, Rathlow.

Le seigle ergoté détermine, quand il se trouve mêlé au pain, des vertiges, des convulsions, des contractions des membres, et des phénomènes d'hébétude qui ressemblent à ceux résultant de l'ivresse opiacée. Les pupilles sont dilatées, la circulation est ralentie ; les membres inférieurs éprouvent une sensation de froid, de l'engourdissement, des fourmillements, et la gangrène peut être le résultat de son emploi très-prolongé.

Au point de vue thérapeutique, le seigle ergoté est fréquemment employé pour déterminer la contraction de l'utérus, et cette action a été indiquée depuis les temps les plus anciens. On a vanté aussi ses propriétés antihémorrhagiques.

EXTRACTIF AMER ET HUILES ESSENTIELLES.

Tout un groupe de plantes renfermant de l'Extractif amer et de l'Huile essentielle est composé par la famille naturelle des Labiées. Parmi ces plantes,

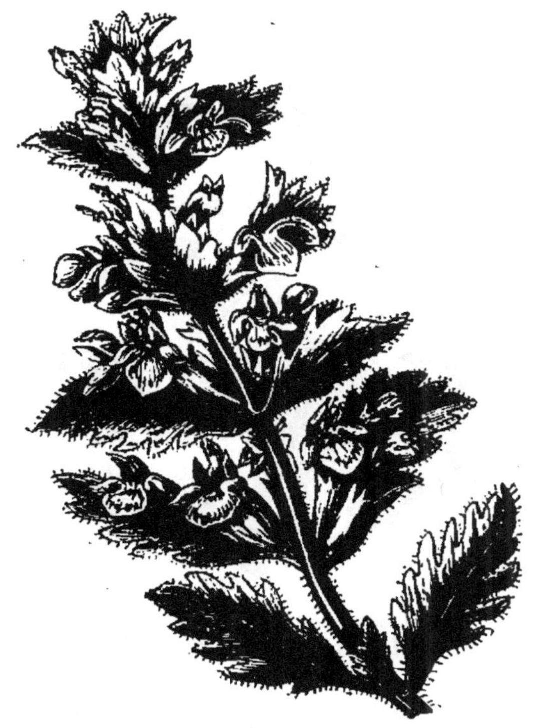

Fig. 213. — Teucrium Chamædrys.

les unes ne contiennent que de faibles proportions d'huile essentielle et agissent presque uniquement comme les Amers. D'autres renferment des proportions plus ou moins grandes d'essence, et sont excitantes à un degré plus ou moins prononcé.

C'est à ce groupe qu'appartiennent les *espèces vulnéraires* ou *aromatiques*, sauge, thym, serpolet, hysope, menthe aquatique, origan.

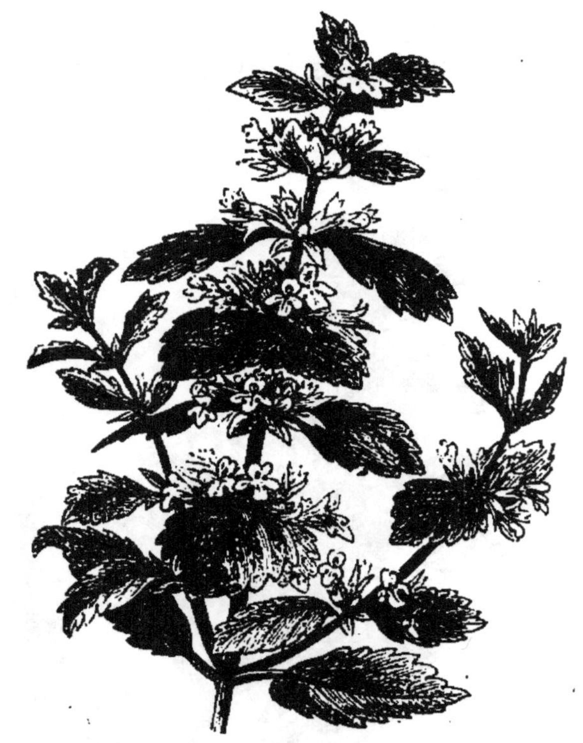

Fig. 214. — Melissa officinalis.

Germandrée. Sommités fleuries. *Teucrium Chamœdrys*, L. (Labiées). Europe (fig. 213).

La *Germandrée* ou *Petit chêne* est une plante vivace à tige rampante et à rameaux nombreux étalés, puis redressés. Ses feuilles sont pétiolées, petites, ovales, crénelées, glabres et lisses en dessus, veinées et grisâtres en dessous; ses fleurs sont pourpres ét munies de bractées rouges. Sa saveur est un peu âcre, aromatique et amère.

Les *Teucrium Marum*, L. (*Germandrée maritime, Mare*), *T. Scordium*, L. (*Scordium, Germandrée d'eau*), *T. Botrys*, L. (*Botrys, German-*

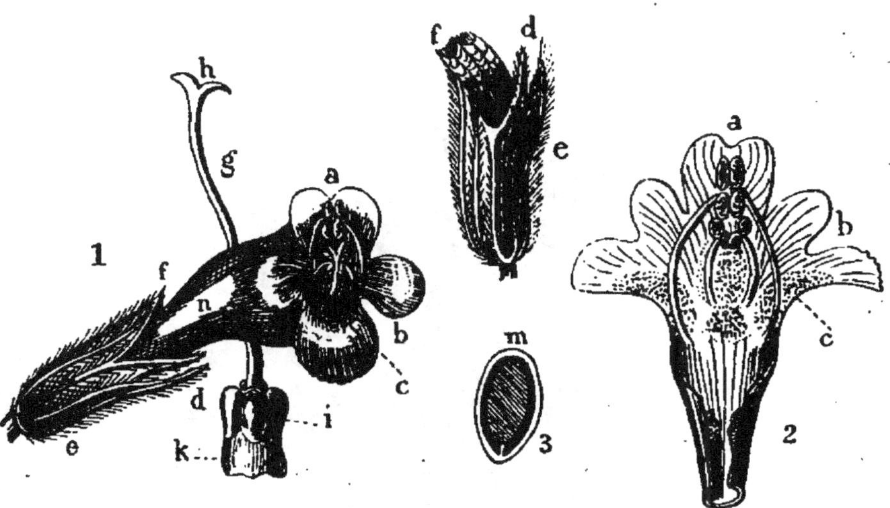

Fig. 215 à 218. — Fleur de Melissa officinalis.

drée femelle), etc., ont été aussi employés en médecine ; ils sont inusités aujourd'hui.

La petite proportion d'Huile essentielle que renferment les *Teucrium*, les fait employer quelquefois comme amers.

Mélisse. Sommités, feuilles. *Melissa officinalis*, L. (Labiées). Europe (fig. 214 à 218).

Les feuilles de Mélisse sont opposées, longuement

pétiolées, ovales, aiguës, crénelées, rugueuses, un peu velues, d'un vert foncé en dessus, d'un vert pâle en dessous; les nervures font saillie à la face

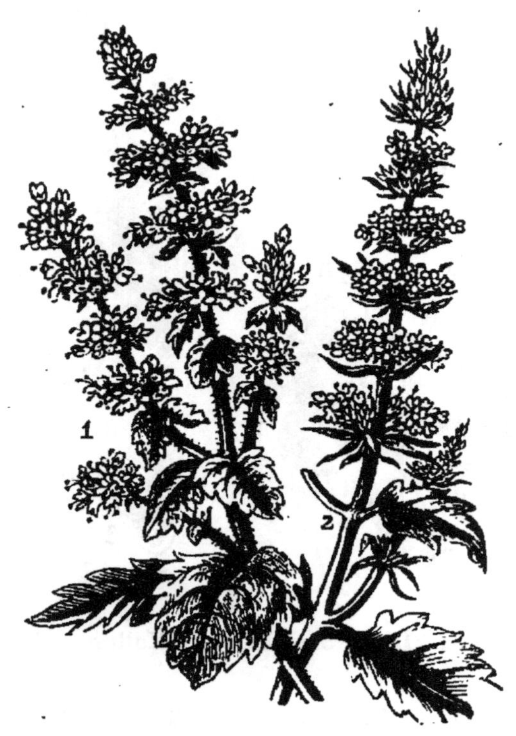

Fig. 219. — 1 Mentha rotundifolia. 2 Mentha sylvestris.

inférieure. Leur odeur est citronnée et agréable, leur saveur amère et aromatique.

La Mélisse est employée comme excitant du système nerveux, surtout sous forme d'Alcoolat.

Cataire. *Nepeta Cataria*, L. (Labiées). Europe.

La *Cataire* ou *Herbe aux chats* est velue ; ses feuilles sont pétiolées, ovales-aiguës, dentées, ru-

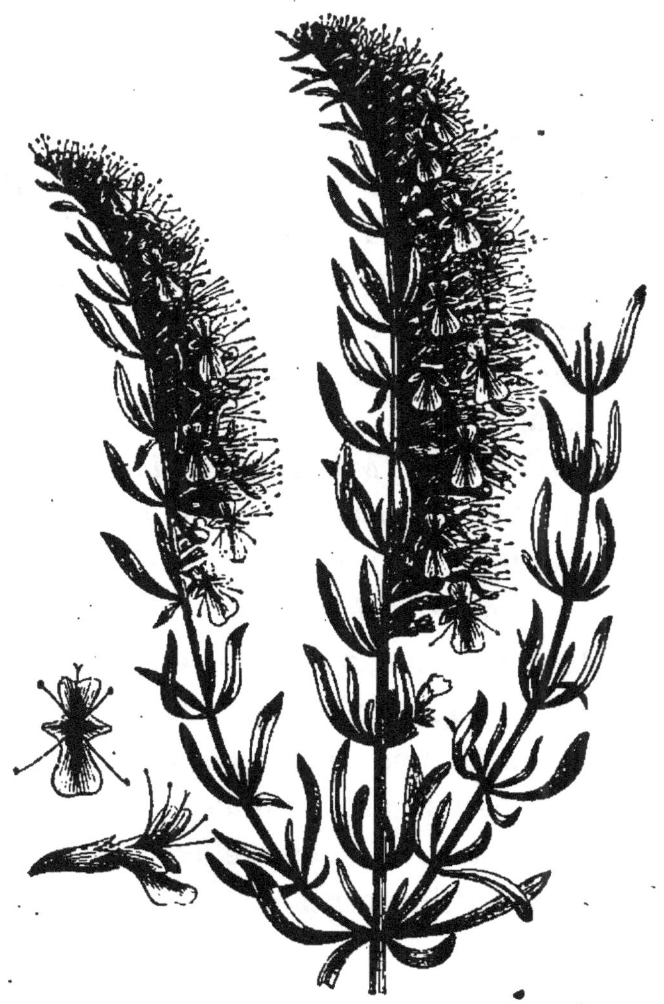

Fig. 220. — Hyssopus officinalis.

gueuses, pubescentes ; ses fleurs sont blanches ; son odeur est forte ; sa saveur est âcre et amère. Elle

passe pour stomachique, carminative et emménagogue. Inusitée, elle entre encore dans la composition
du sirop d'armoise composé.

Menthe. Sommités. On fait usage de plusieurs
espèces de *Mentha* (Labiées) et surtout des *Mentha
piperita*, L., et *viridis*, L. Europe (fig. 219).

La *Menthe poivrée, Mentha piperita*, L., a des
tiges rougeâtres non velues, portant des feuilles ovales
oblongues, pétiolées et glabres. Les fleurs purpurines sont disposées en épis obtus, et ont leurs étamines incluses.

La *Menthe verte, Mentha viridis*, L., a des tiges
glabres, vertes, et portant des feuilles sessiles, lancéolées ; ses fleurs purpurines sont disposées en épis
allongés, et ont leurs étamines saillantes.

Les Menthes crépues sont des variétés des diverses espèces de *Mentha*, qui en général sont deve-
nues en même temps tomenteuses.

Les Menthes sont aromatiques, stimulantes, carminatives et stomachiques ; elles agissent surtout
par l'essence qu'elles contiennent. (Voir *Essences*.)

Hysope. *Hyssopus officinalis*, L. (Labiées). Europe méridionale (fig. 220).

L'Hysope est à demi ligneuse, elle a des feuilles
entières, linéaires, lancéolées ; ses fleurs sont bleues

ou violacées; son odeur est aromatique, sa saveur est un peu âcre.

L'Hysope est stimulante, béchique et expectorante.

Lierre terrestre. *Glechoma hederacea*, L. (Labiées). Europe.

Le lierre terrestre est une plante vivace à tiges couchées stolonifères, portant des feuilles pétiolées réniformes, crénelées ; ses fleurs sont bleues ou pourprées, en cymes pauciflores, dirigées du même côté. Son odeur est aromatique, forte, sa saveur est amère.

On l'emploie comme vulnéraire et béchique.

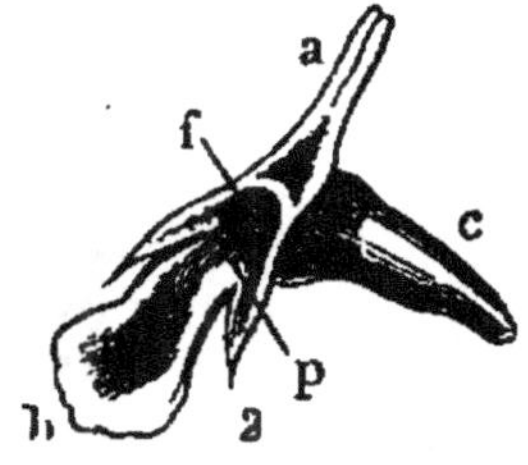

Fig. 221. — Fleur de Marrubium vulgare.

Marrube. *Marrubium vulgare*, L. (Labiées). Europe (fig. 221).

Plante cotonneuse blanchâtre, à feuilles ovales rugueuses, crénelées, à fleurs blanches, en verticillastres multiflores ; elle est aromatique, âcre et amère.

Elle contient, d'après M. Thélu, un principe particulier fébrifuge, la *Marrubine*.

Thym. *Thymus vulgaris*, L. (Labiées). Europe.

Le Thym est une petite plante à tiges ligneuses

et portant des feuilles sessiles, très-petites, linéaires, à bord revoluté ; ses fleurs blanches ou rosées sont réunies en verticilles vers le sommet des rameaux.

Le Thym est surtout employé comme condiment culinaire : il fournit une assez grande quantité d'essence.

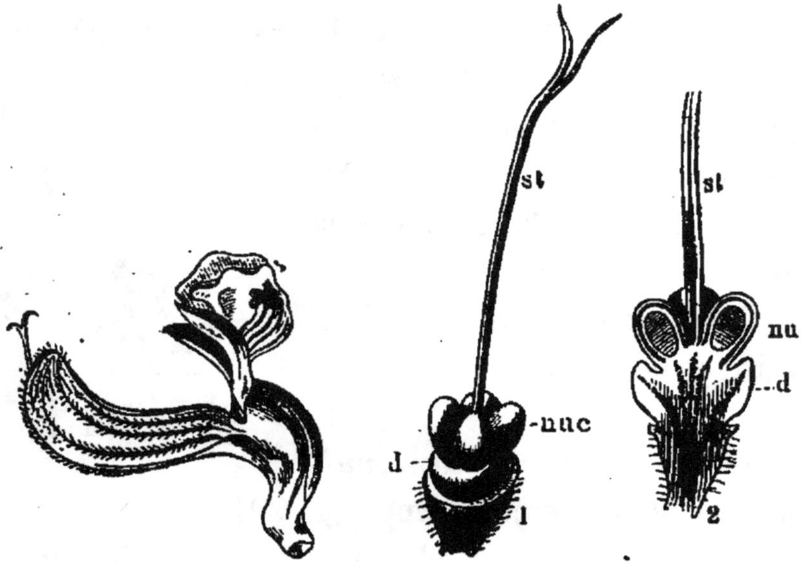

Fig. 222.
Fleur de Salvia officinalis.

Fig. 223 et 224.
Salvia officinalis.

L'essence de thym est formée de *Thymène* et de *Thymol* (voir *Essences*).

Serpolet. *Thymus Serpyllum*, L. (Labiées). Europe.

Le Serpolet est une petite plante ligneuse, à rameaux diffus et étalés, portant des feuilles petites, vertes, linéaires, à bord non révoluté ; ses corolles sont pourprées, rosées ou blanches.

On en fait surtout usage comme condiment.

Excitant, aromatique.

Sauge. *Salvia officinalis,* L. (Labiées). Europe (fig. 222 à 224).

La Sauge officinale a des feuilles pétiolées, oblongues, blanchâtres, rugueuses, crénelées ; sa saveur est chaude et un peu amère ; son odeur très-aromatique ; ses fleurs sont bleues et en épi interrompu formé par des cymules peu garnies.

La *Toute bonne, Salvia Sclarea,* L., a des feuilles très-grandes, ridées et très-odorantes. Ses fleurs sont bleu pâle.

Romarin. Sommités. *Rosmarinus officinalis,* L. (Labiées). Europe.

Le Romarin a des tiges ligneuses à feuilles sessiles, étroites, coriaces, révolutées, vertes en dessus, blanchâtres en dessous ; ses fleurs sont d'un bleu pâle, peu nombreuses.

Il est aromatique, stimulant et carminatif, et est employé surtout à l'extérieur, en lotions, dans l'hystérie, l'hypochondrie, l'aménorrhée. On dit que son infusion, employée chaque jour, empêche la chute des cheveux pendant les convalescences.

Lavande. Sommités. *Lavandula Spica*, DC., et *vera*, DC. (Labiées). Europe méridionale.

Les Lavandes ont des tiges ligneuses, à feuilles linéaires, révolutées, grisâtres en dessous ; elles portent des épis très-courts de fleurs bleues ; leur odeur est suave.

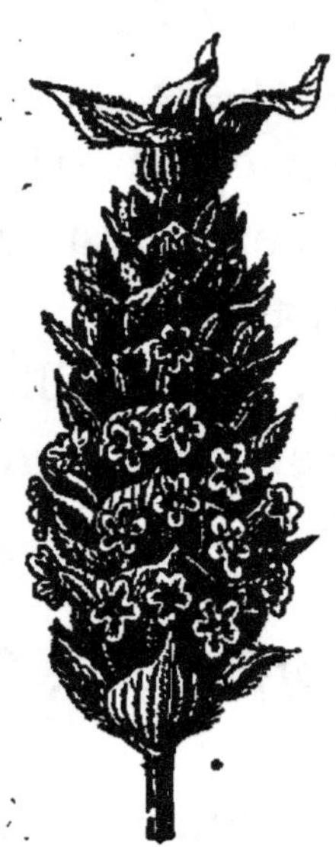

Fig. 225.
Lavandula
Stœchas.

Stœchas. Sommités. *Lavandula Stœchas*, L. ; Europe. Région méditerranéenne (fig. 225).

Les fleurs de Stœchas sont réunies en épis denses, ovales, écailleux, violets et blanchâtres.

Elles ont une odeur forte, leur saveur est chaude et aromatique.

Origan. Sommités, *Origanum vulgare*, L. (Labiées). Europe, bois montueux, fossés arides.

L'Origan est une plante vivace à tige dressée, rougeâtre, et munie de rameaux en haut. Ses fleurs rougeâtres ou blanches sont en épis eourts, dont l'ensemble forme des corymbes ; elles sont accompagnées de bractées ovales, violacées. Son odeur est très-aromatique, sa saveur chaude et amère.

L'Origan est une plante aromatique employée quelquefois comme excitant nervin.

Dictame de Crète. Sommités. *Origanum Dictamnus*. L. (Labiées). Région méditerranéenne.

Le Dictame de Crète a des tiges rougeâtres, velues, des feuilles petites, arrondies, cotonneuses, blanchâtres ; son odeur est forte et balsamique.

Inusité aujourd'hui, le Dictame de Crète agit comme excitant et emménagogue ; il entre dans la thériaque et le diascordium.

Orangers. Les Aurantiacées offrent une très-grande analogie dans leurs propriétés : le fruit en est souvent employé, le péricarpe en particulier, qui contient une notable proportion d'huile essentielle enfermée dans des cellules closes ; la partie qui contient les réservoirs à essence est le *zeste,* et est ordinairement assez mince et chagrinée. Au-dessous se trouve une partie blanche, amère, qui contient l'*Hespéridine*. Cette essence est excitante et ordinairement d'une odeur très-suave. Celle qui est obtenue par distillation est plus pure, mais moins agréable comme odeur.

On emploie les péricarpes de :

1° L'*Oranger, Citrus Aurantium*, L., qui se présente sous forme de quartiers verts ou jaunâtres en dehors, blanchâtres en dedans, épais, durs, odorants et amers ; ou sous forme de bandes spiralées, constituées par le zeste, qui est jaunâtre, chagriné et très-aromatique.

2° Le *Bigaradier*, *Citrus Bigaradia*, Lois., tournit surtout ses fruits récoltés avant la maturité, qu'on nomme *petit grain* ou *orangettes*, et qu'on emploie à la fabrication des pois à cautères, et à l'extraction de l'*essence de petit grain*.

Les écorces du fruit de Bigaradier sont employées sous le nom d'*écorces d'oranges amères*; elles se présentent sous deux formes, en quartiers verts ou jaune brun à l'extérieur, épais, offrant le zeste et la matière blanche sous-jacente, durs, compactes, très-odorants et amers; ou en fragments spiralés, longs, minces, jaunâtres, chagrinés et très-aromatiques; ces spirales sont formées par le zeste.

Le *Citronnier*, *Citrus medica*, L. (fig. 226), originaire de l'Asie et cultivé dans le sud de l'Europe, fournit son fruit (*citron*) utilisé pour son acidité, et qui forme la base des boissons dites *limonades*.

Ses feuilles, qui sont oblongues, aiguës, dentées, sont quelquefois employées en pharmacie pour faire des infusions.

Oranger. Fleurs. *Citrus Aurantium*, L. (Aurantiacées). Europe (fig. 227).

Les Fleurs d'oranger sont blanches, campanulées, à pétales sessiles, allongés, obtus, épais, charnus, et offrant un grand nombre de vésicules transparentes; les étamines sont au nombre de 20 environ,

polyadelphes. Elles ont une odeur suave, et une sa
veur un peu amère.

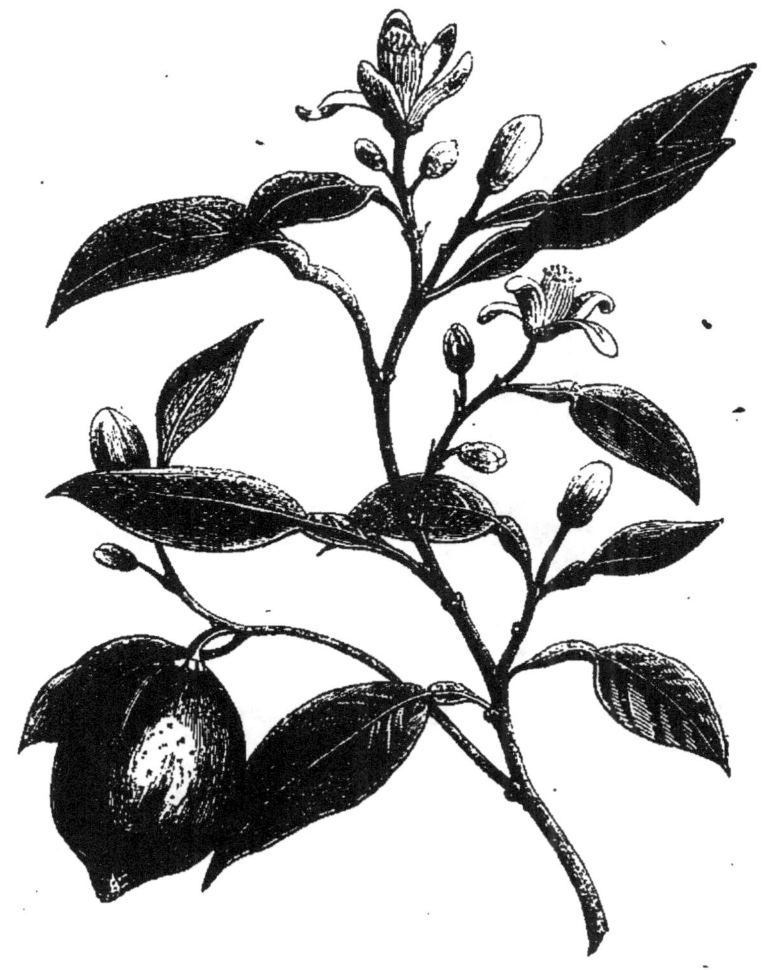

Fig. 226. — Citrus medica.

Elles sont principalement employées à faire l'eau de
fleurs d'oranger, qui est plus suave que celle fabriquée,

comme on le fait dans le Midi, avec les fleurs et les feuilles. La distillation des Fleurs d'oranger fournit une essence, *Néroli*, qui ne paraît pas préexister sous cette forme dans les fleurs ; l'eau distillée contient

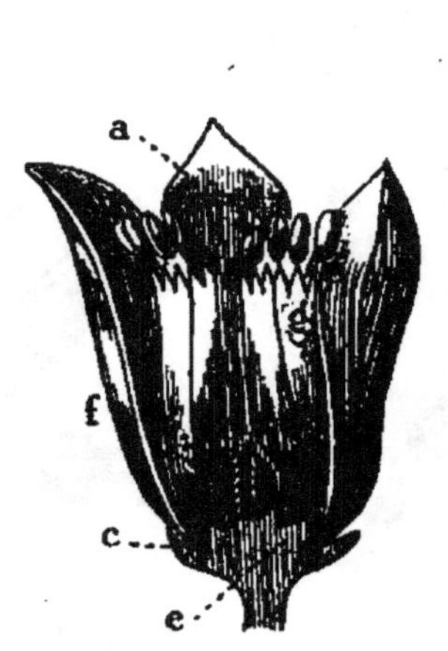

Fig. 227. — Fleur d'oranger.

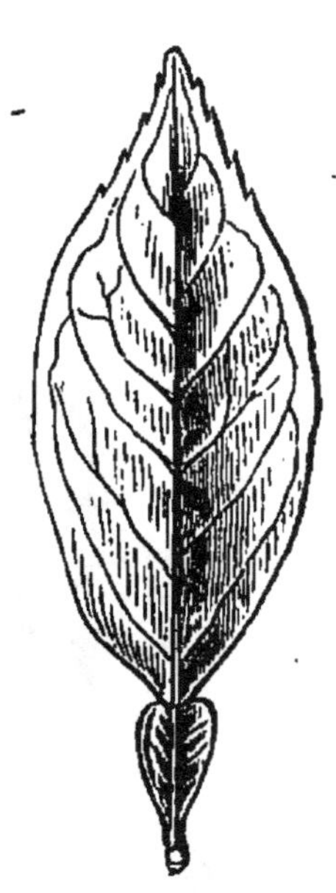

Fig. 227. — Feuille d'oranger.

en dissolution une essence différente, qu'on peut en séparer par l'éther, et qui a l'odeur de la fleur d'oranger.

L'action principale des Fleurs d'oranger et de leur eau distillée est une action antispasmodique, rapide mais fugace.

Oranger. Feuilles. *Citrus Aurantium*, L. (Aurantiacées). Europe (fig. 227).

Les feuilles d'oranger sont alternes, formées d'une seule foliole ovale, acuminée, entière, glabre et coriace ; cette foliole est portée par un pétiole ailé sur les bords, ce qui lui donne l'aspect cordé ; elles renferment des vésicules pleines d'une huile essentielle suave.

Elles se distinguent des feuilles de citronnier en ce que celles-ci sont plus allongées, dentées, et sont portées par un pétiole non ailé.

Elles agissent comme excitant du système cérébral et rachidien.

Tilleul. Fleurs. *Tilia europœa*, L., (Tiliacées). Europe. (fig. 228 à 238).

Le Tilleul est formé par des grappes florales bien triflores, adhérentes à une bractée oblongue, linéaire, spatulée, obtuse, vert jaunâtre, membraneuse ; sa saveur est douce, aromatique, et son odeur suave. On doit préférer au *Tilia europœa*, L., le *Tilia argentea*, Desf., qui donne un produit plus suave, et qui se reconnaît à ses fleurs plus grandes et à ses fruits ovoïdes.

Le Tilleul contient du tannin et surtout une essence qui paraît avoir une action stimulante et enivrante (Marcgraf et Pfaff).

Les fleurs de Tilleul ont une action antispasmodique ; sèches, elles sont plus suaves.

Sureau. Fleurs. *Sambucus nigra*, L. Europe (fig. 239 à 245).

Les fleurs de Sureau sont d'un blanc jaunâtre et disposées en corymbe; leur calice est très-petit, leur corolle est gamopétale, rotacée, à cinq lobes, qui portent fixées à leur base cinq étamines; leur odeur est aromatique, leur saveur agréable.

On en fait une eau distillée, résolutive, dont l'odeur est différente suivant qu'elle a été préparée avec les fleurs fraîches ou sèches.

Les fleurs de Sureau servent aussi, à la dose de 4 grammes, à faire une infusion sudorifique, ou à celle de 10 à 12 des fomentations résolutives.

Vanille. Fruit, capsule, *Vanilla aromatica*, Sw. (Orchidées). Amérique, Mexique, Colombie, Guyane (fig. 246 à 251).

Le Vanillier est un Orchidée épiphyte, dont les tiges, de la grosseur du doigt, se fixent sur les arbres par des racines adventives.

Les capsules de Vanille sont uniloculaires, à trois valves portant chacune un placenta sur leur ligne médiane; on les cueille un peu avant la maturité, pour qu'elles ne s'ouvrent pas; on les fait sécher à l'ombre et on les enduit d'huile [1]

---

[1] On a attribué l'empoisnnoement par des glaces aromatisées à la Vanille à ce que celle-ci aurait été lubréfiée avec de l'huile d'Anacarde.

pour conserver leur souplesse et les garantir des insectes.

On distingue trois variétés de Vanille :

1° La *Leq* ou *marchande*, à gousses longues de 0,10 à 0,16, ridées et sillonnées en long, rétrécies aux deux extrémités, recourbées à la base et souvent recouvertes de *givre*.

2° *Vanille Simarona* ou *bâtarde*, rapportée au *Vanilla sylvestris*, Schiede; elle est plus courte que la Vanille ordinaire, plus grêle, plus sèche, moins foncée, moins aromatique; elle ne se *givre* pas.

3° Le *Vanillon*, qu'on dit être produit par le *Vanilla Pompona*, Schiede, est long de 0,14 à 0,20, très-brun, presque noir, mais visqueux et presque toujours ouvert; son odeur est forte.

La Vanille est formée d'huile grasse, résine molle, extrait un peu amer, sucre, acides benzoïque et cinnamique. Elle agit comme un aphrodisiaque léger.

Mélilot. Fleurs. *Melilotus officinalis*, L. (Légumineuses). Europe (fig. 252 et 253).

Le Mélilot porte des grappes unilatérales de petites fleurs jaunes, pendantes, à dents calycinales aussi longues que le tube et à étendard aussi long que les ailes et la carène. Desséché, il a une odeur

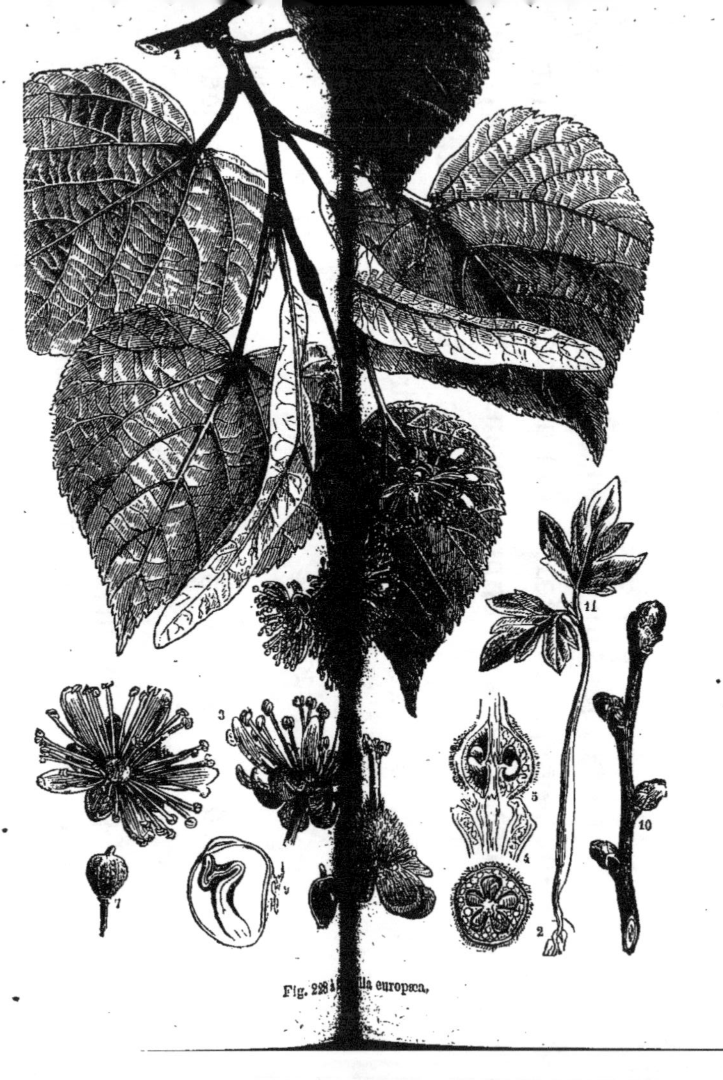

Fig. 236. — Tilia europæa.

forte et agréable qui rappelle celle de la fève Tonka.

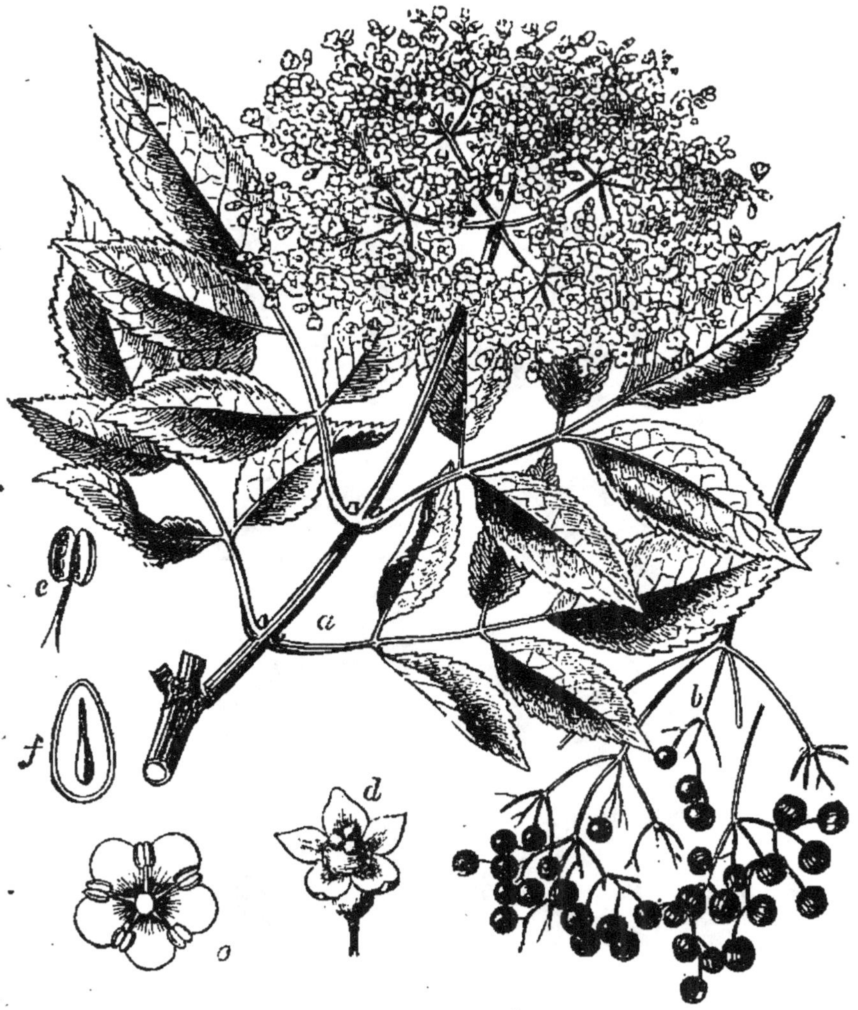

Fig. 239 à 245. — Sambucus nigra.

Il contient une huile volatile concrète (stéaroptène) analogue à la coumarine $C^{18} H^6 O^4$.

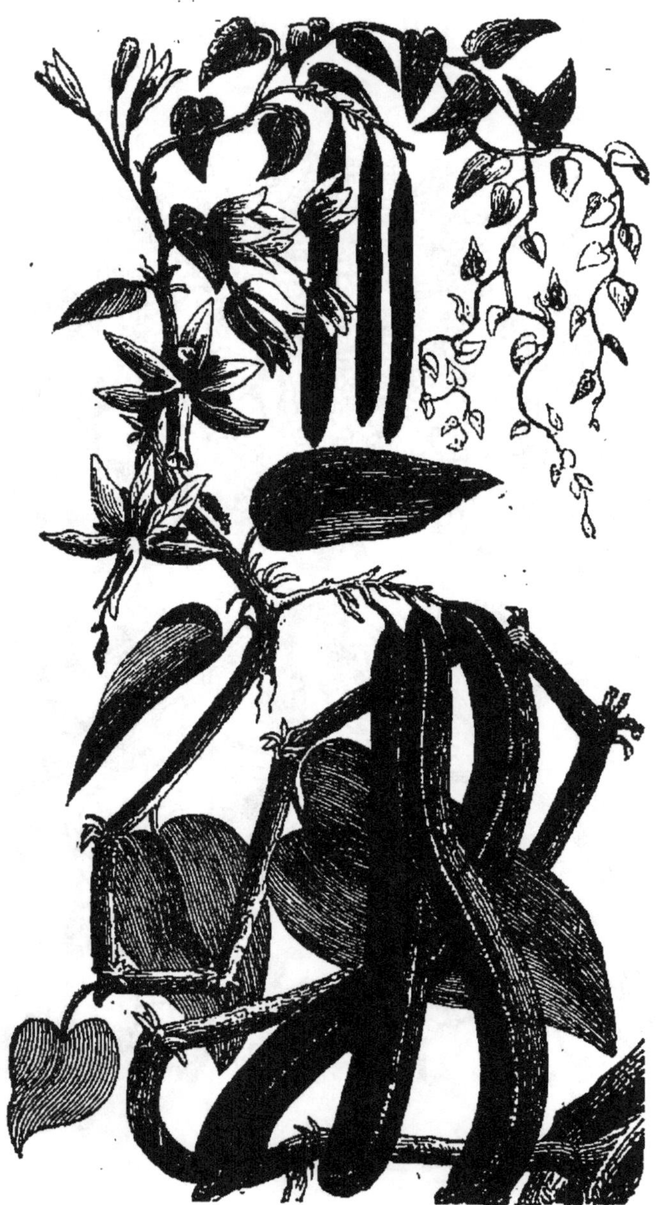

Fig. 246. — Vanilla aromatica.

Son eau distillée entre surtout dans la confection des collyres résolutifs.

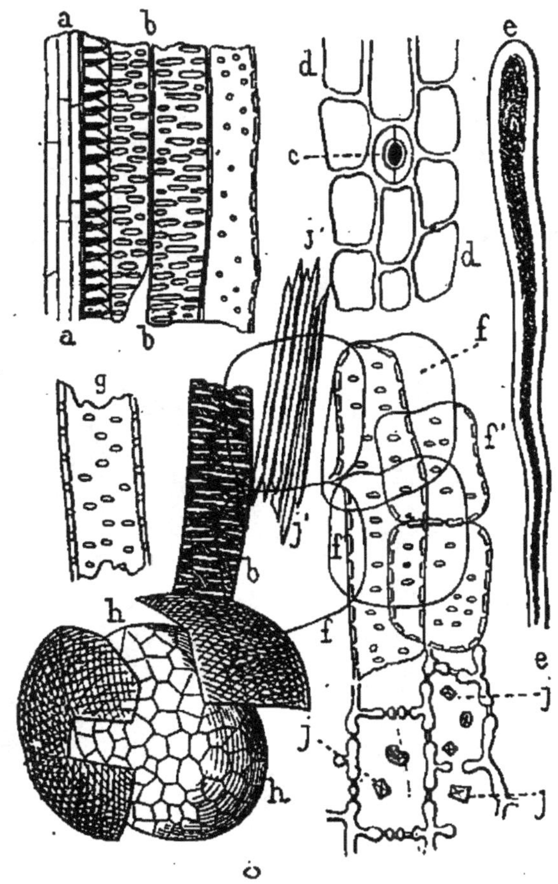

Fig. 247 à 251. — Éléments organiques de la Vanille. *b* faisceau vasculaire, *c* stomate, *d* épiderme, *e* cellule tubuleuse de la paroi interne du fruit, *f* cellules pierreuses du péricarpe, *g* fragment de cellule ligneuse, *h* graine avec enveloppe brisée, *j* parenchyme sous-épidermique avec oxalate de chaux, *j'* raphides.

Fève Tonka. Graine. *Dipteryx odorata*, Willd.; *Coumarouma odor.*, Aubl. (Légumineuses). Guyane.

Les *Fèves Tonka* sont oblongues, aplaties, très-ridées, luisantes, d'un brun foncé ; elles ont l'odeur du Mélilot très-tenace. Elles renferment une amande huileuse, entre les cotylédons de laquelle on trouve

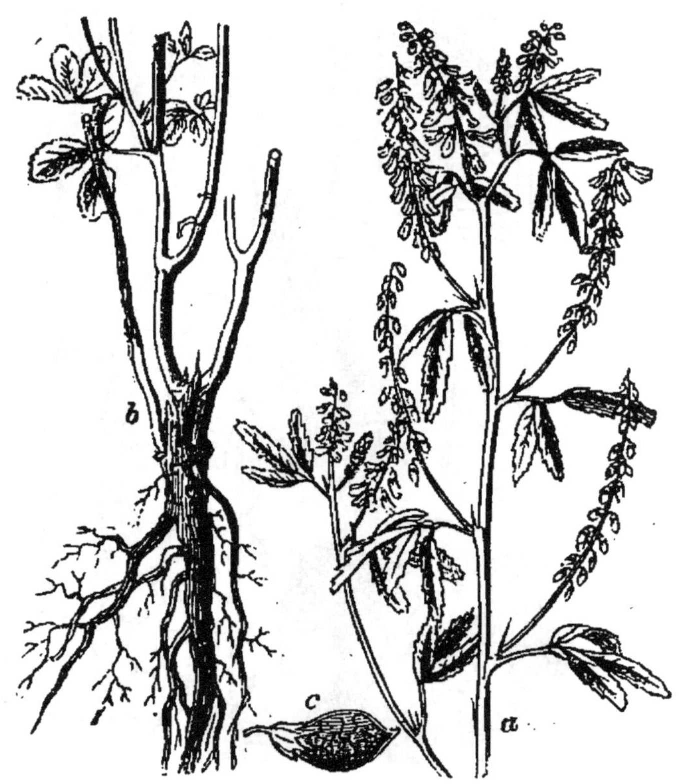

Fig. 252 et 253. — Melilotus officinalis. *a* tige dressée, *b* racine fibreuse, *c* coupe de la fleur.

souvent des cristaux aiguillés ou prismatiques de coumarine.

Faham. Feuilles. *Angræcum fragrans*, Pet. Th. (Orchidées). La Réunion.

Le *Faham* est formé de feuilles longues de 0,08 à 0,10 sur 0,007 à 0,015 de large, entières, coriaces, rectinervées. Leur odeur est agréable, leur saveur parfumée. Gobley en a tiré de la coumarine.

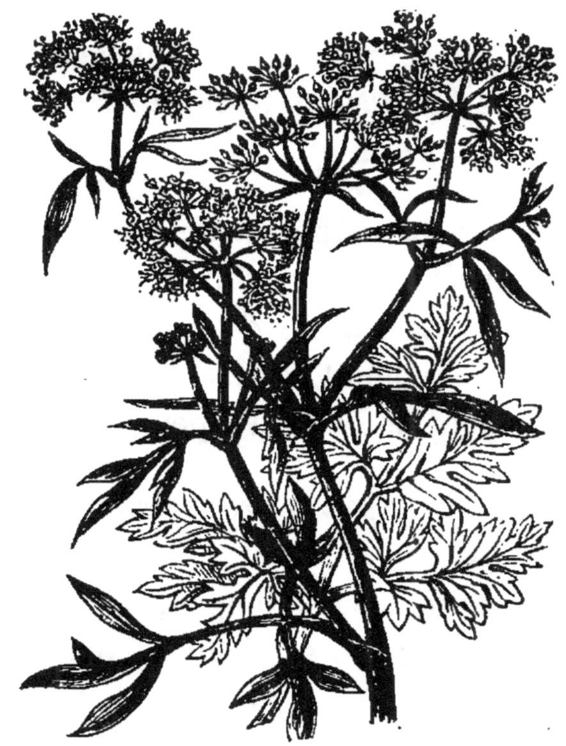

Fig. 254. — Petroselinum sativum.

Tiges et feuilles d'Ombellifères. Elles sont aromatiques, excitantes et fondantes.

ACHE. *Apium graveolens*, L. Les tiges et feuilles fournissent un suc qui passe pour un bon fébrifuge et remplace le jus de persil.

Persil, *Petroselinum sativum*, Hoffm. Le suc de Persil est un remède populaire employé dans les engorgements laiteux et les contusions (fig. 254).

Cerfeuil, *Anthriscus Cerefolium*, Hoffm. Le suc est donné dans les engorgements du foie et laiteux. C'est un très-bon fondant, nullement dangereux, qu'on substitue souvent avec avantage à la ciguë.

Angélique, *Angelica Archangelica*, L. On en mange les tiges confites.

Racines des Ombellifères. Ce sont en général des excitants très-actifs ou des diurétiques.

. Les *espèces apéritives diurétiques* sont les racines sèches de fenouil, d'ache, de persil (Ombellifères) et de petit houx et d'asperge (Asparaginées).

Ache. Racine. *Apium graveolens*, L. (Ombellifères). Europe.

L'Ache est une souche longue, assez grosse, grise à l'extérieur, blanche en dedans, fusiforme et légère; son odeur est aromatique, forte, et rappelle celle du céleri; sa saveur aromatique est âcre et amère. Elle se trouve dans le commerce coupée en morceaux; elle se pique facilement.

Elle est une des cinq racines apéritives.

Livèche. Racine. *Levisticum officinale,* Koch (Ombellifères). Europe.

La racine de Livèche est épaisse, brune à l'extérieur, blanche en dedans; son odeur est forte, sa saveur est âcre. Desséchée, elle est grosse environ comme le pouce, grise au dehors, avec des rides longitudinales et transversales; sa cassure est jaunâtre et spongieuse; son odeur est agréable, sa saveur âcre et sucrée.

Elle est souvent substituée à la racine d'ache.

Fenouil. Racine. *Fœniculum vulgare*, Gærtn. (Ombellifères). Europe.

La racine de Fenouil offre, autour d'un centre ligneux, une écorce fibreuse, blanchâtre ou jaunâtre à la surface; son odeur est faible et agréable, sa saveur est douce et sucrée.

Elle est une des cinq racines apéritives.

Angélique. Racine. *Angelica Archangelica*, L. (Ombellifères). Europe.

La racine d'Angélique, toujours surmontée de vestiges de la tige et munie de radicules fasciculées, est grise et ridée au dehors, blanche en dedans; elle exhale une odeur forte et a une saveur douce qui devient ensuite amère et âcre.

Elle contient de l'huile volatile, de l'acide volatil (angélicique), de la cire, une sous-résine cristallisable (angélicine), une résine amorphe, de la matière amère, du sucre et de l'amidon (Buchner).

Elle est très-excitante.

Carotte, *Daucus Carotta*, L. (Ombellifères). Cette racine renferme de la mannite et du sucre cristallisable. Sa pulpe a été proposée pour application sur les cancers.

Sumbul. Racine. *Euryangium moschatum (Angelica moschata*, Wigg.) (Ombellifères). Turkestan.

Cette racine est en tronçons à tranche fibreuse, de couleur jaune clair; ils offrent de nombreuses stries concentriques; leur écorce est brunâtre; ils exhalent une odeur musquée; leur saveur est douce d'abord, puis amère et très-aromatique.

Persil. Racine. *Petroselinum sativum*, Hoffm. Europe.

La racine du Persil, grosse comme le doigt, est de couleur gris jaunâtre, ridée en dehors; elle offre un meditullium jaune non ligneux; son odeur est faible et agréable; sa saveur est douce. Elle s'attaque facilement aux insectes. Elle est une des cinq racines apéritives.

Petit Houx. Rhizome. *Ruscus aculeatus*, L. (Asparaginées). Europe (fig. 255).

La *racine de petit Houx*, une des racines apéritives, est grosse comme le doigt, noueuse, articulée, et munie de racines ligneuses blanches. Son odeur est légère ; sa saveur est à la fois douce et amère.

Asperge. Rhizome. *Asparagus officinalis*, L. (Asparaginées). Europe.

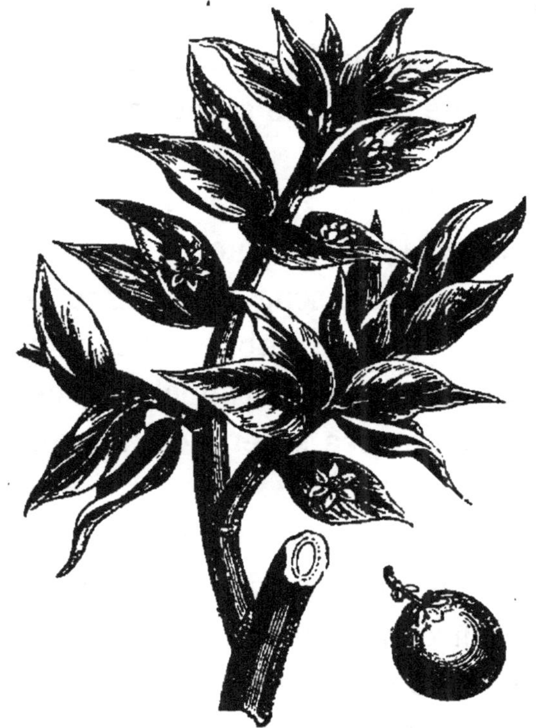

Fig. 255. — Ruscus aculeatus.

Le rhizome, nommé communément *racine d'Asperge,* est gros comme le pouce, écailleux, charnu, rameux, et porte des racines fasciculées grises et molles. Il est une des cinq racines apéritives.

Acore vrai. Rhizome. *Acorus Calamus*, L. (Aroïdées). Europe.

L'*Acore vrai* est en morceaux spongieux, un peu aplatis, marqués d'anneaux irréguliers, portant à la partie inférieure des cicatrices punctiformes, qui sont la trace des racines; sa couleur est jaune brun à l'extérieur, rosée en dedans.

L'*Acore des Indes* est plus menu, d'une odeur plus agréable; il a une saveur amère.

Ginseng. Racine. *Panax Ginseng*, Mey. (Araliacées). Chine, Corée, Japon.

La racine de Ginseng est longue de 0,06 à 0,08, de couleur jaune ambré, demi-transparente et bifurquée de façon à rappeler grossièrement une figure humaine; sa saveur est sucrée, puis un peu amère.

Très-recherchée des Chinois, qui lui attribuent les vertus les plus grandes, elle est surtout estimée comme aphrodisiaque. On la trouve à peine dans le commerce, et même en Chine elle est souvent remplacée par d'autres racines d'Araliacées et de Campanulacées.

Le *Ginseng du Canada*, fourni par le *Panax quinquefolium*, L., lui est fréquemment substitué; il offre la même apparence, mais comme il n'a pas été cuit à la vapeur, il n'est pas translucide.

Fruits des Ombellifères. Les fruits des Ombellifères (fig. 253 à 266), qui contiennent de l'huile vola-

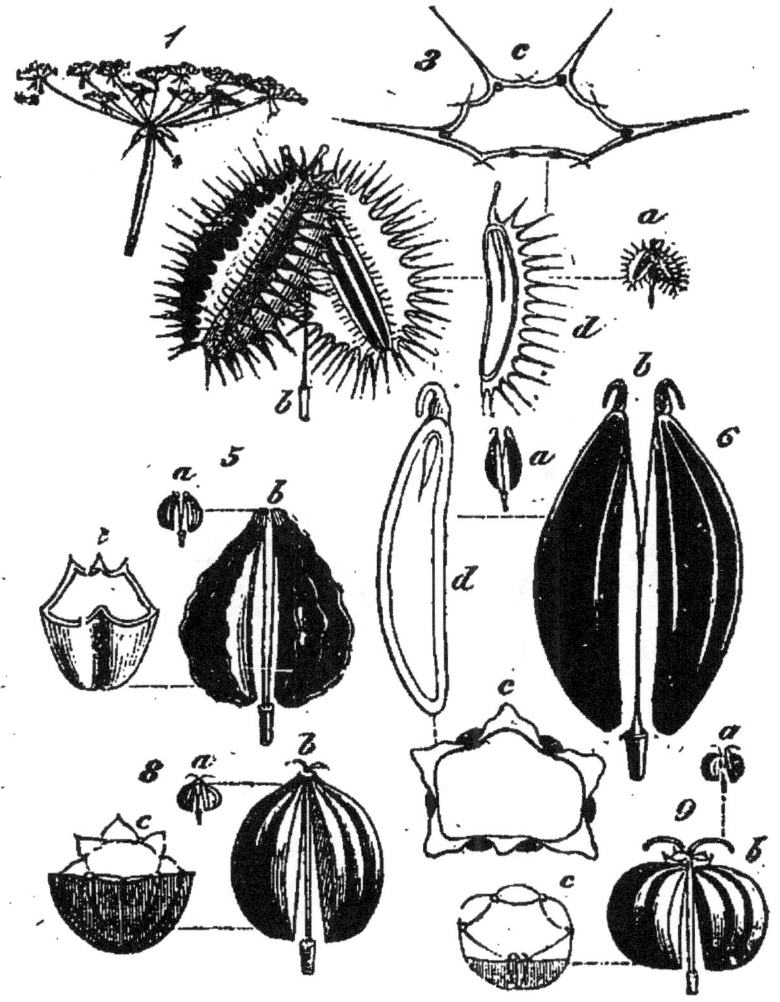

Fig. 256 à 263. — 1 Ombelle composée, 3 Daucus Carotta, 5 Conium maculatum, 6 Carum Carvi, 8 Æthusa Cynapium, 9 Cicuta virosa.

tile dans leur péricarpe uni au calice, jouissent de propriétés très-analogues et sont tous excitants; on les emploie contre certaines indisposi-

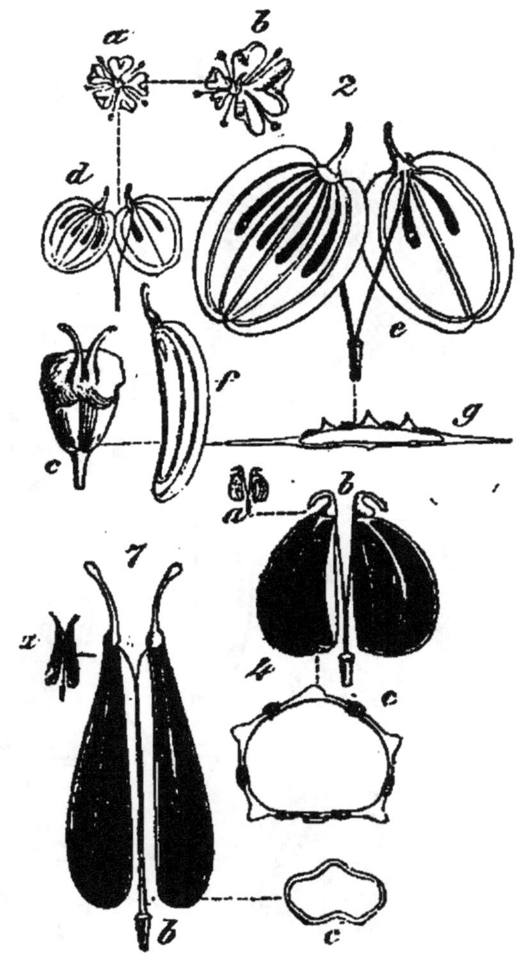

2 Heracleum Sphondylium, 4 Petroselinum sativum,
7 Chærophyllum temulum.

tions mal définies du tube digestif, qui sont plutôt
des malaises que des maladies, contre la flatulence

et les coliques. Aussi fournissent-ils les *Espèces carminatives*, qui étaient les fruits d'Anis, de Carvi, de Coriandre et de Fenouil.

Ammi. Fruit. *Ptychotis verticillatu*, Duby. Europe méridionale.

L'Ammi est formé de méricarpes petits, oblongs, à cinq côtes filiformes égales, sur un columelle bipartite. Sa saveur est âcre et chaude.

L'Ammi est une des quatre semences carminatives.

Anis. *Pimpinella Anisum*, L. Région méditerranéenne.

L'Anis est formé de méricarpes linéaires oblongs, munis de cinq côtes peu saillantes; il est pubescent, vert blanchâtre; sa columelle est bifide; son odeur et sa saveur sont aromatiques.

L'Anis contient : stéarine, résine, huile grasse, huile volatile, sous-résine, gomme, extractif, sels (Brandes et Reimann).

Les semences d'Anis ont été quelquefois mélangées d'une grande proportion de petites pierres blanc grisâtre (Dieterich).

Aneth. Fruits. *Anethum graveolens*, L. Midi de l'Europe, Égypte (fig. 264 à 266).

L'Aneth est lenticulaire, à côtes marginales ailées et planes ; son odeur est forte , sa saveur aromatique.

Carvi. Fruits. *Carum Carvi*, L. Europe méridionale (fig. 267 et 268).

Le Carvi est formé de fruits à méricarpes ovoïdes

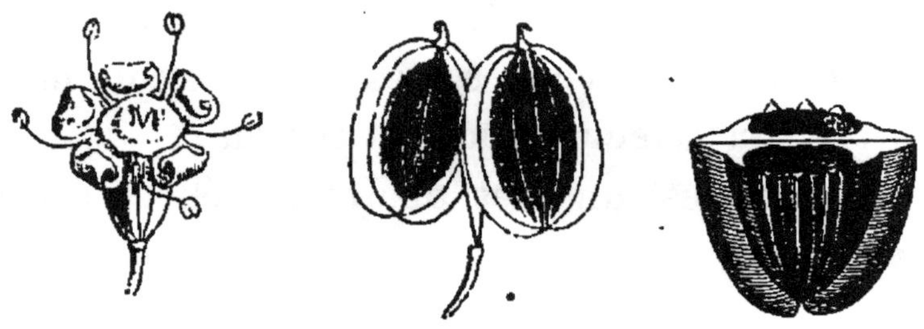

Fig. 264 à 266. — Anethum graveolens.

allongés, recourbés, offrant cinq côtes filiformes ; la colnmelle est bifurquée au sommet seulement. Son odeur est aromatique.

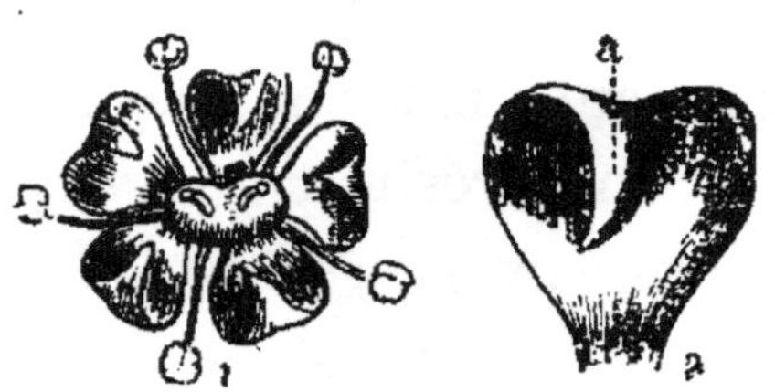

Fig. 267 et 268. — Carum Carvi.

Coriandre. Fruits. *Coriandrum sativum*, L. Europe méridionale (fig. 269 et 270).

Le Coriandre est formé de fruits à méricarpes arrondis hémisphériques, glabres, à cinq côtes primaires déprimées et flexueuses, et quatre côtes secondaires saillantes; la columelle est bifide. Le Coriandre est très-aromatique quand il est sec.

Cumin. Fruits. *Cuminum Cyminum*, L. Région méditerranéenne.

Le Cumin est formé de fruits à méricarpes étroits pubescents, à cinq côtes primaires filiformes et hé-

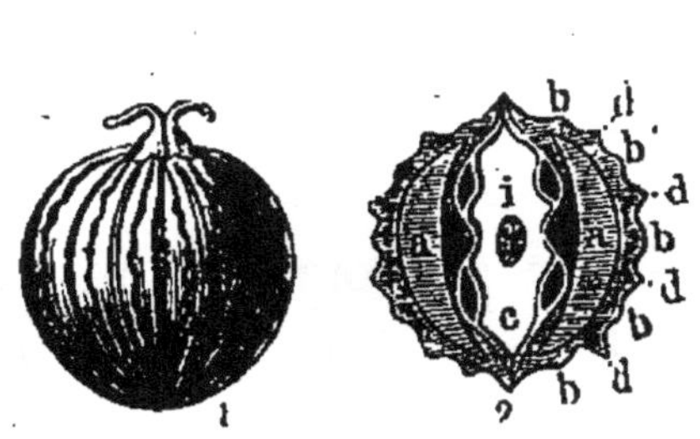

Fig. 269 et 270.
Coriandrum sativum.

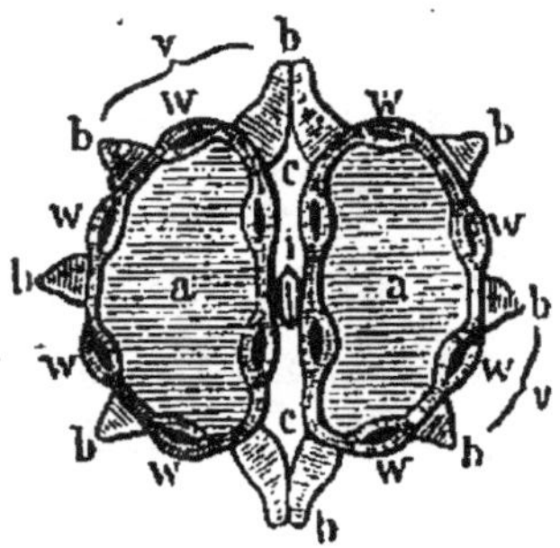

Fig. 271.
Fœniculum officinale.

rissées, et quatre côtes secondaires plus saillantes, épineuses; la columelle est bipartite; sa saveur est aromatique, son odeur forte et agréable.

Le Cumin est un remède populaire en Dauphiné pour conserver et faire revenir le lait des nourrices.

Daucus de Crète. Fruits. *Athamanta cretensis*, L. Région méditerranéenne.

Les fruits du Daucus de Crète sont formés par des méricarpes ovales, velus, à cinq côtes filiformes et privés d'ailes; la columelle est indivise.

Fenouil. Fruits. *Fœniculum officinale*, All.
Europe méridionale (fig. 271).

Le Fenouil est formé de fruits à méricarpes
oblongs, arqués, munis de cinq côtes ailées égales et
presque membraneuses; la columelle est bipartite.
Il est aromatique. Les fruits du *Fœniculum vulgare*, Gærtn., sont formés de méricarpes oblongs,
arqués.

Divers autres fruits d'Ombellifères sont usités en
pharmacie; mais leurs propriétés sont toxiques et leur
histoire sera traitée aux Ombellifères vénéneuses à
l'article *Conine*.

Le Safran se rattache par sa composition aux
produits énumérés ci-dessus; mais, en raison de ses
propriétés spéciales, nous en ferons l'histoire aux
Emménagogues.

EXTRACTIF AMER ET HUILE ESSENTIELLE
SULFURÉE.

Ce groupe renferme des plantes appartenant à
deux familles très-éloignées l'une de l'autre, les
Crucifères et les Liliacées.

Les Crucifères constituent une famille naturelle
remarquable par la similitude des propriétés dans
les diverses espèces, et qui confirme la loi linnéenne :
Plantæ quæ genere conveniunt, *etiam virtute
conveniunt*. Elles contiennent toutes du soufre, qui

est un des éléments constituants de leur huile essentielle, partie active principale. C'est en effet à la proportion plus ou moins grande d'essence que les Crucifères doivent leurs propriétés plus ou moins marquées : ce sont des stimulants, quelquefois même des rubéfiants. Leur action est souvent favorisée par l'adjonction de principes amers ou toniques, ce qui rend leur usage précieux contre la diathèse scrofuleuse par exemple.

Les graines des Crucifères ne contiennent pas originairement l'huile essentielle, mais seulement tous les éléments propres à la développer, et lorsque cette essence s'est formée, les semences ont alors toutes les propriétés des plantes fraîches.

Raifort. Racine. *Cochlearia Armoracia*, L. (Crucifères). Europe.

La racine de Raifort est cylindrique, blanche, charnue, épaisse comme le pouce, longue de 0^m,40 à 0^n,80 environ ; sa saveur est âcre et brûlante.

Employée quelquefois comme condiment, la racine de Raifort fait partie des antiscorbutiques les plus employés, tels que l'Alcoolat de Cochléaria composé, le sirop et le vin antiscorbutiques. Le Raifort agit comme stimulant sudorifique et diurétique ; à l'extérieur, il est irritant et vésicant ; mâché, il détermine un grand afflux de salive. On l'emploie contre l'hydropisie, diverses affections rhumatismales et arthritiques.

Cochlearia. Plante. *Cochlearia officinalis*, L.
Crucifères). Europe (fig. 272 à 277).

Le Cochléaria a des feuilles ovales ou arrondies,
cordées à la base, obtuses, entières, lisses, luisantes,
un peu concaves, longuement pétiolées, d'un vert

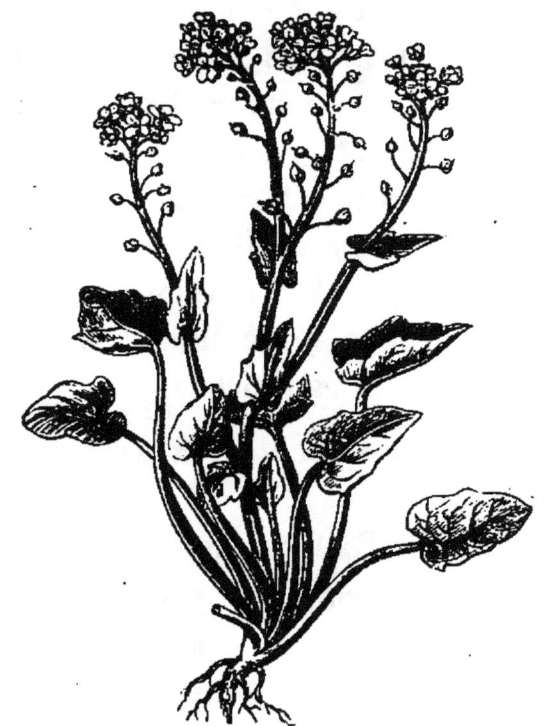

Fig. 272. — Cochlearia officinalis.

foncé ; leur saveur est âcre.

Antiscorbutique estimé, il entre dans le sirop et
le vin antiscorbutiques.

Cresson. *Nasturtium officinale*, R. Br. (Crucifères). Europe (fig. 278 à 283).

Le Cresson de fontaine a des tiges rameuses, radicantes, cylindriques, vertes, qui portent des feuilles alternes, glabres, pennées avec impaire, dont les folioles sont inégales, la terminale étant la plus grande; ses fleurs sont blanches; sa saveur est fraîche, piquante, un peu amère.

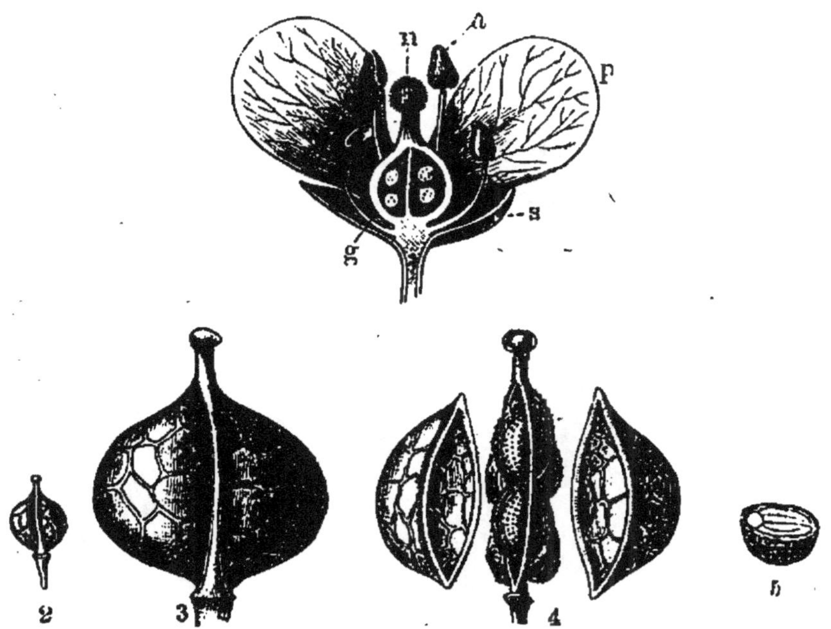

Fig. 273 à 277. — Fleur et fruit du Cochlearia officinalis.

On substitue quelquefois au Cresson les feuilles du *Cardamine amara*, L., qui sont anguleuses et denticulées et plus amères.

Le Cresson peut être confondu avec le *Sium nodiflorum*, L., Ombellifère dangereuse, mais dont il se distingue par ses feuilles plus foncées, plus arrondies, la dernière surtout, qui est impaire, plus large que les autres et à bord un peu ondulé, et surtout par ses fleurs.

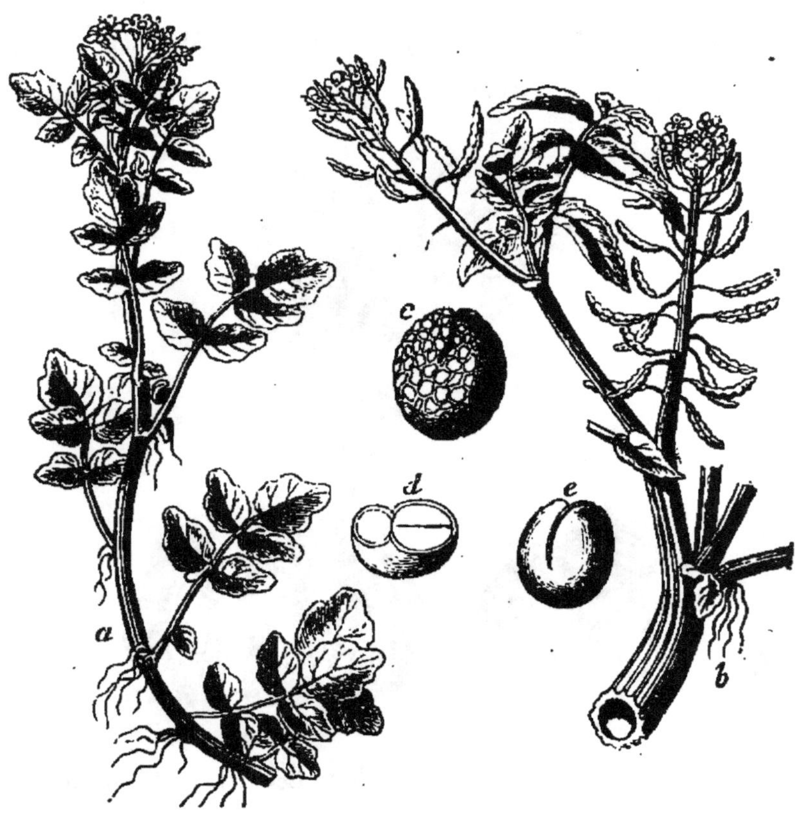

Fig. 278 à 283. — Nasturtium officinale.

Employé souvent comme condiment, le Cresson est un excellent antiscorbutique, qui sert à faire des sucs estimés.

Erysimum. Feuilles et Sommités. *Sisymbrium*

officinale, Scop. (Crucifères). Europe (fig. 284).

L'*Erysimum*, *Velar*, ou *Herbe aux chantres*, est une herbe à feuilles runcinées, dentées, hispides, à fleurs jaunes, en épis grêles et longs, à siliques

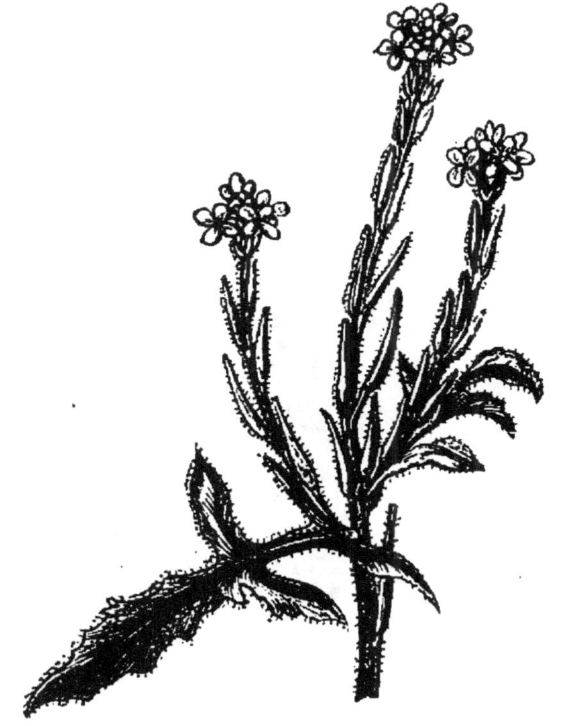

Fig. 284. — Sisymbrium officinale.

carrées et serrées entre les tiges. Sa saveur est âpre et acerbe.

Il entre dans la composition du sirop d'Erysimum composé qu'on a recommandé pour faciliter l'expectoration dans les catarrhes chroniques et à la fin des rhumes, pour dissiper l'enrouement.

Moutarde noire. Graine. *Brassica nigra*, Koch. (Crucifères). Europe (fig. 285 à 292).

Les graines de moutarde sont très-petites, globuleuses, ombiliquées au sommet, chagrinées, d'un brun rouge, et quelquefois recouvertes d'un enduit blanchâtre; elles renferment une amande très-jaune; leur saveur est très-âcre et pungente.

La moutarde est formée de myronate de potasse,

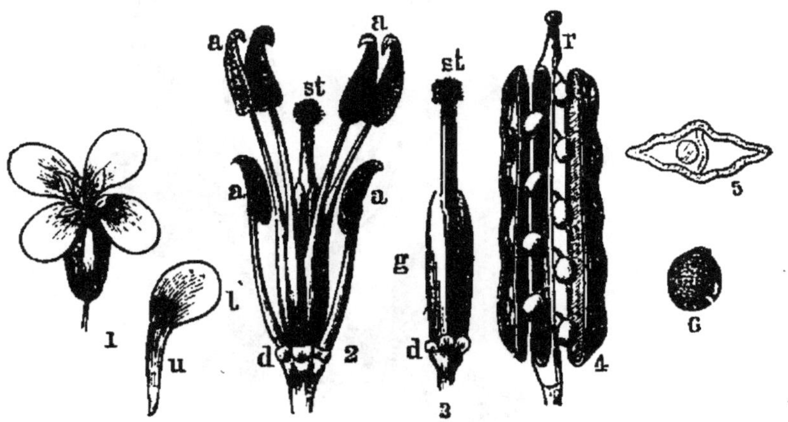

Fig. 285 à 291. — Brassica nigra.

$C^{10} H^{18} Az. S^2 K O^{10}$, Sucre, *Sinapine* $C^1 H^5 Az.^3$ et sulfate de potasse (H. Will). Elle renferme aussi 28 à 30 % d'huile fixe.

On falsifie la graine de moutarde avec celle de moutarde sauvage, *Sinapis arvensis*, L., sphérique, luisante, brun noirâtre, à peu près inerte; du Colza (*Brassica oleracea*, L.), plus grosse, sphérique, noire; terne, non chagrinée, et ayant goût de navet ; rarement du Navet (*Brassica Napus*, L.).

La moutarde est employée à l'extérieur, après avoir été pulvérisée, pour faire des sinapismes et des révulsifs ; à l'intérieur et à petite dose, elle agit comme stimulant, et si son action est prolongée, elle accroît la sécrétion urinaire.

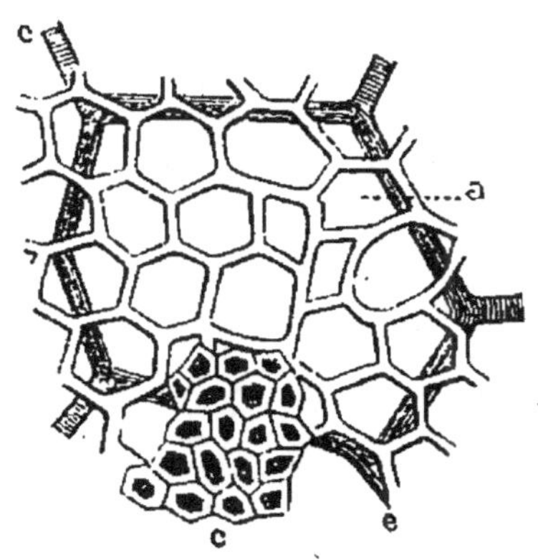

Fig. 292. — Tissus de la moutarde noire. *a* couche à gluten, *c* cellules pierreuses, *e* bandelettes superficielles.

Moutarde blanche. Graine. *Sinapis alba*, L. (Crucifères) (fig. 293 à 302).

Les graines sont de couleur jaune et plus volumineuses que celles du *Sinapis* ou *Brassica nigra*, elliptiques ou arrondies, lisses ; leur saveur est piquante quand on les mâche.

La moutarde blanche contient un principe analogue au myronate de potasse, $C^{10} H^{18} Az. 3^2 KO^{10}$, de la Sinalbine $S^{30} H^{11} Az.^2 3^3 O^{16}$, un sulfocya-

nogène $C^8 H^7 Az. OS$, et un sulfate acide de Sina-
pisine $SO^4 (C^{16} H^{14} Az. O^3) H.$ [(H. Will). On y trouve

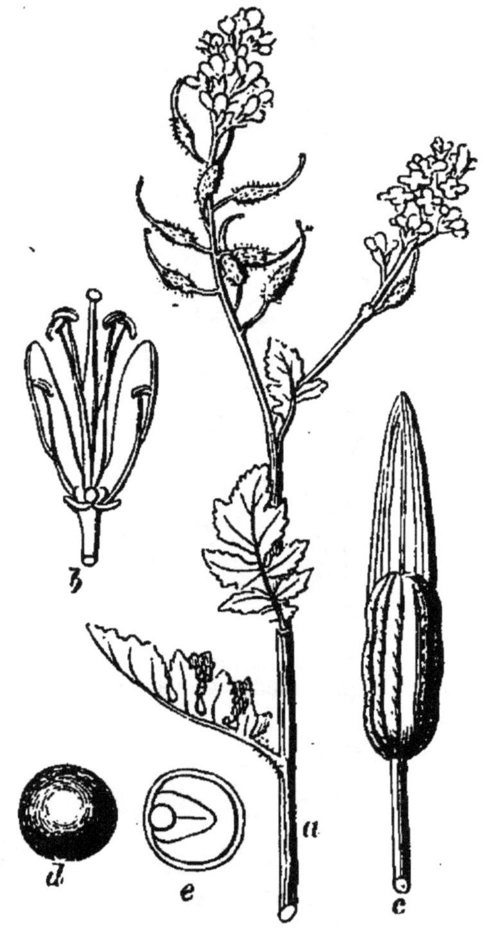

Fig. 293 à 297. — **Sinapis alba.**

encore : l'huile fixe douce, albumine végétale, matière colorante, sels, etc.

La moutarde blanche est peu employée, si ce

16

n'est dans la médecine populaire ou industrielle ; on en fait avaler chaque jour une ou plusieurs cuillerées pour combattre la constipation.

Ail. Bulbe. *Allium sativum*, L. (Liliacées). Cultivé en Europe, en Égypte, en Perse.

Le Bulbe d'ail est formé de cayeux réunis dans une enveloppe commune, et ayant cependant chacun son enveloppe propre.

Il contient : huile volatile âcre, fécule, albumine, matière sucrée. L'huile volatile d'ail est constituée par trois essences, deux sulfurées et une oxygénée (Wertheim).

Employé surtout comme condiment, l'ail ne fait plus guère partie que de la médecine populaire ; il facilite les digestions et combat les flatuosités ; il est diurétique, expectorant, vermifuge et alexipharmaque ; en cette dernière qualité, il entrait dans le vinaigre des quatre voleurs.

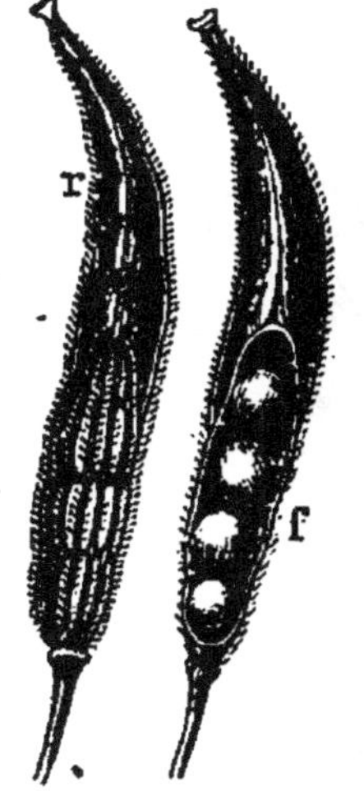

Fig. 298.
Sinapis alba.

Ognon. Bulbe. *Allium Cepa*, L. (Liliacées). Europe (fig. 303).

Il contient : huile volatile, sucre incristallisable, gomme, matière animale, acides phosphorique et acétique, phosphate et citrate de chaux (Fourcroy et Vauquelin).

L'ognon est un remède populaire actif comme diurétique. Cuit, il est employé comme adoucissant contre les rhumes.

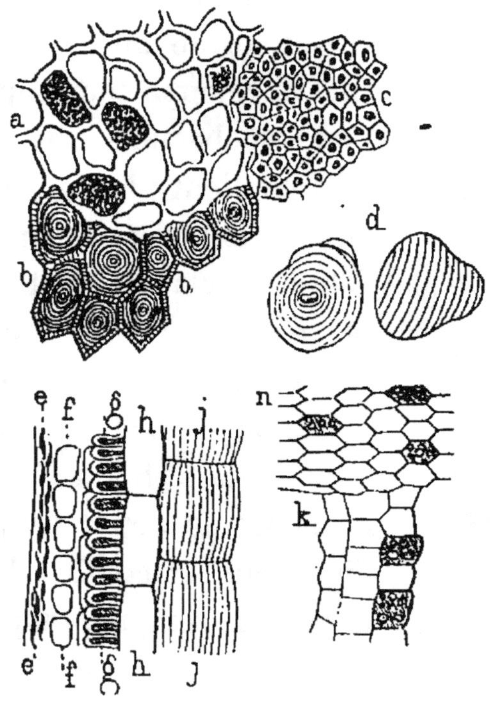

Fig. 299 à 302. — Coupes de l'épisperme de la moutarde blanche (transversale en haut de la figure, longitudinale en bas). *a,f* couche à gluten, *b,j* épisperme, *c,g* cellules pierreuses, *d* cellules isolées de l'épiderme, *n,k* embryon.

MATIÈRE EXTRACTIVE, RÉSINE ET HUILE ESSENTIELLE.

Les végétaux qui offrent réunis la Matière extractive de la Résine et de l'Huile essentielle, appartiennent presque tous à la famille des Composées-Corymbifères. Mais la proportion de ces divers principes n'étant pas la même dans les diverses espèces, leurs propriétés sont aussi assez différentes. C'est ainsi que quelques Corymbifères ne renferment pour ainsi dire pas d'Huile essentielle et doivent être considérées uniquement comme des Amers. Mais c'est là une exception, et l'Huile essentielle existant le plus souvent, on peut dire d'une manière générale que les Corymbifères sont excitantes et stomachiques.

La quantité des principes actifs varie, et par suite nous trouverons des Corymbifères agissant comme pectorales, le Pied de chat, le Tussilage, l'Ayapana, l'Ambaville; d'autres sont plutôt

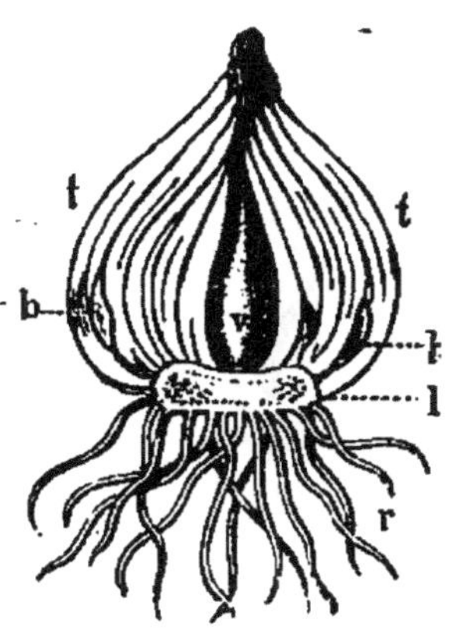

Fig. 303. — Allium Cepa.

vulnéraires, les Génépis, le Millefeuille; d'autres jouissent de propriétés stomachiques excitantes et sont même fébrifuges, l'Armoise, l'Absinthe, la Matricaire, la Camomille; d'autres encore sont des sialagogues énergiques, le Pyrèthre et le Cresson du Para; d'autres enfin sont des vermifuges fréquemment employés.

Pyrèthre du Caucase. *Pyrethrum carneum*, Bie-

berst, et *P. roseum*, Bieb. (Composées-Corymbifères). Europe, Asie.

Les capitules et les feuilles pulvérisées de ces
deux plantes sont la base de poudres insecticides
que le commerce fournit sous divers noms.

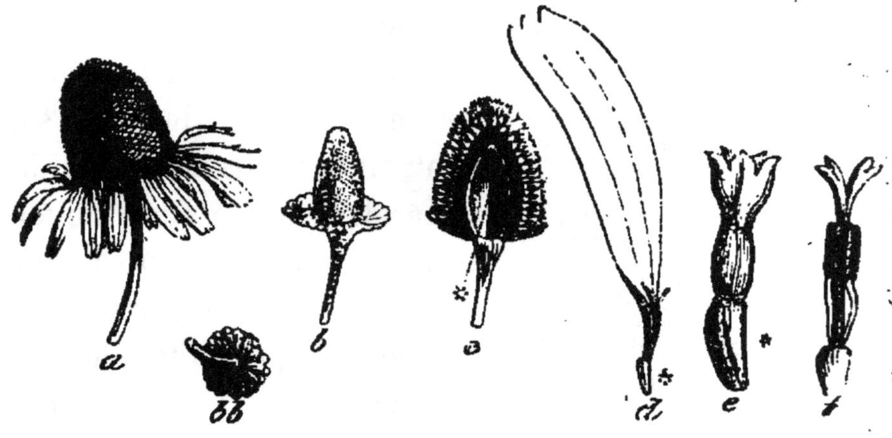

Fig. 304 à 310. — Matricaria Parthenium.

Matricaire. Capitules. *Matricaria Parthenium*, L.
(Composées-Corymbifères). Europe (fig. 304 à 310).
Les fleurs (capitules) de la Matricaire offrent sur un
réceptacle nu et convexe, un involucre hémisphéri-
que à bractées imbriquées ; les fleurs extérieures
sont blanches, femelles et unisériées ; elles entou-
rent les fleurs du disque, hermaphrodites, fertiles,
jaunes. Leur odeur est forte et désagréable, leur
saveur chaude et amère.

Absinthe. Tiges et feuilles. *Artemisia Absin-thium*, L. Europe (fig. 311).

L'Absinthe a des feuilles pennatifides, à divisions étroites, lancéolées, obtuses, pubescentes sur les

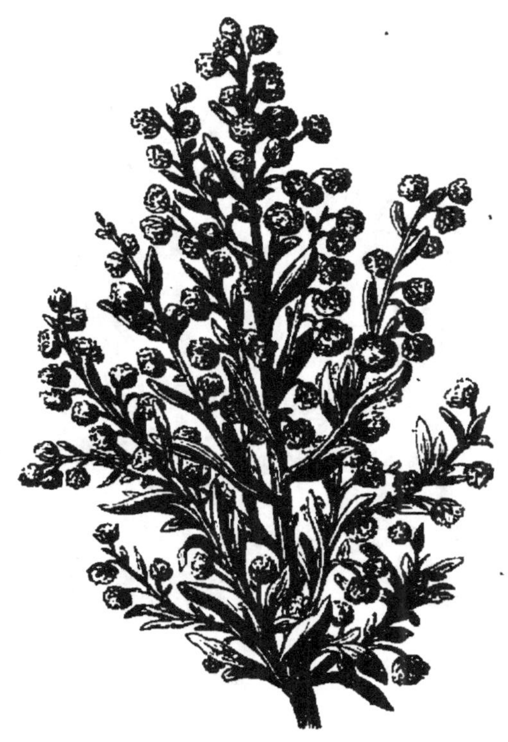

Fig. 311. — Artemisia Absinthium.

deux faces, blanchâtres; elle est odorante, aromatique et amère.

Elle contient : huile volatile, matière amère, albumine, fécule, matière animalisée, chlorophylle et sels.

L'Absinthe est stomachique, fébrifuge, vermifuge et emménagogue.

Les *Génépis blanc (Artemisia glacialis*, L.), *noir*

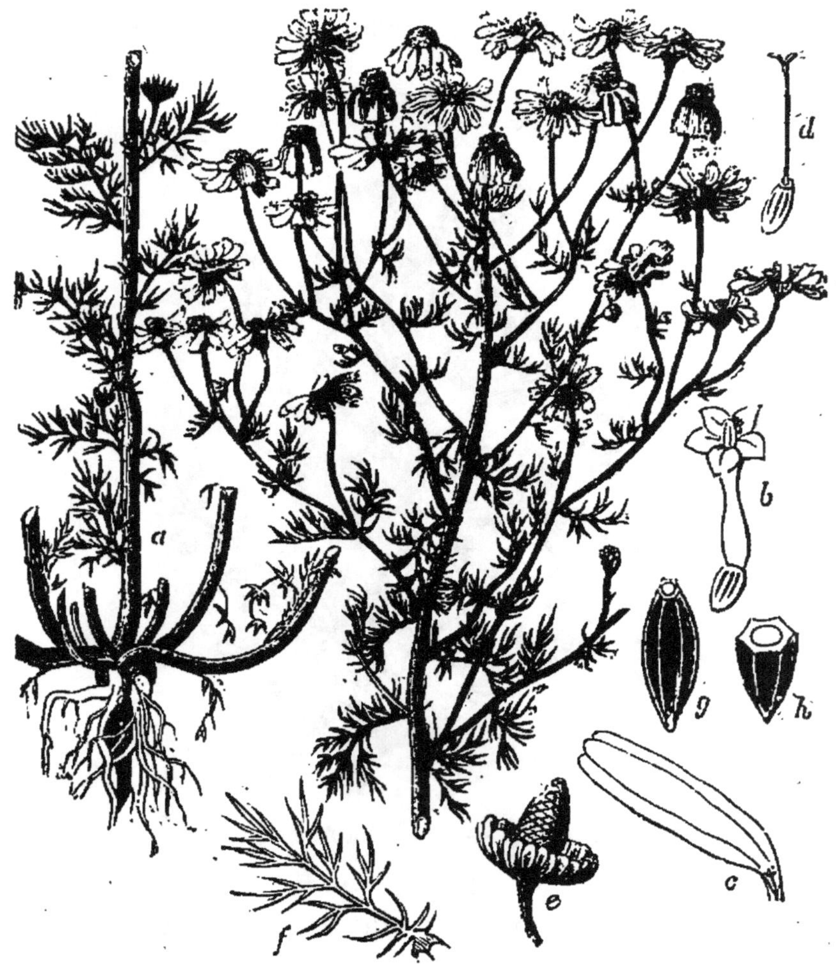

Fig. 312 à 320. — Anthemis nobilis.

(*Achillea herba-rota*, All., *moschata*, Wulf., *atrata*, L.), Europe, sont quelquefois substitués à l'Absinthe.

Tanaisie. *Tanacetum vulgare*, L. Europe.

La Tanaisie, dont les capitules sont disposés en corymbes, a des fleurs jaunes et des feuilles penna-tiséquées ; elle exhale une odeur forte et désagréable.

La Tanaisie tue les puces, et mise dans un lit entre les matelas elle tue ou tout au moins en éloigne les puces et les punaises.

Camomille. Capitules. *Anthemis nobilis*, L. (Composées-Corymbifères). Europe (fig. 312 à 320).

Les *fleurs de Camomille* sont des capitules à involucre scarieux sur les bords, à réceptacle très-convexe et spongieux, à ligules blanches tridentées, souvent existant seules (dans les fleurs doubles) ; elles sont balsamiques, très-amères et aromatiques.

La Camomille contient de l'huile volatile bleu foncé, visqueuse, devenant brune à l'air, et une matière amère soluble dans l'eau et dans l'alcool.

On cultive beaucoup la Camomille en Saxe aux environs de Leipzig et d'Altenburg, et on recueille les fleurs, la seconde année, du milieu de juillet à l'automne ; le développement en est d'autant meilleur que l'été est plus uniforme.

Elle a été employée comme fébrifuge, et plus souvent comme antispasmodique et emménagogue ; elle est un remède populaire contre la colique venteuse. En infusion forte elle peut causer le vomissement, et elle est quelquefois employée pour aider l'action des émétiques. On l'a employée aussi en frictions, mêlée à de l'huile, pour guérir la gale, dont elle apaise immédiatement les démangeaisons.

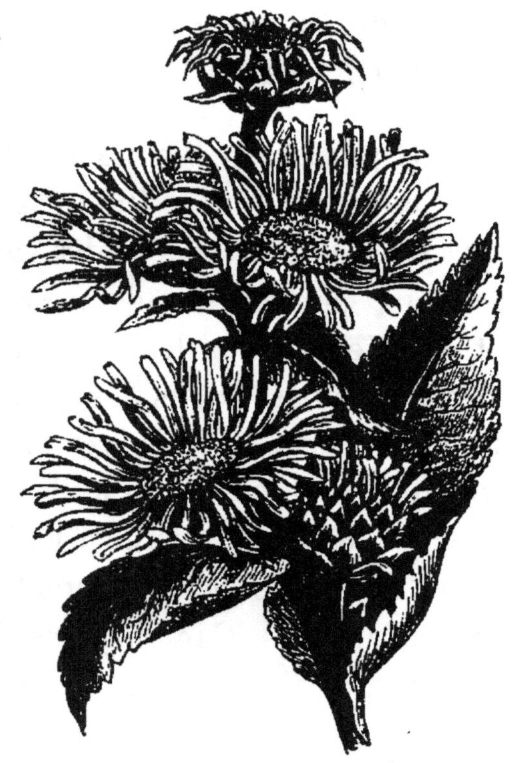

Fig. 321. — Inula Helenium.

Aunée. Racine. *Inula Helenium*, L. (Composées-Corymbifères). Europe (fig. 321).

La racine d'Aunée est grosse, longue, charnue, rousse au dehors, blanche en dedans; elle est très-odorante et a une saveur aromatique amère. Elle se présente dans le commerce coupée en long ou en travers. On la recueille à la deuxième ou troisième année, car plus tard elle serait trop ligneuse.

Elle contient : huile volatile, hélénine, stéaroptène $C^{48} H^{28} O^{67}$, résine molle et âcre, cire, extrait amer, gomme, inuline $C^{18} H^{10} O^{10}$, albumine végétale, sels (Feneuille et John.).

L'Aunée est stomachique, tonique, emménagogue, désobstruante et expectorante.

L'*Inula dysenterica*, L., commune dans les endroits humides, a été très-utilement employée contre la dyssenterie par l'armée russe dans les guerres avec les Turcs (Hoffmann).

Armoise. Feuilles et Sommités. *Artemisia vulgaris*, L. (Composées-Corymbifères). Europe.

L'Armoise est une plante vivace à feuilles pinnatipartites, vertes en dessus, blanchâtres et tomenteuses en dessous, à capitules ovoïdes sessiles disposés en un long faux épi. Moins amère, moins odorante que l'absinthe, elle est aussi moins active.

L'Armoise est très-employée en tisane comme excitante, et jouit d'une très-grande réputation comme emménagogue et antihystérique.

Arnica. Racine, feuilles, fleur. *Arnica montana*, L. (Composées-Corymbifères). Europe (fig. 322 à 327).

Les *fleurs d'Arnica* sont des capitules composés de demi-fleurons jaunes très-grands et de fleurons

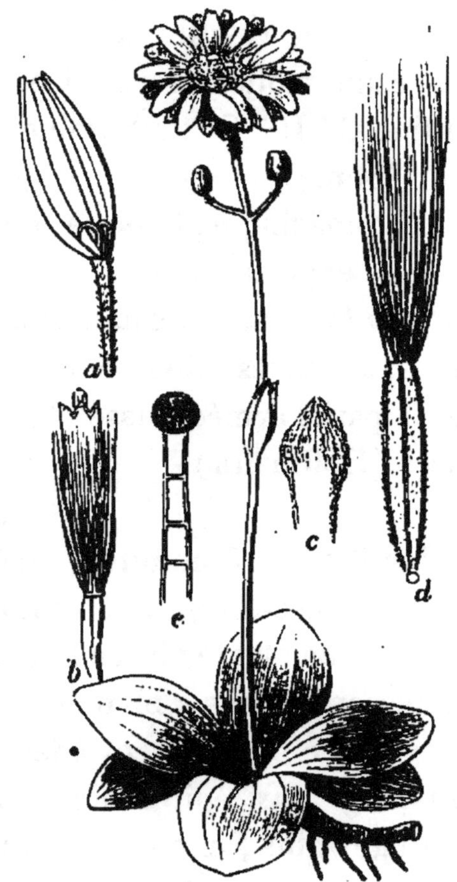

Fig. 322 à 327. — Arnica montana.

réguliers à cinq dents, enfermés dans un involucre poilu et glanduleux; les akènes sont noirs et munis d'aigrettes fines. Elles ont une odeur forte et agréable.

L'Arnica renferme : *Arnicine* $C^{70} H^{54} O^{14}$, huile essentielle, résines, une soluble dans l'éther, l'autre insoluble, tannin, matière colorante jaune, corps gras, et cire (Walz).

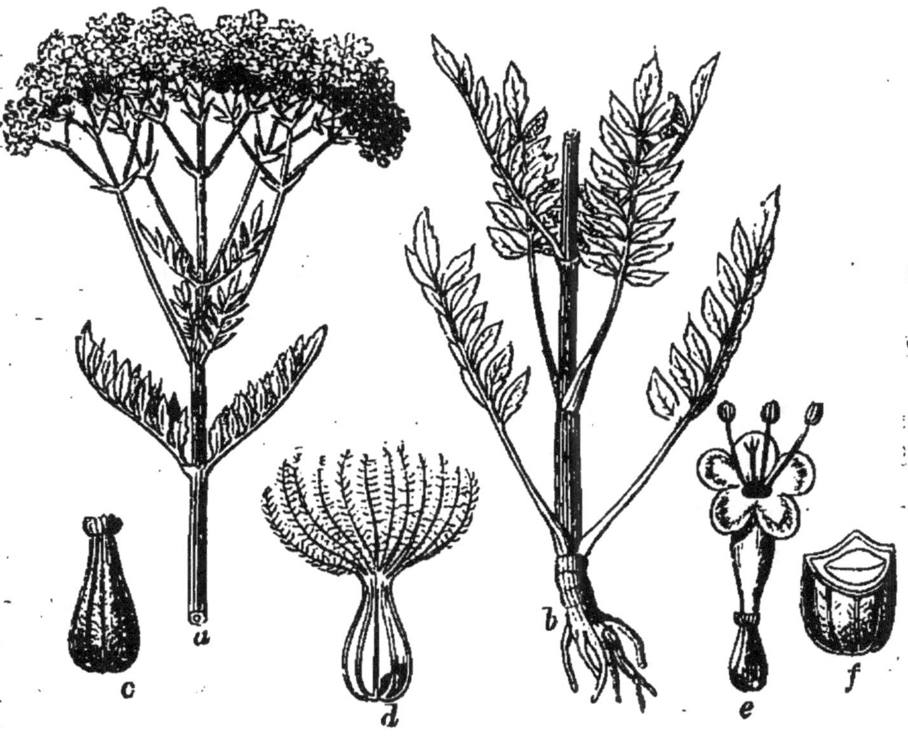

Fig. 528 à 333. — **Valeriana officinalis.**

On emploie quelquefois, surtout en Angleterre, les racines, qui ont une action plus marquée. On fait quelquefois usage des feuilles comme errhines.

L'Arnica a une action marquée sur le système nerveux; il produit de la céphalalgie, des vertiges, des fourmillements dans les membres, et même des secousses involontaires ; à haute dose il agit comme poison narcotico-âcre. On l'a employé avec avantage dans des fièvres intermittentes épidémiques, où le quinquina n'avait pas d'action.

L'Arnica est un remède populaire contre les chutes, les coups, les ecchymoses ; sa poudre est un bon sternutatoire.

Valériane sauvage. Racine. *Valeriana officinalis,* L. (Valérianées). Europe (fig. 328 à 333).

La racine de Valériane est formée d'un rhizome très-court, blanchâtre, entouré de toutes parts de radicelles blanches, cylindriques et fibreuses ; sa saveur est amère et pénétrante ; son odeur forte et caractéristique.

La racine de Valériane renferme de l'huile volatile, de l'extractif, de l'acide valérianique, de l'amidon, de la gomme, de l'albumine, de la chaux, de la cellulose (Pierlot). La résine indiquée par Trommsdorff n'existe pas dans la racine fraîche et est due à l'altération du valérol.

La Valériane des bois est préférable à celle qui croît dans les lieux humides. La récolte doit être faite avant la floraison.

On lui substitue quelquefois la racine d'*Eupatorium cannabinum*, L., dont l'odeur, rappelant celle de la carotte, tend à disparaître par la dessiccation ; ou des racines de renoncule, inodores, à racines brunes. On a falsifié aussi la racine de Valériane avec de la racine de scabieuse, *Scabiosa succisa*, L., qui est plus courte, tronquée à la base, inodore, et porte des radicules peu rugueuses, à peine striées, très-fragiles et ayant une section blanche amylacée.

La Valériane est un antispasmodique plutôt qu'un excitant, qu'on emploie dans diverses affections nerveuses, contre l'épilepsie, la fièvre typhoïde, le rhumatisme, la coqueluche, l'hystérie, etc.

Valériane Phu. Racine. *Valeriana Phu*, L. Europe.

La racine de *V. Phu* est un rhizome long et gros comme le doigt, gris, et marqué d'anneaux circulaires qui indiquent la trace d'écailles foliacées noirâtres ; elle est munie par en bas d'un grand nombre de radicelles grises en dehors, foncées en dedans ; sa saveur est l'amère, son odeur est moins forte que celle de la Valériane sauvage.

Nard celtique. *Valeriana celtica*, L. Europe.

Sa souche est très-menue, fragile, longue de 0^m,03 à 0^m,05, couverte d'écailles gris clair, avec quelques radicelles brunes ; sa saveur est amère, son odeur agréable.

Il est presque toujours mélangé de mousses, de

débris de plantes, de feuilles et de souches d'autres Valérianes plus longues et plus grosses.

Presque inusité aujourd'hui.

Nard indien. *Nardostachys Jatamansi*, DC. (Valérianées). Asie, Népaul, Delhi, Bengale.

Formé d'une souche très-courte, épaissie de quelques millimètres, gris noirâtre, surmonté d'un paquet de fibres rougeâtres, fines et dressées, résultant du squelette des feuilles, le vrai Nard indien ou *Spica Nard* a une odeur forte et agréable, et une saveur amère et aromatique. Il est aujourd'hui fort rare dans le commerce.

Usité comme aromate, surtout chez les Indiens.

Laurier-Cerise. Feuilles. *Cerasus Lauro-Cerasus*, Lois. (Rosacées). Asie-Mineure, Trébizonde.

Les feuilles du Laurier-Cerise sont persistantes, brièvement pétiolées, ovales, denticulées, glabres; luisantes, coriaces, d'un vert pâle; les bords en sont un peu réfléchis; froissées, elles exhalent une odeur d'amandes amères.

Serpentaire de Virginie. Rhizome. *Aristolochia Serpentaria*, L. (Aristolochiées). Amérique du Nord.

La souche est munie de radicules courtes, très-fines, chevelues, repliées sur elles-mêmes et emmêlées ; son odeur est forte, pénétrante et aromatique ; sa saveur est amère et aromatique.

Elle renferme : huile volatile, résine et extractifs amers et gommeux, amidon, sels (Chevallier).

Stimulante, tonique et diaphorétique, la Serpentaire à haute dose détermine des nausées, des tranchées avec des selles aqueuses, des troubles cérébraux, et une activité très-grande de la circulation. On l'a indiquée contre le typhus, la fièvre typhoïde, la dyspepsie et l'urticaire. Inusitée aujourd'hui, elle était employée dans la composition de l'orviétan.

ALEXITÈRES.

Aristoloche. Souche. On emploie deux espèces d'Aristoloches de l'Europe méridionale, les *Aristolochia longa*, L., et *rotunda*, L.

L'*Aristoloche longue* est en tubérosités grosses comme le pouce, brunes au dehors, jaunes en dedans ; elle est peu odorante ; sa saveur est âcre et nauséeuse.

L'*Aristoloche ronde* est en tubérosités arrondies, mamelonnées, ligneuses, lourdes ; elle est brune au dehors et jaunâtre en dedans ; sa saveur est amère, son odeur désagréable.

Employées quelquefois comme anti-goutteuses.

Guaco. Feuilles. *Mikania Guaco*, H. B. (Composées-Corymbifères). Amérique méridionale.

Les feuilles de *Guaco* contiennent une résine (*Guacine*), une matière cireuse, de la chlorophylle du tannin, du ligneux et des sels (Fauré).

Préconisé contre la morsure des serpents, le Guaco a été indiqué également contre le choléra, la fièvre jaune et la rage (Chabert).

Contrayerva. Rhizome. *Dorstenia brasiliensis,*

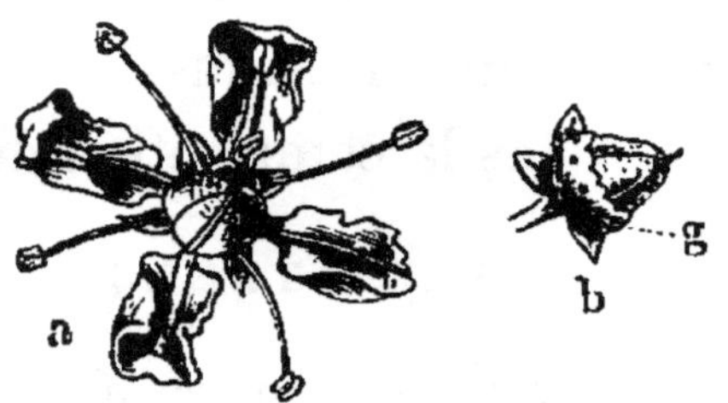

Fig. 334 et 335. — Fleur de Ruta graveolens.

Lam. (Morées). Amérique, Brésil, Jamaïque, la Trinité.

Le Contrayerva est un rhizome pivotant renflé, qui se termine à sa partie inférieure par une racine très-petite, longue et recourbée à son extrémité ; sa surface est rougeâtre, l'intérieur est blanc ; sa saveur est aromatique, son odeur est âcre.

Le *Dorstenia Contrayerva*, L. (Amérique, Mexique, Pérou), qu'on a indiqué comme produisant le Contrayerva, a un rhizome noir ; il est sans odeur.

EMMÉNAGOGUES.

Rue. Sommités. *Ruta graveolens*, L. (Rutacées). Europe méridionale (fig. 334 et 335).

La Rue a des feuilles glauques, pennées, à lobes cunéiformes et un peu charnus; ses fleurs sont jaunes, en cymes corymbiformes, la médiane à 5 divisions, les autres à 4 divisions; les étamines sont au nombre de 10 pour l'une, de 8 pour les autres; la Rue a une odeur forte et désagréable.

La Rue renferme huile volatile $C^{20} H^{19} O^2 + H$, extractif amer, chlorophylle, matière végéto-animale, acide malique, gomme, albumine, ligneux (Mähl).

La Rue est stimulante et irritante; son huile volatile détermine sur la peau des phénomènes très-prononcés d'irritation et d'inflammation.

La Rue a, sur l'utérus, une action indépendante de ses effets irritants et narcotiques sur les autres organes, et y détermine de la congestion sanguine, la stimulation des fibres musculaires, etc. On l'emploie quelquefois comme emménagogue. Elle faisait la base de l'électuaire de Mithridate, qui préservait de l'action du poison pour une journée, quand on en prenait une dose composée de deux noix sèches, de deux figues, de vingt feuilles de Rue et d'un peu de sel. La Rue a aussi la propriété de diminuer très-vite la rapidité du mouvement circulatoire.

Sabine. Sommités. *Juniperus Sabina*, L. (Conifères). Europe centrale et méridionale (fig. 336).

La Sabine est formée de rameaux nombreux, grêles, d'une couleur vert rougeâtre, portant des feuilles très-petites, serrées et imbriquées sur quatre

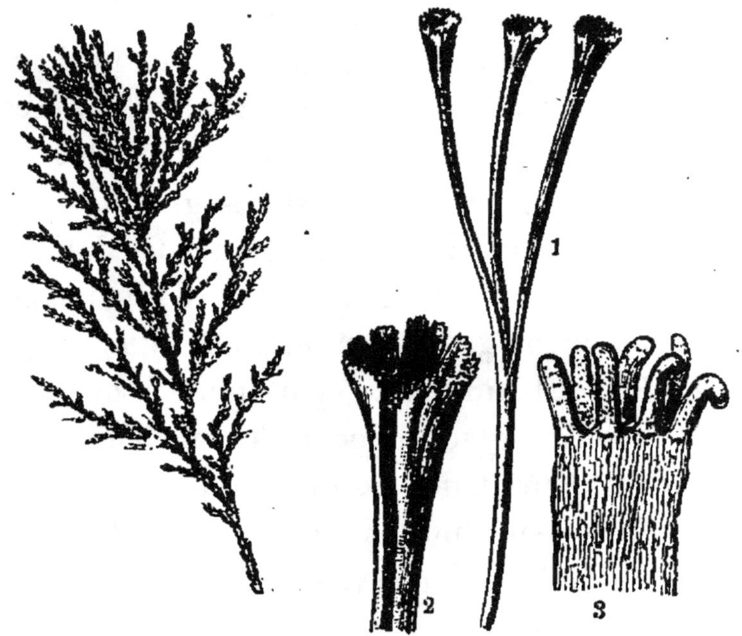

Fig. 336. — Juniperus Sabina.   Fig. 337 à 339. — Safran.

rangs, écailleuses, ovales, aiguës, mais non èpi-
neuses, vertes et moins rapprochées vers le sommet
des rameaux; son odeur est forte et résineuse, sa
saveur âcre, amère et résineuse.

La Sabine renferme : huile volatile et résine.

La Sabine, plus active que la Rue, est un excitant
dangereux qu'on emploie quelquefois comme emmé-

nagogue et trop souvent comme abortif. Elle est

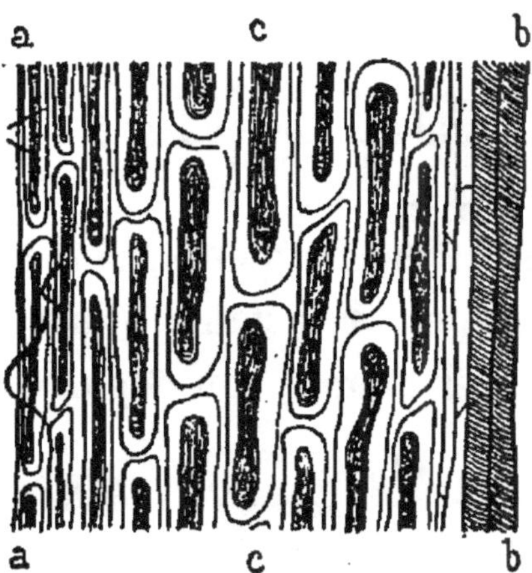

Fig. 340. — Tissus du Safran. *a* épiderme, *b* faisceaux vasculaires, *c* parenchyme.

spécifique contre certains cas de goutte chronique,

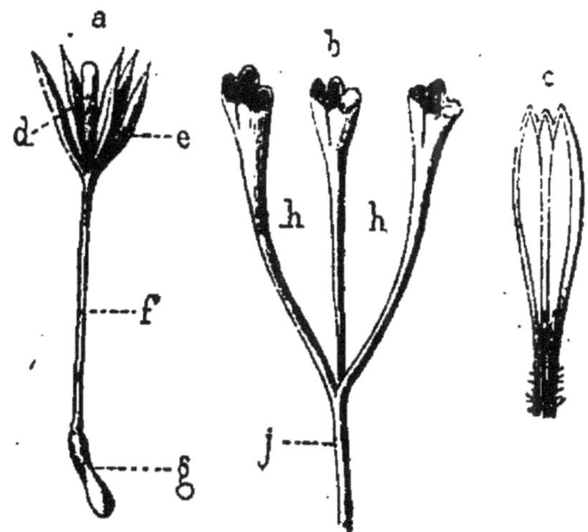

Fig. 341 à 343. — *a* Fleur de Carthame, *b* sommité du style et stigmates de Safran, *c* demi-fleuron de Calendula.

suivant Hufeland. A l'extérieur elle agit comme caustique,

Aux Etats-Unis on substitue à la Sabine les sommités de *Juniperus virginiana*, L.

Safran. Stigmates. *Crocus sativus*, L. (Iridées), cultivé en Europe.

Le Safran est en filaments triangulaires, longs, élastiques, crispés, résistants, d'un jaune rouge; il colore la salive en jaune; son odeur est forte et péné-

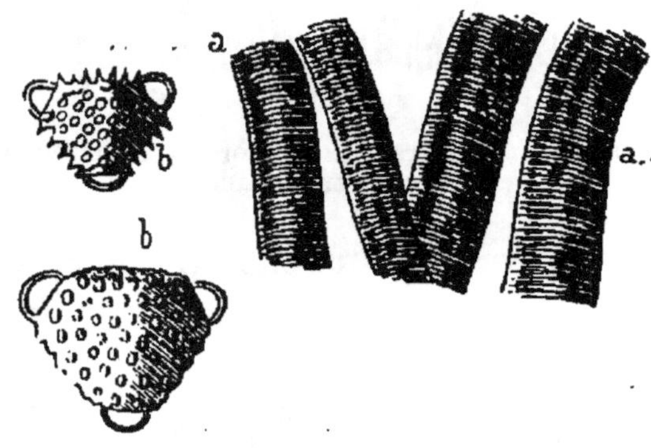

Fig. 344 à 347. — *a* fibres de viande, *b* (en haut) pollen de Calendula, *b* (en bas) pollen de Carthame.

trante, sa saveur aromatique et amère (fig. 337 à 340).

Récolte. On coupe les styles, on les épluche, et on les fait sécher sur un tamis de crin chauffé par de la braise. Il faut 140,000 fleurs pour un kilogramme de Safran. Le meilleur Safran vient du Gatinais. Le Safran d'Angoulème se reconnaît à ce qu'il est mélangé de styles blanchâtres; il est de qualité inférieure.

Le Safran est souvent falsifié (fig. 341 à 347) :

1º Par des fleurs de Carthame, *Carthamus tinctorius*, L. (Composées), qui sont tubuleuses et d'un rouge brunâtre.

2º Par des fleurs de Souci (*Calendula*), d'Arnica, de Saponaire, coupées en languettes huilées et colorées par le mélange avec le Safran.

3º Par des étamines recueillies à part, teintes et tordues.

Le Safran contient : une huile volatile, *Polychroite* ou matière colorante amère.

Employé comme aromate en Italie, en Espagne, dans les pays chauds, le Safran est tonique, excitant ; à forte dose, il provoque les règles ; il est narcotique.

Carthame. *Carthamus tinctorius*, L. (Composées, Cinarocéphales). Région méditerranéenne (fig. 341).

Les fleurons du Carthame, de couleur rouge brun, longuement tubulés, sont fréquemment employés pour sophistiquer le Safran. On s'en sert aussi en teinture, mais ils donnent des nuances fugaces.

ANTHELMINTIQUES.

Les *Anthelmintiques*, auxquels on donne quelquefois le nom de *vermifuges*, sont des substances dont on fait usage pour débarrasser l'économie des parasites qui s'y sont développés. On peut d'une manière générale les partager en trois classes :

Les *Anthelmintiques spécifiques* ou *vermicides* qui paraissent exercer une action toxique sur les vers, tels que le Kamala, le Kousso, le Semen-Contra, l'Essence de térébenthine.

Les *Anthelmintiques mécaniques*, qui paraissent agir directement sur les vers en les blessant et en les forçant à partir avec le mucus hypersécrété par leur action irritante sur l'intestin ; l'étain et le *pois à gratter* (*Mucuna pruriens*).

Les *Anthelmintiques purgatifs*, qui entraînent les vers avec les matières contenues dans l'intestin, dont les mouvements péristaltiques ont été rendus plus marqués : la Scammonée, le Jalap et les divers purgatifs entraînent souvent des helminthes au milieu du mucus dont ils ont activé la sécrétion. Souvent d'ailleurs il est nécessaire d'adjoindre un purgatif aux Anthelmintiques pour faciliter l'expulsion des parasites.

Les divers Anthelmintiques ont en général une action plus marquée sur certains vers que sur d'autres : c'est ainsi que le Kousso, l'Écorce de grenadier, le Kamala agissent surtout sur les tænia, tandis que le Calomel, le Jalap agissent plutôt sur les Lombrics et les Trichocéphales ; il est souvent nécessaire d'en essayer plusieurs, car tel qui réussit sur un sujet, échoue sur un autre.

On a quelquefois aussi considéré comme vermifuges certains toniques et reconstituants qui modifient l'organisme et le mettent dans les conditions les plus défavorables au développement des vers : c'est ainsi que le sel, les préparations ferrugineuses ont été avec raison recommandées contre les parasites, ceux-ci se trouvant surtout dans les organismes débilités.

Semen contra. Capitules.

Le *Semen contra* est recueilli dans diverses contrées, où il est fourni par plusieurs espèces d'*Artemisia* (Composées-Corymbifères), dont on recueille les capitules que leur aspect a fait comparer à des semences, d'où le nom de *Semen contra vermes*, adopté par les anciens apothicaires.

Le Semen contra renferme : *Santonine*, huile volatile, résine et matière extractive (Calloud).

La *Santonine*, $C^{30} H^{18} O^{6}$, découverte en 1830 par Köhler, est un principe neutre qu'on retire du Semen contra, et qui, pur, est en cristaux brillants ou en tables quadrilatères allongées, incolores, inodores, insipides ou à peine amères ; soluble dans l'eau froide, à peine dans l'eau chaude, la Santonine se dissout bien dans le chloroforme, l'éther et les huiles fixes et essentielles ; elle prend une couleur jaune par son exposition à la lumière. Elle donne des sels cristallisables.

La Santonine est un vermifuge excellent, qui peut être administré avec confiance ; à haute dose, elle détermine quelquefois des troubles particuliers de la vision, en même temps que l'urine prend aussi une coloration jaune particulière.

La Santonine est utilement employée chez les enfants, en raison de sa saveur faible et de la facilité avec laquelle on la dissimule dans des granules ou des bonbons.

Le Semen contra est employé contre l'ascaride lombricoïde, dont il détermine l'expulsion en sept à huit heures ; il est bon de l'associer au mercure doux ou à la rhubarbe, car alors les vers sont tués et expulsés aussitôt. On l'emploie aussi avec avantage contre les trichocéphales et les ascarides vermiculaires, mais il est bon de l'associer à une médication tonique pour assurer la non-reproduction des parasites. Sa dose ordinaire est 20 à 30 grammes. M. Küchenmeister, qui l'apprécie beaucoup comme vermifuge, conseille de l'associer à 30 grammes d'huile de ricin. Le Semen contra n'agit pas seulement comme vermifuge, mais aussi comme amer et tonique. On lui substitue fréquemment la Santonine, qui est insipide et est acceptée plus facilement par les enfants.

On a aussi proposé l'usage du Semen contra dans certaines affections des yeux, telles que l'Iritis, l'Irido chorodoite, etc. (Guépin).

Semen contra d'Alep ou **du Levant.** *Artemisia Cina*, Willk. (*Art. Contra*, L.), et *Artemisia Vahliana*, Kostl. Asie, Turkestan.

Le Semen contra d'Alep est formé de capitules verdâtres, devenant roussâtres en vieillissant, ovoïdes, allongés, presque tous séparés, formés d'écailles tuberculeuses à la surface, imbriquées et scarieuses. On trouve dans la masse quelques pédoncules brisés, et portant parfois des capitules plus jeunes et globuleux. Son odeur est forte, sa saveur amère et aromatique.

Semen contra de Barbarie. *Artemisia glomerata*, Sieb. Palestine.

Le Semen contra de Barbarie est formé de capitules globuleux, réunis au bout des rameaux peu développés, avec un duvet grisâtre et mêlés à des pédoncules hachés. Son odeur est forte.

Mousse de Corse. Plantes. *Plocaria Helminthocorton*, Hendl. (*Fucus Helminthocorton*, La Tourr.) Algues ; mer Méditerranée, Corse, Sardaigne.

La *Mousse de Corse* est constituée par le mélange de diverses espèces d'Algues, parmi lesquelles prédomine le *Plocaria helminthocorton*; elle est en touffes serrées de fibres dichotomes, cornées, rougeâtres, exhale une odeur marine forte et a une saveur amère.

Elle est composée de gélatine, sulfate de chaux, chlorure de sodium, phosphate et carbonate de chaux, silice, fer, magnésie (Bouvier).

La propriété anthelmintique de la Mousse de Corse est connue traditionnellement dans les iles de l'Archipel grec et de l'Adriatique, mais elle n'est entrée dans la thérapeutique que vers 1775, à la suite d'un travail d'un docteur corse, Stephanopoli. Les Corses en font un usage habituel contre les obstructions des organes glanduleux intestinaux (Schroff.).

On l'emploie en poudre, en infusion, en gelée et en sirop.

Coralline blanche. *Corallina officinalis*, L. (Algues). Océan, Méditerranée.

La Coralline et en petites touffes blanc verdâtre ou rougeâtre, formées de tiges fines et articulées, ramifiées vers le sommet ; les tiges sont terminées par des conceptacles ovoïdes ouverts, qui renferment plusieurs *sporidies*, formées chacune de 4 spores superposées. Elle devient très-blanche et cassante à la lumière.

La Coralline renferme : carbonates de chaux, de

magnésie, phosphate de chaux, sulfate de chaux, chlorure de sodium, oxyde de fer , silice, gélatine, albumine (Bouvier).

Usitée très-rarement comme vermifuge.

Spigélie. Plante, Racine.

Deux espèces sont employées en médecine :

Le *Spigelia marylandica*, L. (Loganiacées), Amérique du Nord, est une plante très-active , amère, peu odorante; inusitée aujourd'hui.

Les Américains emploient quelquefois sa racine, qui présente des ramifications nombreuses, divisées, brunes, et sortant d'un rhizome court et brun foncé.

Le *Spigelia Anthelmia*, L. (*Brinvillière*) de l'Amérique du Sud et des Antilles, est une plante à odeur forte non aromatique , à saveur un peu amère et un peu âcre, dont les feuilles sont ovales, oblongues, acuminées aux deux extrémités, et presque atténuées au pétiole.

La Spigélie est une plante éminemment active, souvent employée par les nègres pour tuer des animaux ou des hommes, d'où son nom de *Brinvillière*, et qui, récente, est un vermifuge puissant surtout contre les lombrics : il semble, d'après les observations de M. Bonnewyn, qu'elle n'agit pas sur le tænia.

Grenadier (Écorce de). Racine. *Punica Grana-tum*, L. (Granatées). Région méditerranéenne.

L'écorce de racine du Grenadier est épaisse, ridée, gris rougeâtre en dehors, jaune en dedans, non fibreuse; elle est cassante, inodore; elle est acerbe, sans amertume.

Elle renferme : tannin, acide gallique, mannite, résine, cire, matière cristalline (*Granatine* de Landerer).

L'Écorce de racine de Grenadier est spécifique contre le tænia, surtout contre le tænia armé; son action est, dit-on, moins assurée contre le bothrio-céphale; elle est difficile à avaler et à supporter; elle détermine souvent des coliques, de la diarrhée et des vomissements.

On fait usage surtout de l'écorce fraîche des Grenadiers sauvages; mais il paraît que l'écorce sèche, macérée 24 heures avant d'être bouillie, reprend toute son activité. On l'a aussi préconisée contre la diarrhée chronique et la dyssenterie, aussi bien que contre la leucorrhée.

Fougère mâle. Rhizome. *Nephrodium (Polysti-chum) Filix mas*, Rich. Fougères. Europe, Asie (fig. 348 et 349).

La *racine de Fougère mâle* porte la base des pétioles un peu striés, avec des écailles pellucides, lan-

céolées et sétacées, et des racines très-noires ; elle est
d'un brun jaune ; sa grosseur est moyenne ; son
odeur est faible mais désagréable ; sa saveur est
douceâtre puis amère, astringente et nauséeuse.

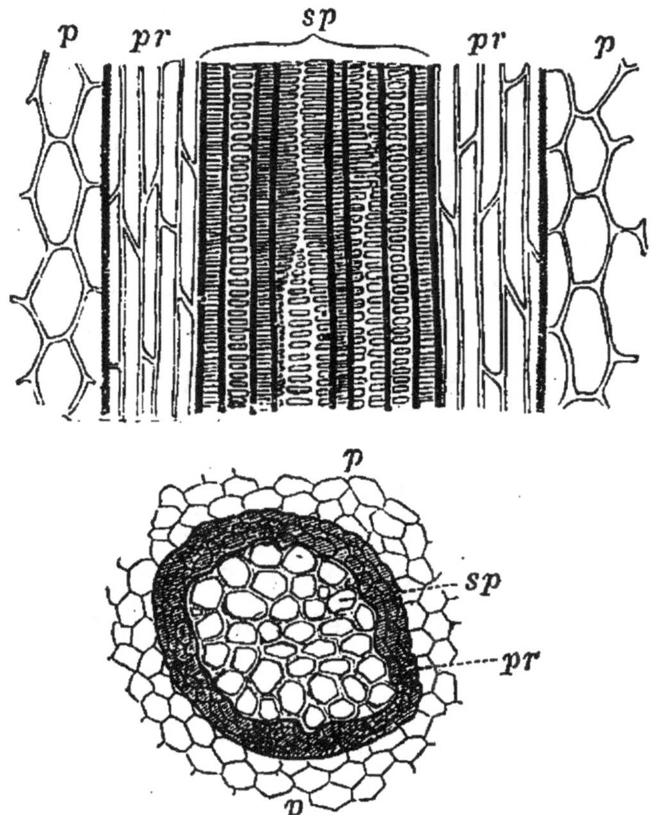

Fig. 348 et 349. — Structure du Nephrodium Filix mas.

Elle renferme : filicine, un principe oléo-résineux,
jaune et âcre, l'*Aspidine* (Pavesi), acides gallique,
acétique, tannin, sucre incristallisable, huile volatile, etc.

On doit la récolter en hiver et la choisir de couleur verte, car si l'huile a disparu, l'action est singulièrement atténuée (Dr Wagner).

On lui substitue quelquefois à tort les *Aspidium angulare* et *aculeatum*, des *Polypodium*, etc. (Timbal-Lagrave).

On a employé aux mêmes usages, en électuaire ou émulsion, les bourgeons de *Nephrodium Filix mas*, récoltés au printemps (Peschier).

Elle constitue un vermifuge auquel il faut adjoindre un purgatif pour expulser le ver qu'elle a stupéfié. Elle est employée contre les lombrics, les trichocéphales (Dr Mayor). La racine de Fougère mâle associée à des purgatifs forme la base du remède de Nuffer, dont le secret fut acheté en 1775 par le roi de France : elle a l'avantage de ne pas déterminer d'accidents et de pouvoir être administrée plusieurs fois de suite : on emploie la poudre et l'extrait éthéré.

Kousso. Inflorescences; *Brayera anthelmintica*, Kunth. (*Banksia anthelmintica*), Bruce. Rosacées. Abyssinie.

Le *Kousso* est formé d'inflorescences en panicules grandes, qui viennent en paquets fusiformes et entourés d'une petite liane ; il est jaune rosé.

Son odeur est aromatique, sa saveur astringente, puis âcre, amère et désagréable.

Il renferme un principe, *Koussine,* $C^{26} H^{22} O^{5}$ (Bédall) cristallin, blanc ou jaunâtre, inodore, âcre et amer, et qui est un vermifuge énergique à la dose de quelques centigrammes.

D'après Wittstein, le Kousso contient : huile grasse, chlorophylle, cire, résine âcre et amère, résine insipide, sucre, gomme, tannin, sels.

Très-usité comme vermifuge en Abyssinie, il est aujourd'hui employé par les médecins européens contre le tænia et le bothriocéphale, qu'il tue mais qu'il n'expulse pas ; aussi faut-il lui associer un purgatif : sa dose est de 15 grammes de poudre pour un adulte. Il agit bien aussi, en lavements, sur les ascarides et les oxyures vermiculaires.

Musenna. Écorce. *Albizzia anthelmintica,* Ad. Brongn. (Légumineuses). Abyssinie.

Le *Musenna* est en plaques oblongues, irrégulières, dont l'extérieur est lisse et gris roussâtre, l'intérieur jaunâtre clair ; isa texture est un peu fibreuse ; sa cassure cependant est facile : elle est homogène, un peu grenue, jaunâtre et comme spongieuse. Il est insipide.

Son analyse, incomplète encore, a donné à M. Thiel de l'amidon, de l'acide oxalique, un tannin et un principe âcre, la *Musénnine.*

Le musenna a l'avantage sur le Kousso de tuer

rapidement et sùrement le tænia sans provoquer de diarrhées, de nausées; le parasite est comme broyé (Dr Courbon).

Saoria. Fruit. *Bæobotrys* (*Mæsa*) *picta*, Hochst. (Myrsinées). Abyssinie.

Le *Saoria* est une drupe ovoïde jaunâtre, grosse comme un grain de poivre, à saveur aromatique, puis âcre. Le Saoria purge, tue et expulse le tænia à la dose de 32 à 40 grammes (W. Schimper).

Les Abyssins emploient aussi comme tænifuges les fruits de *Tatzé*, *Myrsine africana*, les feuilles d'*Habbézélin*, *Jasminum floribundum*, les feuilles, fleurs et fruits du *Baldilda*, *Celosia adoensis*, et la racine d'*Ogkert*, *Silene macrosolen*.

Kamala. *Mallotus philippinensis*, Müll. arg. (*Rottlera tinctoria*, Roxb.). (Euphorbiacées). Asie, Inde, Philippines, Arabie ; Afrique, Somali.

Le Kamala est formé par de petites glandes sessiles presque rondes, demi-transparentes, d'une belle couleur rouge, mélangées de poils très-ténus et de débris : l'ensemble constitue une poudre rouge-brique, sans odeur ni saveur.

Le Kamala renferme : un principe cristallin, la *Rottlérine* (Andersen), albuminose, cellulose, huile volatile, sels.

Employé comme anthelmintique, le Kamala a une action plus certaine que le Kousso et est moins désagréable. A la dose de 10 à 12 grammes, il cause quatre ou cinq selles et l'expulsion du ver mort. Il détermine quelquefois un peu de nausées et de coliques; on préfère la teinture à la poudre; elle a une action plus certaine et plus douce.

Calagéri. Fruits. *Vernonia anthelmintica*, Willd. (Composées-Corymbifères). Inde.

Les *Semences de Calagéri* sont longues d'un huitième de pouce, brun foncé, couvertes de poils blanchâtres épars, cylindriques, rubanées à la base, marquées d'une dizaine de sillons longitudinaux plus pâles et couronnées d'un cercle d'écailles brunes; elles sont nauséeuses et amères.

Elles jouissent d'une grande réputation parmi les Indiens contre les ascarides lombricoïdes, qu'elles tuent rapidement.

Pois à gratter. Poils. *Mucuna pruriens*, DC. (Légumineuses). Antilles; Inde.

Le Pois à gratter n'est presque jamais employé; on l'a dit anthelmintique par l'action mécanique qu'exercent les poils de la surface extérieure de sa gousse. Ceci est prouvé par l'inertie complète de l'infusion ou de la teinture de *Mucuna*. On l'a proposé comme stimulant local à l'extérieur contre la paralysie, mais sans grand avantage.

Quand on veut en faire usage comme anthelmintique, il faut enrober les poils dans du miel avant de les séparer de la gousse, car ils occasionnent des démangeaisons insupportables au préparateur.

CHAPITRE XI.

TANNIN.

Le Tannin, $C^{54} H^{22} O^{34}$, se rencontre dans un grand nombre de végétaux , et sa présence est indiquée par sa saveur acerbe et par la propriété qu'il a de précipiter en noir ou en vert par les sels de sesquioxyde de fer.

Il ne se présente pas identique dans les divers végétaux, et on peut dire qu'il existe plusieurs Tannins n'étant pas également énergiques, ce que du reste leur action différente sur les persels de fer devait faire pressentir. L'étude médicale est venue confirmer ce que la chimie avait indiqué (Soubeiran, Trousseau).

Les substances tanniques agissent comme astringents, resserrent les tissus et en chassent le sang.

A l'extérieur, elles sont utilisées contre les inflammations chroniques quand la cause a cessé d'agir, et quand les tissus restent passivement distendus et gorgés. On les utilise aussi à l'extérieur pour prévenir la mortification des parties menacées de sphacèle.

A l'intérieur, les tanniques, donnés à petite dose, agissent comme toniques; mais ils ont l'inconvénient de déterminer promptement la constipation.

On emploie les tanniques astringents contre les hémorrhagies et les flux exagérés; ils sont utiles dans le scorbut.

En dissolution faible, ils agissent comme diurétiques (Fraisier, Bistorte, Uva-ursi).

Cachou. Suc. On distingue le Cachou fourni par l'*Acacia Catechu,* Willd. (Légumineuses), de l'Inde, et celui fourni par l'*Areca Catechu*, L. (Palmiers), de l'Inde, Mysore.

Le Cachou est ordinairement en pains ou gâteaux d'apparence terreuse, d'où leur ancien nom de *Terra japonica*, bruns, assez lourds, à cassure luisante et comme résineuse, à saveur astringente et amère, avec un arrière-goût sucré et agréable, sans odeur marquée.

L'*Acacia Catechu* est employé dans l'Inde à faire le Cachou, dont il existe de nombreuses variétés de formes, de couleurs, de texture et même de composition: car ils renferment de 12 à 60 p. 100 d'acide cachutique; les bonnes sortes doivent au moins en contenir 50 p. 100. Les trois principales sortes proviennent du Bengale, de Bombay et du Pégu. Ce dernier Cachou est brun rougeâtre ou noirâtre ; les autres sont de couleur plus claire.

Le bois de l'*Acacia Catechu*, et surtout de la variété rouge, est coupé aux Indes, vers janvier, et débité en fragments qu'on fait bouillir avec de l'eau jusqu'à ce que celle-ci se soit chargée d'une quantité suffisante de principe pour prendre la consistance sirupeuse ; les naturels la versent alors sur des nattes recouvertes de cendres, de bouse de vache, et la mêlent avec ces matières (Ch. Dumaine).

Le Cachou produit par l'*Areca Catechu* se fabrique dans l'Inde, à Travancore et dans le Canara. On l'obtient par la décoction des noix recueillies avant leur maturité. Il est toujours plus riche en acide cachutique que le Cachou d'acacia.

Le Cachou est employé à petite dose comme tonique, et à dose plus forte comme astringent.

On sait que la noix d'Arec est employée par les Indiens comme astringent, et surtout comme masticatoire avec une feuille de bétel sur laquelle on a étendu un peu de chaux délayée avec de l'eau. Ils l'emploient sans aucune préparation ou après l'avoir fait bouillir dans l'eau.

Kino. Suc. Les *Kinos* sont des sucs astringents qui exsudent de diverses espèces végétales et qui, par

conséquent, proviennent de contrées également différentes.

Ce sont de bons astringents qu'on emploie dans
les mêmes cas que le Cachou et le Ratanhia, sous
forme de poudre, de pilules ou de potions.

On distingue :

1° Le *Kino du Sénégal*, fourni par le *Pterocarpus erinaceus*, Lam. (Légumineuses). Côte occidentale d'Afrique. Il forme un suc noir et opaque en
masses, rouge foncé et transparent en lames minces, fragile, à cassure brillante ; il est très-soluble et
très-astringent.

2° Le *Kino d'Amboine*, fourni par le *Pterocarpus Marsupium*, Roxb. Inde, Malabar, Travancore, et qui se présente en petits fragments d'un noir
brillant, opaques en entier, rouge rubis en lames
minces, friables, cannelés et à saveur astringente ;
ils se ramollissent dans la bouche, collent aux dents
et rougissent la salive.

Ce kino contient du tannin analogue à celui de
la noix de galle, du tannin altéré rouge (acide kino-
tique) et des pectates de chaux et de magnésie que
l'eau ne dissout pas.

3° Le *Kino de la Nouvelle-Hollande*, fourni par
l'*Eucalyptus resinifera*, Sm. (Myrtacées). C'est un
suc noir et opaque extérieurement, vitreux, transparent et rouge à l'intérieur ; il se gonfle dans l'eau ;

il est difficile à pulvériser ; il est peu astringent.

On doit rapprocher de ce produit la *gomme astringente* du *Butea frondosa*, Roxb., qui est en petites larmes, salies par des débris d'écorces, noires, insolubles en grande partie dans l'eau, qui prend une couleur rouge ; cette gomme est plus soluble à chaud, mais la solution se trouble par le refroidissement. Cette gomme est astringente.

4° Le *Kino de la Jamaïque*, fourni par le *Coccoloba uvifera*, L. (Polygonacées). Amérique, Antilles. Ce suc est en morceaux brun foncé et offre de petites cavités dans sa cassure ; sa poudre est couleur chocolat ; il est peu soluble à froid dans l'eau et l'alcool ; il se dissout presque entièrement dans l'eau bouillante ; mais sa solution se trouble par le refroidissement. Il est soluble en partie dans l'alcool chaud.

Gambir. *Uncaria Gambir*, Roxb. (Rubiacées). Asie, Sumatra, Malacca.

Le Gambir est un suc astringent très-voisin par ses propriétés des Cachous et des Kinos.

Le Gambir se prépare par le traitement par l'eau des feuilles et par l'évaporation du liquide obtenu. Peu employé.

Acacia (Suc d'). *Acacia vera*, Willd. (Légumineuses). Égypte.

Le suc est brun rougeâtre; il est soluble, mais imparfaitement dans l'eau. Sa saveur est acide, astringente et un peu douceâtre. (Inusité.)

Ratanhia. Racine. *Krameria triandra*, Ruiz et Pav. (Polygalées), Pérou. *Krameria Ixina*, L. Antilles (fig. 350 et 351).

La racine de *Ratanhia officinal* est grosse comme le doigt ou plus petite, cylindrique; elle a une écorce rouge brun plus ou moins foncé, recouvrant un bois plus dur, jaune rougeâtre. Sa saveur est austère; elle n'a pas d'odeur.

La racine de Ratanhia renferme du tannin, de l'extractif, de l'acide kramérique, de la ratanhine.

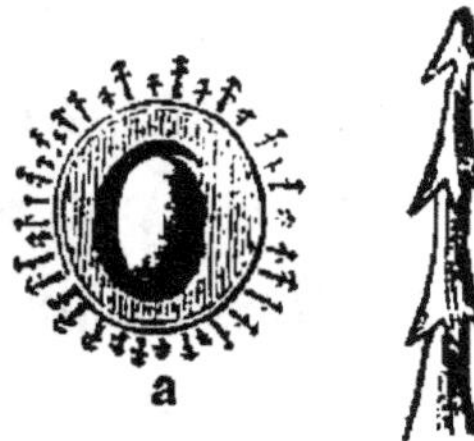

Fig. 350 et 351.
Krameria triandra.
a fruit, *b* poil glochidié.

Le *Ratanhia Savanille*, fournie par le *Krameria Ixina*, est d'un brun plus foncé; son écorce est plus épaisse.

Une troisième sorte de Ratanhia, d'origine botanique encore indéterminée, vient aujourd'hui dans le commerce et est apportée du Para. Elle est en morceaux longs de 16 à 20 pouces, épais d'environ 3/4 de pouce; leur couleur est uniforme, brun foncé ou grisâtre, et la nuance les différencie du Ratanhia du Pérou, qui est rouge, et du Savanille, qui est violet. Cette espèce, dont le tannin diffère de celui des vrais Ratanhia, ne doit pas leur être substituée. Elle a reçu le nom de *Ratanhia des Antilles* par M. Cotton, et celui de *Ratanhia du Brésil* par M. Berg. Ce dernier nom est le seul à conserver.

Elle contient du tannin, de l'acide kramérique, de la ratanhine.

On substitue quelquefois à ces espèces la racine du *Krameria lanceolata*, Torr., aux États-Unis.

Le Ratanhia est employé comme astringent dans les mêmes circonstances que le Kino et le Cachou et est un médicament précieux.

Chêne. Écorce. *Quercus Robur*, L. (Cupulifères). Europe (fig. 352).

L'écorce de chêne (*tan*) est en morceaux bruns ou rouges, fibreux, couverts ou non d'épiderme gri-sâtre; sa saveur est astringente.

Elle contient du tannin (acide quercitannique), de l'acide gallique, du sucre, de la pectine et des tannates alcalins et calcaires (Braconnot).

L'écorce du Chêne est employée comme astringente et styptique à l'intérieur ou en injections; on dit qu'elle agit comme fébrifuge, surtout associée à un amer aromatique, ce qui pourrait être dû à de la salicine, indiquée par Gerbert. On a proposé contre la phthisie l'emploi de la *Jusée*, qui n'est qu'une décoction de *tan*.

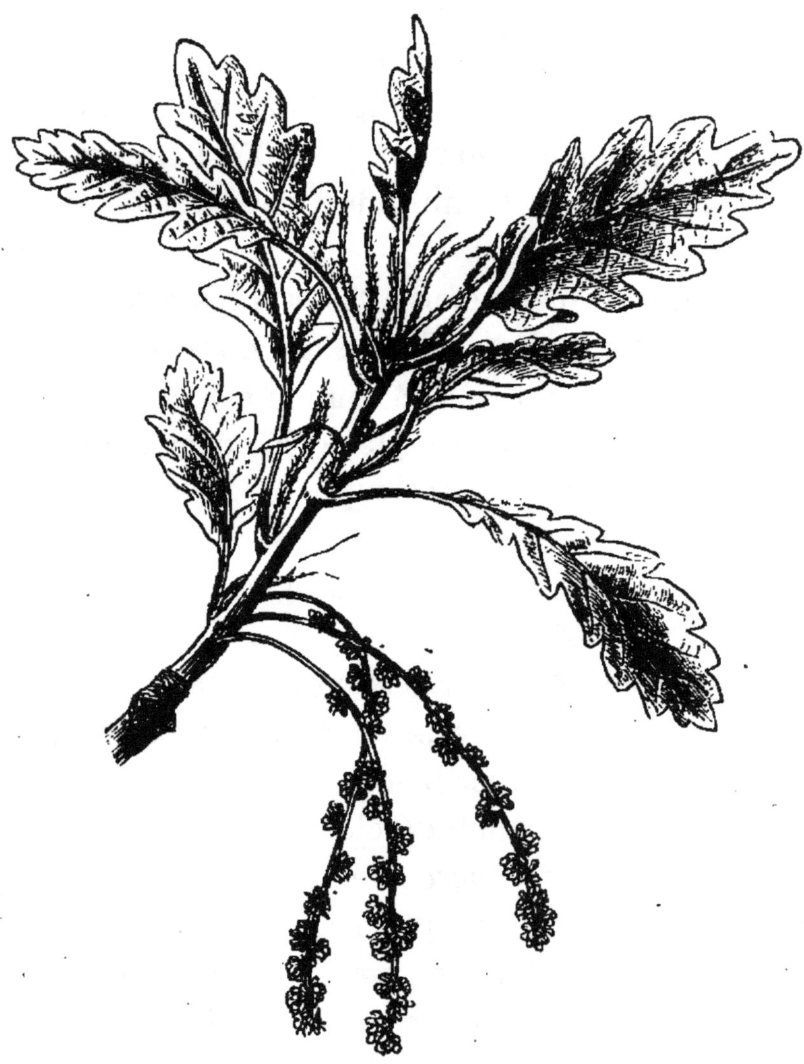

Fig. 352. — Quercus.

Monésia. Écorce. *Chrysophyllum glycyphlœum*, Casar. (Sapotacées). Amérique, Brésil.

L'Écorce de *Monésia* ou *Buranhem* est en morceaux épais de 0^m,006 à 0^m,008, compactes, pesants, durs, d'un brun foncé ; l'extérieur est quelquefois grisâtre ; la cassure est unie ; la saveur est douce, puis âcre.

Le Monésia contient : tannin, monésine (analogue à la saponine), glycyrhizine, matière colorante (analogue au rouge cinchonique), gomme, acide pectique, matières grasses, sels (Henry et B. Derosne).

Bon astringent, le Monésia est indiqué surtout sous forme d'extrait contre les flux sanguins, l'hémoptysie, la diarrhée et dans les cas d'atonie.

Tormentille. Souche. *Tormentilla erecta*, L. (Rosacées). Europe.

La Racine de Tormentille est grosse comme le doigt, dure, tuberculeuse, pesante, brune à l'extérieur, rouge à l'intérieur ; sa saveur est très-astringente.

Grande Consoude. Racine. *Symphytum officinale*, L. (Borraginées). Europe.

La racine de Consoude est grosse comme le doigt, noirâtre en dehors, blanche en dedans.

Elle a été conseillée comme anti-hémorrhagique et principalement contre l'hémoptysie et aussi comme anti-diarrhéique.

Benoite. Racine. *Geum urbanum*, L. (Rosacées). Europe (fig. 353).

La racine de Benoite est grosse comme une plume, rougeâtre, munie de radicelles ; elle a une odeur de girofle ; sa saveur est astringente.

Elle contient : huile volatile, résine, tannin, adraganthine, gomme, ligneux (Trommsdorff).

Fraisier. Souche. *Fragaria vesca*, L. (Rosacées). Europe.

La Souche , *racine* de Fraisier, est formée de plusieurs branches, de couleur brune au dehors, rosée en dedans ; elle est inodore , sa saveur est astringente.

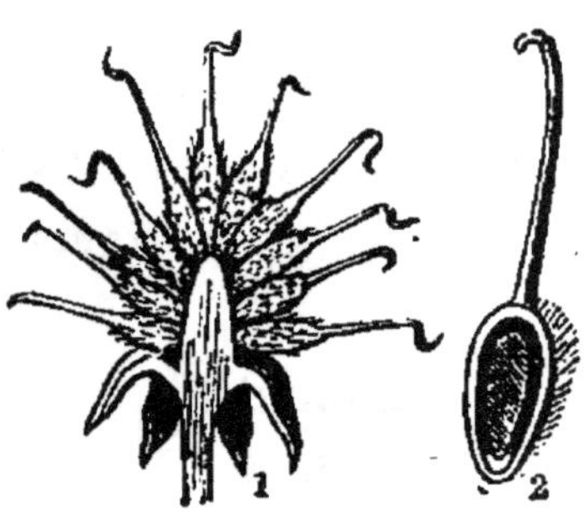

Fig. 353.
Fruit de Geum urbanum.

Bistorte. Racine. *Polygonum Bistorta*, L. (Polygonées). Europe (fig. 354).

La racine de Bistorte est deux fois recourbée sur elle-même, rugueuse, brune à l'extérieur, rougeâtre en dedans ; elle est inodore et a une saveur austère et astringente.

Sumac. Feuilles. *Rhus Coriaria* , L. (Térébinthacées). Europe méridionale.

Les feuilles de Sumac sont surtout usitées pour

la tannerie et pour la teinturerie. Elles sont riches en tannin; la sumac est une poudre résultant de la trituration des feuilles et des jeunes branches. On

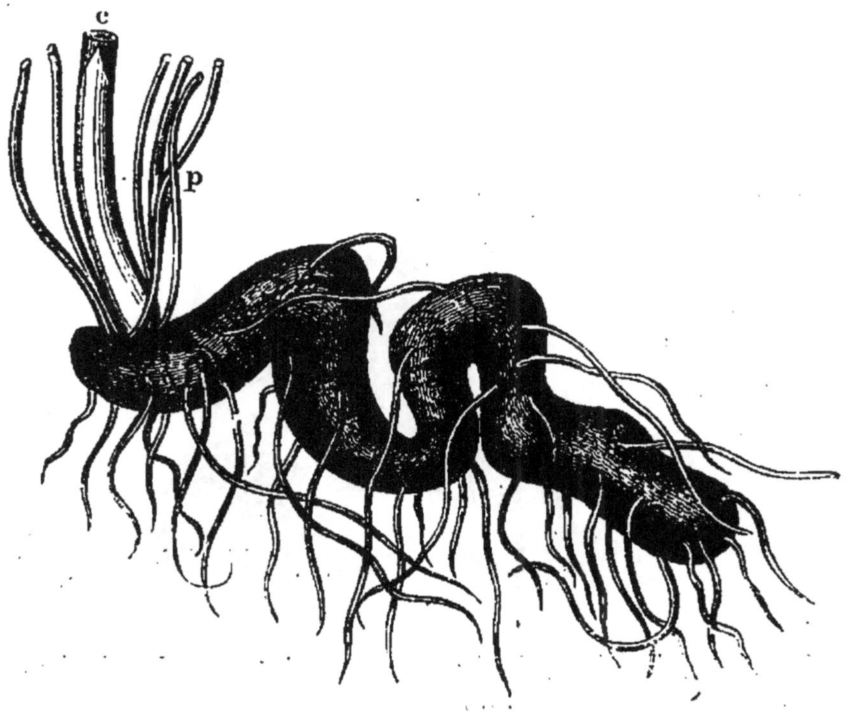

Fig. 354. — Polygonum Bistorta.

se sert indifféremment des *Rhus Coriaria, Toxicodendron*, L. et *radicans*, L.

Rhus. *Rhus radicans*, L., Térébinthacées. États-Unis (fig. 355).

Toutes les espèces du genre *Rhus* sont plus ou moins vénéneuses, et renferment un principe vola-

til, auquel elles doivent leur action. Le professeur
Maisch dit que c'est un acide qu'il nomme *acide*

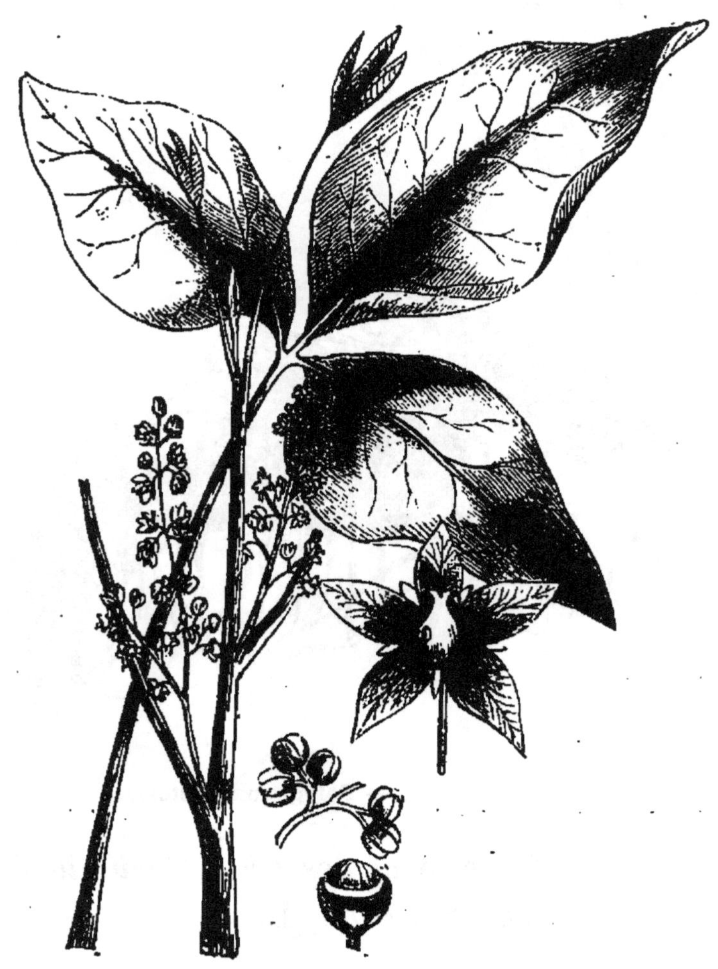

Fig. 355. — Rhus radicans.

toxicodendrique du nom de l'espèce où il l'a étudié.

On a proposé l'emploi du *Rhus radicans* dans
les paralysies et les dartres.

Le *Rhus Vernix*, L., du Japon, utilisé pour faire les laques du Japon, demande à être manié avec les plus grands soins, et détermine souvent des accidents très-graves chez ceux qui n'ont pas pris la précaution de s'enduire avec de l'huile les parties découvertes du corps ; il se manifeste alors des éruptions très-douloureuses et très-graves.

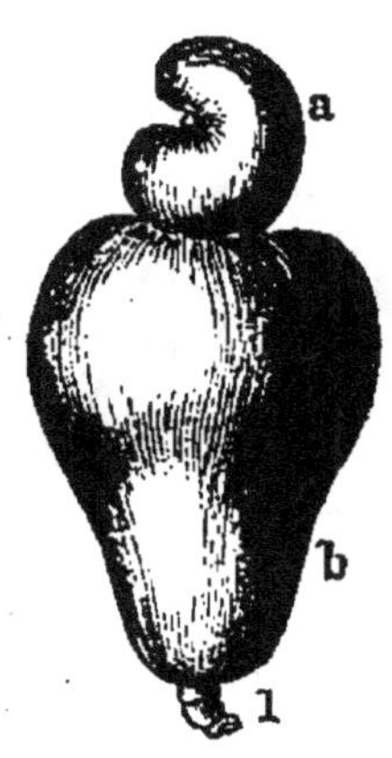

Fig. 356.
Pédoncule d'Anacardium occidentale.

Une espèce de *Rhus*, le *Rhus succedana*, L., du Japon et de Chine, fournit une huile concrète, qu'on trouve fréquemment aujourd'hui dans le commerce.

REDOUL. *Coriaria myrtifolia*, L., Région méditerranéenne ; il renferme aussi beaucoup de tannin ; mais il ne nous intéresse guère que parce qu'il est employé à falsifier le séné. (Voir ce mot.)

Noix d'acajou. Fruit. *Anacardium occidentale*, L. (Térébinthacées). Inde (fig. 356).

La *Noix d'acajou* est réniforme, noirâtre, et renferme dans son péricarpe des alvéoles remplies d'une huile noire caustique, presque incolore dans les alvéoles, mais noircissant dès qu'elle est au contact de l'air ; elle marque le linge d'une manière indélébile. L'amande est blanche et huileuse, et donne une huile douce, jaune-paille et ayant beaucoup d'analogie avec l'huile d'amandes douces.

Ronce. Feuilles. *Rubus fruticosus*, L. (Rosacées). Europe (fig. 357 à 359).

Les feuilles de Ronce sont plurifoliolées, composées d'une, trois ou cinq folioles, ovales, dentées, blanchâtres en dessous, vertes en dessus.

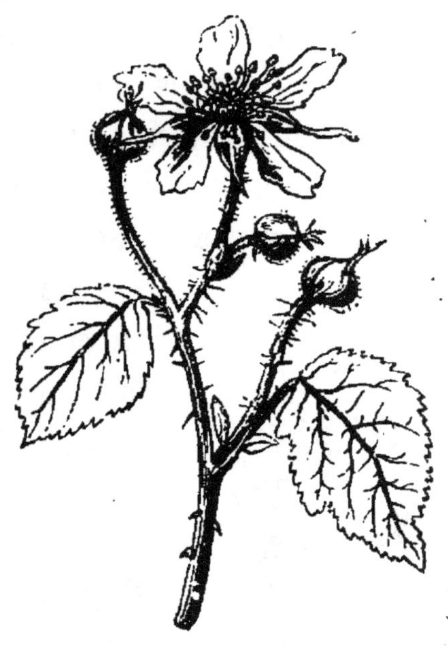

Fig. 357. — Rubus fruticosus.

Raisin d'ours. Feuilles. *Arctostaphylos Uva-ursi*, Spr. (Éricacées). Europe (fig. 360 et 361).

Les feuilles de Raisin d'ours ou *Busserolle* sont entières, obovées, glabres, luisantes, épaisses, coriaces, d'un vert foncé en dessus, d'un vert pâle en dessous ; leur face supérieure est chagrinée par la saillie du parenchyme entre les nervures, leur face inférieure est réticulée.

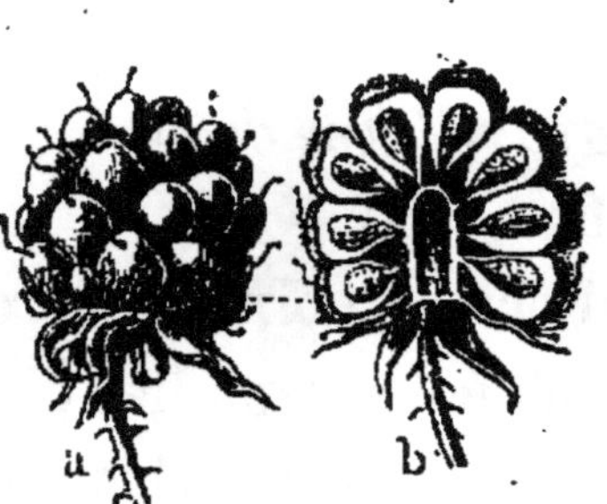

Fig. 358 et 359. — Fruit de Rubus fruticosus.

Schroff l'a recommandé contre les hémorrhagies passives des reins ou de la vessie, contre le catarrhe chronique de la vessie, etc. On l'emploie dans les hémorrhagies consécutives de l'accouchement. Il jouit aussi d'une grande réputation comme lithotriptique; le grand Barthez avait une telle confiance en sa vertu, qu'il a trop tardé pour se faire opérer de la pierre.

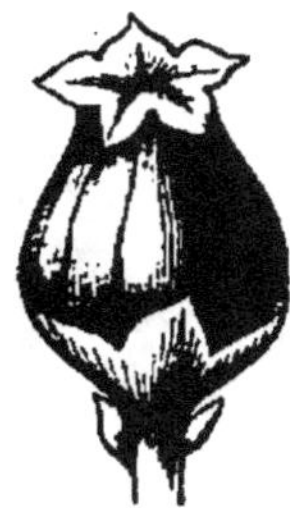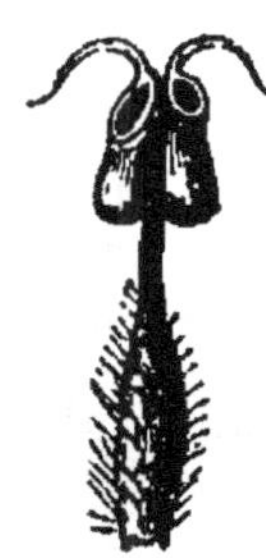

Fig. 360 et 361. — Fleur et étamine d'Arctostaphylos Uva-ursi.

Airelle ponctuée. Feuilles. *Vaccinium Vitis-idœa,* L. (Éricacées). Europe, Vosges.

Les feuilles d'Airelle, qui sont quelquefois substituées à celles du raisin d'ours, sont moins épaisses, quelquefois subdentées, à bords repliés en dessous, à nervures transversales très-apparentes; leur face inférieure blanchâtre est parsemée de points bruns Elles sont d'un vert brun.

Ortie. *Urtica urens,* L., *et dioica,* L. (Urticées). Europe (fig. 362).

Tige pubescente, feuilles opposées, entières, cordiformes, dentées.

Un des meilleurs astringents contre les diarrhées anciennes, l'Ortie a été aussi utilisée contre les hé-

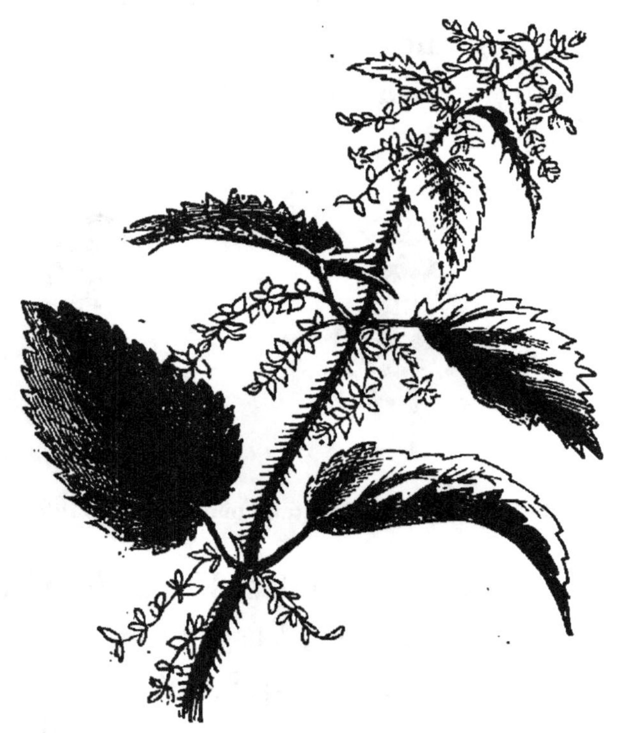

Fig. 362. — Urtica dioica.

moptysies, et en a même été considérée comme le spécifique. On l'a aussi employée comme révulsif par l'urtication que déterminent ses poils glanduleux.

Bourse à Pasteur. *Capsella bursa pastoris* (Crucifères). Europe (fig. 363 et 364).

La Bourse à Pasteur a été indiquée contre l'hémoptysie, les métrorrhagies passives et les règles trop abondantes.

Millefeuille. *Achillea Millefolium*, L. (Composées-Corymbifères). Europe.

Recommandée par les anciens médecins dans les hémorrhagies passives du rectum et de l'utérus; dans les flux hémorrhoïdaux trop abondants; elle a une action spéciale utile dans ces cas.

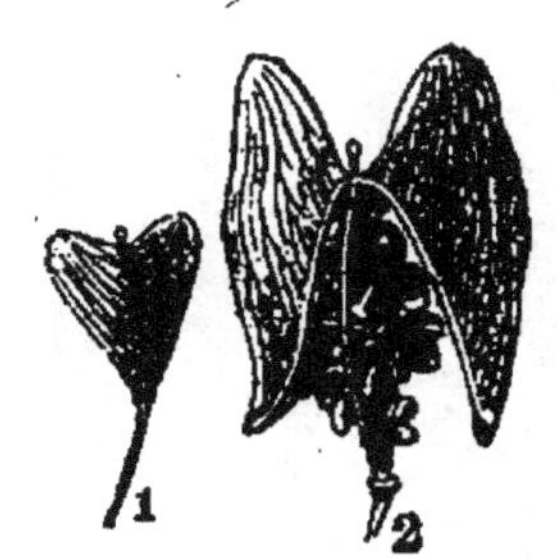

Fig. 363 et 364.
Capsella bursa pastoris.

Ulmaire. Fleurs. *Spiræa Ulmaria*, L. (Rosacées). Europe.

Les fleurs d'Ulmaire ou *Reine des Prés* sont d'un blanc jaunâtre, petites, disposées en cymes corymbiformes. Elles contiennent de l'acide salycileux $C^{14} H^6 O^4$ et de l'acide salycilique $C^{14} H^6 O^6$.

C'est un diurétique populaire du Midi et qui a une action marquée, paraissant due à l'acide salycileux (Hannon).

Roses rouges. Fleurs. *Rosa gallica*, L. (Rosacées). Europe.

Les pétales des Roses rouges, *Roses de Provins*, sont recueillis avant l'entier épanouissement; ils sont arrondis, un peu échancrés en cœur, d'un rouge très-foncé ; leur odeur est faible, leur saveur très-astringente.

Ils renferment : huile essentielle, tannin, acide gallique, matière colorante (Cartier). M. Filhol y a trouvé du quercitrin, et seulement des traces de vrai tannin.

On récolte les Roses rouges en bouton ; elles sont

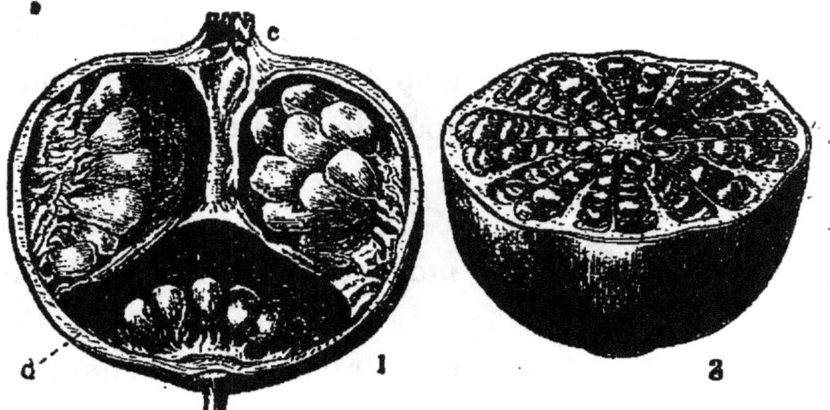

Fig. 365 et 366. — Fruit de Punica Granatum.

alors plus colorées et plus astringentes ; on sépare les pétales, on les fait sécher et on les crible.

Les Roses rouges sont un astringent populaire agréable.

Grenade (écorce de). Fruit. *Punica Granatum*, L. (Granatées). Europe (fig. 365 et 366).

L'écorce de la Grenade, *malicorium*, est mince,

et présente à la partie interne des restes adhérents de cloisons membraneuses ; l'extérieur est rougeâtre ou couleur de rouille, ce qui la distingue de l'écorce de la tige qu'on lui substitue et qui est jaune ; l'intérieur est jaune pâle ; sa saveur est astringente ; elle est en

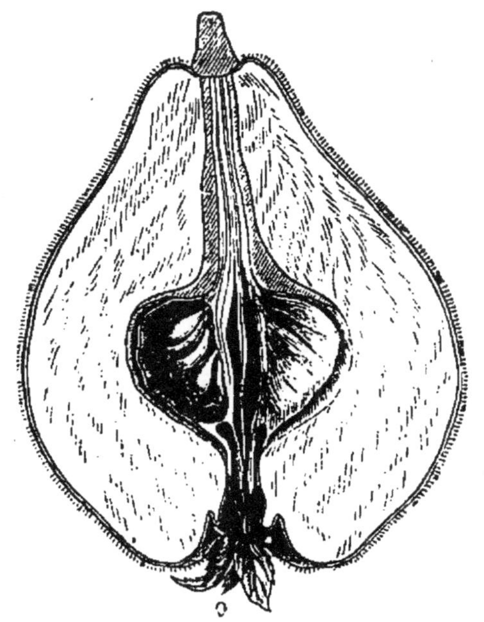

Fig. 367. — Fruit de Cydonia vulgaris.

morceaux de toutes grandeurs, secs, légers, minces, faciles à rompre.

Employée surtout comme vermifuge.

On faisait autrefois usage des fleurs du Grenadier sous le nom de *Balaustes*.

Bablab. Fruit. *Acacia arabica*, Willd. (Légumineuses). Égypte, Nubie, Inde.

Les fruits de *Bablad de l'Inde* sont des gousses longues de 0^m,1 à 0^m,2, sur 0^m,010 à 0^m,015 de large, formées de 12 à 15 articles séparés par des étranglements ; leur surface offre sur quelques points un duvet blanchâtre ; ils offrent dans leur intérieur une pulpe blanche desséchée, et dans l'épaisseur de leurs parois un suc noir et sec. Ils sont très-astringents.

Dividivi. Fruit. *Cæsalpinia Coriaria*, Willd. (Légumineuses), et *Coulteria tinctoria*, H. B. K. Jamaïque.

Les fruits sont des gousses comprimées en S, indéhiscentes, lisses, brunes, qui offrent une pulpe desséchée, très-amère et entourant un endocarpe fibreux, qui présente plusieurs loges monospermes.

Suc d'Acacia. *Acacia vera*, Willd. (Légumineuses). Égypte.

Le suc d'*Acacia* est solide, noir et astringent. On l'obtient par décoction des fruits.

Coings. Fruit. *Cydonia vulgaris*, Pers. (Rosacées). Europe (fig. 367).

Le *Coing* est une pomme piriforme, recouverte de duvet, d'un jaune d'or et d'une odeur très-forte et suave. Le parenchyme est jaune, coriace : sa saveur est acerbe même après la maturité, mais est adoucie par la cuisson.

Le Coing contient : acide malique, sucre, pectine, acide pectique, matière azotée et tannin.

Chêne (Glands de). Fruits. *Quercus Robur*, L. (Cupulifères). Europe (fig. 368 et 369).

Les glands de Chêne contiennent : huile, résine,

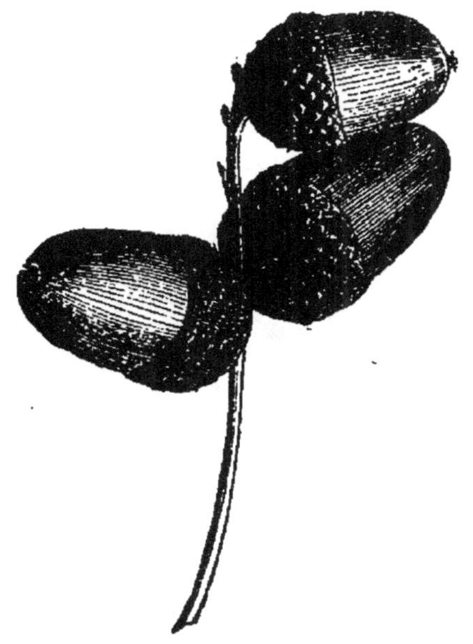

Fig. 368. — Fruits de Chêne (gland).

gomme, tannin, extractif amer, amidon, ligneux, sucre incristallisable, sucre particulier (*Quercite*). Ils sont employés comme astringent et antidiarrhéique. On en fait aussi usage, après qu'ils ont été torréfiés, sous le nom de *Café de glands :* ils agissent alors comme tonique et stomachique. Mais le plus souvent on leur substitue des grains d'orge torréfiés (fig. 370 à 374).

Myrobalans bellérics. Fruit. *Terminalia Belle-rica*, Roxb. (Combrétacées). Inde.

Les fruits de *Myrobalans bellérics*, gros comme une noix de galle, sont sphériques, allongés avec cinq angles arrondis plus ou moins marqués, tou-jours terminés du côté du pédoncule par une pointe très-courte qui s'y confond; leur couleur est gris

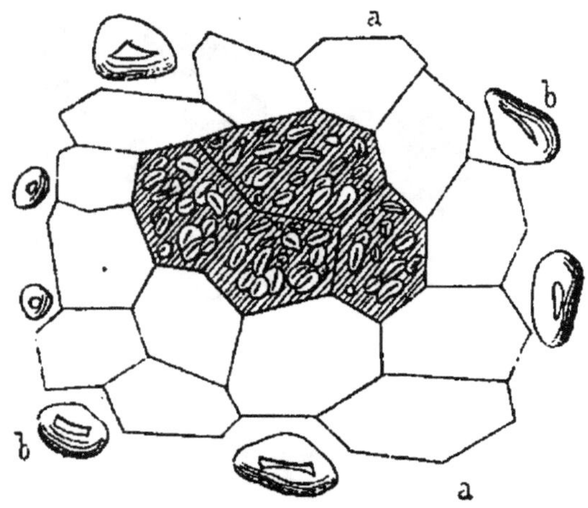

Fig. 369. — Tissu (*aa*) et granules amylacés (*bb*) du gland.

rougeâtre; leur surface est non rugueuse; leur chair est brun foncé; ils contiennent une amande d'une saveur assez agréable.

Les myrobalans étaient employés par les Arabes et les anciens médecins comme astringents et purgatifs.

Myrobalans chébuls. Fruit. *Terminalia Chebula*, Roxb. (Combrétacées). Inde.

Les *Chébuls* ont la forme de dattes ou de prunes de mirabelle ; ce sont les plus gros des Myrobalans :

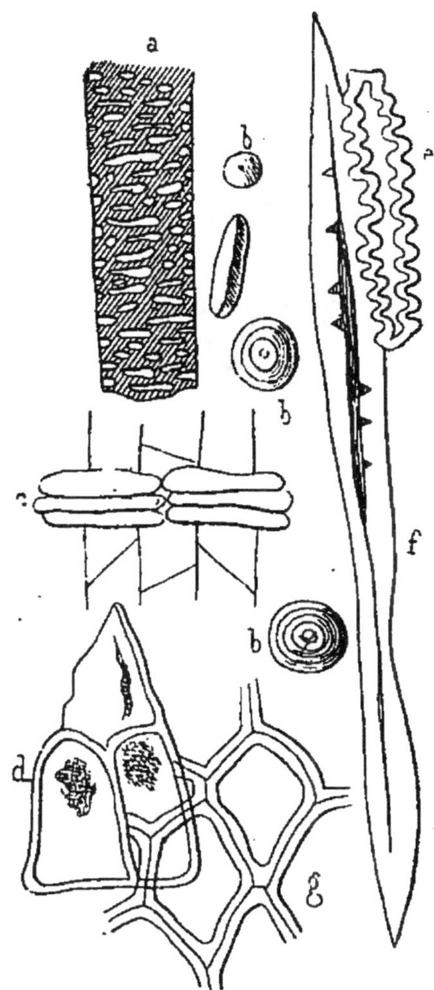

Fig. 370 à 374. — Café d'orge. *a* vaisseau réticulé, *b* grains d'amidon, *c* cellules transversales, *d* cellules à gluten, *e* cellules épidermiques, *f* fibre corticale, *g* cellules du parenchyme.

ils sont oblongs, à angles peu marqués, mais ne sont pas pentagones. De couleur noirâtre, ils ont une chair noire, compacte, dure, à cassure luisante et comme résineuse ; leur saveur est peu astringente ; ils renferment une amande très-amère.

Sous le nom de *Myrobalans indiens*, on distingue des Chébuls avortés, oblongs, très-petits, noirs et durs, creusés d'un sillon, à amande presque avortée et à saveur astringente.

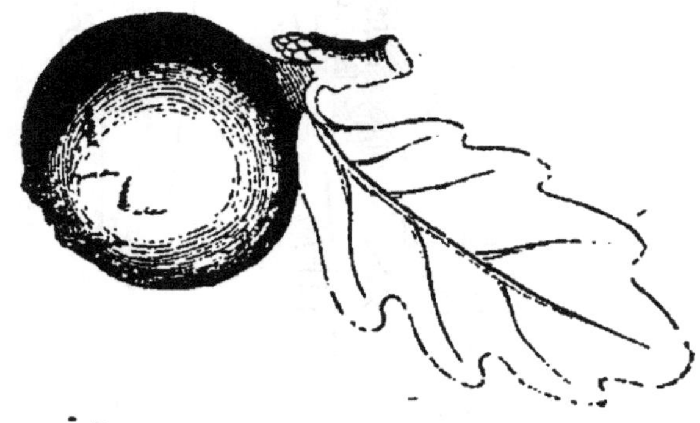

Fig. 375. — Noix de Galle.

Myrobalans citrins. Fruit. *Terminalia citrina,* Roxb. (Combrétacées). Inde.

Plus petits que les *Chébuls,* les Myrobalans citrins sont plus allongés, en forme d'olive, d'un jaune pâle, luisants à la surface ; leur chair blanchâtre est très-astringente ; leur amande est très-amère.

Noix de Galle. Les noix de Galle (fig. 375), ou excroissances, résultent de la piqûre de certains insectes hyménoptères sur les bourgeons des chênes, se rapprochent des produits que nous venons d'énu-

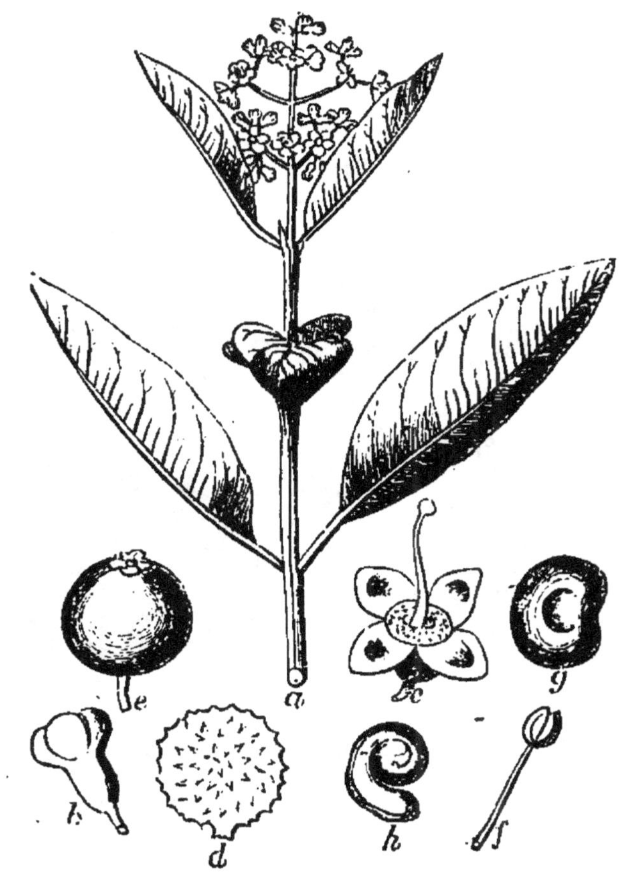

Fig. 376 à 383. — Piment. *a* rameau avec feuilles et fleurs, *b* calice *c* corolle, *d* pollen, *e* fruit, *f* étamine, *g* graine, *h* embryon.

mérer par leurs propriétés ; mais leur histoire est plutôt du domaine zoologique que de celui de la botanique.

Cynorrhodons. Fruits. *Rosa canina*, L. (Rosacées). Europe.

La cupule réceptaculaire des Rosa est charnue, jaune, acidule, astringente; elle renferme dans l'in-

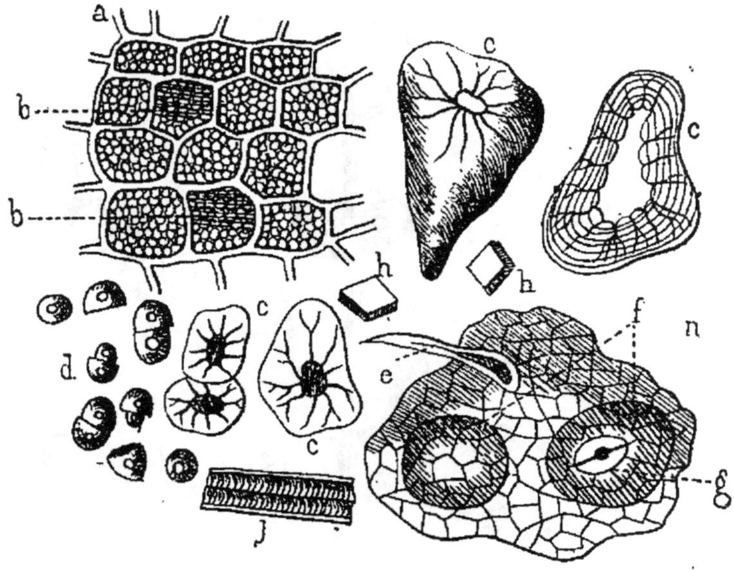

Fig. 384 à 389. — Éléments organiques du Piment. *a* embryon avec cellules de matière colorante *b, c* cellules pierreuses, *d* amidon, *e* poil, *n* épiderme avec réservoirs d'huile *f, g* stomate, *j* trachée, *h* cristaux d'oxalate de chaux.

térieur de petits fruits secs munis de poils, qui lui ont fait donner son nom vulgaire.

Les Cynorrhodons contiennent : acide malique, acide citrique, sucre, tannin, myricine, résine rouge, albumine.

TANNIN ET HUILE ESSENTIELLE.

Ravensara. Fruit, feuilles. *Agathophyllum aromaticum*, Willd. (Laurinées). Madagascar.

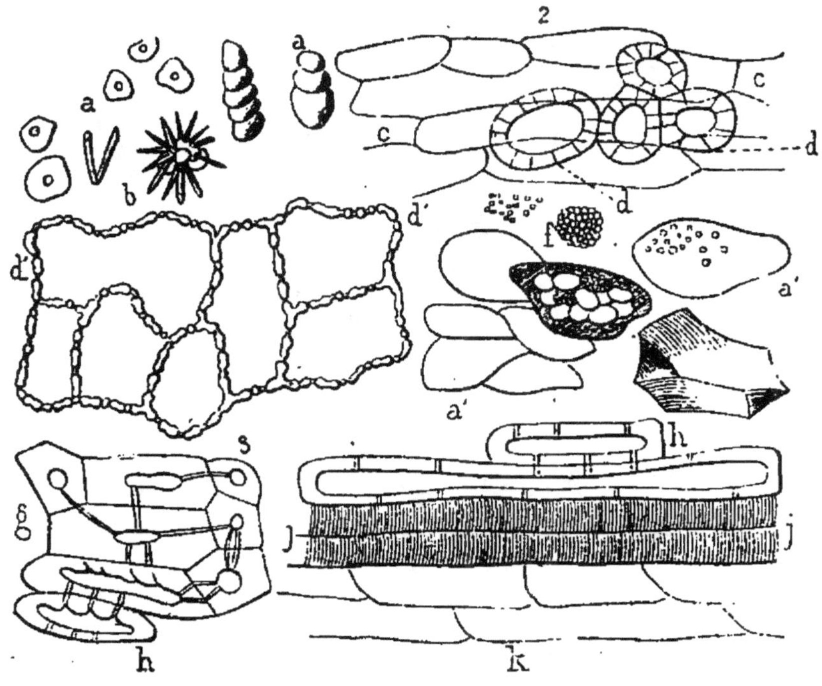

Fig. 390 à 394. — Éléments organiques du Piment. *j* trachées et cellules pierreuses *h* et cellules du parenchyme *k*, 2 intérieur d'épicarpe *c* avec cellules adhérentes d'épiderme interne *d*; 3 *g* cellules pierreuses de l'extérieur du péricarpe, *d'* épiderme de capsule, *a* amidon, *b* cristaux de pipérin.

Le fruit de Ravensara est gros comme une noix et très-odorant, à odeur de girofle.

Les feuilles sont repliées plusieurs fois sur elles-mêmes et enfilées en chapelet. Elles ont une odeur forte et persistante de girofle.

Piment de la Jamaïque. Fruit. *Myrtus Pimenta*, L. (Myrtacées). Antilles (fig. 376 à 394).

Le Piment de la Jamaïque est formé par des baies desséchées, grosses comme un pois, arrondies, d'un

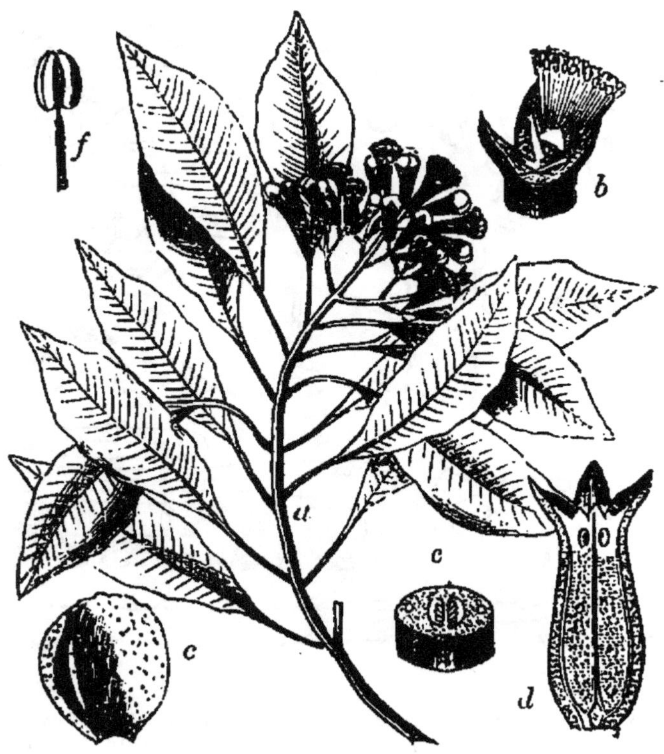

Fig. 395 à 400. — Caryophyllus aromaticus.

gris rougeâtre ; leur surface est comme tuberculée par des glandes ; elles offrent à la partie supérieure du fruit 4 lobes calycinaux ou un bourrelet formé par la base de ces lobes ; leur odeur est forte et rappelle celles du girofle, de la cannelle et de la muscade, d'où le nom *Toute-épice* que porte le piment ; leur saveur est chaude.

Le *Piment tabago* est plus gros, plus rugueux, et porte une couronne plus petite, qui laisse à peine voir les vestiges des lobes du calice.

Le *Piment couronné*, fourni par le *Myrcia pi-*

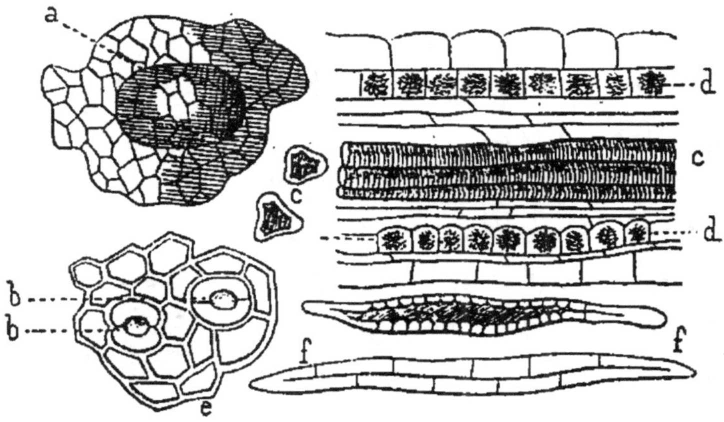

Fig. 401 à 404. — Éléments organiques du clou de girofle. *c* vaisseau, *d* cellules à cristaux, *a* épiderme avec cavité huileuse, *c* épiderme avec stomates *b*, *f* fibres du liber, *e* pollen.

mentoides, offre une large couronne avéc des traces évidentes des cinq dents du calice.

Girofle. Boutons, pédoncules, fruit. *Caryophyllus aromaticus*, L. (Myrtacées). Moluques (fig. 395 à 404).

Les boutons, *clous de Girofle*, desséchés ont l'apparence de clous bruns, gras, onctueux et très-odorants ; ils sont formés par un calice à quatre sépales surmonté de quatre pétales.

Les pédoncules, *griffes de Girofle* , sont irréguliers de forme, bruns, odorants et aromatiques. Leur saveur et leur odeur très-fortes sont moins agréables que celles des clous (fig. 405 à 407).

Les fruits , *Antophles* ou *mère des Girofles*, sont ovoïdes quand ils sont mûrs, ou cylindriques quand ils sont jeunes ; ils sont toujours surmontés des 4 dents calicinales ; ils renferment une amande oblongue, noirâtre et creusée d'un sillon longitudinal. Leur odeur et leur saveur sont moindres que dans les clous de Girofle.

Le Girofle contient : huile volatile, matière extractive, tannin, gomme, résine, fibres (Trommsdorff). Il y existe en outre de la *Caryophylline*.

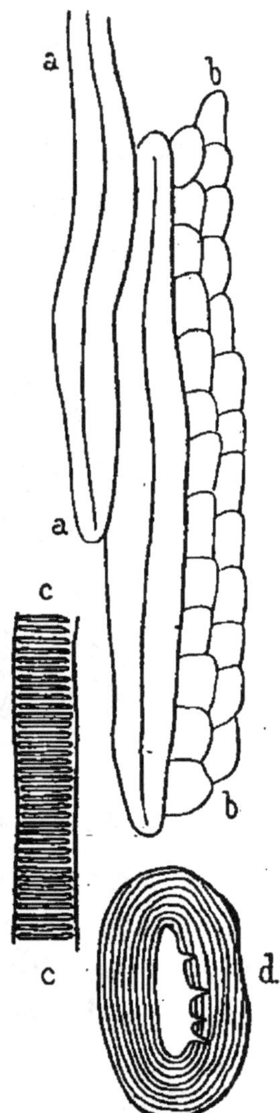

Fig. 405 à 407.— Tissu de la griffe de girofle. *a* fibres de liber avec parenchyme *b*, *c* vaisseau scalariforme, *d* cellule pierreuse.

La récolte du Girofle se fait en grande partie à la
main ou au moyen de perches, au moment où le

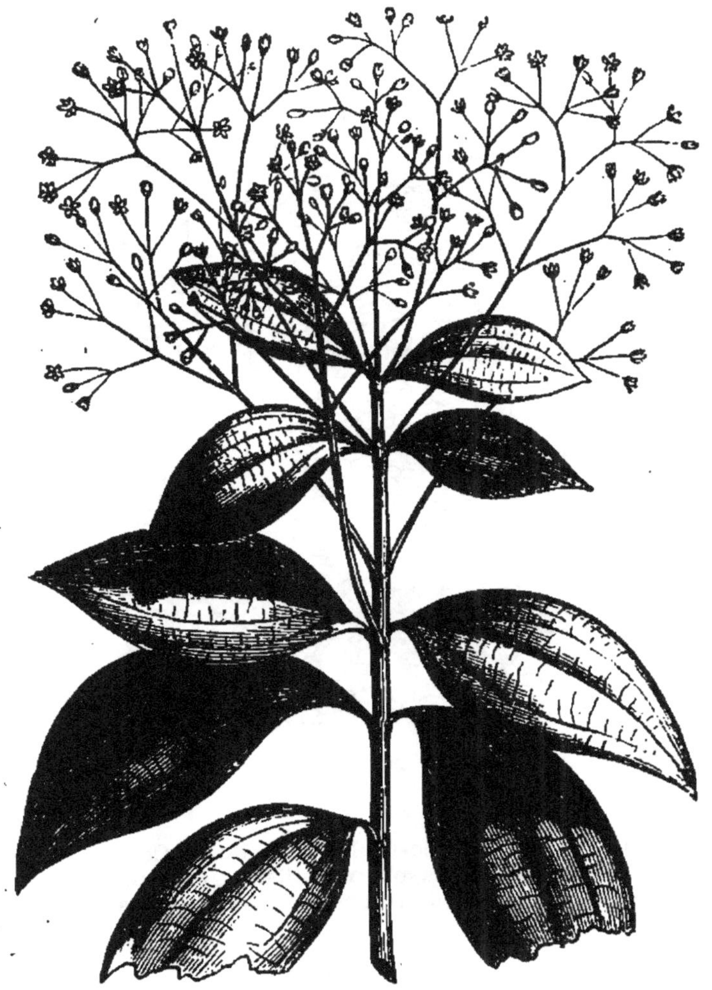

Fig. 408. — Cinnamomum zeylanicum.

bouton en fleur est assez avancé mais non encore
ouvert; on le dessèche au soleil.

Cannelle de Ceylan. Écorce. *Cinnamomum zeylanicum*, Nees (Laurinées). Ceylan (fig. 408 à 410).

La Cannelle de Ceylan est en morceaux roulés

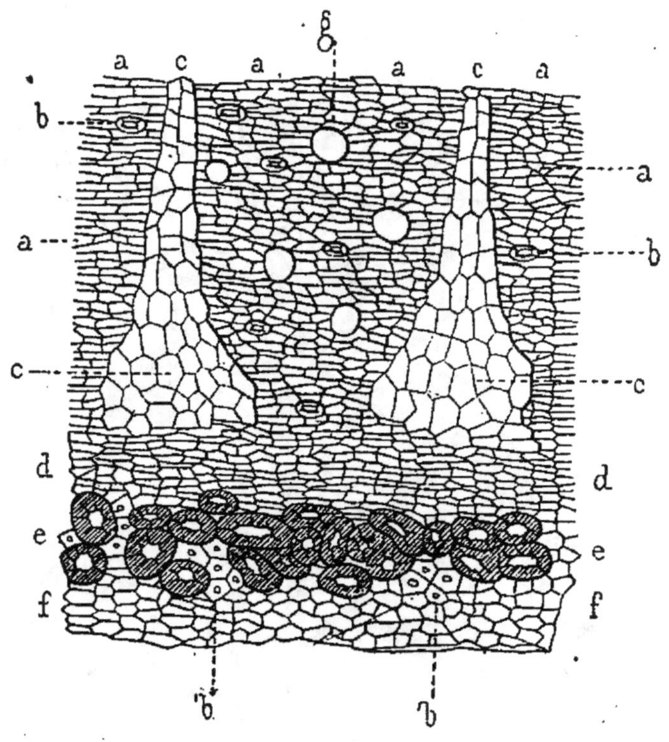

Fig. 409. — Coupe transversale de la Cannelle de Ceylan. *a* rayons du liber, *b* fibres corticales, *c* rayons médullaires, *d* portion externe de la seconde écorce, *e* cellules pierreuses, *d* cellule à mucilage, *e* amidon.

formant des tuyaux minces; sa surface est unie ou striée, d'une couleur jaune rougeâtre uniforme; sa cassure est fibreuse; elle est aromatique et suave.

Celle qui provient des grosses branches ou du tronc forme la *Cannelle mate* ou *plane*.

Les Cannelliers commencent à produire vers cinq ans et sont exploités jusqu'à trente : on coupe les branches tous les trois ans, comme pour les saules, au printemps ou vers la fin de l'année ; puis on râcle l'écorce extérieure et on enlève en la fendant la se-

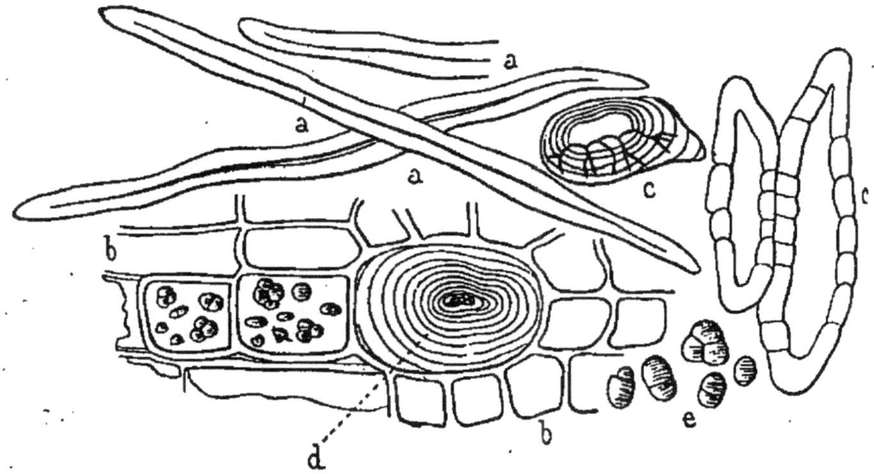

Fig. 410. — Éléments organiques de la Cannelle de Ceylan. *a* cellules fibreuses, *c* cellules pierreuses, *d* cellule à mucilage, *e* amidon.

conde écorce qui constitue la cannelle ; quelques heures après la cueillette on roule en tubes les bandes d'écorce et on les expose au grand soleil pendant deux jours, puis on les lie en bottes et on les emmagasine.

Cannelle de Chine. Écorce, fleur. *Cinnamomum Cassia*, Blume ; *Laurus Cassia*, L. (Laurinées). Asie, Chine, Cochinchine, Malabar, îles de la Sonde.

La Cannelle de Chine est en morceaux épais, non roulés, de couleur fauve ; leur saveur et leur odeur sont désagréables (fig. 411).

Les Chinois recherchent les écorces les plus épaisses, qui sont les moins estimées par les Européens.

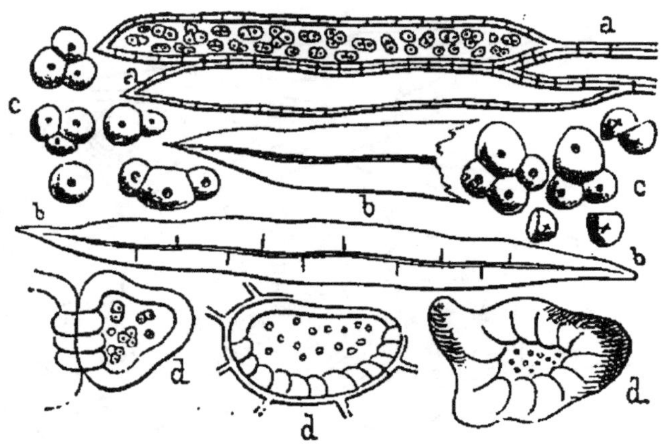

Fig. 411. — Éléments organiques de la Cannelle de Chine. *a* parenchyme du liber avec amidon, *b* cellules fibreuses, *c* amidon, *d* cellules pierreuses.

Œillet. Pétales. *Dianthus Caryophyllus*, L. var. *ruber* (Caryophyllées). Europe.

Les pétales d'Œillet ont un onglet très-long, grêle et blanchâtre, et une lame à sommet tronqué et denticulé, de couleur rouge foncé ; ils exhalent une odeur agréable de girofle.

Cannelle blanche. Écorce. *Canella alba*, Murr. Guttifères). Amérique, Antilles.

Elle est en morceaux roulés ou non, longs de 0,5 à 0,10; l'extérieur est jaune avec des taches blanches proéminentes au centre; l'intérieur est blanchâtre et comme crayeux; la cassure en est grenue et marbrée; sa saveur est amère et chaude; son odeur rappelle celles du girofle et de la muscade.

Écorce de Winter. Écorce. *Drymis Winteri*, Forst. *Wintera aromatica*, Murr. (Magnoliacées).

La véritable Écorce de Winter ne se trouve pas dans le commerce; elle y est remplacée par une écorce d'origine encore inconnue, en fragments roulés et cintrés, gris rosé à l'extérieur avec des taches rouges disposées en spirale, bruns ou noirâtres en dedans; son odeur est aromatique forte; sa saveur chaude, amère et camphrée.

Le *Drymis chilensis*, DC., qui abonde dans la Cordillière et ressemble beaucoup à l'Écorce de Winter, à laquelle on le substitue quelquefois, renferme une huile volatile et de la carmine (Schroff).

Une fausse Écorce de Winter a été quelquefois introduite de la Jamaïque; elle se reconnaît à sa saveur très-âcre et est rapportée au *Cinnamodendron corticosum*.

Cannelle Giroflée. Écorce. *Dicypellium caryophyllatum*, Nees (Laurinées). Amérique, Brésil.

Cette Cannelle est en cylindres formés d'écorces

roulées les unes dans les autres, minces, compactes, brunes, aromatiques, et ayant une odeur prononcée de Girofle.

Écorce de Culilawan. *Cinnamomum Culilawan,* Don (Laurinées). Moluques; elle est inusitée.

Cassia lignea. Écorce, feuilles. *Cinnamomum Malabathrum,* Don. *Cinnamomum Tamala* et *Loureiri,* Nees (Laur.) Chine, Cochinchine.

L'écorce de *Cassia lignea* est en tubes très-longs, non roulés les uns dans les autres, aussi épaisses que ceux de la Cannelle de Chine, d'un fauve rougeâtre,

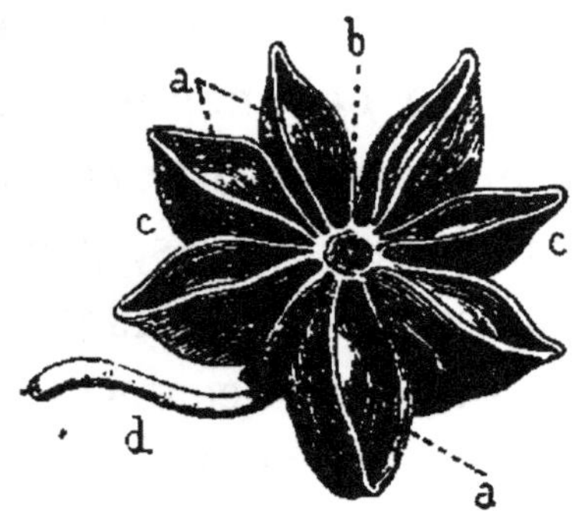

Fig. 412. — **Fruit d'Illicium anisatum.**

parfaitement cylindriques; elle est sans odeur, et a une saveur mucilagineuse.

Badiane. Fruit. *Illicium anisatum,* L. (Magnoliacées). Japon, Chine.

La Badiane (*Anis étoilé*) est un fruit sec, étoilé, brun fauve, formé de 8 à 12 capsules divergentes comprimées, pointues, ligneuses, soudées par la base, et déhiscentes à la partie supérieure par une fente qui laisse voir une graine ovoïde, luisante et fauve. Les capsules sont rugueuses à l'extérieur et lisses en dedans; l'odeur de la Badiane est douce et suave, sa saveúr aromatique et un peu àcre (fig. 412 à 414).

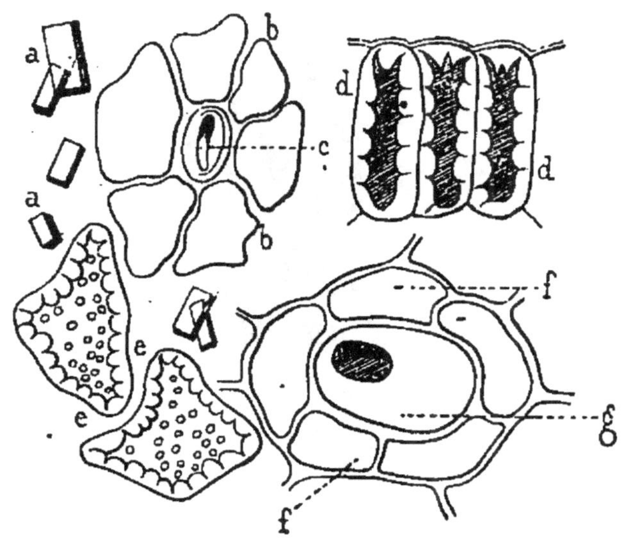

Fig. 413. — Éléments organiques de l'Anis étoilé. *a* cristaux, *b* épiderme avec stomate *c*, *d e* cellules pierreuses, *f* parenchyme du péricarpe, *g* cellule oléïfère.

Copalchi. Écorce. *Croton Pseudochina*, Schlecht. (Euphorbiacées). Amérique, Mexique, Cuba, Costa-Rica.

Le *Copalchi* est en tubes droits cylindriques, souvent emboîtés les uns dans les autres, peu odorants, donnant, quand ils brûlent, une odeur analogue à celle de la cascarille.

Cascarille. Écorce. *Croton Eluteria*, Sw. (Euphorbiacées). Iles Bahamas.

La Cascarille est en petits fragments roulés, gros comme une plume, pesants, compactes, rugueux et fendillés, d'un brun rougeàtre, ternes; la cassure est

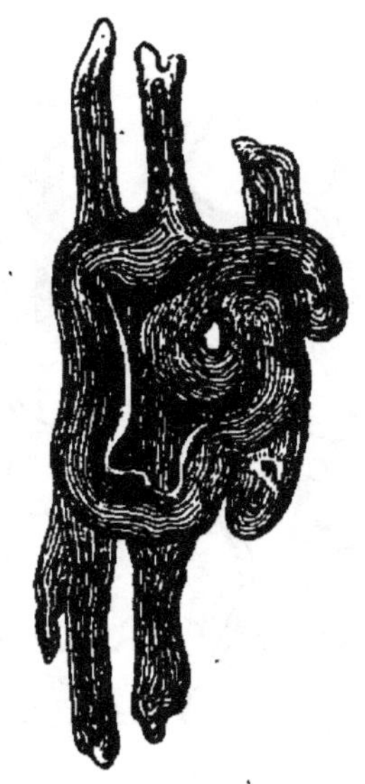

Fig. 414. — Cellule pierreuse irrégulière du pédoncule de l'Anis étoilé (150 D.).

un peu rayonnée et résineuse; sa saveur est âcre et amère; son odeur est aromatique.

Elle contient : albumine, tannin, *Cascarilline*, matière colorante rouge, matière grasse nauséeuse, cire, gomme, huile essentielle, résine, amidon, acide pectique, sels. (A. Duval).

La Cascarille est excitante et tonique; elle a été recommandée surtout comme galactopoïétique chez les primipares (Fellenberg).

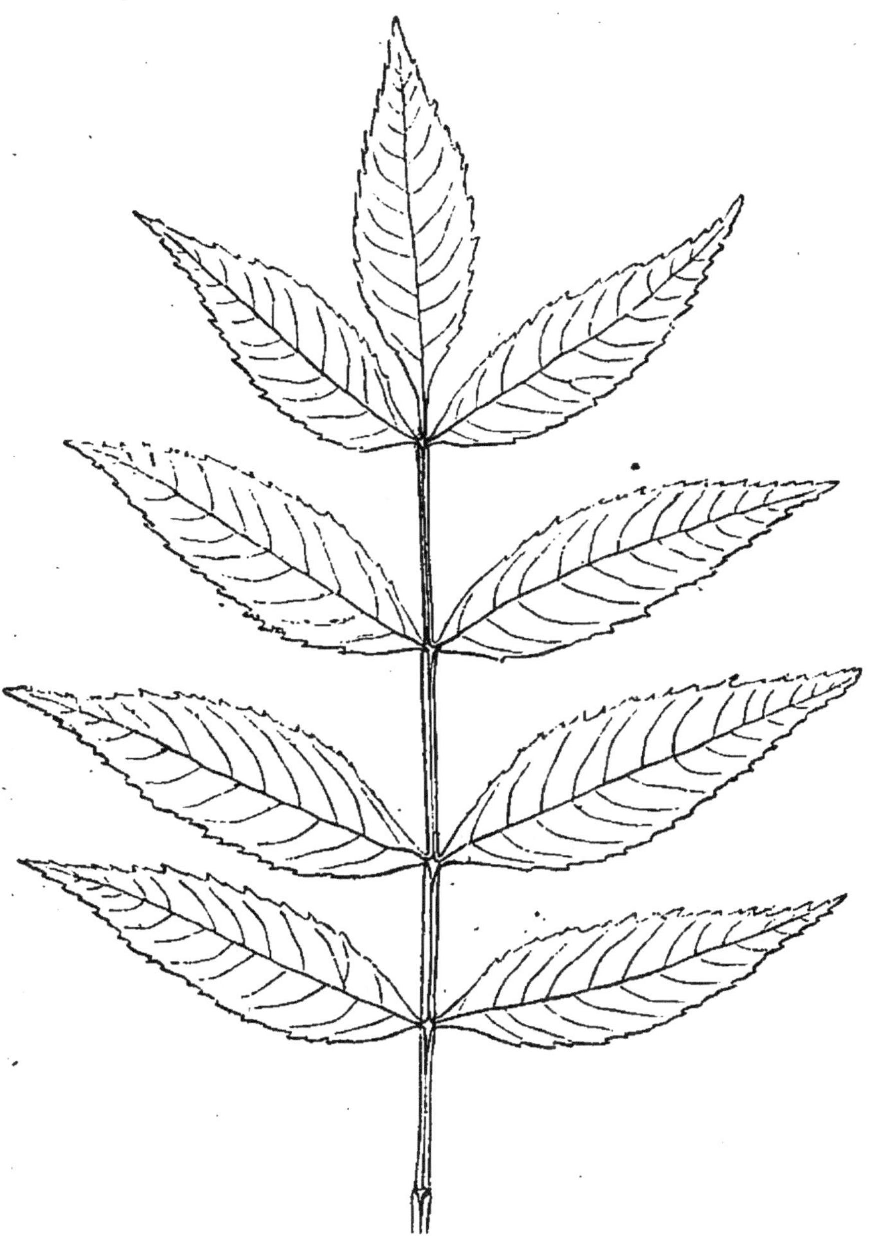

Fig. 415. — Feuille de Fraxinus excelsior.

CHAPITRE XII.

PURGATIFS.

PURGATIFS LAXATIFS.

Manne. Suc. *Fraxinus Ornus*, L., et *rotundi-folia*, Ait. (Jasminées). Europe méridionale (fig. 415 et 416).

La Manne est une exsudation sucrée qu'on obtient par des incisions pratiquées sur les troncs pendant l'été; elle est granuleuse, solide, blanc jaunâtre et très-sucrée. On la distingue en *manne en larmes*, plus blanche, plus pure et récoltée en juillet et août; *manne en sorte*, plus brune, offrant des parties molles agglutinées avec les larmes, et provenant de la récolte de l'automne; la *Manne grasse* n'est autre chose que de la Manne altérée et mélangée d'une quantité d'impuretés. On distinguait autrefois la Manne d'après sa provenance en *Manne de Calabre* et *Manne de Sicile*; mais aujourd'hui il n'en vient plus que de Sicile (Hanbury).

La Manne s'obtient par des incisions faites au

tronc en juillet et août , et la plus grande partie du produit est de la Manne grasse; la quantité recueillie

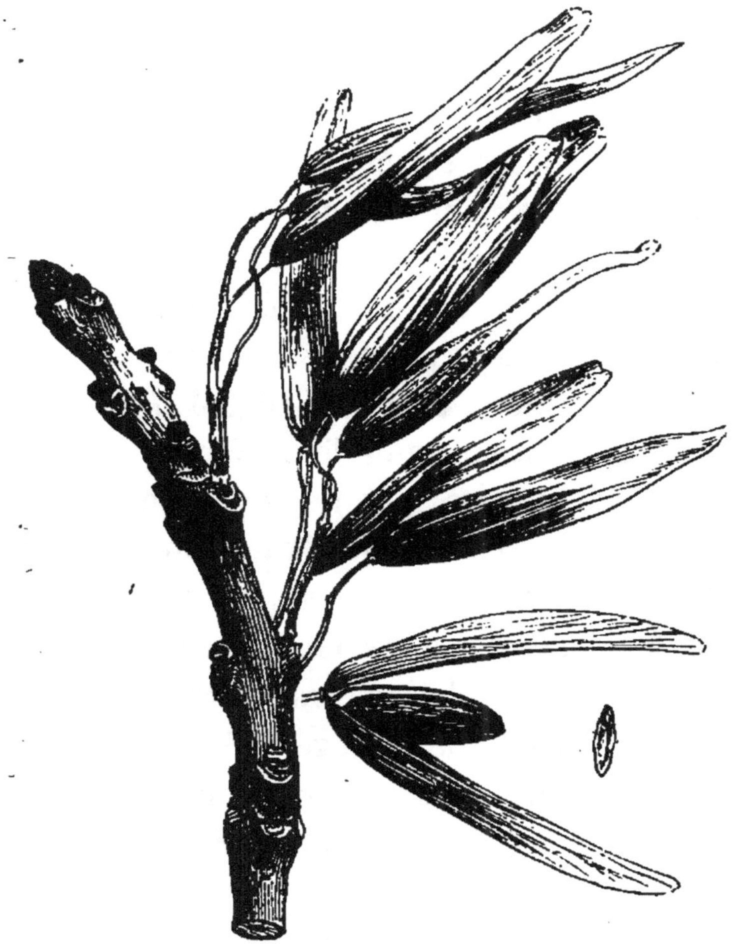

Fig. 416. — Fruits de Fraxinus excelsior.

en est très-petite, et même on n'en récolte plus dans certaines localités depuis plusieurs années.

Presque toute la Manne de commerce, si ce n'est tout, provient actuellement de la Sicile.

La Manne renferme : Mannite $C^6 H^7 O^6$.

La Manne est employée comme purgatif laxatif.

Pruneaux. Fruits. *Prunus domestica*, L. (Amygdalées). Europe.

On choisit les sortes acides et les moins sucrées pour l'usage médicinal.

Casse. Fruit. *Cassia Fistula*, L.; *Cathartocarpus Fistula*, Pers. (Légumineuses). Afrique, Amérique (fig. 417).

La Casse est en fruits longs étroits, cylindriques, gros comme le pouce, noirs, et présentant une bande longitudinale sur chaque suture ; à l'intérieur elle offre des loges nombreuses et séparées par des cloisons transversales minces ; chacune de ces loges renferme une graine dure, ronde d'un côté, aplatie de l'autre, enveloppée d'une pulpe brun rougeâtre, de saveur douce et sucrée.

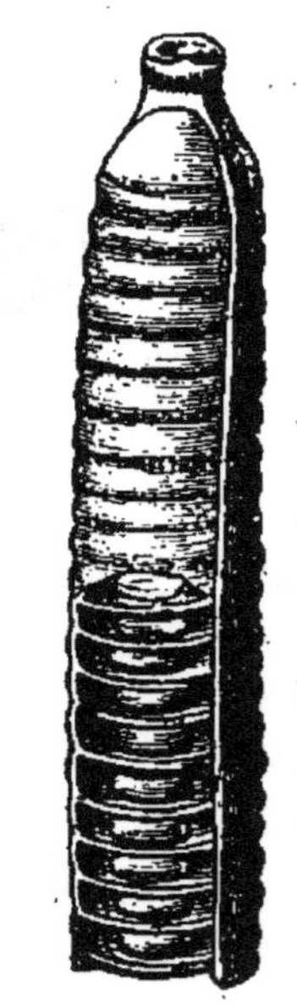

Fig. 417.
Cassia Fistula

Elle contient : gélatine, gomme, gluten, extractif, sucre (Vauquelin).

La pulpe de Casse est un purgatif doux, mais qui pousse à la production des gaz intestinaux.

Sous le nom de *Casse du Brésil*, *Cassia brasiliana*, Lam. ; *Cassia grandis*, Jacq., on désigne une Casse, provenant de l'Amérique méridionale, en fruits très-gros et recourbés en forme de sabre; leur surface est ligneuse, rugueuse et marquée de fortes nervures; la pulpe qu'ils renferment est amère et désagréable.

Tamarin. Fruit. *Tamarindus indica*, L. (Légumineuses). Afrique, Régions tropicales.

Les fruits de Tamarin sont des gousses longues de 0,10 à 0,12, épaisses, rudes, d'un brun jaunâtre, offrant des étranglements et une pointe très-courte au sommet; elles renferment une *pulpe* d'un brun noir, acidule et un peu sucrée, dans laquelle sont 8 à 10 graines aplaties, losangiques et rougeâtres.

On distingue le *Tamarin des Indes*, qui est six fois plus long que large et renferme 8 à 12 graines, et le *Tamarin d'Amérique*, qui est trois fois plus long que large et n'offre qu'une ou deux graines.

Le Tamarin est employé comme rafraîchissant ou laxatif.

Pêcher. Fleurs. *Persica vulgaris*, Mill. (Amygdalées). Europe.

Les fleurs de Pêcher sont rosées, à pétales élargis, échancrés au sommet; elles sont légèrement laxatives.

Roses pâles. Fleurs. *Rosa semperflorens*, L., *centifolia*, L. (Rosacées). Europe (fig. 418).

Les fleurs de Rose sont presque toujours doubles, d'un rose vif, odorantes, suaves; elles sont
surtout employées pour faire l'eau distillée.

Les pétales de Rose donnent par distillation une

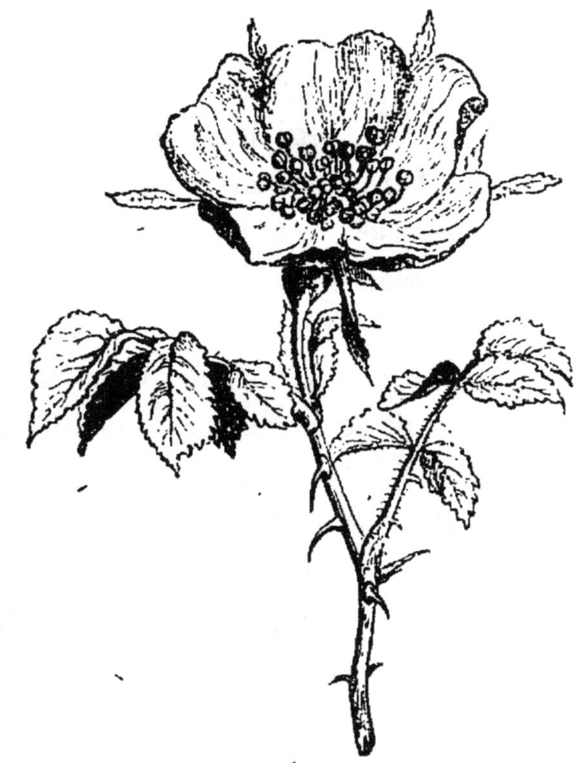

Fig. 418. — Rosa canina.

petite quantité d'une essence jaune butyreuse, fusible à + 28° ou 38°. On la falsifie souvent avec l'essence de Géranium. (Voir ESSENCES.)

Violette. Racine. *Viola odorata*, L. (Violariées),
Europe (fig. 419).

Les fleurs de Violette sont un peu purgatives, et ont été recommandées aux personnes qui ont le ventre un peu paresseux (Timœus). Les semences sont purgatives et diurétiques. Les racines ont une action éméto-cathartique prononcée. (Voir ÉMÉTINE.)

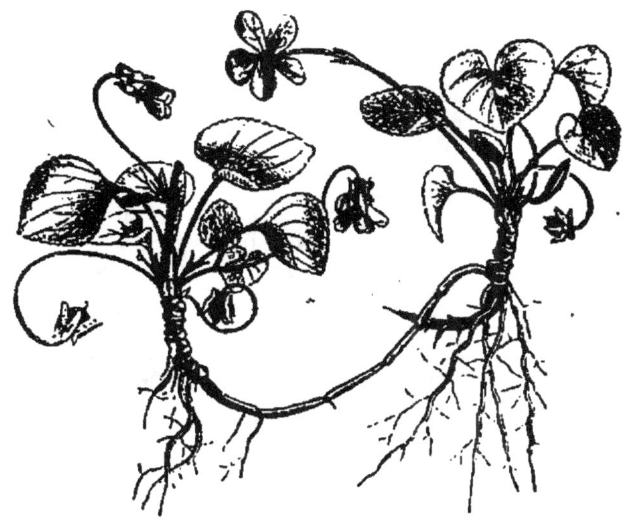

Fig. 419. — Viola odorata.

Polypode de chêne. Rhizome. *Polypodium vulgare*, L. (Fougères). Europe.

Le Polypode de chêne est en morceaux gros comme une plume, tuberculeux en dessus, comme épineux en dessous, d'un brun jaunâtre, écailleux; sa saveur est douceâtre, nauséeuse, puis amère.

Il contient : résine jaune, un tannin, glycyrhizine, gomme, fibres ligneuses (Pfaff).

Il passe pour apéritif et laxatif.

PURGATIFS MINORATIFS.

Séné. Feuilles. Le *Séné* est fourni par plusieurs espèces de *Cassia* (Légumineuses) (fig. 420).

Cassia lenitiva, Bisch. Haute-Égypte, Nubie, Kordofan. Ses folioles sont ovales ou lancéolées, ob-

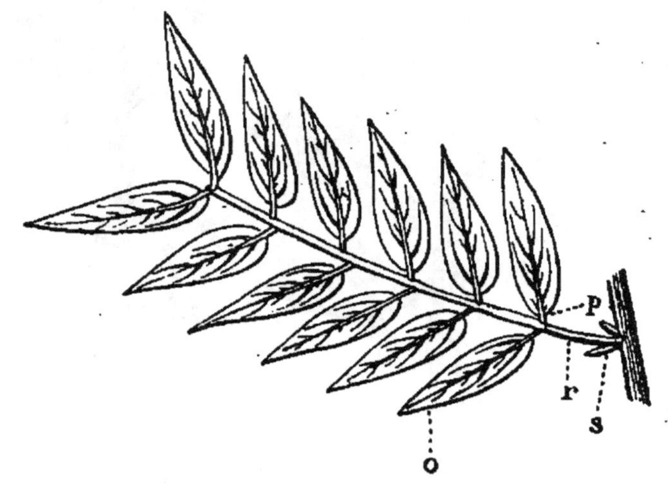

Fig. 420. — Feuille de Cassia.

tuses ou aiguës, généralement mucronées, quelquefois glabres en dessus, plus souvent tomenteuses sur les deux faces, coriaces, entourées d'une marge cartilagineuse assez marquée; blanchâtres. Quelquefois les folioles sont obtuses.

Cassia obovata, Collad. Arabie, Haute-Égypte, Nubie, Kordofan. Ses folioles sont fréquemment obovées, obtuses ou ovales, quelquefois mucronées, à marge cartilagineuse étroite, pubérulentes ou pubescentes sur les deux faces.

Cassia medicinalis, Bisch. Arabie heureuse, Inde. Ses folioles sont très-étroites par rapport à leur longueur, lancéolées, aiguës, couvertes surtout en dessous de poils courts, apprimés; elles ne sont jamais blanchâtres.

Cassia lanceolata, Forsk. Arabie. Ses folioles sont lancéolées, élargies, aiguës le plus souvent, munies d'un mucron très-court, glabres ou à peine velues, vertes en dessus, plus pâles en dessous; elles ont une nervure médiane étroite et des nervures latérales très-fines; leurs dimensions sont assez variables.

Cassia Schimperi, Steud. Abyssinie, Arabie heureuse. Ses folioles sont ovales ou oblongues, quelquefois un peu obtuses, à mucron court, pubescentes ou tomenteuses.

Cassia marylandica, L. Etats-Unis. Ses folioles sont ovales-oblongues, égales, mucronées.

Le commerce distingue plusieurs sortes de Séné: *Séné d'Alexandrie* ou *de la Palthe*, formé des feuilles de *Cassia lenitiva* et *obovata*, mêlées de buchettes, de follicules, *grabeaux* (débris); les feuilles sont souvent brisées. On y trouve aussi des feuilles d'*Arguel*, et de *Tephrosia apollinea*.

Séné de Tripoli, formé presque exclusivement de

folioles du *Cassia lenitiva :* il est constitué par des feuilles plus petites, moins aiguës, plus vertes et plus brisées ; il renferme beaucoup de buchettes et de débris de follicules. On y trouve aussi quelquefois des feuilles de *Tephrosia.*

Séné Moka, ou *de la Pique* fourni par le *Cassia medicinalis* et par le *Cassia Schimperi.* Ses folioles sont longues, très-étroites, jaunâtres.

Séné de l'Inde ou de *Tinnevelly,* formé par les folioles du *Cassia medicinalis.* Ses folioles sont minces, membraneuses, longues, amincies à la base, épineuses au sommet, d'un vert clair ou brunes; elles ont une nervure médiane, mince et peu saillante. C'est aujourd'hui la sorte qu'on rencontre le plus souvent dans le commerce.

Séné d'Alep, fourni par le *Cassia obovata.*

Séné d'Amérique, fourni par les folioles du *Cassia marylandica.*

Le Séné est falsifié par diverses feuilles :

L'*Arguel* (*Solenostemma Argel,* Hayne, *Cynanchum Argel,* Del.) (Apocynées). Afrique.

Les feuilles de l'Arguel, qu'on trouve souvent mélangées à celles du Séné, sont équilatérales, lancéolées, pointues et portées sur un pétiole court et canaliculé; elles offrent une nervure médiane, large et non saillante, et des nervures secondaires peu marquées; elles sont épaisses, cassantes, chagrinées à la surface, et ont une saveur amère et douceâtre. Leur longueur est généralement plus grande que celle des feuilles de Séné.

• Le *Redoul, Coriaria myrtifolia*, L. (Coriariées). Europe, Région méditerranéenne.

Les feuilles de Redoul, employées quelquefois, dit-on, à falsifier le Séné, sont ovales-lancéolées, simples, entières et caractérisées par trois nervures, une médiane et deux latérales.

Le *Baguenaudier* (*Colutea arborescens*), L., (Légumineuses) a les feuilles elliptiques, régulières, vertes, d'une saveur amère et désagréable.

Les fruits de Séné, désignés sous le nom de *follicules*, sont des gousses très-comprimées, obtuses, foliacées, multiloculaires, à loges monospermes ; on en distingue plusieurs sortes :

Cassia lenitiva, Bisch. Haute-Égypte, Nubie, Kordofan. Ses fruits sont des gousses un peu rhomboïdales, longues de 0^m,030 à 0^m,045 sur 0^m,018 de large ; ils sont droits ou à peine incurvés, tronqués obliquement au sommet, dont le style manque ordinairement et laisse une petite cicatrice émarginée; la portion inférieure est cunéiforme et portée par un pédicelle arrondi, pubescent et glabre ; leur surface est lisse, noirâtre, mais moins foncée sur les bords; ils contiennent chacun six à neuf graines. On les connaît sous le nom de *Follicules de la Palthe* ou d'*Alexandrie*. Les *Follicules de Tripoli* plus petits, plus pâles et ne contenant que trois à cinq graines, proviennent d'une variété de cette espèce·

Cassia obovata, Collad. Arabie, Haute-Égypte Nubie, Kordofan. Ses fruits sont toujours incurvés, longs de 0^m,04 sur 0^m,014 de large; le sommet arrondi porte la base du style; la base de la gousse est brusquement contractée en un pédicelle très-court, la surface porte une série de crêtes ovales, plus ou moins proéminentes, une au-dessus de chaque graine, 8 graines; leur couleur est gris noirâtre. On désigne ces fruits sous le nom de *Follicules d'Alep*.

Cassia medicinalis, Bisch. Arabie heureuse, Inde. Ses fruits sont allongés, presque droits, rarement incurvés, longs de 0^m,05 sur 0^m,02, arrondis au sommet, avec la base du style persistante et un peu latérale; la base est cunéiforme et portée sur un pédicelle cylindrique glabre ou pubérulent. Rares dans le commerce, on les nomme *Follicules de Moka*.

Cassia lanceolata, Forsk. Arabie. Ses fruits sont à peine incurvés, longs de 0^m,05 sur 0^m,014, polyspermes, à sommet arrondi et muni d'un style large et rostré; la base est atténuée en un pédicelle court, cylindrique et un peu poilu; ils sont pubescents d'abord, puis glabres.

Cassia Schimperi. Steud. Abyssinie, Arabie heureuse. Ses fruits, longs de 0m,085 sur 0m,016, sont peu incurvés, glabres, portent au sommet la base du style persistante et latérale ; ils se terminent en bas par un pédicelle plan, comprimé, très-court.

La seule sorte de Follicule qu'on doive rechercher est le Séné de la Palthe.

L'analyse du Séné a été faite autrefois par Lassaigne et Feneuille, qui y ont trouvé : cathartine ; chlorophylle ; huile volatile peu abondante ; matière colorante jaune, matière muqueuse, albumine, acide malique, sels.

Le Séné est un purgatif très-assuré, intermédiaire aux laxatifs doux et aux drastiques, qui détermine des selles composées de beaucoup de mucus et de matières fécales ; il a l'avantage que son emploi peut être prolongé sans déterminer la paresse de l'intestin. Il agit surtout sur le petit intestin, dont il excite les mouvements péristaltiques. On peut déguiser sa saveur nauséeuse au moyen d'une infusion de café, ou en le mêlant avec du lait et du sucre ; il ressemble alors à du thé commun. Son efficacité est augmentée par l'abondance de boissons ou par l'addition des sels purgatifs ; elle est diminuée par les carbonates alcalins. On en fait usage contre la constipation, l'état puerpéral, la dyspepsie atonique.

Mercuriale. *Mercurialis annua*, L. (Euphorbiacées). Europe. Champs et jardins.

Plante annuelle, à tige dressée, tétragone, glabre, rameuse, à feuilles opposées, pétiolées, ovales, aiguës, un peu dentées, vert sombre ; fleurs mâles en longs épis lâches ; fleurs femelles sur des pédoncules plus courts et biflores ; fruit à deux coques, odeur faible, désagréable ; saveur nauséabonde.

Mercurialis perennis, L. Europe, les bois. Beaucoup plus active que l'espèce précédente, la Mercuriale vivace s'en distingue parce qu'elle n'est pas rameuse, que ses fleurs femelles sont plus longuement pédonculées et qu'elle vit dans les bois.

La Mercuriale annuelle est purgative, ainsi que la Mercuriale vivace, qui est plus active, mais qu'on n'emploie pas.

La Mercuriale vivace contient un principe qui bleuit par la dessiccation.

Gratiole. *Gratiola officinalis*, L. (Scrophularinées). Europe, lieux humides.

L'*Herbe au pauvre homme* ou *Gratiole* a une tige noueuse, quadrangulaire, avec des feuilles opposées, glabres, lancéolées, dentées ; ses fleurs brun-pourpre sont irrégulières, à quatre étamines didynames. Elle a une saveur amère et nauséabonde ; elle est sans odeur.

C'est un purgatif énergique qu'on a recommandé contre la goutte et l'hydropisie, et qui est surtout employé dans la médecine populaire. Son action énergique fait qu'elle ne doit être employée qu'avec quelque précaution.

Plusieurs autres Scrophularinées ont été employées en raison de leur activité, mais sont aujourd'hui délaissées : la *Linaire, Linaria vulgaris*, Mill., diuré-

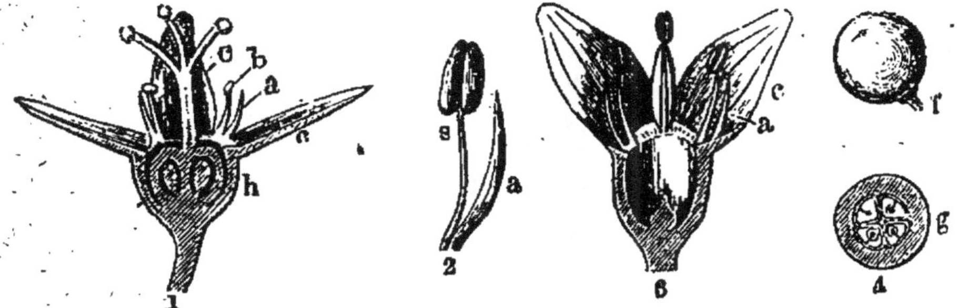

Fig. 421 à 423. — Rhamnus catharticus.

tique actif que Tragus voulait nommer l'*Urinaire*; la Scrophulaire, *Scrophularia aquatica*, L., et *nodosa*, L., purgative et émétique; la Pédiculaire, *Pedicularis palustris*, L., plus que suspecte, vénéneuse, etc.

Nerprun. Fruit. *Rhamnus catharticus*, L. (Rhamnées). Europe (fig. 421 à 423).

Les *baies de Nerprun* sont globuleuses, luisantes, de couleur noire; elles renferment un noyau dur et contiennent un suc violet foncé.

Les baies de Nerprun sont cathartiques, hydragogues ; elles occasionnent souvent des tranchées, des nausées, des vomissements. On en fait un sirop purgatif qui a été recommandé dans le rhumatisme, la goutte et l'hydropisie. Il est aujourd'hui peu usité.

Bourdaine. Écorce. *Rhamnus Frangula*, L. Europe.

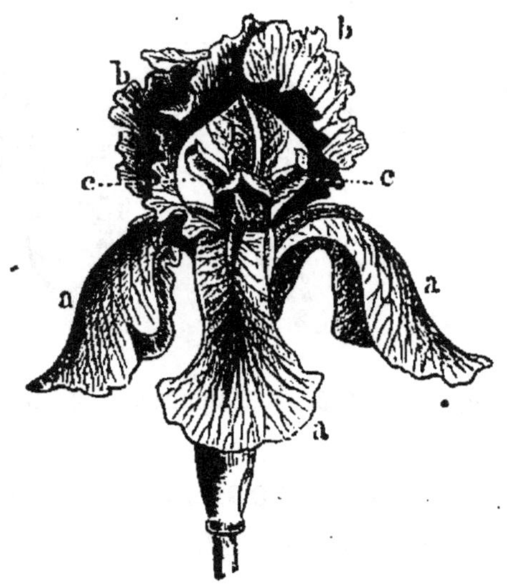

Fig 424. — Fleur d'Iris florentina.

L'écorce de Bourdaine est employée, surtout dans la médecine populaire, comme un purgatif énergique. Elle donne des coliques, des nausées et provoque souvent le vomissement.

Iris de Florence. Rhizome. *Iris florentina*, L. (Iridées). Europe (fig. 424).

Là *racine d'Iris* est formée par le rhizome mondé de son écorce et est en morceaux blanc jaunâtre, aplatis, qui portent sur une de leurs faces des ponctuations; sa saveur est âcre et amère; son odeur rappelle celle de la violette.

Rhubarbe. On en distingue plusieurs sortes, les Rhubarbes *indigènes* et *exotiques* fournies par diverses espèces de *Rheum* (Polygonées) (fig. 425).

La *Rhubarbe indigène* ou *Rhapontic*, fournie par la racine du *Rheum Rhaponticum*, L., espèce originaire de l'Asie (fig. 426 et 427), est en morceaux cylindriques ou plats, mondés, d'un jaune ocracé ou rougeâtre. Elle a une cassure rayonnante avec des lignes alternativement blanches et rouges ; sa saveur est astringente, mucilagineuse, non sableuse, et laisse dans la bouche une viscosité gluante, ce qui la distingue de la vraie Rhubarbe. Elle offre vers la périphérie une zône brune.

Les Rhubarbes exotiques fournies par le *Rheum officinale*, Baill., des montagnes du Thibet, présentent plusieurs sortes : elles sont fournies par l'axe aérien.

La *Rhubarbe de Chine*, mondée ou demi-mondée, formée de morceaux arrondis ou anguleux, percés d'un petit trou dans lequel passait la ficelle qui a servi à les suspendre pour les dessécher. Elle est compacte, d'un jaune sale à l'extérieur et d'un ouge brun à l'intérieur, avec des marbrures blan-

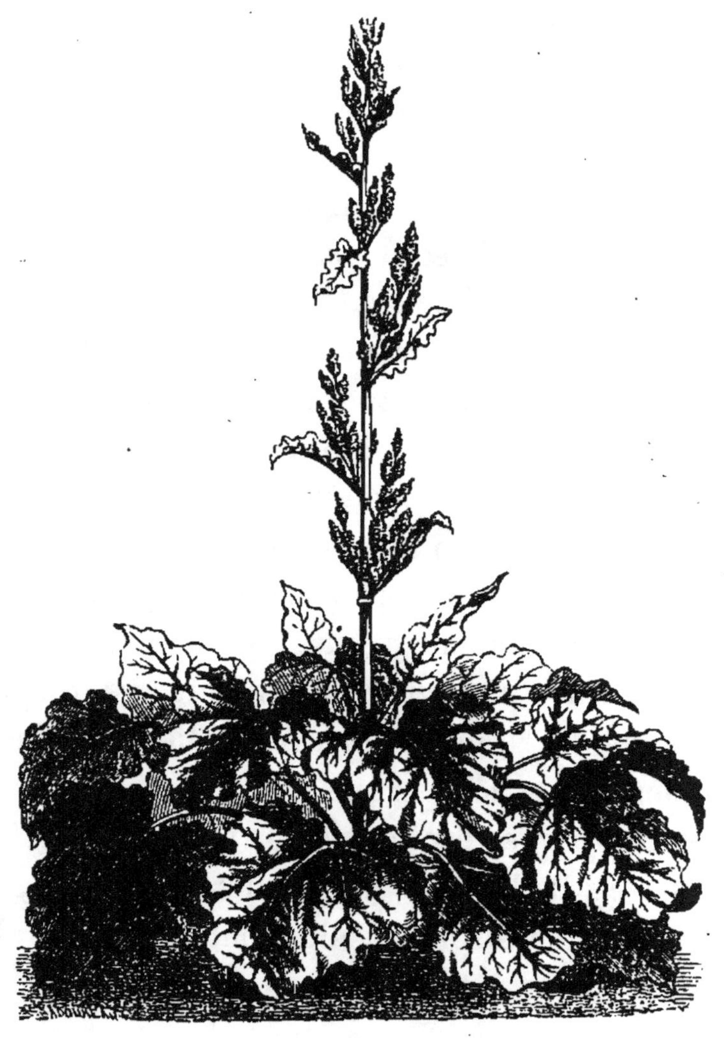

Fig. 425. — Rheum undulatum.

ches. Elle craque sous la dent et teint la salive en jaune. Elle présente des rayons étoilés à branches plus nombreuses vers l'extérieur. Sa poudre est fauve clair, son odeur forte et particulière.

La *Rhubarbe de Moscovie* est en morceaux plus petits, cylindriques ou anguleux; elle est percée d'un trou plus grand, celui-ci ayant été élargi pendant le mondage. Elle est moins compacte que la Rhubarbe de Chine, sa cassure est nette; elle est jaune à l'extérieur et marbrée de blanc à l'intérieur.

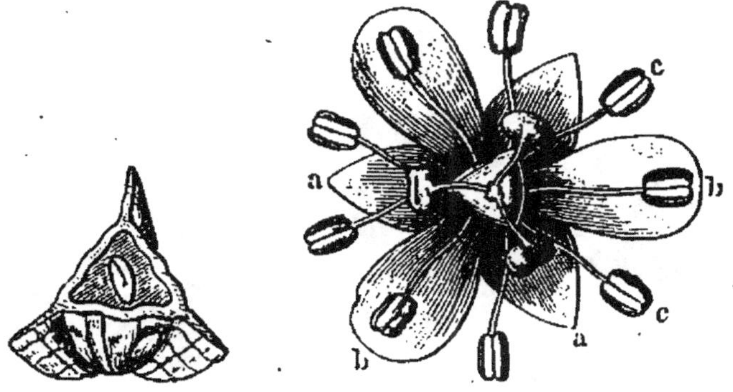

Fig. 426 et 427. — Fleur et fruit du Rheum Rhaponticum.

Elle présente des étoiles nombreuses, sa poudre est d'un beau jaune.

La *Rhubarbe de Perse*, qui est également mondée, est en morceaux plats, de dimensions variables, et n'offre pas de trous; elle est jaune pâle à l'extérieur, rougeâtre et marbrée de blanc en dedans.

La Rhubarbe contient une notable quantité de cristaux d'oxalate de chaux, qui lui donnent la propriété de craquer sous la dent.

Elle agit comme purgatif à la dose de 1 à 4 grammes ; à celle de 0gr,18 à 0gr,12 elle agit comme tonique.

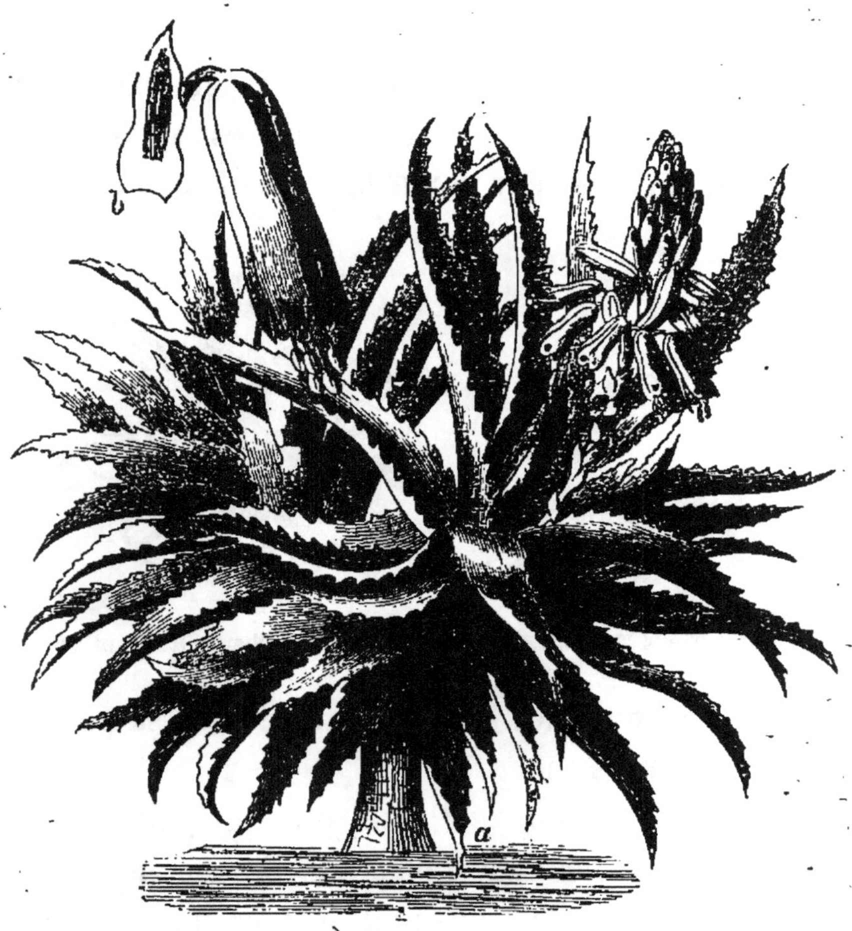

Fig. 428. — Aloe.

Patience. *Rumex Patientia*, L. (Polygonées). Europe.

La racine de Patience est ordinairement en tronçons; elle est brune en dehors, jaune en dedans, sa saveur est âpre et amère.

Très-voisine de la rhubarbe par son action, la Patience est un peu astringente, mais à forte dose elle tient le ventre libre. On ne l'emploie que sous forme de tisane.

Aloës. Suc. L'Aloës est fourni par plusieurs espèces du genre *Aloe* (Liliacées); aussi en distingue-t-on diverses sortes commerciales (fig. 428).

Aloës socotrin, *Aloe soccotorina*, Lam. Ile Socotora, côte orientale d'Afrique. Cet Aloës est solide, léger, friable, translucide sur les bords, d'un rouge plus ou moins prononcé; il donne une poudre jaune doré; sa cassure est conchoïdale et brillante; son odeur est vive et agréable; il est soluble en entier par trituration dans l'eau. Il est quelquefois opaque et alors sa couleur est plus foncée. Il ne vient pas dans le commerce français, qui lui substitue généralement la sorte suivante. Il paraît être le plus purgatif des Aloës.

Aloës du Cap, *Aloe spicata*, Thunb., etc. Il a une couleur brun noirâtre avec un reflet verdâtre, est translucide en larmes minces, a une odeur aromatique, forte et spéciale; sa poudre est jaune verdâtre, sa saveur très-amère. Trituré dans l'eau froide, son odeur s'exalte, et il donne une liqueur jaune doré et une masse molle.

Aloës des Barbades, Aloe vulgaris, Lam., *barbadensis*, DC. Cet Aloës est rougeâtre, terne, opaque, et rappelle la couleur du foie. Il a une odeur de myrrhe et d'iode ; il donne une poudre jaune rougeâtre sale. Trituré dans l'eau, il donne une solution plus foncée, mais son odeur ne s'exalte pas.

Sous le nom d'*Aloës hépatique*, on désigne l'aloës opaque, fourni soit par le Socotrin, soit par l'Aloës des Barbades. Sous celui d'*Aloës caballin*, on indique un Aloës très-impur, provenant d'une extraction faite sans grand soin.

L'Aloës contient un principe cristallin, *aloïne*, et un principe amorphe, *aloétine* de Robiquet.

L'Aloës agit comme purgatif, et son usage continu détermine un flux sanguin vers les organes du bassin ; aussi rappelle-t-il les hémorrhoïdes, les règles. A petites doses il est employé quelquefois comme tonique et fortifie l'estomac (Mésué).

> Qui vult vivere annos Noë
> Sumet pilulas de Aloë.

On l'a employé aussi comme vermifuge ; mais c'est surtout comme purgatif qu'il est usité. L'Aloës est la partie essentielle d'un grand nombre de pilules composées qui, sous des noms différents mais avec une composition très-semblable, sont employées comme apéritives ou purgatives.

Les anciens employaient beaucoup l'aloës comme

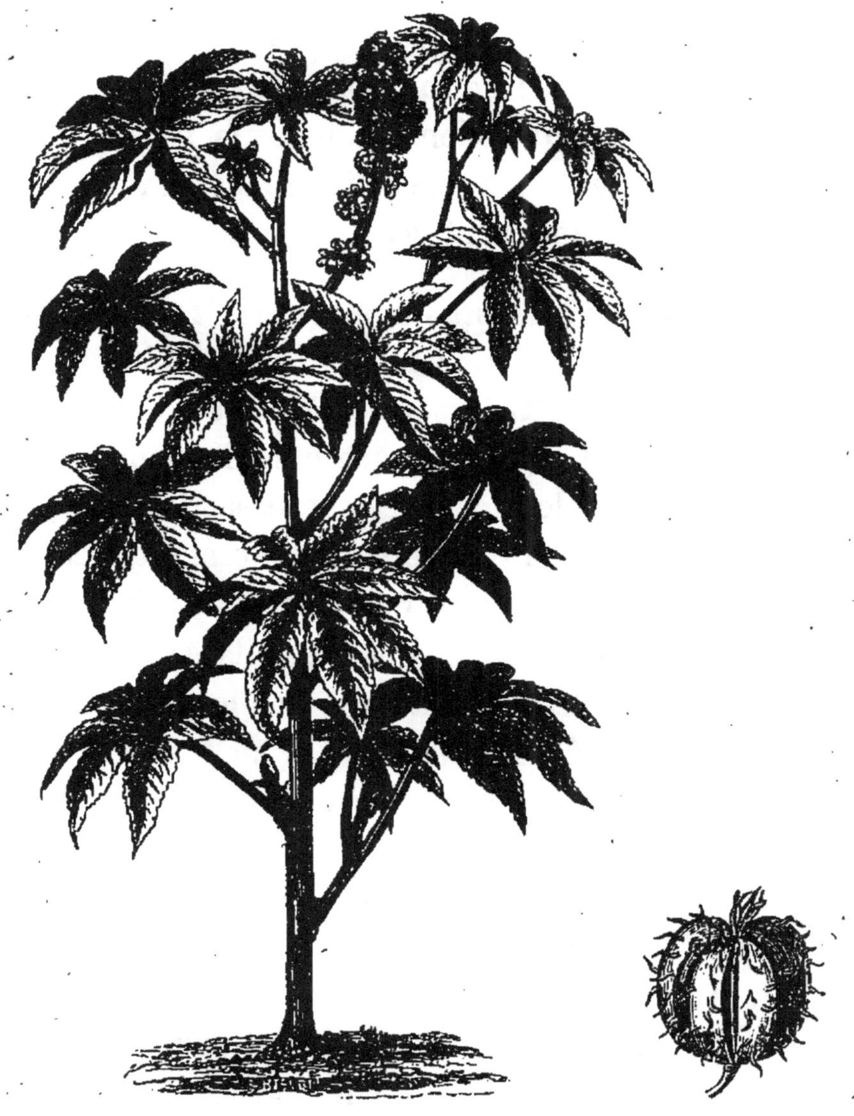

Fig. 429.
Ricinus communis.

Fig. 430.
Fruit de Ricinus communis.

détersif des ulcères; les vétérinaires seuls en usent aujourd'hui comme médicament externe.

PURGATIFS HUILEUX.

Les Purgatifs huileux sont fournis par la famille des Euphorbiacées : ce sont des éméto-cathartiques qui produisent leur action sur toute la longueur de l'intestin : certains ont une action modérée, d'autres une action extrèmement vive.

Ricin. Graine. *Ricinus communis*, L. (Euphorbiacées). Amérique, Europe (fig. 429 et 430).

Les graines de Ricin sont ovoïdes, convexes d'un côté, aplaties et offrant un angle saillant longitudinal de l'autre ; leur surface est lisse, luisante, et grise marbrée de brun ; elles sont ombiliquées au sommet, qui porte une caroncule charnue ; l'embryon très-petit porte deux cotylédons foliacés appliqués l'un contre l'autre, et entourés par le périsperme ; leur saveur est âcre.

On en distingue deux sortes :

1º Le *Ricin d'Amérique*, plus gros, plus foncé, plus marbré, long de 0m,015 ; il est âcre.

2º Le *Ricin de France*, plus petit, 0m,010, plus pâle, moins marbré, très-peu âcre.

Les graines de Ricin sont âcres et purgent énergiquement ; à larges doses, elles agissent comme un poison narcotique âcre. On ne les emploie pas en nature, mais on fait usage de l'huile fixe qu'elles contiennent.

Les feuilles de Ricin ont été indiquées comme galactogogues puissants, et sont employées dans ce but par les femmes de la côte occidentale d'Afrique : elles en font des cataplasmes qu'elles posent sur leurs seins. On leur a trouvé aussi une action heureuse comme emménagogue dans l'aménorrhée.

L'*huile de Ricin* est blanche, visqueuse, a une odeur et une saveur faibles et désagréables ; elle est soluble en toutes proportions dans l'alcool à 95° ; l'alcool à 90° en dissout les 3/5 de son poids.

L'huile de Ricin sert souvent à adultérer les essences, par suite de sa solubilité dans les divers agents qui dissolvent les essences ; mais on peut reconnaître cette falsification par le procédé de M. Napier Drapper.

L'huile de Ricin est un des meilleurs purgatifs de la matière médicale. On doit faire usage surtout de l'huile préparée à froid ; la dose est de 15 à 30 gr. Elle agit surtout sur la muqueuse de l'intestin. Son effet nauséeux peut être masqué par le café, des eaux aromatiques, ou du jus de citron. Elle agit chez quelques personnes comme émétique, mais cela tient plutôt à sa saveur nauséeuse qu'à une action vomitive propre. On l'a recommandée dans la dyspepsie, la constipation habituelle ; on en a fait des applications sur les excoriations résultant d'un long séjour au lit. Elle entre dans la composition du collodion élastique.

Épurge. Graine. *Euphorbia Lathyris* , L. (Euphorbiacées). Europe (fig. 431).

Les graines d'*Épurge* ou *Catapuce* sont ovoïdes,

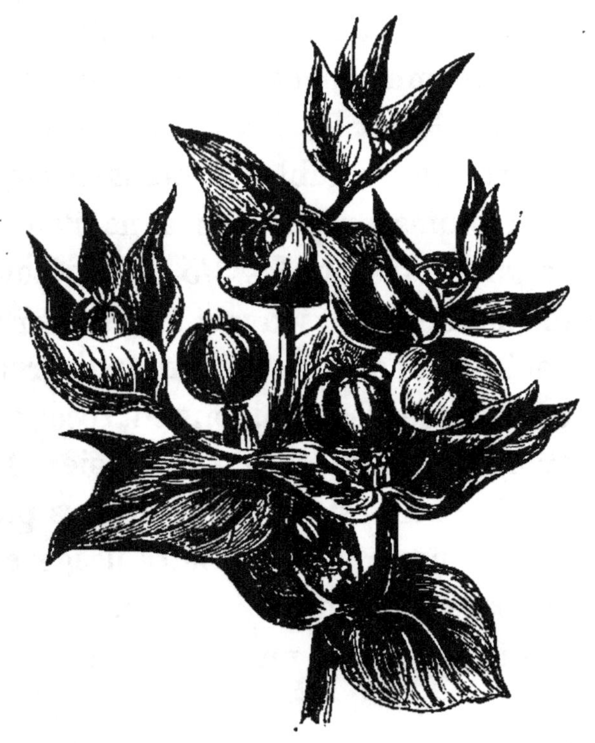

Fig. 431. — Euphorbia Lathyris.

tronquées à la base, rugueuses, réticulées, brunes
et mates.

L'Épurge renferme : huile fixe jaune purgative,
stéarine, huile brune âcre, matière cristalline, résine
brune, matière colorante, albumine (Soubeiran).

On n'emploie guère, et encore rarement, que

l'huile d'Épurge à la dose de 15 à 20 grammes : elle donne fréquemment des nausées.

Croton. Graine. *Croton Tiglium*, L. (Euphorbiacées). Moluques.

Les *graines de Tilly*, ou *petits Pignons d'Inde*, sont ovoïdes, convexes d'un côté, aplaties de l'autre, peu luisantes, de couleur rousse ; leurs téguments sont minces et cassants, et recouvrent une amande blanche, huileuse et très-âcre.

Pignon d'Inde (Gros). Graine. *Curcas purgans*, Adans.; *Jatropha Curcas*, L. (Euphorbiacées). Inde.

Les graines du *Médicinier* ou *gros Pignon d'Inde* ressemblent à celles du ricin, mais elles sont plus grosses, noirâtres, unies, sans caroncule, non luisantes.

L'huile de pignon ou *Pulguéira* est très-purgative, et est propre également à l'éclairage et à la fabrication du savon.

Anda du Brésil. L'*Anda Gomesii*, Juss. (Euphorbiacées) du Brésil, donne des fruits volumineux globuleux tétragones qui offrent deux loges monospermes ; les graines arrondies et grosses comme de petites châtaignes sont employées comme purgatives.

Noix de Bancoul. Fruits. *Aleurites Ambinux,* Pers. (Euphorbiacées). Malaisie, Philippines.

Les Noix de Bancoul sont grosses, plus larges que longues, comme bilobées, charnues, et renferment deux graines osseuses nuciformes, pointues au sommet, bosselées et couvertes d'un enduit blanc terreux.

Purgative, elle est quelquefois employée comme alimentaire par les Océaniens ; mais ils n'en évitent presque jamais l'action médicamenteuse.

PURGATIFS RÉSINEUX.

Scammonée. Racine, Résine. *Convolvulus Scammonia,* L. (Convolvulacées). Asie-Mineure, Syrie, Grèce.

La *Scammonée d'Alep* est une gomme résine en morceaux légers, poreux, friables, de couleur gris foncé ou verdâtre ; sa cassure est nette, brillante, brune ; son odeur assez forte, surtout quand on la frotte, a été comparée à celle de la brioche.

La Scammonée est un purgatif qui est surtout utile pour les personnes lymphatiques ou ayant de la torpeur de l'intestin colon ; elle cause quelquefois de fortes tranchées, qu'on évite par son emploi avec le sulfate de potasse.

On l'a recommandée dans l'hydropisie, les affections cérébrales, où elle agit comme dérivatif; elle expulse rapidement, surtout donnée concurremment avec le calomel, les Lombrics et les Ascarides vermiculaires.

Elle purge d'une manière inégale, donne des nausées, irrite les intestins.

Jalap. Racine. *Ipomœa Purga*, Wender. (Convolvulacées). Mexique (fig. 432 à 436).

La racine de Jalap est en morceaux oblongs plus ou moins arrondis, ou en rouelles de 0,05 à 0,08 de diamètre; sa surface est foncée, l'intérieur plus clair et offrant des couches concentriques foncées; sa poudre est gris jaunâtre, son odeur est nauséabonde; sa saveur est âcre; elle est souvent attaquée par les vers, et elle est alors plus active.

Le Jalap contient un glycoside, *Convolvuline*, C^{68} $H^{52} O^{32}$, insoluble dans l'éther, soluble dans l'alcool, blanc, friable, coloré en rouge par l'acide sulfurique qui le dissout.

La racine de Jalap a été confondue avec des racines d'*Aconitum ferox*, Wall., de l'Inde, ce qui a occasionné de graves accidents.

C'est un purgatif drastique puissant.

On trouve quelquefois dans le commerce d'autres Jalaps de qualité inférieure, tels que le *Jalap léger* provenant du *Convolvulus orizabensis*, Pell., le *Jalap* de Tampico fourni par l'*Ipomœa simulans*, Hanb.

Ce dernier contient de la *tampicine*, $C^{34} H^{84} O^{14}$, qui

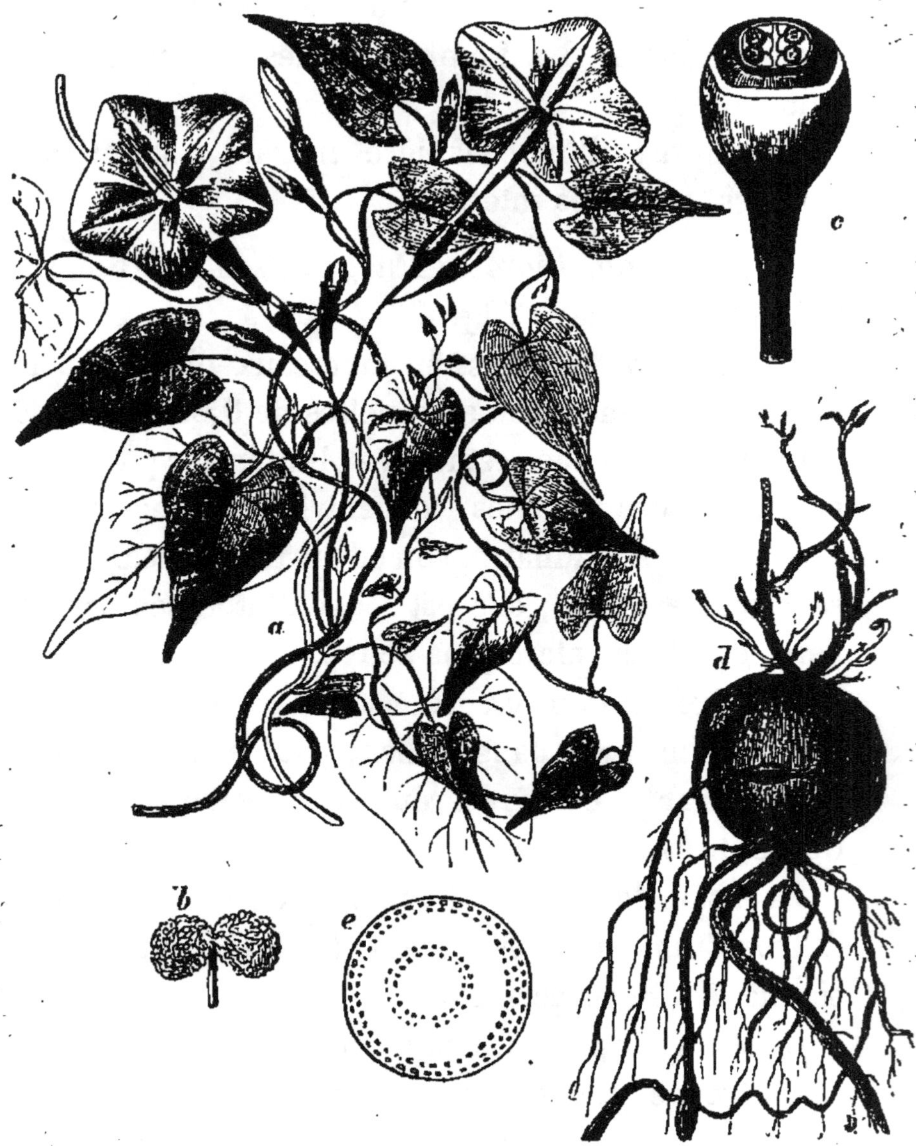

Fig. 432 à 436. — Ipomœa Purga.

se distingue de la convolvuline par sa complète

solubilité dans l'éther, et qui a une action moins certaine (Spirgatis).

Le Jalap est souvent mélangé d'autres racines, *Mirabilis Jalapa*, L., *Convolvulus Batatas*, L., etc.

Jalap. Résine. La résine de Jalap est de couleur brune, âcre, non amère ; elle se dissout dans l'alcool, les acides acétique et nitrique ; elle est insoluble dans l'éther, l'ammoniaque et l'essence de térébenthine ; elle donne une poudre jaune clair ; elle est faiblement odorante par le frottement.

La résine de Jalap a été falsifiée avec de la colophane et avec de la résine de gayac.

Turbith. Racine. *Ipomœa Turpethum*, R. Br. (Convolvulacées). Ceylan, Malabar, îles Malaises.

Le Turbith est en tronçons de 4 à 5 pouces, pleins, ou en écorce épaisse dont on a séparé le cœur ; l'extérieur est gris cendré et rougeâtre ; l'intérieur blanchâtre ; l'écorce compacte est gorgée d'une résine orangée ; le centre et la racine sont comme criblés de trous ronds. Sans odeur ; saveur peu sensible, mais devenant nauséeuse et persistante.

Le Turbith contient : résine, matière grasse, huile volatile, albumine, fécule, matière colorante jaune, liqueur, sels (Boutron). Elle contient de la résine, *turpéthine*, $C^{68} H^{56} O^{32}$, insoluble dans l'éther (Spargatis).

C'est un purgatif infidèle en raison des quantités variables de résine qu'il contient. Il entre dans la composition de l'eau-de-vie allemande.

Gomme-gutte. *Garcinia Morella*, Desr. (Guttifères). Asie, Siam, Cochinchine.

La Gomme-gutte est le latex du Garcinia, qui forme avec l'eau une émulsion d'un beau jaune. Elle est jaune, friable, inodore, insipide d'abord, puis âcre à la gorge.

Elle renferme : résine (*acide Cambogique* C^{40} $H^{23} O^9$), gomme, et quelquefois fécule et ligneux (Christison).

On obtient la Gomme-gutte en enlevant les feuilles en juin et juillet, et en recueillant le suc jaune qui exsude des plaies ; on le fait dessécher au soleil jusqu'à ce qu'il ait pris une consistance suffisante pour pouvoir être enveloppé dans des feuilles. On ne connaît pas la manière dont les Malais et les Chinois préparent les diverses qualités du commerce. On purifie le produit de la récolte et on en fait de larges pains qui sont enveloppés de feuilles, ou introduits dans des bambous qui leur donnent la forme cylindrique. A Ceylan, on se procure la Gomme-gutte en faisant des incisions sur le tronc au moment de la floraison, et on recueille le produit le lendemain, quand il s'est épaissi.

On connaît plusieurs sortes de Gomme-gutte :

La *Gomme de Siam*, fournie par le *Garcinia Morella*, var. *pedicellata*, est le plus souvent *en bâtons*, larges de 0^m,04, souvent repliés sur eux-mêmes, et formant par leur accollement des pains de 2 à 3 livres, souvent enveloppés dans des feuilles de Palmiers; sa cassure est conchoïdale, brillante.

Les Chinois en préparent une variété *en masses*, qui ne sont ni denses ni douces au toucher, renferment souvent des débris de bois et sont remplies de cellules à air; la cassure en est esquilleuse et non luisante.

La *Gomme de l'Inde* et de *Ceylan* fournie par le *Garcinia Morella* var. *sessilis* est en larmes irrégulières, citron clair.

La Gomme-gutte est falsifiée avec de la fécule ou avec des résines; l'iode indiquera la fécule, après qu'on aura traité par l'éther; l'eau ne donnera pas d'émulsion avec les résines étrangères.

La Gomme-gutte purge avec de vives coliques; et détermine des garde-robes séreuses abondantes; elle est très-recommandée comme hydragogue.

PURGATIFS DRASTIQUES.

Agaric blanc. *Polyporus officinalis*, Fries; *Boletus Laricis*, Bull. (Champignons). Europe, Carinthie, Dauphiné; Asie, Circassie.

L'*Agaric blanc* est charnu, de consistance tubéreuse, ongulé, blanchâtre; il offre une pellicule

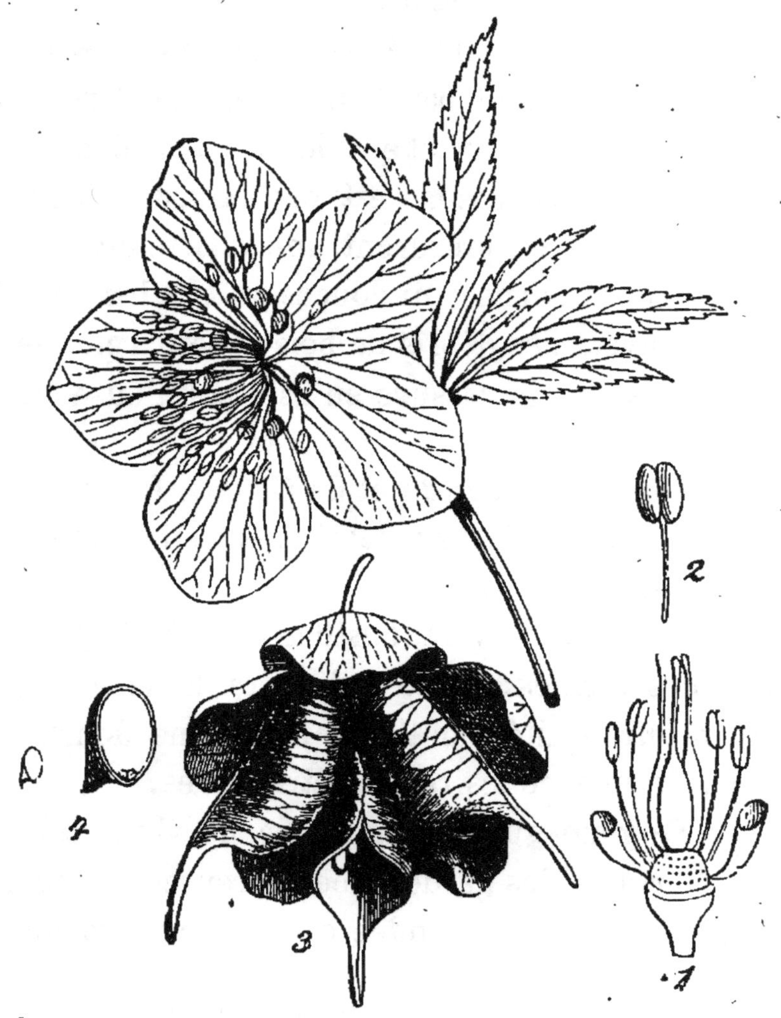

Fig. 437 à 441. — Helleborus viridis.

supérieure brunâtre, marquée de quelques zônes
concentriques, et porte des tubes jaunâtres et très-

serrés ; son odeur est faible, sa saveur amère et âcre. Il croît sur le tronc des mélèzes ; celui du commerce est mondé au vif, léger, friable et très-amer. L'Agaric du Dauphiné, plus petit, plus lourd, jaunâtre, est moins estimé.

Il contient de la fécule, une résine *blanche* particulière et de l'extrait amer (Breconnot).

L'Agaric blanc est employé comme drastique contre l'apoplexie séreuse ; il occasionne des coliques, des nausées, des vomissements ; on l'a préconisé à la dose de 20 grammes contre les sueurs nocturnes des phthisiques ; il est inusité aujourd'hui.

Ellébore noir. Souche. *Helleborus viridis*, L. (Renonculacées) (d'après Payer!). Europe (fig. 437 à 441).

La souche est en morceaux gris foncé, offrant des restes de radicelles avec des anneaux circulaires ; elle est droite, à peine sinueuse ; son odeur est forte, nauséabonde, sa saveur très-amère.

MM. A. Huseman et W. Marmé ont trouvé dans l'*Helleborus viridis* un glycose, *helléborine* $C^{51} H^{44} O^{30}$, qui avec les acides se dédouble en *helleborétine* $C^{28} H^{20} O^{6}$, et en glycose $C^{12} H^{12} O^{12}$. Ils ont séparé de l'huile un autre glycose, *Helléboratérine*.

L'Hellébore noir a été falsifié avec les racines d'*Actœa spicata*, L., qui sont astringentes et anti-spasmodiques.

Podophyllum peltatum, L. (Podophyllées). Amérique, États-Unis.

Les racines de *Podophyllum* sont grosses comme une plume et offrent des articulations espacées et aplaties; elles sont de couleur brun foncé, leur intérieur est blanc; leur odeur est faible, leur saveur douceâtre, amère et un peu âcre.

Le Podophyllum renferme un principe résineux *Podophyllin*, auquel il doit son action.

Il agit comme purgatif.

Sureau. Écorce. *Sambucus nigra*, L. (Caprifoliacées). Europe, Sibérie.

L'écorce de Sureau est blanchâtre; elle a une odeur faible, et une saveur douceâtre et amère.

Elle est employée comme hydragogue cathartique, et à haute dose comme émétique, dans l'hydropisie surtout.

Bryone. Racine. *Bryonia dioica*, Jacq. (Cucurbitacées). Europe (fig. 442).

La racine de Bryone, très-volumineuse, est en tronçons blancs, larges, avec des couches concentriques; son odeur est désagréable, sa saveur âcre et amère.

La Bryone est un remède populaire, qui était surtout en usage chez les anciens, et qu'on pourrait employer encore avec avantage ; son énergie est un peu moindre que celle du jalap. On ne l'emploie plus guère qu'en lavement, pour faire passer le lait, ou dans l'hydropisie.

Coloquinte. Fruit. *Cucumis Colocynthis*, L. (Cucurbitacées). Asie-Mineure, Archipel (fig. 443).

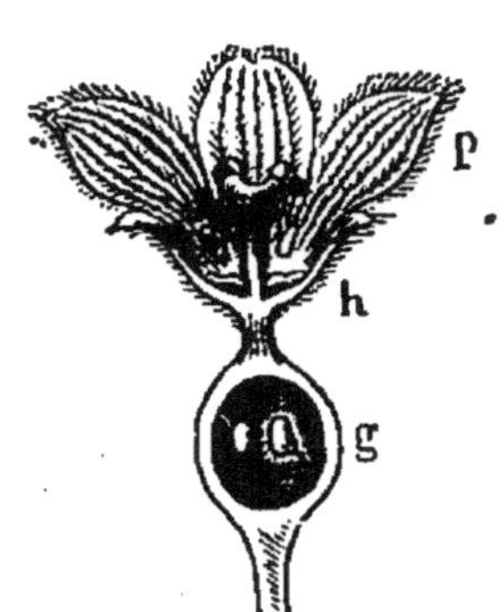
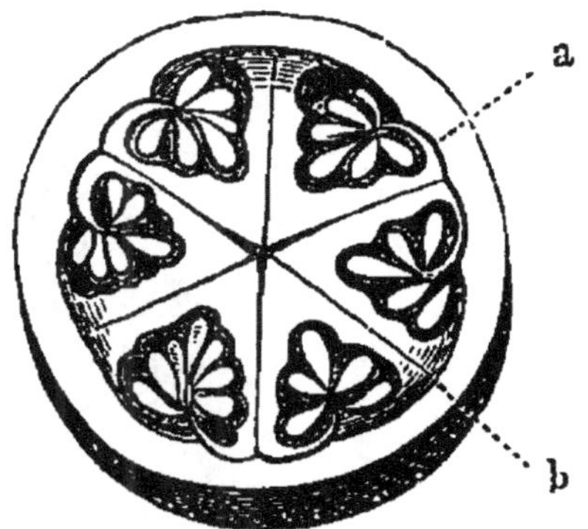

Fig. 442. — Fleur de Bryone.   Fig. 443. — Cucumis Colocynthis.

On n'emploie que la pulpe blanche spongieuse du fruit, placée sous une écorce dure, unie, luisante et jaune verdâtre. Le commerce fournit les Coloquintes entières, formées par cette pulpe séchée très-blanche, en forme de boules un peu aplaties et renfermant beaucoup de graines jaunâtres.

La pulpe de Coloquinte contient : huile amère grasse, résine insoluble dans l'éther, principe amer, gomme, bassorine, sels (Meissner).

La Coloquinte a une action très-violente et a

occasionné souvent des accidents; on l'emploie quelquefois comme emménagogue.

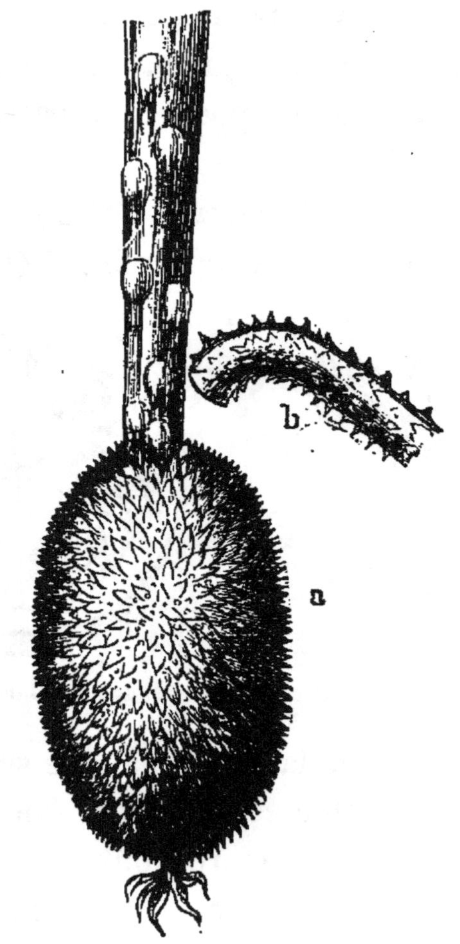

Fig. 444. — Fruit de Momordica Elaterium.

Elatérium. Suc. *Momordica Elaterium*, L. (Cucurbitacées). Europe (fig. 444).

Le suc du fruit de *Momordica* est très-amer et très-purgatif. Il contient de l'élatérine $C^{20} H^{14} O^5$.

L'élatérium est un purgatif drastique très-actif, que les anciens employaient surtout comme hydragogue, et que Sydenham considérait comme le spécifique de l'hydropisie.

Oreille de Judas. *Exidia auricula Judœ*, Fries. (Champignons). Europe.

Ce champignon, de forme irrégulière, est mucilagineux et astringent; il est à peine employé.

Dans le commerce, on donne quelquefois à sa place le *Larsalia pustulata*, Mer.; l'*Umbilicaria glabra*, DC. (Lichens); le *Polyporus versicolor*, Fries et le *Thelephora reflexa*, DC. (Malbranche).

EXTRACTIF, HUILE ESSENTIELLE ET RÉSINE NARCOTIQUE.

Le Chanvre et le Houblon appartiennent à ce groupe.

Chanvre. Sommités. Résine. *Cannabis sativa*, L. (Urticées). Europe, Asie, Inde.

Les Sommités du Chanvre portent des feuilles alternes, palmatiséquées à 5—7 lobes, dentés en scie, dont le terminal est plus grand; les feuilles sont rudes, velues, et exhalent une odeur forte et vireuse.

Le Chanvre contient une résine et de l'huile volatile, *Cannabène* $C^{12} H^{14}$ (J. Personne). C'est l'huile essentielle qui est la partie active, mais la résine en retient toujours une certaine quantité; aussi peut-on l'employer avec avantage.

Le *Churrus* des Hindostans est la résine des feuilles, tiges et fleurs. Le *Bang*, *Subjee*, *Sidhee*, est celle des plus grandes feuilles et des inflores-cences privées des débris.

Le *Haschich* est, suivant les uns, constitué par les parties tendres recueillies immédiatement après la floraison; suivant d'autres, c'est le produit rési-neux qui en est extrait.

Les Orientaux font avec le Chanvre un certain nombre de préparations, qu'ils emploient comme narcotiques et auxquelles ils mêlent souvent des substances excitantes et aphrodisiaques.

Le Chanvre ne paraît pas être un vrai narcotique, mais rendre le sommeil possible par suite de son action sédative. C'est un médicament dont l'emploi est difficile en raison de l'incertitude de son action, une même dose ayant une action nulle ou presque nulle chez certains sujets, et agissant d'une façon très-intense sur d'autres personnes. Il paraît agir comme diurétique puissant quand l'action a été commencée par une autre médecine. Il favorise les contractions utérines pendant le travail. A doses un peu fortes, il détermine des phénomènes nerveux très-marqués et cause une sorte d'ivresse. On l'a employé dans les maladies nerveuses et spasmodiques, contre la chorée, le delirium tremens, l'hydropisie, etc.

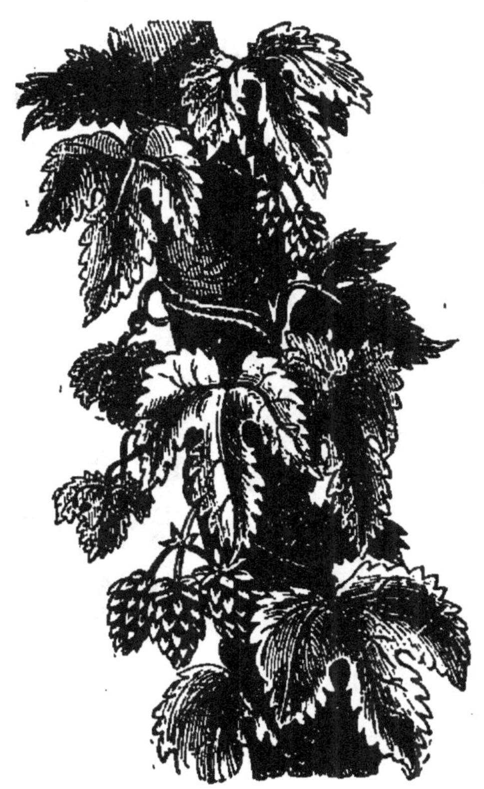

Fig. 445. — Humulus Lupulus.

Houblon. Cônes femelles. *Humulus Lupulus*, L. (Urticées). Europe (fig. 445 à 447).

Les cônes femelles du houblon sont ovoïdes, allongés et formés par des bractées membraneuses et réticulées; les fleurs et les bractées sont chargées dé glandes nombreuses jaunes, odorantes, formant le *Lupulin*.

Le *Lupulin* est la poussière formée par les glandes des bractées du cône femelle du Houblon; il est jaune, odorant; c'est la vraie partie active du Houblon; les bractées sont insignifiantes comme action.

Il a été étudié par M. J. Personne; les glandes qui le constituent ont d'abord la forme d'une petite

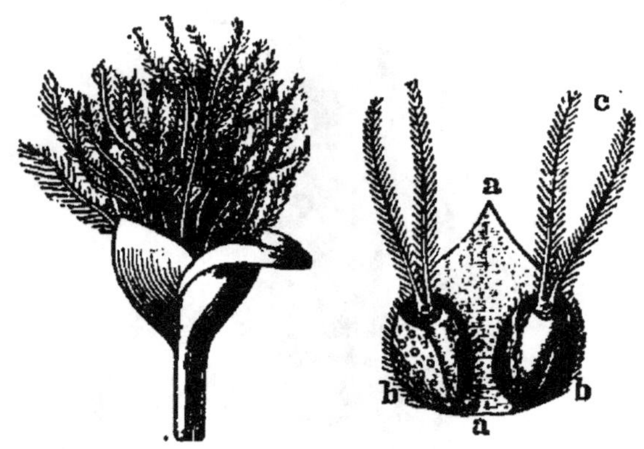

Fig. 446 et 447. — Fleurs mâles et femelles d'Humulus Lupulus.

cupule, dans l'intérieur de laquelle s'exsude un liquide qui soulève la cuticule supérieure et donne à la glande la forme d'un gland de chêne aminci vers le haut.

Il est formé de lupuline, huile volatile, résine, cérose, sel ammoniacal (J. Personne).

Le Houblon agit par sa matière amère; il agit aussi par son huile volatile, qui est narcotique.

Le Lupulin est tonique, sédatif et anaphrodisiaque, il ne produit ni mal de tête, ni constipation, ni aucun symptôme désagréable; aussi est-il supérieur au camphre. On l'a conseillé dans les cas où l'opium n'est pas supporté, dans diverses affections des organes génitaux, gonorrhée, spermatorrhée, nymphomanie et l'incontinence d'urine.

SAPONINE.

La *Saponine*, retirée de la Saponaire d'Égypte par M. Bussy, $C^{24} H^{20} O^{14}$, est blanche et pulvérulente; sa saveur est âcre, mais non immédiatement; elle rend l'eau très-mousseuse; elle est peu soluble dans l'alcool, surtout si celui-ci est fort, et insoluble dans l'éther. Elle est précipitée par le sous-acétate de plomb, l'eau de baryte et la noix de galle. L'acide chlorhydrique la transforme en acides æsculique et saponique. Elle est identique dans la saponaire et le marron d'Inde; celle de la salsepareille cristallise mieux, est moins soluble dans l'eau et ne se transforme pas en acide æsculique par l'acide chlorhydrique; celle du polygala est peu soluble dans l'eau et donne par l'acide chlorhydrique un acide amer et gélatineux (Quevenne).

Saponaire d'Égypte. Racine. *Gypsophila Struthium*, L. (Caryophyllées). Espagne, Syrie, Égypte.

Sa racine est très-grosse, comme le bras, cylindrique, à bois dur, jaunâtre et offrant des rayons, à écorce blanchâtre dans son épaisseur,

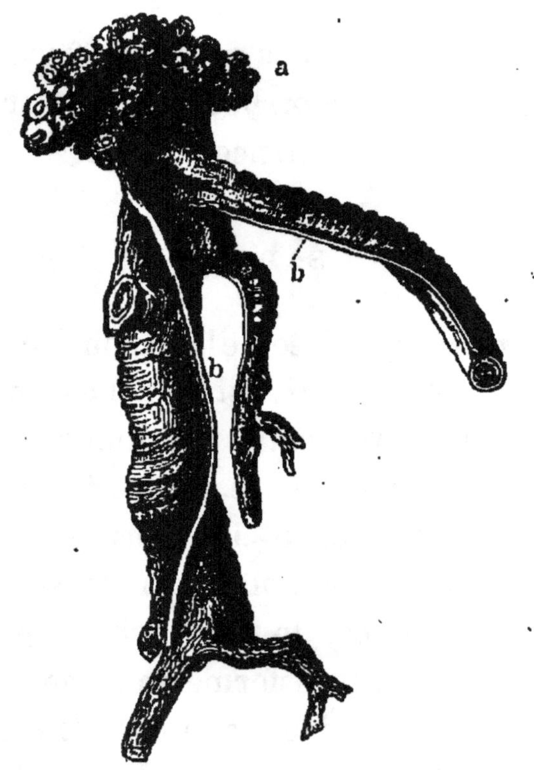

Fig. 448. — Polygala Senega.

jaunâtre à l'intérieur, avec des lignes transversales blanches.

Sternutatoire énergique, la Saponaire d'Égypte est employée le plus souvent pour le dégraissage des étoffes.

Saponaire. Feuilles, Racine. *Saponaria offici-nalis*, L. (Caryophyllées). Europe.

Là racine de Saponaire est longue, grosse comme une plume, noueuse et ridée ; elle est rougeâtre en dehors, jaune en dedans : elle a une saveur mucilagineuse qui devient âcre et occasionne la constriction de la gorge.

Elle renferme de la Saponine et peut servir au dégraissage de la laine.

Polygala de Virginie. Racine. *Polygala Senega*, L. (Polygalées). Amérique du Nord (fig. 448).

Le Polygala de Virginie est en racines irrégulières, rameuses, avec une côte saillante unilatérale ; leur écorce est épaisse, gris jaunâtre, leur intérieur est blanchâtre, leur odeur est faible et nauséeuse, leur saveur douce d'abord, puis amère.

Cette racine a été falsifiée avec les racines des *Cypripedium pubescens*, Willd., et *parviflorum*, SW., et avec celles du *Veratrum album*, L.

On la recommande contre l'asthénie simple et le collapsus des fièvres typhoïdes.

Ecorce de Panama. Écorce. *Quillaja Saponaria*, Mol. (Rosacées), Amérique méridionale, Chili.

Cette écorce est en morceaux plats, longs d'un mètre, formés par le liber ou portant encore des restes de couche subéreuse brune ; elle est jaune

clair et fibreuse ; sa face interne est lisse et jaunâtre ; sa cassure est fibreuse, sa saveur âcre et piquante.

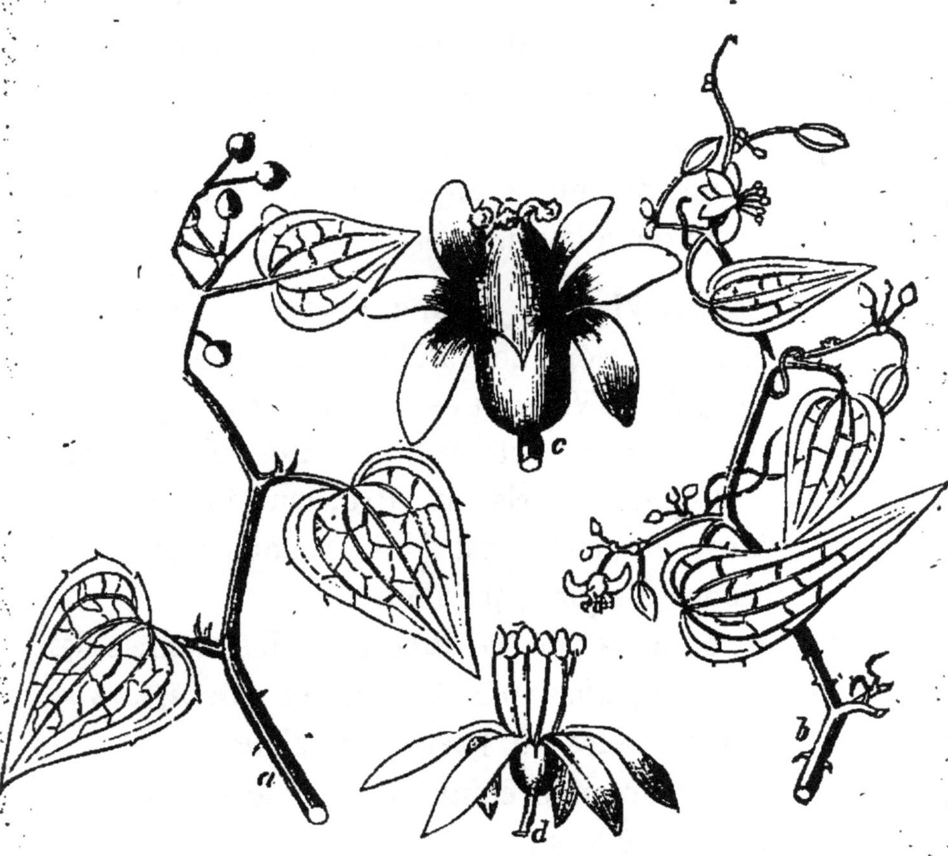

Fig. 449 à 452. — Smilax Sarsaparilla.

Salsepareille. Racines (fig. 449 à 452).

Fournie par plusieurs espèces du genre *Smilax*,
qu'on récolte surtout dans l'Amérique méridionale
et centrale, la Salsepareille est très-employée comme

sudorifique (c'est un des quatre bois sudorifiques).
On peut en diviser les sortes commerciales d'après
leur provenance en Salsepareille du Mexique, du
Centre-Amérique et du Sud-Amérique.

Salsepareille Honduras, *Smilax medica*,
Schlecht., *Smilax Sarsaparilla*, L. Mexique, Hon-

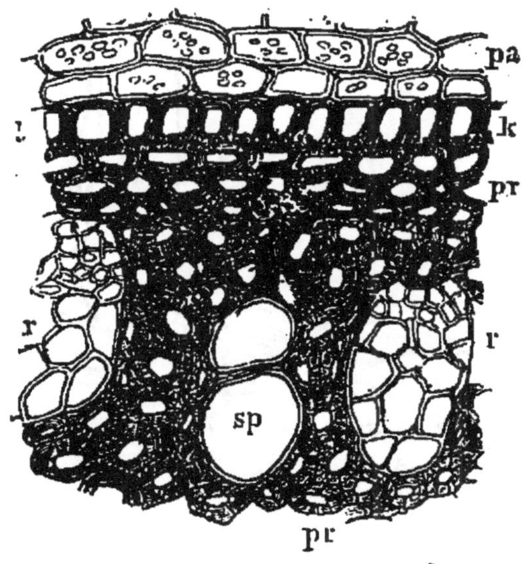

Fig. 453. — Salsepareille Honduras.

duras (fig. 453). Elle a des tiges jaunâtres, noueuses,
géniculées, obscurément tétragones, pourvues çà et
là de quelques épines ligneuses ; ses racines, longues
de 1 mètre à 1 mètre 60, sont noirâtres par la terre
qui les souille ; elles sont cannelées longitudinalement, profondément et irrégulièrement. La

moelle a une fois à une fois et demie la largeur de la couche ligneuse.

Salsepareille de la Jamaïque. Smilax officinalis, H. B. K. Elle est en bottes longues d'un pied ; les racines portent de nombreuses radicelles, elles sont brunes.

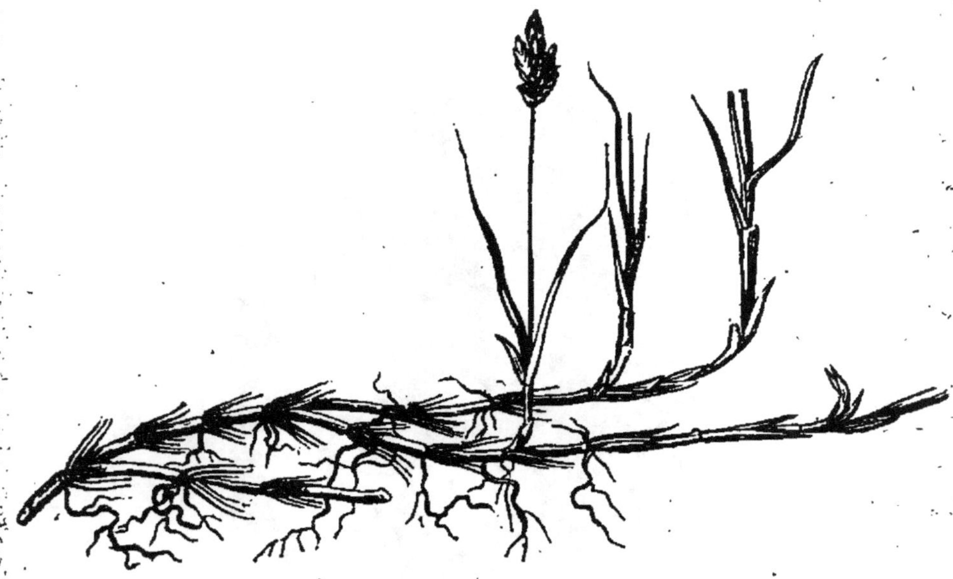

Fig. 454. — Carex arenaria.

Salsepareille Caraque. Smilax syphilitica, H. B. Colombie. Elle est très-riche en fécule ; elle est formée de racines avec souches, reliées lâchement par une belle racine ; elle est brun pâle, peu sillonnée, et offre une moelle très-grande par rapport à l'écorce.

Salsepareille du Pérou, Smilax obliquata, Poir. ; elle est brune, à tiges carrées, généralement peu épineuses.

Salsepareille du Brésil, *Smilax papyracea*, Duh. Province du Para. En boîtes longues d'un mètre, cylindriques, ne renfermant pas de souches, entourées d'une liane et coupées transversalement à leurs extrémités. Les racines sont de deux sortes, les unes minces, ligneuses, sillonnées, brun noirâtre, les autres pleines, farineuses, peu sillonnées, à écorce épaisse, brun noirâtres. Cette sorte est certainement due à un mélange d'espèces.

On a voulu lui substituer les rhizomes du *Carex arenaria*, L., qu'on a désigné sous le nom de *Salsepareille indigène* (fig. 454).

La Salsepareille a été préconisée contre les maladies vénériennes ; elle agit au moins comme sudorifique et comme bon adjuvant au traitement mercuriel.

Salsepareille de l'Inde. Racine. *Hemidesmus indicus*, R. Br. (Asclépiadées). Inde.

La racine d'*Hemidesmus* est en morceaux de longueur variable, de couleur brun jaunâtre, cylindriques, tortueux, avec des sillons longitudinaux ; l'écorce est divisée par des crevasses annulaires ; son odeur est particulière et aromatique ; sa saveur un peu amère et agréable.

Elle renferme : huile volatile et *hémidesmine* (Gordon).

On l'emploie comme tonique, diurétique et dia-phorétique, dans les maladies de la peau, la syphilis, le rhumatisme chronique.

Squine. Racine. *Smilax China*, L. (Asparagi-nées). Chine, Japon.

La Squine est en morceaux tubéreux, bruns, ir-réguliers, noueux, plus ou moins ramifiés, quelque-fois munis de radicules assez longues et contournées; l'intérieur est blanc amylacé avec des taches jaunâ-tres; la saveur en est douce et très-légèrement amère.

Très-renommée comme sudorifique, la Squine était un des quatre bois sudorifiques; elle est inu-sitée aujourd'hui.

Asperge. Rhizome. *Asparagus officinalis*, L. (Asparaginées). Europe.

La *racine d'Asperge* est constituée par une souche horizontale, écailleuse, qui porte un paquet de ra-dicules longues, grosses comme une plume, grises en dehors, blanches en dedans, molles; sa saveur est douceâtre.

C'est une des cinq racines apéritives.

Les jeunes pousses d'asperge (turions) servent à l'alimentation et entrent dans la composition du si-rop de pointes d'Asperge. Elles contiennent de l'as-paragine et sont diurétiques.

Gayac. Bois, Résine. *Guajacum officinale*, L. Amérique, Antilles, Saint-Domingue. *Guajacum* *sanctum*, L. Amérique, Porto-Rico (Rutacées) (fig. 455 et 456).

Le bois de Gayac est très-dur, brun verdâtre avec un aubier jaune.

La résine de Gayac est en masses brun verdâtre à cassure brillante ; elle exhale une légère odeur balsamique qui rappelle celle de la vanille ; sa sa-

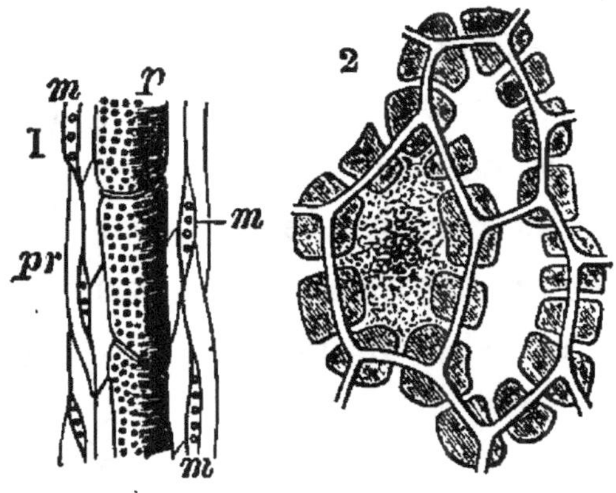

Fig. 455 et 456. — Cellules poreuses ou ponctuées du bois de Gayac.

veur est âcre ; elle se ramollit entre les dents ; exposée à la lumière, elle prend une nuance verte.

Le Gayac a joui d'une grande renommée contre la syphilis, à une époque où on n'osait pas donner le mercure aux gens de qualité. On ne l'emploie plus que comme sudorifique ; c'est un des quatre bois sudorifiques.

Sassafras. Bois, Racine, Écorce. *Sassafras offi-*

cinalis, Nees (Laurinées). Amérique du Nord, Virginie, Caroline, Floride (fig. 457).

Le bois de Sassafras est pesant, dur, compacte, sonore, un peu odorant; l'extérieur est brun noirâtre, le cœur vert jaunâtre avec des couches concentriques brunes.

L'écorce vient séparée et a une odeur beaucoup plus marquée; tantôt elle est râclée et couleur de rouille, tantôt recouverte d'un épiderme brun grisâtre ; elle est comme spongieuse sous la dent. Sa saveur est forte, amère et aromatique. Elle offre souvent à sa face interne un grand nombre de petits cristaux blancs et transparents.

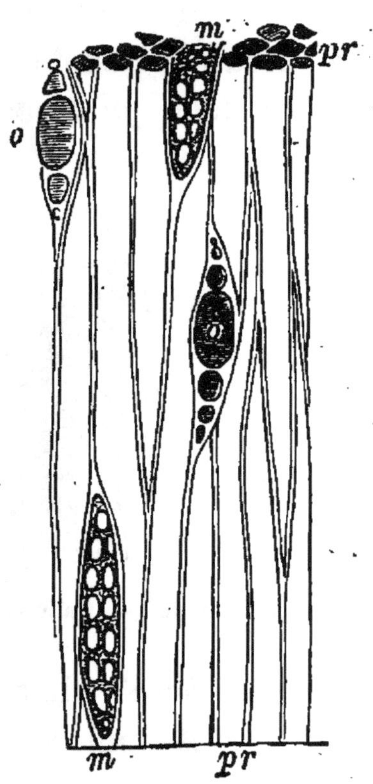

Fig. 57. — Bois de Sassafras.

La racine est en souches de la grosseur du bras ou de la cuisse, jaunâtres, à odeur forte et agréable, couvertes d'une écorce brun ferrugineux; elle est plus aromatique que le bois.

C'est un des quatre bois sudorifiques.

L'essence de Sassafras est jaune un peu foncé, un peu épaisse, surtout après son exposition à l'air; elle a une odeur forte et assez agréable; sa densité est 1,0815; elle dévie à droite la lumière polarisée. La différence de ses nuances tient à ce que les racines employées proviennent de plantes âgées, et alors l'huile est colorée, ou de plantes jeunes, et alors l'huile est incolore (Procter).

CHAPITRE XIII.

ALCALOÏDES.

QUININE ET CINCHONINE.

Les quinquinas fournis par diverses espèces de *Cinchona*, genre américain de Rubiacées, ont été divisés en *Quinquinas jaunes*, ayant une structure fibreuse, une saveur amère forte, sans astringence, et donnant une poudre jaune fauve ou orangée; *Quinquinas rouges*, amers et astringents, et donnant une poudre d'un jaune plus ou moins vif; *Quinquinas gris*, généralement en écorces roulées, plus astringents qu'amers, donnant une poudre d'un fauve grisâtre plus ou moins pâle.

Cette classification, qui est empirique, permet cependant de séparer d'une manière générale les Quinquinas suivant leur teneur en alcaloïdes. En effet, les premiers sont surtout riches en quinine, les seconds contiennent à la fois de la quinine et de la cinchonine, et les derniers ne renferment guère que de la cinchonine. Aussi leur emploi thérapeutique est-il différent.

La *Quinine* $C^{40} H^{24} Az^2 O^4$, découverte par Pelletier et Caventou, est blanche, inodore, très-amère, peu soluble dans l'eau même bouillante, plus soluble dans l'éther et surtout dans l'alcool.

La *Cinchonine*, $C^{40} H^{24} Az^2 O^2$, est incolore et inodore amère ; elle cristallise facilement. Elle a un pouvoir rotatoire inverse de la quinine ; peu soluble dans l'eau et dans l'éther, elle se dissout mieux dans l'alcool, mais moins bien que la quinine.

Les Quinquinas renferment encore d'autres alcaloïdes, *quinidine, quinicine, cinchonidine* et *cinchonicine ;* mais ces corps sont moins actifs et n'ont pas la même importance pour nous.

La Quinine et ses sels agissent surtout comme anti-périodiques, mais leur emploi doit être fait avec ménagement, car ils peuvent déterminer des accidents sur le système nerveux rachidien.

La Cinchonine et ses sels paraissent être fébrifuges, mais leur action est moindre et moins assurée.

QUINQUINAS JAUNES.

Quinquina Calisaya. *Cinchona Calisaya*, Wedd. Bolivie (fig. 458 à 463).

Il se trouve en *écorces plates* et en *écorces roulées*.

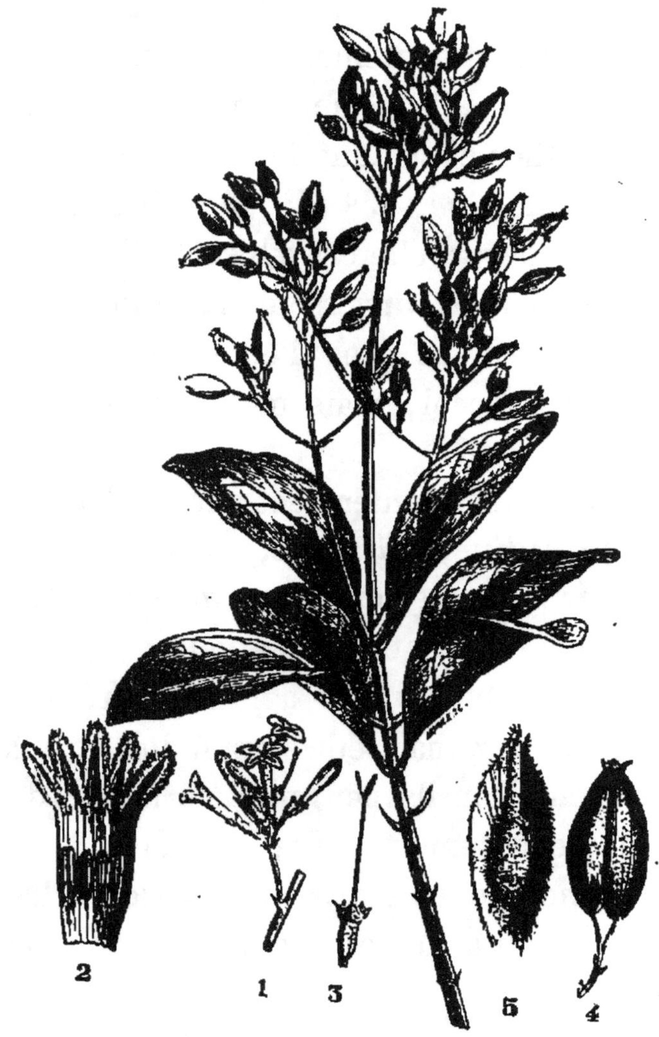

Fig. 458 à 469. — Cinchona Calisaya.

En *écorces plates* (*quinquina jaune royal*).
Le Quinquina Calisaya forme des écorces plates,

denses, épaisses, de 0^m,010 à 0^m,015, provenant des troncs et des grosses branches ; sa couleur est jaune fauve ; il est fibreux, à fibres courtes aiguës qui pénètrent facilement dans la peau ; sa surface externe porte des sillons longitudinaux séparés par des crêtes saillantes ; sa saveur est amère, franche.

Il contient de 36 à 40 grammes d'alcaloïdes, plus de quinine (20 à 32, sulfate) que de Cinchonine (6 à 8, sulfate).

En *écorces roulées*. Le Quinquina Calisaya roulé, formé par les écorces des rameaux moyens, est en tubes à périderme épais, avec des crevasses annulaires et longitudinales; il est constitué par un derme fauve, à face interne finement fibreuse, à cassure résineuse en dehors et fibreuse en dedans.

Richesse en alcaloïdes 23 à 30; sulfate de quinine 15 à 20, sulfate de cinchonine 8 à 10.

Quiquinas légers. Sous ce nom on désigne des écorces qui se trouvent souvent mélangées avec celles du Calisaya vrai, ou qui viennent quelquefois par parties isolées et qui sont alors présentées comme du Calisaya vrai.

Elles sont fournies par diverses espèces de Cinchona :

Cinchona scrobiculata, Wedd. Pérou. Cette sorte est en plaques, à extérieur brun, à sillons longitudinaux peu profonds ; elle est brune à l'extérieur et d'un jaune orangé à l'intérieur ; sa cassure offre des fibres longues et flexibles. Sa densité est beaucoup moins grande que celle du vrai Calisaya. Richesse en alcaloïdes 16, sulfate de quinine 4, sulfate de cinchonine 12.

Cinchona ovata, R. et Pav. Cette sorte, à laquelle on donne le nom de *Quinquina Carabaya*, est aussi un Calisaya léger ; sa couleur est rouille ; on la trouve en *écorces roulées*, en tubes gros comme le doigt, avec ou sans périderme, à surface extérieure rougeâtre et portant des sillons longitudinaux ; ou en *écorces plates*, composées du liber et de couches cellulaires, noirâtre ou d'un rouge brun à l'extérieur, avec des verrues plates jaunes ou avec une poussière jaunâtre, et à l'intérieur d'un jaune orangé.

Richesse en alcaloïdes, 3 à 4 p. 100.

Cinchona boliviana, Wedd. Bolivie. Cette sorte, qu'on désigne sous le nom de *Calisaya morada*, est en *écorces roulées* et forme alors des tubes qui ressemblent beaucoup au Calisaya ; ou en *écorces plates*, et elle est alors constituée par le liber seul, moins épais que le Calisaya, à sillons digités moins profonds, séparés par des crêtes arrondies, d'un jaune brun avec des points verdâtres ; la face interne est rougeâtre, l'externe brunâtre.

Le *Cinchona micrantha*, R. Pav., Bolivie, fournit

aussi des Quinquinas Calisaya légers, jaune orangé, à cassure fibro-filandreuse et à saveur amère.

Quinquina jaune fibreux. *Cinchona lancifolia*, Mutis. Nouvelle-Grenade. En écorces assez variées, dont la couleur varie du jaune à l'orangé ; elles sont plates ou roulées, avec ou sans épiderme, tenaces, friables, très-fibreuses, à fibres longues et assez fines. On les distingue en *Q. Carthagène* à cassure présentant des fibres longues et flexibles, amères, jaune fauve ou rouges, et en *Q. Colombia*, qui sont également fibreuses, mais qui sont plus foncées en dehors qu'en dedans. Ces dernières sont plus estimées.

Les quinquinas Colombia renferment 33 à 36 d'alcaloïdes, sulfate de quinine 30 à 32, sulfate de cinchonine 3 à 4.

Les quinquinas Carthagènes donnent 16 à 20 d'alcaloïdes.

Quinquina Pitayo. *Cinchona Pitayensis*, Wedd. Nouvelle-Grenade. Cette sorte est jaune ou jaune brun, lourde, compacte, à cassure courte avec des éclats fins et un suber stratifié et spongieux ; elle donne une poudre non fibreuse, et se présente le plus souvent en petites écorces brisées.

Richesse en alcaloïdes, 25 à 45 ; sulfate de quinine, 25 à 40.

Quinquina de Guyaquil. *Cinchona pubescens*, Wedd. Équateur. Cette sorte est très-dense, a le liber et la couche celluleuse de couleur jaune d'ocre ou cannelle, avec des marbrures formées par des parties persistantes du périderme ; sa cassure est subéreuse en dehors et fibreuse en dedans.

Richesse en alcaloïdes 33 à 35, sulfate de quinine 3 à 4, sulfate de cinchonine 30.

QUINQUINAS ROUGES.

Cinchona succirubra, Pav. Équateur. Les Quinquinas rouges se trouvent en tubes plus ou moins complets ou en plaques d'un rouge foncé, et ont une cassure à longs éclats ; *roulés*, ils sont plus clairs ; *plats*, ils ont l'épiderme adhérent ou non, blanc, avec des rugosités d'un rouge brun ; leur surface interne est rouge brun, leur cassure offre des fibres courtes qui pénètrent dans la peau, et un cercle résineux sous-épidermique.

Le *Quinquina rouge verruqueux* se distingue par son suber mou, spongieux, verruqueux et rouge brun.

Richesse en alcaloïdes 40 à 50 ; sulfate de quinine 20 à 25, sulfate de cinchonine 20 à 25.

Ils contiennent de la Cinchonidine.

QUINQUINAS GRIS.

Ils sont en tubes plus ou moins roulés, à surface externe blanchâtre ou grisâtre ou brune, et finement gercée ; leur surface interne est rouge brun ; leur cassure est compacte en dehors et un peu fibreuse en dedans.

Quinquina Huanucos ou de **Lima**, *Cinchona peruviana*, How. Pérou. Souvent aussi désignées sous le nom de *Quinquina gris*, ces sortes sont le plus souvent fibreuses, à surface interne peu lisse et d'un jaune ocracé. Leur épiderme est gris clair ou blanc; les écorces offrent des rides longitudinales nombreuses, avec quelques fentes transversales plus ou moins longues et non régulièrement espacées; leurs bords sont coupés obliquement; ils ne portent pas le lichen *Hypochnus rubrocinctus*, ce qui les distingue des Calisayas roulés.

L'écorce du *Cinchona peruviana* est à peu près la seule qui vienne aujourd'hui dans le commerce sous le nom de *Quinquina huanuco*. Elle est recouverte d'un épiderme blanc, avec des lichens bruns ou d'un jaune-rouille; ses bords sont coupés obliquement; sa couleur est rouge brun ou rouille; sa cassure est nette et résineuse, sa saveur amère, astringente et aromatique. Elle renferme surtout de la cinchonidine 1,54, et de la cinchonine 1,46 (J. E. Howard).

On trouve encore quelquefois l'écorce du *Cinchona micrantha*, Ruiz et Pav., tantôt *roulée* en

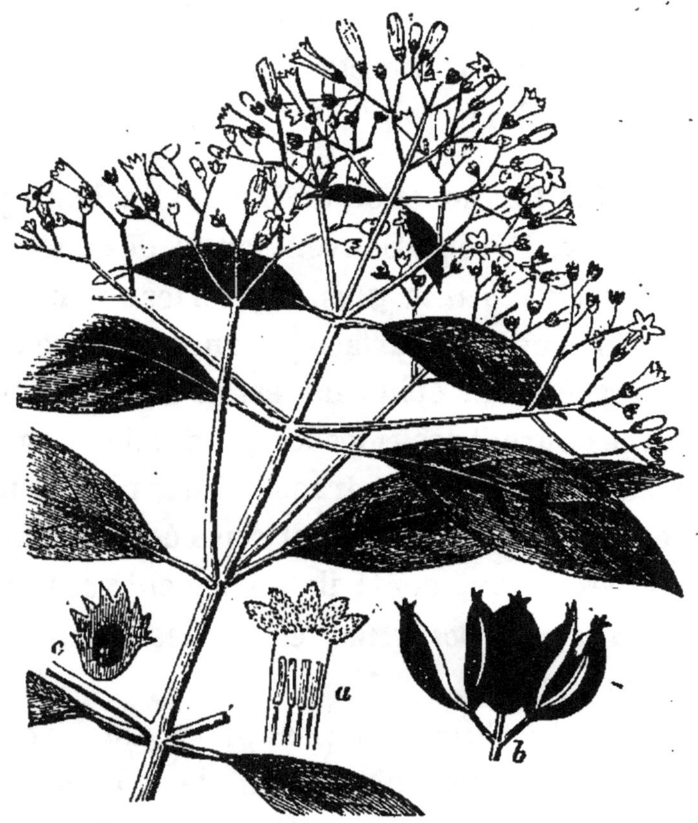

Fig. 464 à 467. — Cinchona officinalis.

tubes longs, bien roulés, avec des sillons longitudinaux, à extérieur peu rugueux, sans fissures transversales, d'un gris foncé avec des taches noires ou blanches, et à liber jaune brun; tantôt *plate* en plaques peu denses, avec des sillons digitaux d'un jaune orangé clair, à cassure à fibres longues et subéreuse au dehors.

Quant à l'écorce du *Cinchona nitida*, Ruiz et Pav., qui a longtemps été fournie par le commerce, elle en a disparu aujourd'hui.

Quinquinas de Loxa. *Cinchona officinalis*, C., *Condaminea*, Wedd. Équateur (fig. 464 à 467).

Le Quinquina de Loxa offre de nombreuses variétés de couleurs qui passent du jaune au rougeâtre; elles sont plates ou roulées, avec ou sans épiderme. Ce sont des Quinquinas en général friables, très-fibreux, à fibres très-longues. Ils sont fournis par les variétés *Uritusinga, Chahuarguera, macrocalyx*, etc.

La première de ces variétés donne le *Quinquina Loxa rouge fibreux*, très-léger, très-fibreux et de couleur rouille ou brun rouge.

Le Cinchona *Chahuarguera* donnait le *Quinquina Loxa jaune fibreux* des Anglais, dont la sorte actuelle est fournie par le *Cinchona macrocalyx;* elle est en cylindres recouverts de lichens, gros comme le doigt, à périderme blanc ou brun, avec des sillons longitudinaux et transversaux; l'intérieur est jaune rougeâtre; sa saveur est amère.

Richesse en alcaloïdes 20, sulfate de Quinine 2, sulfate de Cinchonine 10 à 12.

Quinquina de Jaën ou *pseudo-Loxa*. *Cinchona Humboldtiana*, Lamb., et *pubescens*, Vahl. Pérou.

Ils sont en écorces roulées, à sillons longitudinaux obliques; d'un brun-cannelle en dedans et n'offrant pas d'anneau résineux sous le périderme.

Richesse en alcaloïdes 20. Ils contiennent de l'aricine.

Quinquinas Havane ou *Huamalies*. *Cinchona purpurea*, Ruiz et Pav., et *pubescens*, Wedd. Pérou.

Ce sont des Quinquinas à sillons longitudinaux et portant des verrues subéreuses rougeâtres en lignes régulières; ils sont gris brun ou brun rougeâtre. Ils n'offrent pas d'anneau résineux sous le périderme.

Richesse en alcaloïdes 1 à 6; sulfate de quinine, traces; sulfate de cinchonine 0,85.

Faux Quinquinas. Sous ce nom on désigne les écorces de plusieurs végétaux qui ont été donnés pour de vrais Quinquinas, mais qui, d'une part, ne sont pas produites par des *Cinchona*, et d'autre part ne renferment ni quinine ni cinchonine, ni même de la quinidine ou de la cinchonidine.

Parmi ces faux Quinquinas, quelques-uns proviennent de plantes appartenant à la famille des

Rubiacées ; d'autres ont pour origine des plantes de familles différentes.

Le genre *Cascarilla*, qui diffère très-peu des *Cinchona*, mais dont les fruits s'ouvrent de haut

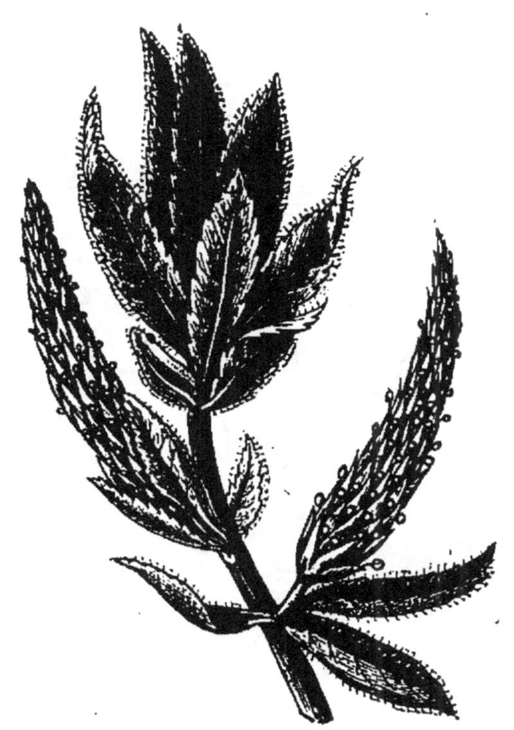

Fig. 468. — Salix vitellina.

en bas, fournit : 1º le *Quinquina nova* ou *rouge de Mutis*, écorce du *Cascarilla magnifolia*, Wedd. 2º Le *Quinquina blanc de Mutis*, écorce du *Cascarilla macrocarpa*, Wedd.

Le genre *Condaminea* donne l'*écorce de Para-*

guatan, fournie par le *Condaminea tinctoria*, DC.

Le genre *Exostemma* donne le *Quinquina piton* ou de *Sainte-Lucie*, fourni par l'*Exostemma floribundum*, Rœm. et Sch., et le *Quinquina caraïbe*, fourni par l'*Exostemma caribœum*, Rœm. et Sch.

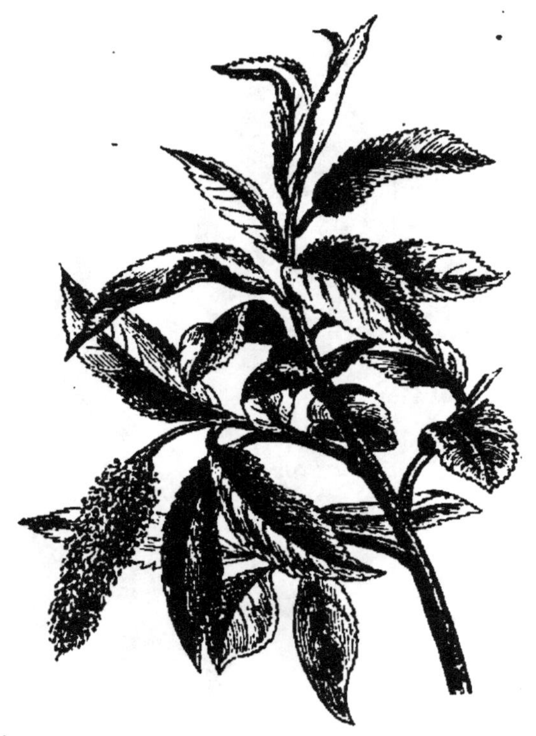

Fig. 469. — Salix pentandra.

A l'histoire du quinquina, il faut ajouter en appendice le saule, qui a été employé aussi comme anti-périodique.

Saule. Écorce. *Salix alba* et autres espèces (fig. 468 et 469).

L'écorce des Saules a été préconisée comme fébrifuge ; elle renferme de la *salicine*, $C^{26} H^9 O^{14} + CAz$, découverte par Leroux, excellent amer qu'on a employé comme fébrifuge.

BÉÉBÉRINE.

Béébéru. Écorce. *Nectandra Rodiei*, Schomb. (Laurinées). Amérique, Guyane.

L'écorce de Béébéru est en morceaux larges, plats, pesants, avec un épiderme cassant, d'un brun grisâtre ; l'intérieur est couleur cannelle foncé ; sa saveur est amère, persistante, très-astringente et âcre.

Le Béébéru, d'après MM. Maclagan et Gamgee, renferme de la béébérine, $C^{18} H^{21} O^3 Az$, et de la nectandrine, $C^{20} H^{23} O^4 Az$. D'après M. Flückiger, la béébérine n'est autre chose que de la buxine.

ACONITINE.

L'Aconitine $C^{60} H^{47} Az O^{14}$, découverte en 1833 par Hesse, est un principe très-vénéneux qu'on a obtenu cristallisé dans ces derniers temps. C'est un poison sédatif qui paraît agir sur le système nerveux et consécutivement sur le cœur ; son action est très-énergique.

Elle est moins âcre que la Vératrine ; elle est diurétique comme la Colchicine.

On l'a employée contre le tic douloureux, la scia-

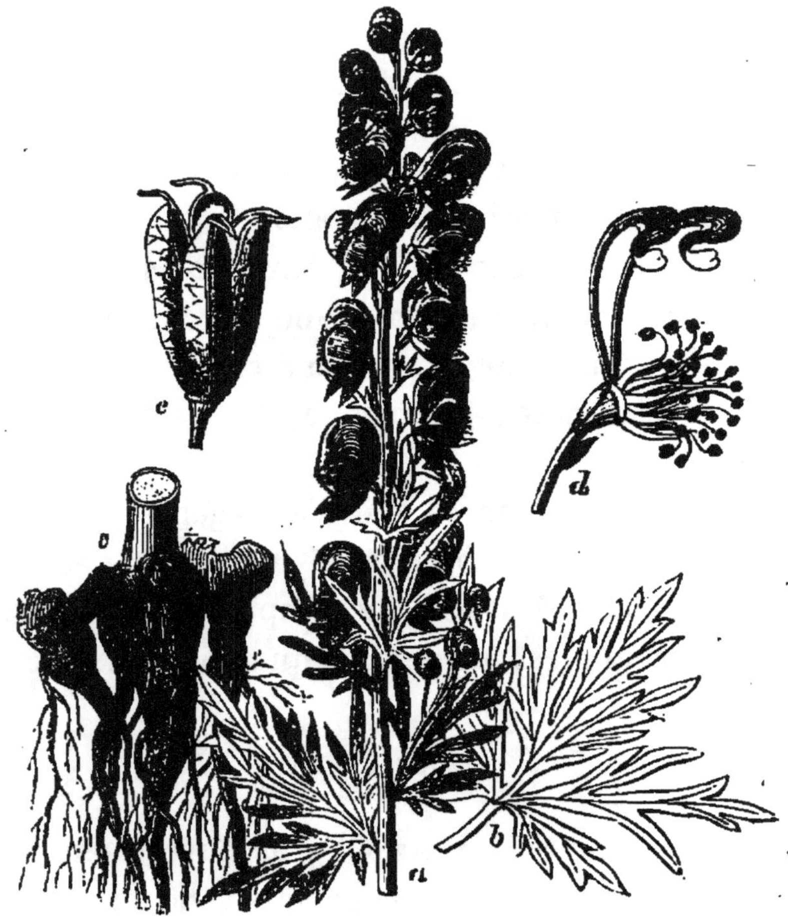

Fig. 470 à 473. — Aconitum Napellus.

tique, le rhumatisme et la goutte, en l'appliquant
sur les points douloureux.

Aconit. Feuilles, Racines. *Aconitum Napellus*, L.

(Renonculacées). Europe, montagnes (fig. 470 à 473).

Les feuilles d'Aconit sont palmatipartites à 5-7 lobes laciniés; leur couleur est d'un vert foncé en dessus et d'un vert plus pâle en dessous.

La racine d'Aconit est pivotante, allongée, épaisse, napiforme; sa surface extérieure est noirâtre; sa saveur est très-âcre.

La racine est la partie la plus active, à action certaine, et qu'on doit employer en médecine; puis viennent les graines, puis les feuilles, puis les fleurs, les fruits et enfin les tiges. La quantité de principe actif variant du simple au double, suivant l'état de la végétation, il y a avantage à fixer une époque pour la récolte. La Pharmacopée britannique dit que la racine doit être recueillie en hiver ou au commencement du printemps avant l'apparition des feuilles, et que les feuilles et fleurs doivent être cueillies quand un tiers des fleurs sont épanouies.

La racine d'Aconit est un sédatif puissant et antiphlogistique. C'est un poison énergique dès qu'on outrepasse la dose : elle agit alors comme narcotico-âcre.

La racine d'*Aconitum ferox*, Wall., Inde, connue par les Indiens sous le nom de *Bish* ou *Biskh*, sert surtout à préparer l'aconitine. Les formes du *Bish* étant variables, il est probable que ce produit est dû à diverses espèces d'Aconits indiens.

ANÉMONINE.

Anémone. *Anemone Pulsatilla*, L., et *pratensis*, L. (Renonculacées). Europe (fig. 474).

La Pulsatille a des fleurs violacées, velues, portées sur un pédoncule velu; l'Anémone des prés a des fleurs moins grandes et plus foncées.

L'Anémone renferme: anémonine $C^{30} H^{12} O^{12}$, découverte par Hager; acide anémonique $C^{30} H^{14} O^{14}$, trouvé par Schwartz, et huile âcre.

Elle a été recommandée par Storck dans les maladies de la peau.

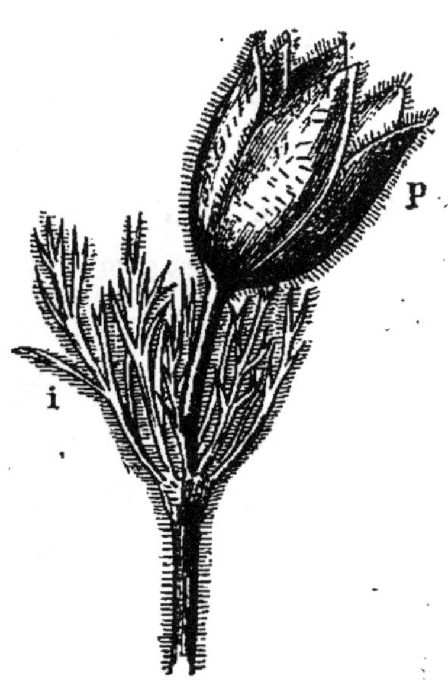

Fig. 474.
Fleur d'Anemone Pulsatilla.

CIMIFUGINE.

Actæa. Souche. *Actæa racemosa*, Willd., *Cimifuga racemosa*, Bart. (Renonculacées). Amérique du Nord, États-Unis.

La souche d'*Actæa* (*Cimifuga*) *racemosa* est noirâtre au dehors, blanche en dedans; elle est recourbée, longue de plusieurs pouces, épaisse d'un pouce ; elle est munie de radicules nombreuses ; elle se trouve en morceaux irréguliers de 0,^{m}15 à 0^m,20 sur 0^m,01 d'épaisseur. Sa saveur est amère, astringente et âcre ; son odeur est désagréable.

Elle contient : matière grasse, gomme, fécule, résine (*cimifugine*), tannin, cire, acide gallique, sucre, huile, matières colorantes noire et verte, ligneux, des sels de potasse, de chaux et de magnésie (J. Tillmann).

La racine d'Actæa est un sédatif des nerfs et de la circulation, qui diminue la force et la fréquence du pouls pour un temps prolongé ; à haute dose, elle produit du vertige, du trouble de la vue, des nausées, des vomissements et un ralentissement marqué du pouls. Elle exerce sur l'utérus une action spécifique semblable à celle du seigle ergoté, mais qui n'est pas aussi continue. On l'emploie contre la bronchite chronique et les toux invétérées, le rhumatisme aigu, la chorée, l'aménorrhée, la spermatorrhée, etc.

DELPHINE.

Staphysaigre. Semences. *Delphinium Staphysagria*, L. (Renonculacées). Europe méridionale, Asie-Mineure.

Peu usitées aujourd'hui, les semences de la Staphysaigre (*herbe aux poux*) sont irrégulièrement trigones, réticulées, comprimées avec un côté plus arrondi, de couleur grise ; leur saveur est très-âcre.

Elles contiennent de la Delphine (Lassaigne). Leur action physiologique est celle de l'aconitine et de la vératrine, mais sans les nausées que provoque cette dernière. On a employé la Delphine sous forme de pommade contre les poux et la gale.

Les semences du Staphysaigre sont cathartiques, émétiques et anthelmintiques à faibles doses ; mais leur action est si violente qu'on les emploie rarement à l'intérieur ; à fortes doses, elles agissent comme poison narcotico-âcre. Elles sont presque inusitées aujourd'hui ; c'est encore cependant un remède populaire pour la destruction des poux, bien que leur emploi ne soit pas sans danger.

HYDRASTINE.

Hydrastis. Souche. *Hydrastis canadensis*, L. (Renonculacées). Amérique du Nord, Canada, États-Unis.

La souche de l'*Hydrastis* est grosse comme une plume, avec des radicules nombreuses, d'un brun jaunâtre à l'extérieur ; mais la cassure est jaune, très-brillante, compacte et comme résineuse; son odeur est nauséeuse, sa saveur très-amère.

Elle renferme de l'*hydrastine* $C^{24} H^{24} Az O^{12}$ et de la béébérine (Mahla).

PÆONINE.

Pivoine. Racine. *Pæonia officinalis*, L. (Renonculacées). Europe.

La racine de pivoine est grosse comme le doigt, blanchâtre, dure, napiforme. Son odeur et sa saveur sont moins marquées dans les échantillons secs.

La Pivoine a été employée comme diurétique dans l'hydropisie.

VÉRATRINE.

La *Vératrine* $C^{64} H^{32} Az^2 O^{16}$, découverte par Meissner en 1818 dans l'ellébore blanc, où elle est associée à la *jervine* $C^{68} H^{45} Az^2 O^6$, mais qu'on extrait surtout de la Cévadille, est pulvérulente blanche, âcre, amère, très-soluble dans l'alcool.

La Vératrine serait un produit complexe formé de deux alcaloïdes associés avec une résine, la *viridine*, soluble dans l'éther, qui n'est ni émétique ni caustique, et la *vératroïdine*, qui est insoluble dans l'éther, est émétique et quelquefois cathartique; la résine n'aurait aucune action (Bullock et Wood).

Acre et sédative, elle est rarement donnée à l'intérieur en raison de son action violente ; on en fait plus souvent usage sous forme d'embrocations ou d'onctions.

Elle a été employée par le Dr Aran dans la pneumonie pour déprimer le système circulatoire, à la dose de 0^{gr},005, répétée deux ou trois fois par jour. Elle a été aussi indiquée dans les rhumatismes et diverses affections nerveuses (Turnbull). Elle est extrêmement active et détermine, dès que la dose est un peu forte, des douleurs atroces et une transpiration subite. Un caractère important est son excessive âcreté ; les moindres quantités déterminent des éternuements d'une violence extrême, de la salivation, de la chaleur à la gorge.

Ellébore d'Amérique. Souche. *Veratrum viride*, Ait. (Mélanthacées). Amérique du Nord.

La Souche se trouve dans le commerce en tronçons fendus longitudinalement, présentant à la partie supérieure des feuilles engaînantes, et en dessous des racines ridées, épaisses, longues de 0^m,04, d'un jaune clair ; sa saveur est douce d'abord, puis âcre et corrosive.

A petite dose, le Veratrum viride est un sédatif puissant du mouvement artériel, dont il diminue la force et la fréquence. En outre il détermine des nausées, de la prostration, du manque de contractions musculaires et de l'augmentation des sécrétions.

On l'emploie contre les inflammations, la pneumonie, le rhumatisme aigu, la constipation opiniâtre.

Ellébore blanc. Rhizome. *Veratrum album*, L. (Mélanthacées). Europe (fig. 475).

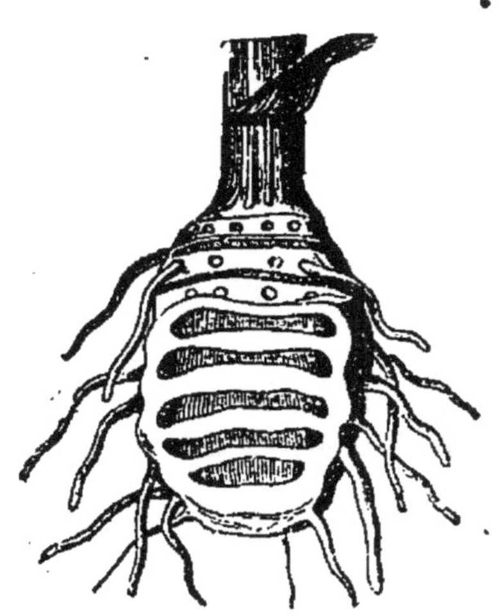

Fig. 475. — Veratrum album.

Cette racine est conique, longue d'environ 0m,03; elle porte en haut des traces de feuilles engaînantes et à la partie inférieure des radicules cylindriques, ridées, grêles, d'un brun jaune; elle est sans odeur et a une saveur douceâtre d'abord, puis âcre et corrosive.

L'Ellébore blanc contient de la vératrine et de la jervine.

Il a été, dit-on, quelquefois falsifié avec de la racine d'asperge.

L'Ellébore blanc purge et fait vomir avec violence ; à dose forte il agit comme poison narcotique âcre. On l'a vanté contre la folie, l'épilepsie et les

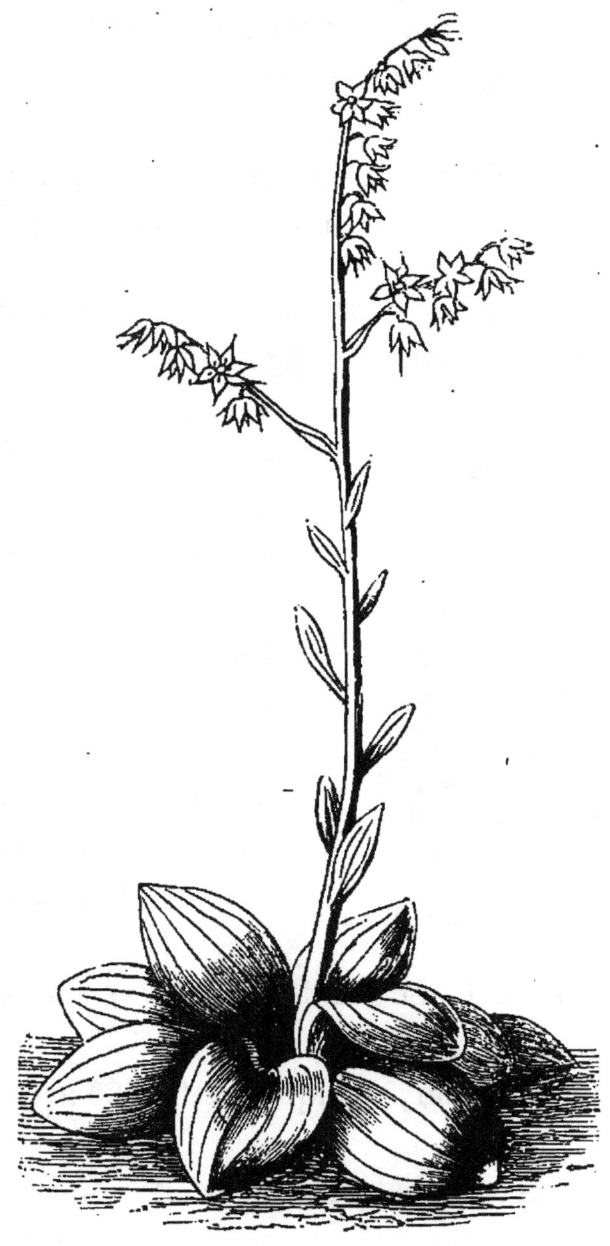

Fig. 476. — Asa-Græa officinalis.

affections nerveuses. Son action violente et incertaine l'a fait abandonner.

Cévadille. Fruits. *Asa-Græa officinalis*, Lindl. (*Veratrum officinale*, Schlecht.). Amérique, Caracas, Vénézuela, Mexique (fig. 476).

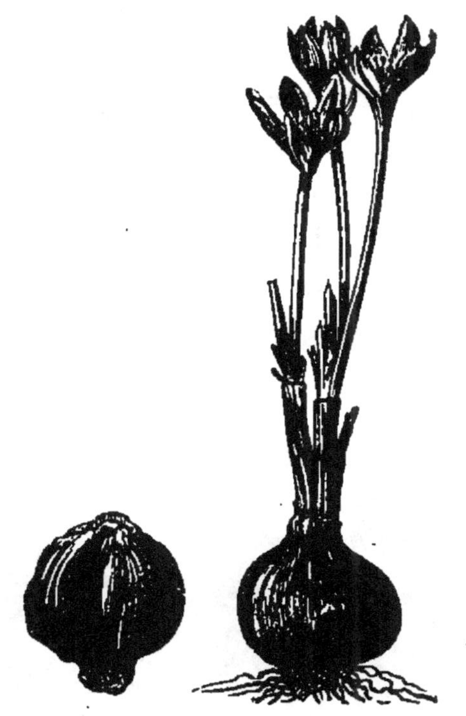

Fig. 477 et 478. — Colchicum autumnale.

Les fruits de Cévadille sont des capsules à trois loges bi-ovulées, oblongues, atténuées en avant, acuminées, minces, sèches, à péricarpe fragile et rougeâtre. Ils renferment des graines noires, ridées, allongées, pointues et arquées au sommet.

M. L. Biard affirme que le principe actif réside dans les capsules seules et que les graines sont inertes.

La Cévadille est un p on âcre, dont l'activité est due principalement à la Vératrine, et peut-être aussi à la *Sabadilline* (produit

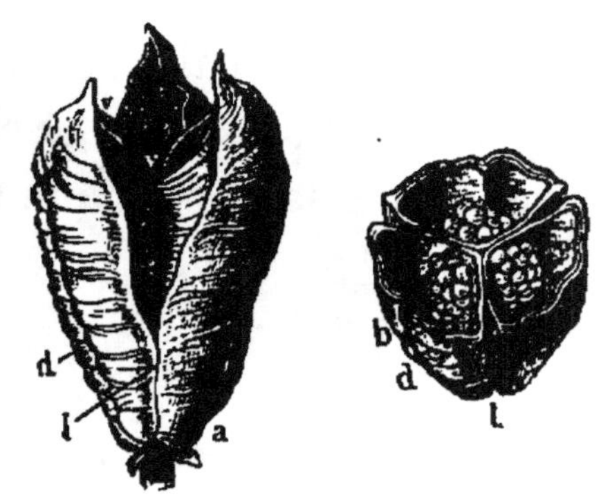

Fig. 479 et 480.
Fruit du Colchique.

complexe et mal défini), qui paraît moins active et qui s'en distingue par son insolubilité dans l'éther.

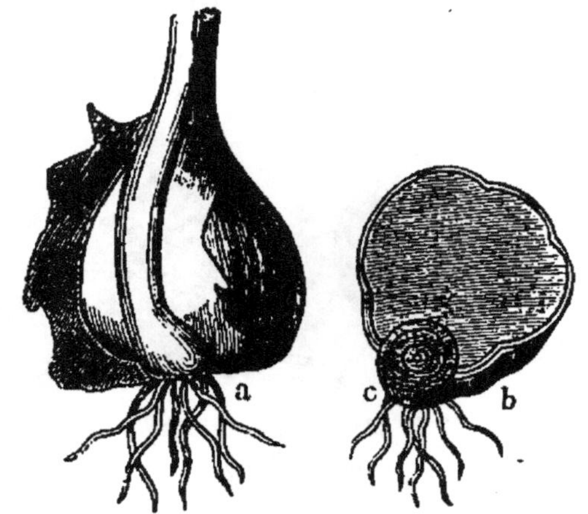

Fig. 481 et 482. — Bulbe solide de Colchique.

Peu employée aujourd'hui, la Cévadille a été indiquée pour détruire l'oxyure vermiculaire. Sa poudre, sous le nom de *poudre des Capucins*, sert à détruire les poux. On la remplace dans la thérapeutique par la Vératrine.

COLCHICINE.

La Colchicine, confondue avec la vératrine par Pelletier et Caventou, et distinguée en 1833 par Geiger et Hesse, est en prismes ou en aiguilles incolores; elle est amère et vénéneuse.

Elle n'est pas aussi âcre que la vératrine, et n'exerce pas sur la membrane pituitaire des effets aussi violents. Elle agit surtout comme diurétique, et augmente notablement la proportion d'acide urique rendue.

Colchique. Bulbes, graines et fleurs. *Colchicum autumnale*, L. (Mélanthacées). Europe, prés humides (fig. 477 à 482).

Le bulbe de Colchique du commerce est gros comme un marron, ovoïde, ridé, convexe d'un côté avec un sillon longitudinal de l'autre ; jaunâtre et enveloppé d'une membrane scarieuse, sèche, et d'un brun foncé ; l'intérieur est charnu et blanc. La saveur est très-âcre.

Le moment le plus favorable pour la récolte serait le mois d'août; mais comme rien alors n'indique sa place, on est obligé d'attendre la floraison : déjà les bulbes sont appauvris.

Le Colchique est réservé pour le traitement de la goutte et des rhumatismes.

Les graines de Colchique sont petites, sphériques, rugueuses, mates, d'un noir fuligineux ; elles offrent un raphé court, spongieux, renflé et noir ; leur saveur est âcre et amère.

Les graines de Colchique donnent des effets plus constants que les bulbes, ce qui tient à ce qu'elles sont récoltées facilement en temps convenable et ne donnent, par suite, que des variations très-faibles dans leur composition.

Les fleurs de Colchique, récoltées avant leur épanouissement, sont préférées par quelques praticiens comme ayant une action plus régulière. Elles ont été indiquées comme avantageuses contre le rhumatisme goutteux aigu ; on en fait une teinture qui est administrée jusqu'à la dose de 20 à 30 gouttes.

Hermodacte. Bulbe. *Colchicum variegatum*, L. (Mélanthacées). Asie-Mineure.

L'Hermodacte est un bulbe ovoïde, cordiforme, convexe d'un côté, avec un large sillon longitudinal de l'autre, non ridé, blanc jaunâtre : il est compacte, cassant, friable ; sa saveur est douceâtre.

L'Hermodacte contient de l'amidon, une matière colorante jaune, une matière gommeuse, de la vératrine, de l'inuline et des sels (Le Canu).

ÉSÉRINE.

Fève du Calabar. Graines. *Physostigma veneno-sum*, Balf. (Légumineuses). Afrique, Côte occidenta-le, Calabar, Gabon (fig. 483 à 492).

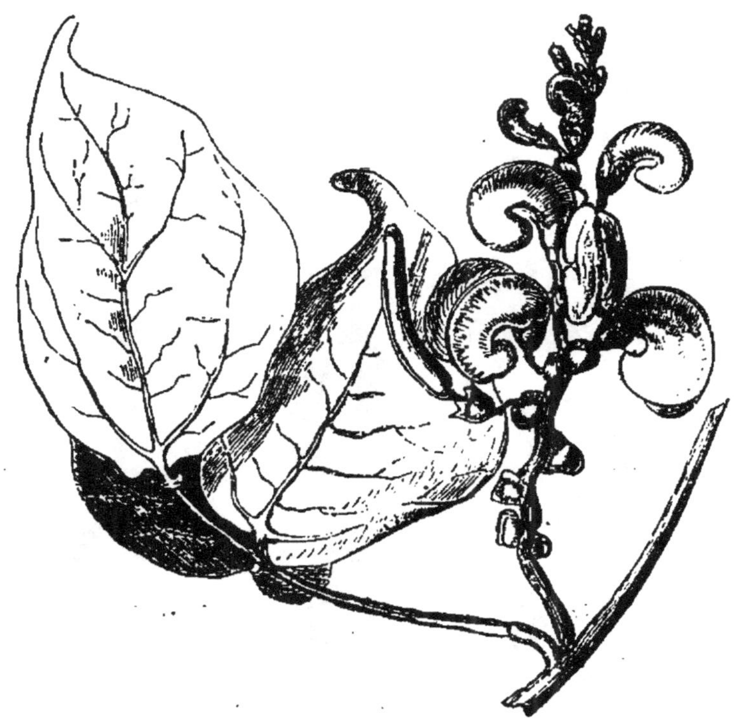

Fig. 483. — Physostigma venenosum.

Les *fèves du Calabar* ont à peu près les dimen-sions d'une forte fève ; elles offrent un tégument ferme, dur, cassant, brillant, rouge brun, chocolat, clair ou grisâtre ; leur forme générale est celle d'une cerise, avec deux côtes aplaties et un sillon qui suit le bord convexe de la graine en se prolongeant jusqu'à une ouverture située à un bout. A l'intérieur est une amande formée de deux cotylédons, blanche,

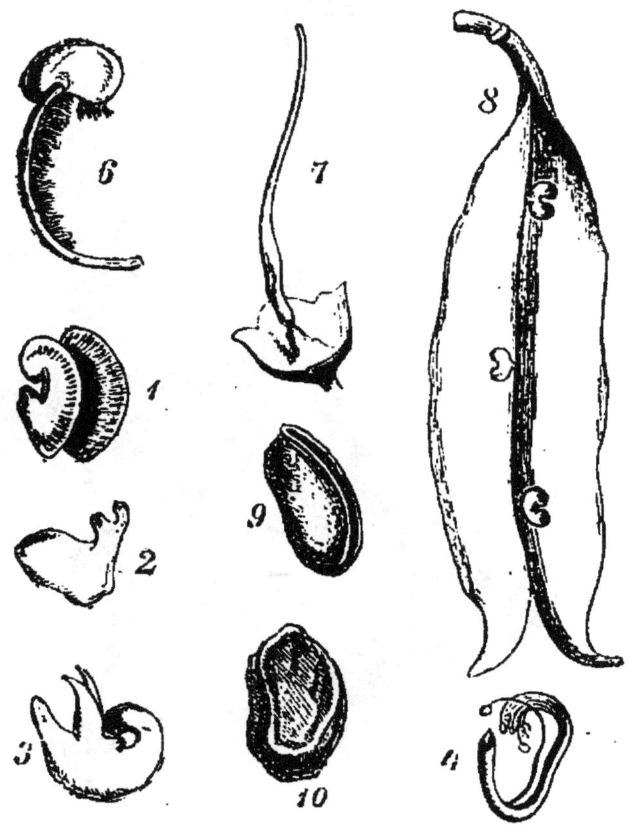

Fig. 484 à 492. — Physostigma venenosum.

dure et pulvérisable; sa saveur est à peu près celle des semences de Légumineuses, sans amertume, ni âcreté, ni arome. Ces graines sont enfermées dans une gousse à paroi plus ou moins fendillée.

La Fève du Calabar renferme un principe que

M. Vée a désigné sous le nom d'*ésérine* (1865) et que MM. Hesse et Jobet ont décrit depuis (1869) sous celui de *physostigmine*.

Elle agit comme un sédatif puissant du système nerveux spinal, et détermine, à doses trop fortes, la mort par asphyxie et paralysie du cœur. En applications locales, la Fève du Calabar jouit de la propriété de déterminer rapidement la contraction de la pupille. Elle est surtout employée dans les affections des yeux.

MORPHINE.

Opium. L'Opium est extrait de diverses espèces du genre *Papaver* (Papavéracées) : le *Papaver sommiferum*, L., à fleurs blanches et à fleurs rouges, d'après Maltass ; le plus souvent le pavot noir à fleurs rouges, *Papaver nigrum*.

En Egypte on cultive surtout le pavot blanc.

D'après M. Aubergier, le pavot blanc donne beaucoup de morphine (5 p. 100) et de narcotine ; le pavot pourpre donne moitié moins d'opium, mais beaucoup de graines, et le pavot à œillette donne très-peu d'opium, ses capsules étant trop minces pour être utilement travaillées.

Opium de Smyrne. L'Opium de Smyrne est en masses déformées, couvertes de fruits de *Rumex* et en renfermant aussi dans leur intérieur ; il est brun clair, mou et durcit à l'air ; son odeur est vireuse ; sa saveur amère et âcre. Desséché, il laisse voir à la loupe de petites larmes blanches agglutinées. Il contient de 6 à 13 p. 100 de morphine.

Opium de Constantinople. L'Opium de Constantinople est en gros pains carrés un peu coniques, quelquefois déformés, recouverts d'une feuille de pavot presque entière ; sa surface est propre, sans fruits de *Rumex ;* sa cassure offre des larmes. Moins odorant que l'Opium de Smyrne, il renferme 5 à 6 p. 100 de morphine.

Cet Opium est quelquefois en petits pains lenticulaires séparés par une feuille de pavot ; il contient alors de 3 à 4 p. 100 de morphine.

Opium d'Égypte. Cet Opium est en pains orbiculaires, aplatis, très-réguliers, très-propres, ne portant que des vestiges de feuilles ; il est roux ; son odeur est moins forte ; il ne présente pas de larmes ; ayant été pisté, il attire l'humidité.

Il contient de 3 à 6 p. 100 de morphine et presque autant de narcotine.

L'Opium d'Égypte est l'ancien *Opium thébaïque,* mais celui qu'on prépare aujourd'hui est bien inférieur à l'ancien. Cela tient à ce que la récolte se fait sur des capsules trop jeunes, à ce que les plantes sont trop irriguées, et surtout aux falsifications nombreuses dont cet Opium est l'objet (Gastinel Bey). On y mêle fréquemment de la gomme arabique, de la pulpe du *Zizyphus Lotus*, de la farine de lentille de lupin, etc. (Figari Bey).

Opium de Perse. Cet Opium est en bâtons cylindriques ou carrés, gros comme le doigt, longs de 0,10 à 0,15 et enveloppés chacun dans du papier. Cassant, hygrométrique, peu coloré, il se dissout en entier dans l'eau.

L'Opium de Perse a l'inconvénient d'avoir été manipulé ; aussi est-il très-variable dans sa composition. Il renferme 10 à 12 p. 100 de morphine.

Opium de l'Inde. Cet Opium, assez rare dans le commerce européen, offre diverses variétés, suivant sa provenance.

L'Opium de Patna, préparé exclusivement pour la médecine, est en masses carrées, de 2 à 4 livres, couvertes de feuilles de pavot ou de tabac.

Opium indigène. On a proposé de remplacer l'Opium du commerce par l'Opium indigène, et c'est surtout à M. Aubergier, de Clermont, qu'on doit des recherches intéressantes à ce sujet. L'Opium obtenu par M. Aubergier avait une richesse en morphine variable selon les espèces de pavots ; le pavot blanc à fruit déprimé a donné un Opium renfermant 5,27 à 6,33; le pavot pourpre fournit un Opium qui renferme 10,2 à 11,2; le pavot blanc à graine noire contient dans son Opium 17,33 de morphine à la première récolte, et 24,78 à la seconde. D'autre part, MM. Bénard et Decharmes d'Amiens, qui ont cherché à utiliser le pavot œillette, ont obtenu jusqu'à 19 p. 100 de morphine. On peut donc admettre une richesse moyenne de 10 p. 100 pour l'Opium indigène; mais les difficultés de l'extraction de l'Opium indigène et le haut prix de la main d'œuvre font que jusqu'à présent cet Opium n'est pas encore devenu commercial.

On a fait aussi des essais de culture assez heureux aux États-Unis, en Australie et en Allemagne. Cette culture ne peut être nulle part l'objet de grandes exploitations.

Extraction de l'Opium. On fait sur les capsules des incisions transversales en spirale ou en cercle, au moyen d'un couteau à une ou plusieurs lames; le matin suivant, on râcle le produit de l'exsudation, qu'on reçoit sur une feuille de pavot; on fait sécher à l'ombre et on pratique de nouvelles incisions. L'Opium ainsi obtenu est larmeux; mais souvent il est mélangé du suc des capsules et de la plante, de débris de capsules, de fruits sucrés, tels que des abricots et des figues, de gomme adraganthe, etc.

Les semences de *Rumex* ne sont ajoutées pour séparer les pains que quand l'acheteur a vérifié le produit direct de la récolte (Maltass).

L'Opium renferme divers alcaloïdes, de l'acide méconique, acide sulfurique, acide brut extractif, résine, matière huileuse, bassorine, caoutchouc, gomme, mucilage, principe vireux volatil, albumine, etc. (Couerbe, Mulder).

Les principaux alcaloïdes sont : *morphine* $C^{34} H^{19} Az O^6$; *codéine* $C^{31} H^{21} Az O^6$; *narcotine* $C^{46} H^{25} Az O^{14}$; *thébaïne* ou *paramorphine* $C^{38} H^{31} Az O^6$; *opianine* $C^{66} H^{36} Az^2 O^{21}$; *porphyroxine*, *méconine* $C^{20} H^{10} O^8$; *narcéine* $C^{46} H^{29} Az O^{18}$; *pseudomorphine* $C^{34} H^{19} Az O^8$; *lanthopine* isomère, avec la pseudomorphine, mais ne se colorant pas en bleu par le perchlorure de fer ; *laudanine* $C^{40} H^{25} Az O^8$; *cotarnine* $C^{38} H^{23} Az O^6$; *papavérine* $C^{42} H^{21} Az O^8$; *cryptopine* $C^{46} H^{25} Az^{10} O^{10}$; *protopine* $C^{40} H^{19} Az O^{10}$; *laudanosine* $C^{42} H^{27} Az O^8$; *hydrocotarnine* $C^{24} H^{15} Az O^6$.

En somme, d'après M. Hesse, l'Opium renferme au moins quinze alcaloïdes ; mais la morphine seule est vraiment importante en raison de son abondance dans l'Opium.

La Morphine, découverte par Sertürner en 1816, se trouve à l'état de méconate et de sulfate, et est la partie vraiment active de l'Opium ; elle est surtout à l'état de méconate dans l'Opium de Smyrne, plus à celui de sulfate dans l'Opium de Turquie.

La Codéine, découverte par Robiquet en 1832, peu active, donne du sommeil sans pesanteur ni engourdissement et ne laisse pas de céphalalgie (Barbier).

La Thébaïne, découverte par Pelletier en 1835, est âcre et styptique, et est un poison très-actif, d'après Magendie.

La Narcotine, découverte par Derosne, se trouve à l'état libre ; elle dévie la lumière polarisée 130,5 $\wp$; elle existe surtout dans l'Opium d'Égypte. Magendie et Orfila lui ont attribué des propriétés vénéneuses fortes ; mais ceci a été contredit par Bally et Rœtz.

La Narcéine, découverte par Pelletier en 1832, n'est pas vénéneuse ; elle dévie à gauche le rayon jaune 6,67 $\wp$.

Les autres alcaloïdes n'ont qu'une importance très-minime au point de vue médical ; nous indiquerons cependant encore l'*apomorphine* $C^{17} H^{17} Az O^3$, découverte par MM. Mathiesen et Wright en 1869, qui est remarquable par son action émétique puissante, mais sans irritation et sans nausées ; on l'emploie à l'intérieur à la dose de 1/4 à 1/6 de grain, ou en injection cutanée à la dose de 1/10 de grain.

Les variations que présente la composition des divers Opiums font qu'il est nécessaire de titrer ces substances quand on veut les employer.

Falsifications de l'Opium. On mêle souvent à l'Opium de petits raisins (*Vitis apyrena*) finement écrasés, quelquefois aussi du salep (Landerer), ce qui se reconnaît par les réactifs de l'amidon et du glycose.

On trouve aussi de l'Opium adultéré avec de la gomme arabique, qui le rend cassant, du suc de réglisse, de l'argile, de la cire, de la colophane, de la bouse de vache (Finckh.).

On y mêle aussi de la pulpe de *Zizyphus Lotus*, la capsule du pavot pétrie, de la farine de lentille, de lupin, de la brique, etc. (Figari Bey).

On a substitué quelquefois à l'Opium de l'extrait des *Glaucium rubrum et luteum* (Landerer).

L'Opium est un des agents les plus précieux de la matière médicale; c'est un narcotico-âcre qui exerce d'abord une stimulation, suivie d'une réaction en sens contraire.

Son action excitante est incontestable, et c'est elle qui le fait employer journellement par les Orientaux; il détermine une excitation agréable, une exaltation de la sensibilité, plus de vivacité de l'esprit; en même temps le système musculaire participe à cette excitation, qui rend capable d'un travail plus considérable. Puis vient un état de quiétude et de sérénité parfaite. Aussi y a-t-il des ivrognes d'opium comme il y en a pour le vin. Mais l'usage prolongé de l'Opium détermine des vertiges, de l'accablement, de l'affaiblissement du système nerveux : l'esprit devient hébété, le corps est dans la torpeur, le sang s'altère, et les suites inévitables de la passion de l'Opium sont un tremblement général, une vieillesse prématurée, l'hydropisie et la mort.

Les médecins ont reconnu aussi tous ces effets dans l'administration méthodique de l'Opium : d'abord il y a excitation, le pouls est plus fort et plus plein, la peau est plus chaude et plus colorée, elle se couvre de sueurs, de rougeurs et devient le siége de démangeaisons ; puis, à cette période d'excitement succède une période d'affaissement, de dépression de la sensibilité. C'est par cet effet sédatif que l'Opium fait dormir ; si la dose est suffisamment modérée, le sommeil vient sans que la période d'excitation se laisse apercevoir ; une dose plus forte produit de l'agitation, des rêves pénibles, des vertiges, de l'anxiété, auxquels succède de la somnolence.

A dose trop forte, l'Opium agit comme poison ; il cause des nausées, des vomissements, de la somnolence qui peut aller jusqu'au coma; la sensibilité s'émousse, la peau devient froide, le pouls est large et fréquent, ou petit et accéléré; le refroidissement général survient, puis l'insensibilité absolue et la mort.

Ces deux propriétés opposées de l'Opium en rendent l'emploi difficile; car s'il rend, bien employé, les plus grands services, il peut aussi causer les

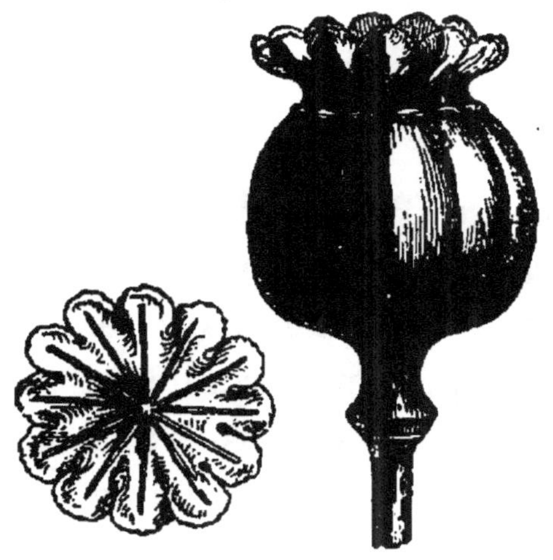

Fig. 493 et 494. — Fruit et stigmate du Papaver somniferum.

plus graves accidents. On doit éviter son emploi dans les grandes hémorrhagies et chez les pléthoriques. Il calme la douleur et provoque le sommeil; il permet de supporter certains aliments et médicaments en modérant la sensibilité de l'estomac; mais d'autre part il arrête les digestions.

Pavot. Fruit. *Papaver somniferum*, L. (Papavéracées). Europe (fig. 493 et 494).

On distingue deux sortes de capsules ou *têtes de pavot :*

1º Le *pavot blanc* à capsules déprimées ou ovoïdes, indéhiscentes.

2º Le *pavot noir* à capsules ovoïdes, déhiscentes par des pores qui s'ouvrent au-dessous du style.

Le pavot agit comme sédatif et possède les propriétés de l'opium, mais à un moindre degré.

SANGUINARINE.

Sanguinaire Racine. *Sanguinaria canadensis*, L. (Papavéracées). Amérique du Nord, Canada.

La racine de Sanguinaire est longue de 1 à 2 pouces, brusquement terminée, d'un brun noir, contractée, ridée et contournée ; sa cassure est cireuse et jaunâtre, son odeur est faible, sa saveur âcre et amère.

Elle renferme de la Sanguinarine C^{36}, H^{17}, Az O^8 (Dana), de l'acide sanguinarique (Newbold).

La racine de Sanguinaire est un émétique âcre avec des propriétés narcotiques ; à l'extérieur elle agit comme un irritant puissant, et est sternutatoire. A l'intérieur et à dose modérée, elle excite l'estomac, augmente la fréquence du pouls et paraît activer les sécrétions. A dose plus forte elle cause des nausées et diminue la force et la rapidité de la circulation ;

à dose plus forte encore elle provoque le vomissement et agit comme poison ; on l'a indiquée comme emménagogue.

On en fait usage dans la pneumonie, la jaunisse, le rhumatisme, etc.

Laitue. *Lactuca virosa*, L. *sativa* et *L. altissima*, Bieb. (Composées-Chicoracées). Europe.

Les Laitues ne renferment pas d'alcaloïdes, mais leurs propriétés sédatives les rapprochent tellement des sucs des Papavéracées, que nous avons dû ne pas les en séparer.

L'extrait de Laitue passe pour sédatif et antispasmodique, et on a proposé de le substituer aux opiacés, dont il n'a pas les inconvénients, ne déterminant ni constipation ni accidents nerveux. Mais son action est trop peu marquée pour qu'il ait une valeur bien définie.

Lactucarium. Suc. *Lactuca altissima*, Bieb., *sativa*, L. et *virosa*, L. (Compos.-Chicorac.). Europe.

Le suc blanc laiteux, obtenu par des incisions de la tige montée, se colore rapidement au contact de l'air et se concrète ; on en prépare des rouelles brun jaunâtre, qui se recouvrent d'une efflorescence de mannite et dont la cassure est résinoïde ; leur saveur est amère, leur odeur nauséabonde et désagréable.

Le Lactucarium contient : principe amer, mannite, asparamide, albumine, résine, cire, un acide, sels (Aubergier).

Le Lactucarium est employé comme sédatif, mais son action paraît éphémère et ne se fait bientôt plus sentir après qu'on l'a employé quelque temps.

ATROPINE.

Les Solanées, qui possèdent presque toutes des propriétés malfaisantes et qui par conséquent doivent au moins être considérées comme suspectes au point de vue alimentaire quand on s'occupe d'espèces nouvelles, sont des narcotiques qui agissent sur les centres et les conducteurs nerveux.

Mais aux symptômes généraux de cette classe de médicaments, il s'ajoute quelques symptômes particuliers. Les Solanées déterminent la sécheresse de la langue et de la gorge ; la dilatation de la pupille : le regard est fixe, comme hébété, la vue est obscurcie, quelquefois même il y a cécité momentanée. Le délire est gai, loquace, accompagné de gesticulations et de mouvements désordonnés et extravagants. Quelquefois le délire va jusqu'à la furie, puis viennent l'abattement et la stupeur. Mais à dose modérée ce sont des calmants qu'on emploie avec avantage.

Atropine. L'Atropine C^{34} H^{23} Az O^6, découverte à la fois par Geiger et Hesse, est incolore, en prismes soyeux très-fins ; elle a une action puissante sur la pupille qu'elle dilate. Elle donne des sels difficilement cristallisables, dont le plus employé est le sulfate, qu'on instille entre les paupières à la dose d'une ou deux gouttes.

On l'extrait principalement de la belladone ; elle se trouve aussi dans les semences du *Datura Stramonium*.

Belladone. Feuilles, racine, fruit, graine. *Atropa Belladona*, L. (Solanées). Europe (fig. 495 à 501).

Les feuilles de Belladone sont entières, ovales-acuminées, alternes, géminées et inégales, molles à nervures plus pâles.

Elle contient : atropine, belladonine.

La racine de Belladone est en morceaux desséchés, allongés, épais d'un pouce environ, branchus et tortueux, d'un brun clair.

Le fruit de la Belladone est une baie verte d'abord, puis rouge, puis noir violacé, offrant à sa base le calice accru et étalé ; il renferme des graines nombreuses réniformes. Des accidents nombreux ont été indiqués à la suite de son ingestion par des enfants qui s'étaient laissés tenter par sa saveur d'abord douceâtre. On en prépare quelquefois un rob.

La Belladone est la plus employée des Solanées.
On la prescrit contre le symptôme douleur et dans
un grand nombre d'affections nerveuses. Quelques
médecins la considèrent comme le spécifique de la

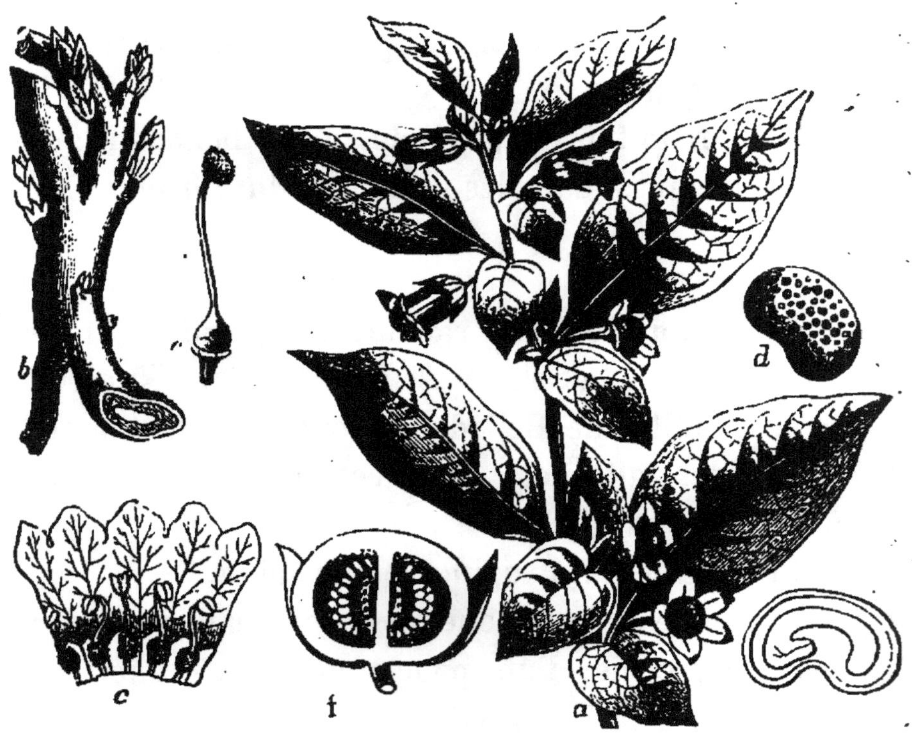

Fig. 495 à 501. — Atropa Belladona.

coqueluche. A l'extérieur elle sert en frictions
comme un sédatif puissant.

Mandragore. Racine. *Atropa Mandragora*, L.
(Solanées). Europe méridionale.

Inusitée aujourd'hui, la Mandragore a dû sa renommée à la forme bifurquée de sa racine qu'on a comparée à un corps d'homme ; on lui attribuait la propriété d'assurer le bonheur de ceux qui la possèdent, d'écarter les maléfices et surtout de rendre fécondes les femmes stériles.

SOLANINE.

La Solanine $C^{84} H^{68} Az^2 O^{28}$, découverte en 1821

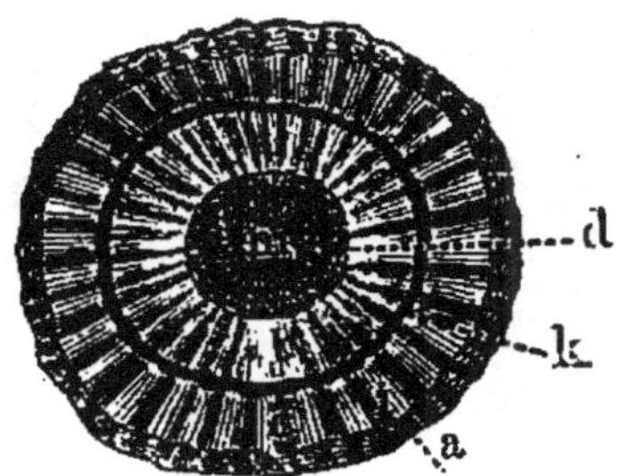

Fig. 502. — Tige de Douce-amère.

par Desfosses, est en petits prismes. Elle ne dilate pas la pupille, mais elle cause des vertiges et du narcotisme.

Douce-amère. Tige. *Solanum Dulcamara*, L. (Solanées). Europe (fig. 502).

La tige de la Douce-amère est en fragments fendus longitudinalement, demi-ligneux, grisâtres à la surface ; son odeur est désagréable, sa saveur douceâtre, puis amère.

La Douce-amère est très-employée comme dépuratif, mais son action doit être portée, pour être

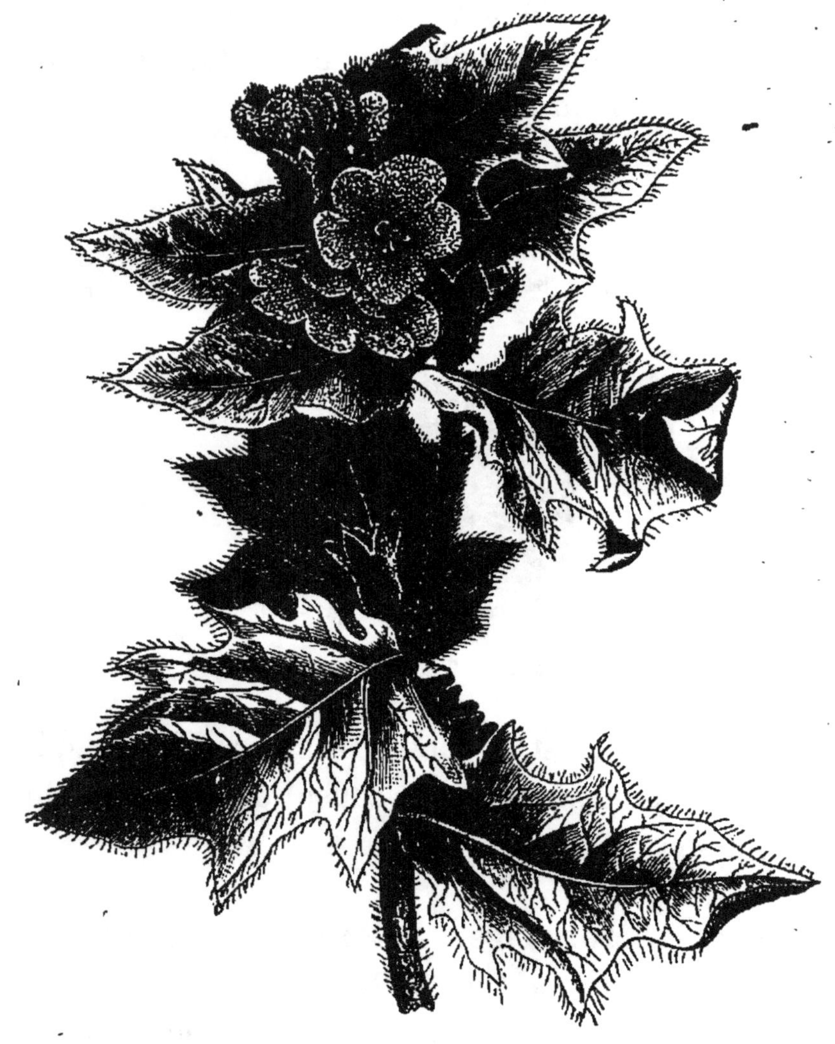

Fig. 503. — Hyoscyamus niger.

efficace, jusqu'à la production de trouble de la vue, de vertiges, etc. (Gardner, Bretonneau).

Morelle. Plante. *Solanum nigrum*, L. (Solanées). Europe.

La Morelle est une herbe à tige rameuse, à feuilles pétiolées, ovales, sinueuses, anguleuses-dentées; ses fleurs blanches sont en cyme scorpioïde, ses baies sont noires. Elle a une saveur âcre et nauséabonde, et a une odeur déplaisante. Elle est anodine et narcotique.

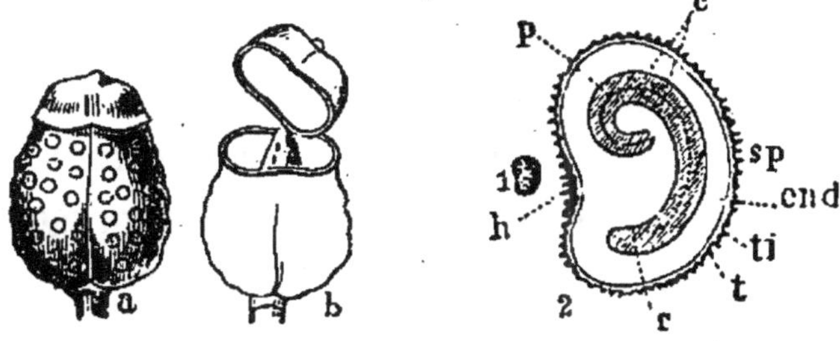

Fig. 504 et 505.— Fruit de Jusquiame.   Fig. 506.— Graine de Jusquiame.

HYOSCYAMINE.

Jusquiame noire. Tiges, racines. *Hyoscyamus niger*, L. (Solanées). Europe (fig. 503 à 506).

La Jusquiame est une herbe à feuilles alternes, éparses, sessiles, amplexicaules, grandes, ovales, très-sinueuses, pubescentes et visqueuses; son odeur est vireuse et désagréable.

La racine de Jusquiame est grosse comme le doigt et a quelque analogie avec la racine de chicorée, ce qui a été cause d'accidents par suite de méprises.

La Jusquiame contient de l'*Hyoscyamine*, principe qui n'a pas encore été isolé à l'état de pureté parfaite.

On ne doit employer que la plante de seconde année, seule active ; elle donne une liqueur laiteuse d'abord, tandis que la plante de première année ne donne qu'une liqueur claire quand on prépare la teinture (Hertz, Houlton et Donovan).

Jusquiame blanche. *Hyoscyamus albus*, L. (Solanées). Europe méridionale.

La Jusquiame blanche est peu rameuse ; ses feuilles sont pétiolées, peu sinuées et presque entières au sommet de la tige. Ses fleurs sont blanchâtres, sessiles et solitaires dans l'aisselle des feuilles supérieures ; ses graines sont blanches.

La Jusquiame est plus essentiellement calmante que la belladone ; les phénomènes d'excitation sont moins marqués ; elle dilate moins la pupille, ne cause pas autant d'agitation musculaire ; elle détermine une plus grande tendance au sommeil.

Les graines de Jusquiame ont été indiquées, par suite d'une erreur d'observation, comme efficaces contre les vers des dents. On faisait chauffer sur une plaque de fer les graines, au-dessous de la bouche ouverte du malade, et comme on trouvait sur la plaque l'amande de la graine séparée de l'épisperme et ayant l'aspect d'un petit ver, on en concluait que les vapeurs avaient fait tomber les vers qui habitaient les dents.

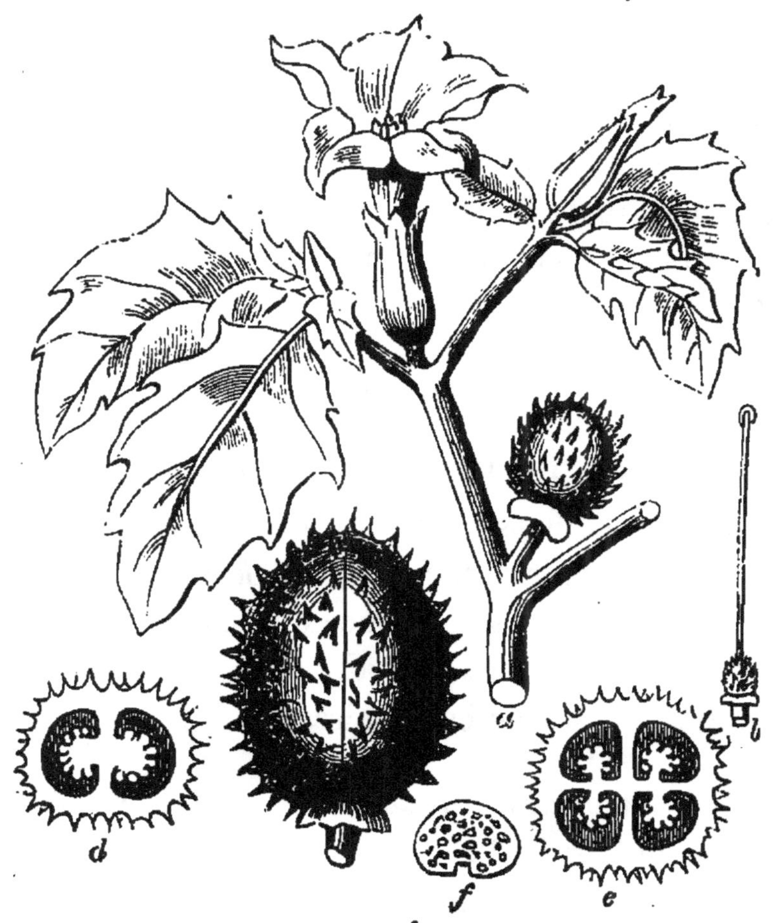

Fig. 507 à 511. — Datura Stramonium.

DATURINE.

Datura. Feuilles, graines. *Datura Stramonium*, L. (Solanées). Europe (fig. 507 à 511).

Le *Datura Stramonium*, qu'on nomme aussi *pomme épineuse* à cause de sa capsule hérissée d'épines, porte des feuilles pétiolées, ovales-aiguës, anguleuses, sinuées, alternes et quelquefois géminées.

Les semences de Datura sont ovoïdes, réniformes, grossièrement ridées, finement chagrinées et d'une couleur brun foncé.

Les feuilles de Stramonium servent, sous forme de cigares, à faire des fumigations contre l'asthme nerveux.

NICOTINE.

La *Nicotine* $C^{10} H^7 Az$ est liquide, transparente, d'apparence huileuse ; elle est excessivement àcre ; elle bout à $+ 250°$; elle s'altère promptement à la lumière et surtout en présence de l'air. Elle est soluble dans l'eau, dans l'alcool, dans l'éther et dans les huiles. C'est une base puissante.

Tabac. *Nicotiana Tabacum*, L. (Solanées). Amérique, Asie (fig. 512).

Le Tabac a des feuilles alternes, sessiles, semi-amplexicaules, développées, d'un vert pâle, ovales-allongées, entières ou lancéolées vers le sommet de la tige, à bords ondulés, velues et à nervures saillantes ; ses fleurs sont rosées, terminales et ont un calice monosépale, en godet visqueux, à divisions ovales, aiguës : une corolle monopétale, infundibuliforme, rosée ou pourprée, plus longue que le calice, à cinq lobes courts et pointus; ses fruits sont des capsules ovoïdes , coniques et remplies de nombreuses graines brunes, ridées, très-ténues et portées sur un trophosperme charnu.

Tabac rustique. *Nicotiana rustica* , L. (Solanées). Amérique.

Le Tabac rustique est velu et glutineux , moins grand que le tabac ordinaire ; ses feuilles sont pétiolées, ovales non aiguës, épaisses, d'un vert foncé; ses fleurs sont formées d'un calice court monosépale renflé, à cinq divisions obtuses, d'une corolle vert jaunâtre, gamopétale, à limbe court et arrondi, obscurément quinquélobé; sa capsule est arrondie et non conique à l'extrémité.

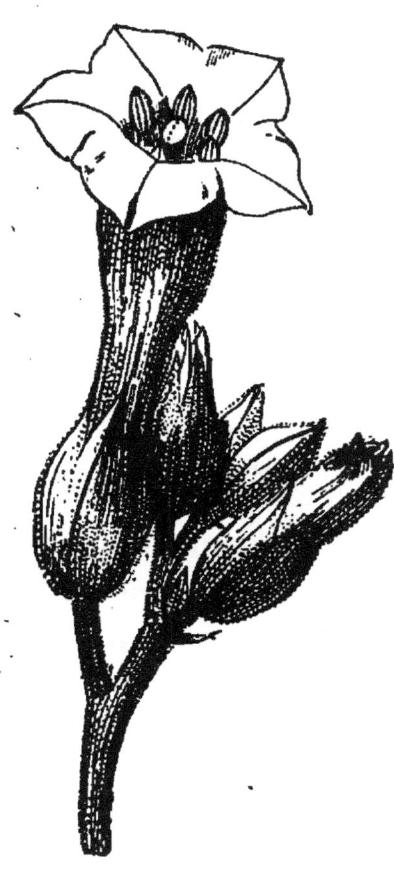

Fig. 512.
Fleur de Nicotiana Tabacum.

On emploie en médecine le tabac qui a fermenté ; c'est un médicament excessivement âcre, qui peut agir à la manière des substances corrosives. En poudre, on s'en sert comme sternutatoire. On le donnait autrefois en fumigations dans le rectum des noyés. On a fait avec son infusion des lavements contre l'apoplexie, la paralysie et l'iléus ; mais on ne l'emploie presque plus. Son action est si violente qu'on le considère bien plutôt comme un poison que comme un médicament.

CONINE.

Un certain nombre d'Ombellifères sont vénéneuses : la ciguë officinale, la ciguë aquatique, la petite ciguë, l'œnanthe safranée, le phellandrium, les *Sium*, etc. Elles exercent une action stupéfiante, et les symptômes qui se succèdent sont : une douleur cardiaque vive, puis de l'assoupissement, de la stupeur, du délire, des syncopes ; le pouls se ralentit, les extrémités se refroidissent, puis il y a des nausées, des vomissements, et la mort survient, sans présenter le calme de celle de Socrate, calme qui paraît avoir été dû à un mélange de la ciguë avec du pavot.

Ciguë officinale, Grande Ciguë. *Conium maculatum*, L. (Ombellifères). Europe (fig. 513 et 514).

La *Grande Ciguë* a une tige cylindrique, fistuleuse, lisse, glabre, maculée de taches d'un brun-rougeâtre ; ses feuilles sont alternes, grandes, luisantes, quelquefois maculées, triséquées, pointues, d'un vert foncé ; ses fleurs blanches forment des

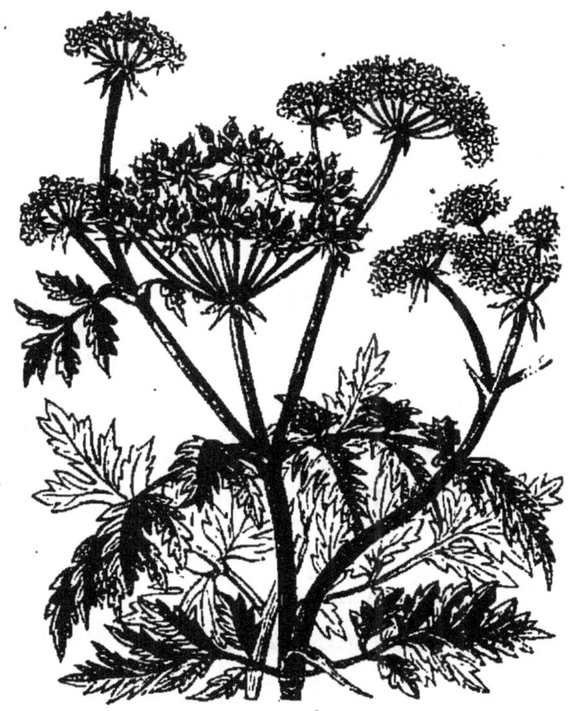

Fig. 513. — Conium maculatum.

ombelles larges, avec un involucre polyphylle et des involucelles triphylles extérieures ; son fruit est ovale-globuleux, comprimé latéralement, et offre sur chaque méricarpe cinq côtes égales crénelées ou tuberculeuses ; la columelle est bifide ou bipartite ;

le fruit offre, à la commissure des méricarpes, un sillon central profond ; le fond des sillons ne porte pas de canaux colorés ; la semence à l'intérieur est coupée par un sillon étroit et profond qui la plisse ; son odeur est nauséeuse et désagréable ; sa saveur est très-âcre.

Les fruits de *Conium* ont été trouvés mélangés avec les fruits épineux et inertes d'un *Caucalis*, voisin du *C. macrocarpa* (Green).

La Grande Ciguë renferme dans toutes ses parties un al-caloïde très-actif, la *Conicine*, *Conine* ou *Cicutine* $C^{16} H^{15}$ Az., corps liquide, huileux, très-âcre, à odeur de souris. Les fruits de deux ans près de la maturité en contiennent la plus grande quantité ; les

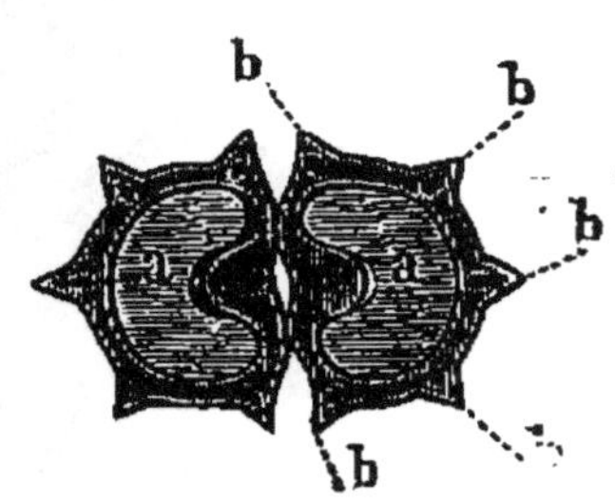

Fig. 514.
Conium maculatum.

limbes des feuilles en contiennent beaucoup, tandis que les pétioles en sont à peu près dépourvus (Smith).

Étudiée surtout par Storck, la Ciguë est une plante éminemment stupéfiante ; à petite dose elle cause des vertiges, de l'anxiété, et active les sécrétions cutanée et urinaire. On l'a employée comme un fondant des plus puissants pour résoudre les engorgements chroniques de toute nature. On en a même fait le spécifique du cancer.

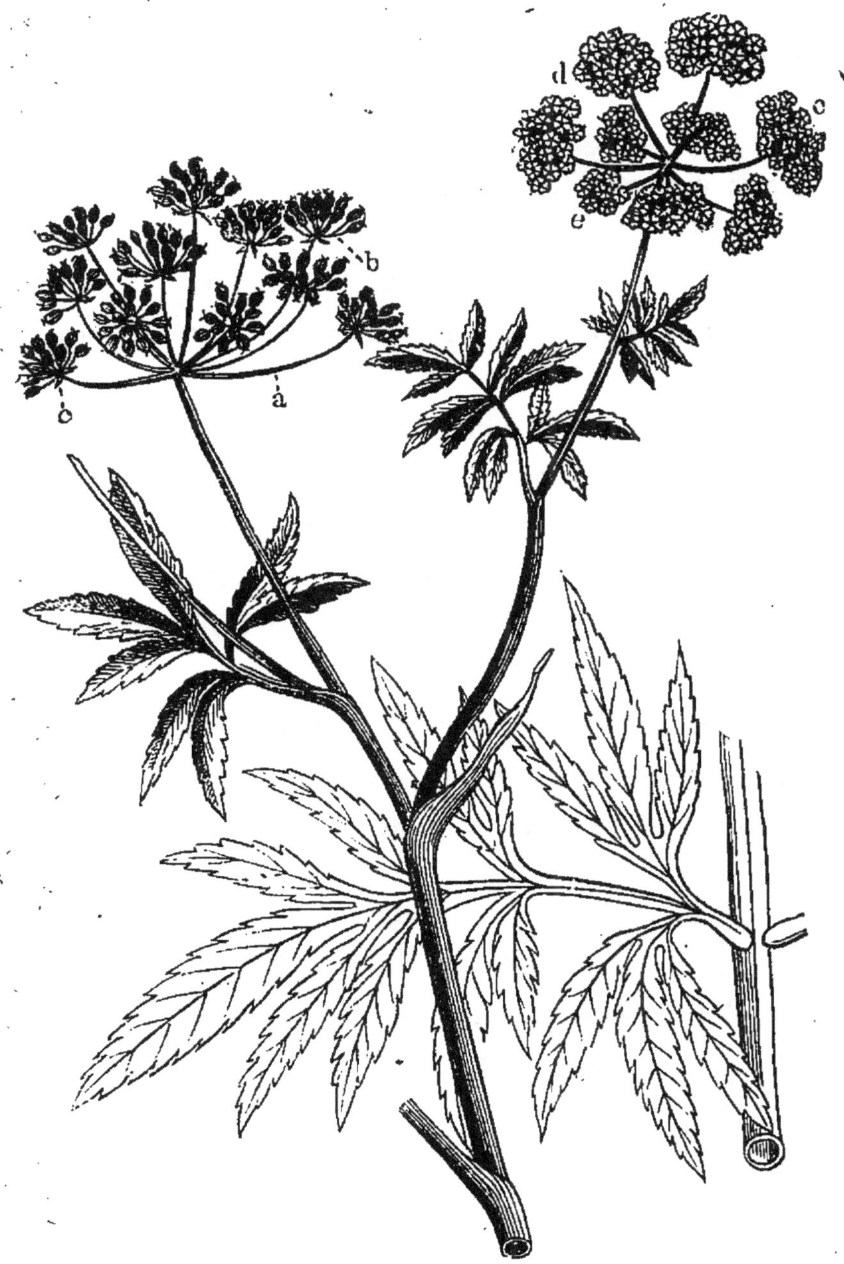

Fig. 515. — Cicuta virosa.

On emploie surtout les fruits, qui sont riches en conicine et dans lesquels ce principe se conserve plus longtemps.

Ciguë vireuse. *Cicuta virosa*, L. (Ombellifères). Europe (fig. 515).

La Ciguë vireuse, qui croît sur le bord des étangs et des marais, porte des feuilles 2 ou 3 fois ailées, à folioles ternées, lancéolées, étroites et dentées en scie ; ses fleurs sont blanches, en ombelles non involucrées et munies d'involucelles polyphylles ; sa tubérosité radicale est arrondie-ovoïde et présente des cavités cloisonnées ; elle laisse exsuder un suc jaunâtre très-amer, son odeur est nauséeuse et désagréable.

M. Van Ankum a retiré de ses fruits une essence, *cicutène*, non vénéneuse ; il n'a pu y retrouver la cicutine volatile et vénéneuse de Polex et Wittstein.

Ciguë des Jardins, Petite Ciguë. *Æthusa Cynapium*, L. (Ombellifères). Europe.

La Petite Ciguë offre une tige rameuse, cannelée, rougeâtre à la base ; ses feuilles vert foncé sont 2 ou 3 fois ailées, à folioles pointues et pennatifides ; ses fleurs blanches sont en ombelles planes, sans involucre, mais ont des involucelles à 3 folioles latérales et pendantes ; le fruit est globuleux, ovoïde et formé de deux méricarpes à cinq côtes épaisses. Son odeur est nauséeuse et désagréable.

La petite Ciguë peut être confondue avec le persil, mais elle s'en distingue par la teinte rouge de sa tige, son odeur nauséeuse, ses involucelles unilatéraux et pendants, et par la forme de son fruit.

Phellandrie. Fruits. *Phellandrium aquaticum*, L. (Ombellifères). Europe.

Les fruits de Phellandrie sont formés de méricarpes ovoïdes, allongés, à cinq côtes obtuses, dont les marginales sont plus grandes et couronnées par les dents du calice ; la columelle est indistincte ; leur teinte est brune.

Le principe actif de la Phellandrie serait un liquide huileux, que M. Hutet a nommé *Phellandrine*.

La Phellandrie passe pour rendre de bons services contre les catarrhes chroniques et contre la phthisie au début.

Hydrocotyle. Feuilles. *Hydrocotyle asiatica*, L. (Ombellifères). Inde.

L'*Hydrocotyle asiatica* a des feuilles longuement pétiolées, réniformes, crénées, sans odeur ni saveur quand elles sont sèches. Leur saveur est forte, amère et désagréable quand elles sont fraîches.

L'Hydrocotyle contient : *Vellarine* (huileuse), résines verte et brune, extrait sucré et non sucré, amer, gomme, amidon, ligneux, etc.

Elle a été indiquée contre la lèpre vulgaire, mais les expériences postérieures n'ont pas confirmé cette assertion. En tout cas, c'est une plante vénéneuse, qui est tout au moins suspecte.

BUXINE.

La *Buxine*, découverte par Couerbe et Fauré, paraît être un alcaloïde.

Buis. Racine, écorce, feuilles. *Buxus sempervirens*, L. (Buxinées). Europe.

L'écorce de Buis est blanc jaunâtre, un peu fongueuse; sa saveur est très-amère.

Les feuilles sont opposées, ovales, entières, lisses, coriaces et persistantes; elles ont une saveur amère et désagréable.

L'écorce contient : Buxine (malate de), chlorophylle, matière rousse, cire, matière grasse, résine, extractif, gomme (Fauré).

L'écorce de Buis est sudorifique à la manière du gayac, et est traitée par décoction à la dose de 30 à 60 grammes.

La racine du Buis a été quelquefois substituée à l'écorce du bois. Elle a été conseillée contre les arthrites chroniques consécutives des rhumatismes aigus.

PICROTOXINE.

La *Picrotoxine* $C^{10} H^6 O^4$ ne possède pas de propriétés alcalines ; elle se présente sous forme de petits prismes quadrilatères blancs et transparents, ou d'aiguilles étoilées. Elle dévie à gauche le rayon jaune 28,1 ♏.

Elle paraît être le principe actif de la Coque du Levant. Prise à l'intérieur, elle détermine des vertiges, des convulsions et la mort. (Inusitée.)

La *Ménispermine*, $C^{18} H^{12} Az O^2$, se trouve dans la Coque du Levant avec la picrotoxine et la *Para-ménispermine*, qui a la même composition. (Inusitée.)

Coque du Levant. Fruit. *Menispermum Cocculus*, Willd. *Anamirta Cocculus*, Wight (Ménispermacées). Asie, Inde.

La *Coque du Levant* est arrondie, grosse comme un pois, grise, rugueuse ; elle a une coque blanche, bivalve, renfermant une graine blanche, âcre et amère.

Elle contient dans ses semences : picrotoxine, résine, gomme, matière acide grasse, matière cireuse, acide malique, matière muqueuse, amidon, sels (Couerbe et Pelletier).

Le péricarpe contient ménispermine, paraménispermine, matière jaune alcaline, acide hypopicrotoxique, cire, amidon, chlorophylle, résine, gomme, amidon (Couerbe et Pelletier).

La Coque du Levant est à peine employée en médecine; c'est d'ailleurs un médicament dangereux.

Elle sert quelquefois à empoisonner les poissons; elle a été aussi employée à tuer les poux.

CAFÉINE.

La *Caféine* C^{16} H^{10} Az^4 O^4 $+$ 2 Az, découverte par Runge en 1820, et étudiée surtout par Robiquet, est la substance la plus azotée connue après l'Urée; elle est en fines aiguilles soyeuses, a une saveur un peu amère, fond à $+178°$ et se sublime vers $+300°$. On l'a trouvée dans le café, ainsi que dans le thé, le cacao et le guarana.

Elle a été recommandée contre la migraine; à haute dose, elle est toxique et détermine des contractions tétaniques plus tenaces que celles produites par la strychnine (d'Albert).

Café. Graine. *Coffea arabica*, L. (Rubiacées). Éthiopie, Arabie, Yémen (fig. 516).

Le grain de Café est renfermé dans une baie rouge de la grosseur d'une cerise, dont l'endocarpe forme deux loges parcheminées, dans chacune des-

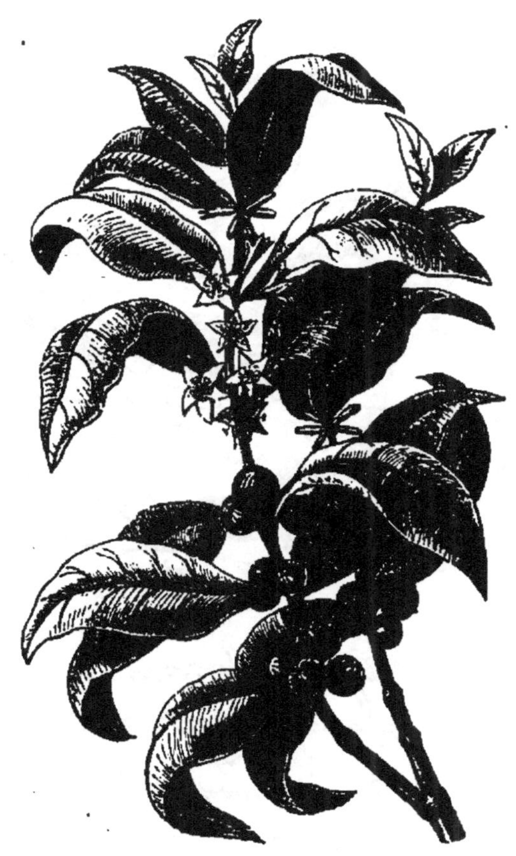

Fig. 516. — Coffea arabica.

quelles se trouve une graine. Chaque graine est lisse et convexe du côté externe, plane et avec un sillon longitudinal profond du côté interne; elle

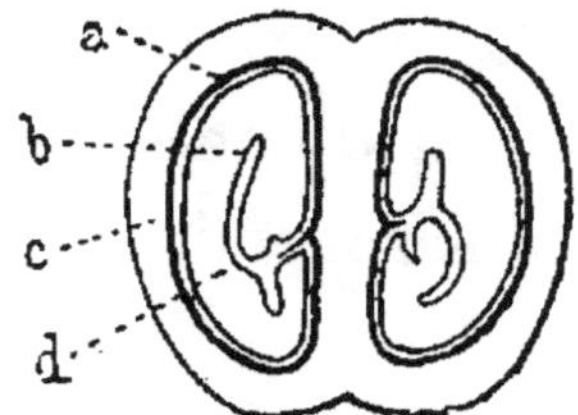

Fig. 517: — Coupe transversale d'un grain de café. *a* épisperme,
b crevasse contournée où pénètre l'épisperme prolongé, *c* péricarpe,
d albumen.

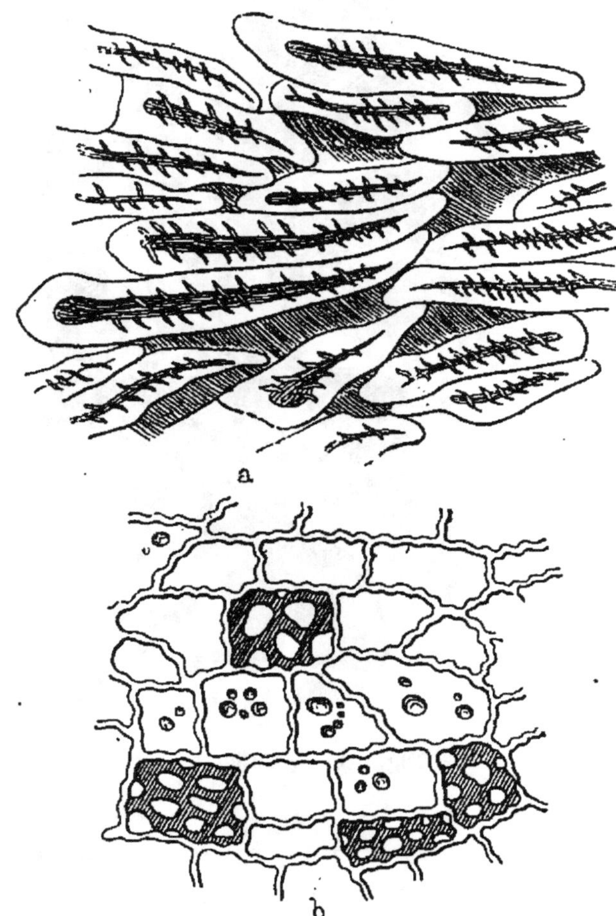

Fig. 518 et 519. — Tissus du grain de café. *a* tissu de l'épisperme,
b tissu de l'albumen.

est entourée d'une pellicule très-fine et adhérente (fig. 517 à 519).

Pour débarrasser les graines de Café de la pulpe et du parchemin, on les fait sécher au soleil, en ayant soin d'éviter la fermentation ; d'autres fois on fait macérer dans l'eau les fruits non écrasés pendant deux à trois jours avant de faire sécher au soleil ; on les écrase aussi, afin de faire disparaître la pulpe, et on fait quelques lavages avant d'exposer au soleil. Ce dernier procédé donne du Café d'un beau vert et de qualité supérieure.

On distingue plusieurs sortes de Cafés, les *verts*, provenant surtout des Antilles, de la Côte ferme, du Brésil, etc.; ce sont les *Martinique, Guadeloupe, Bahia*; et les *jaunâtres* ou *vert jaunâtre*, tels que *Moka, Bourbon, Ceylan, Java*.

Le Café renferme de l'huile volatile, de la résine, de l'extractif, du tannin, de l'acide quinique, de la cire brune, une huile jaune liquide, une huile grasse solide, du sucre de canne, de la caféine ($C^{16} H^{10} Az^4 O^4$) libre, du cafétannate de caféine et de potasse, du ligneux.

Le Café torréfié est tonique et stimulant à petites doses ; une décoction forte de Café peut arrêter la diarrhée par suite de son action sur le système nerveux, qu'il stimule. Le Café favorise la digestion et paraît augmenter la sécrétion bilieuse. Une décoction

trop chargée ou la caféine déterminent de l'insom-
nie, des palpitations et des phénomènes nerveux.

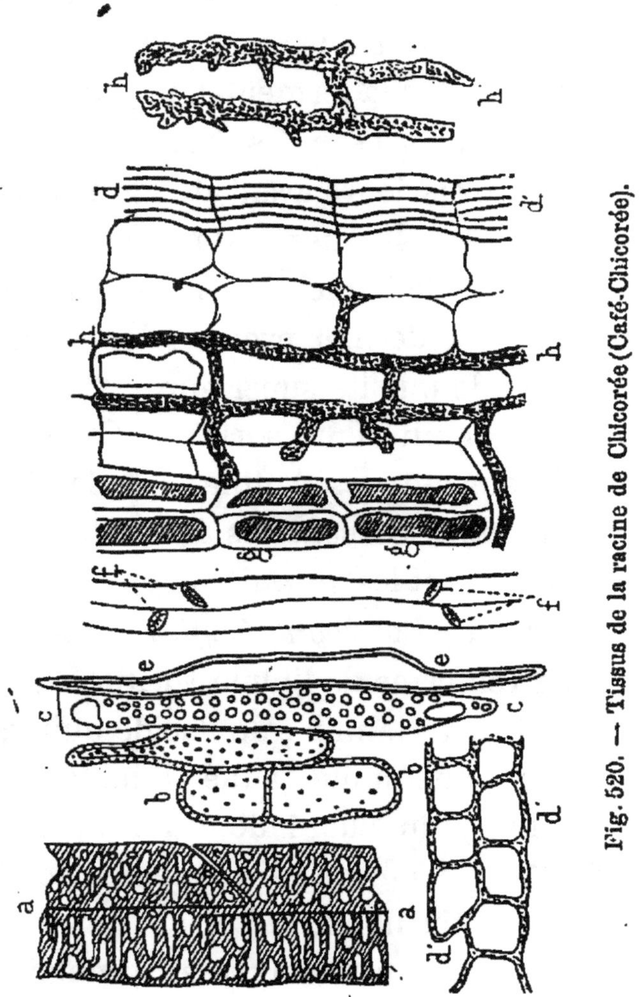

Fig. 520. — Tissus de la racine de Chicorée (Café-Chicorée).

Le café a été l'objet de falsifications nombreuses
avec la *racine de chicorée* (fig. 520), la farine

d'orge, les glands, les amandes, etc. Mais l'examen microscopique donne le moyen de déceler la fraude.

Le café est utile pour déguiser la saveur des

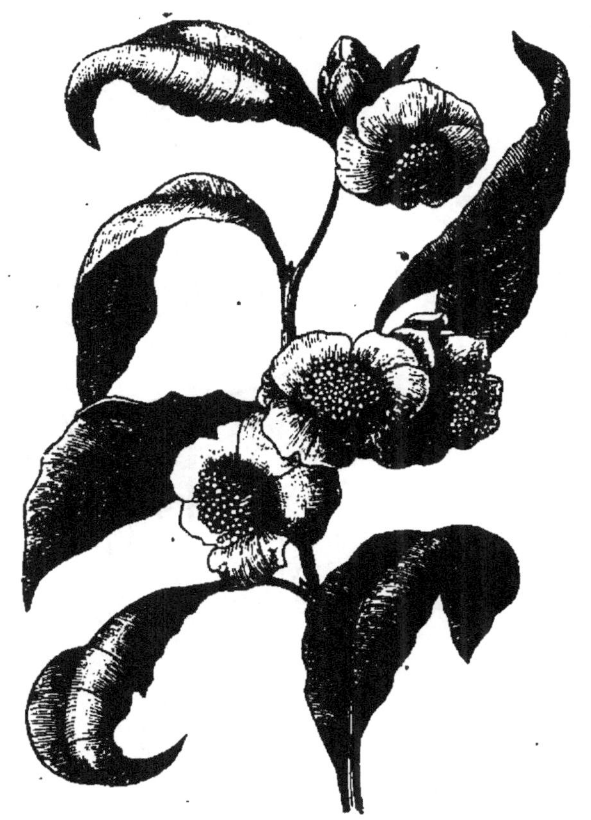

Fig. 521. — Thea chinensis.

médecines, telles que le séné, la quinine, le sel de Sedlitz.

On l'a indiqué contre l'asthme, le choléra infantile, les vomissements de la grossesse, les névralgies, les fièvres intermittentes, l'empoisonnement par l'opium, l'aconitine et les narcotiques, l'hystérie.

Thé. Feuilles. *Thea chinensis*, L. (Camelliées).
Chine, Japon (fig. 521 à 527).

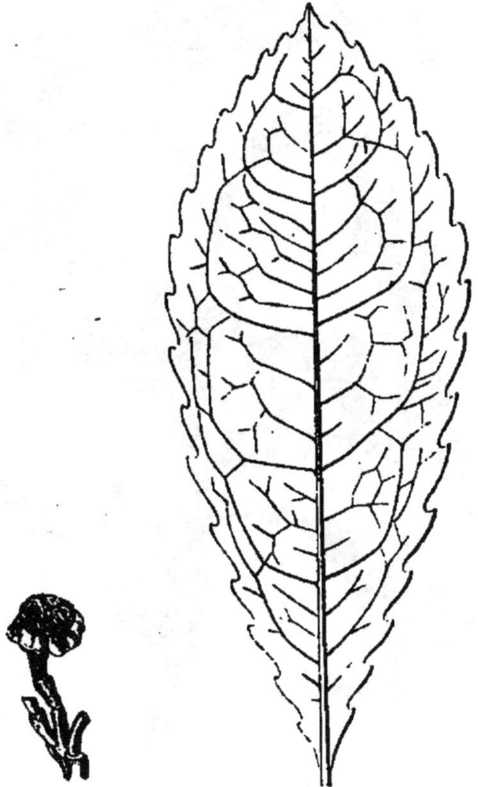

Fig. 522 et 523. — Feuille de Thé et fragment de rameau
avec pédoncule du fruit.

Les feuilles de Thé se récoltent, pour les bonnes
qualités, alors qu'elles sont encore très-jeunes
et couvertes d'un duvet soyeux ; celles qui sont
recueillies plus tard donnent des qualités infé-

rieures. On fait subir à ces feuilles des dessiccations très-rapides en les manipulant dans des chaudières très-chaudes, où elles se roulent de diverses manières. Pour obtenir les *Thés verts*, on dessèche immédiatement les feuilles, tandis que, pour les *Thés noirs*, avant d'agir sur les feuilles, on les laisse en tas pendant quelque temps pour qu'elles

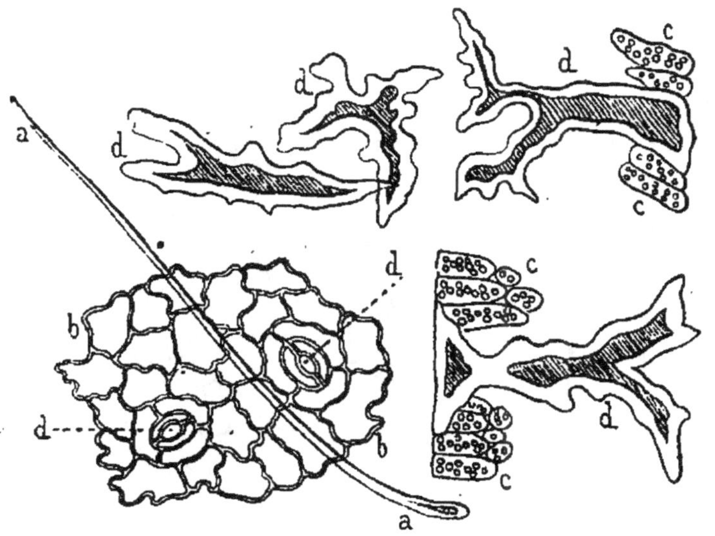

Fig. 524 à 527. — Éléments organiques de la feuille de Thé.

se fanent et subissent un commencement de fermentation; on les comprime entre les mains pour en extraire l'excès d'humidité, et on les sèche ensuite dans les chaudières.

Les Thés sont parfumés par les Chinois avec les fleurs d'*Olea fragrans*, de *Gardenia radicans*, d'*Aglaia odorata*, de *Jasminum Sambac*, etc.

On dispose des lits de fleurs interposés à des lits de feuilles, jusqu'à ce que le panier soit plein, et on laisse en contact pendant un jour, puis on fait des-

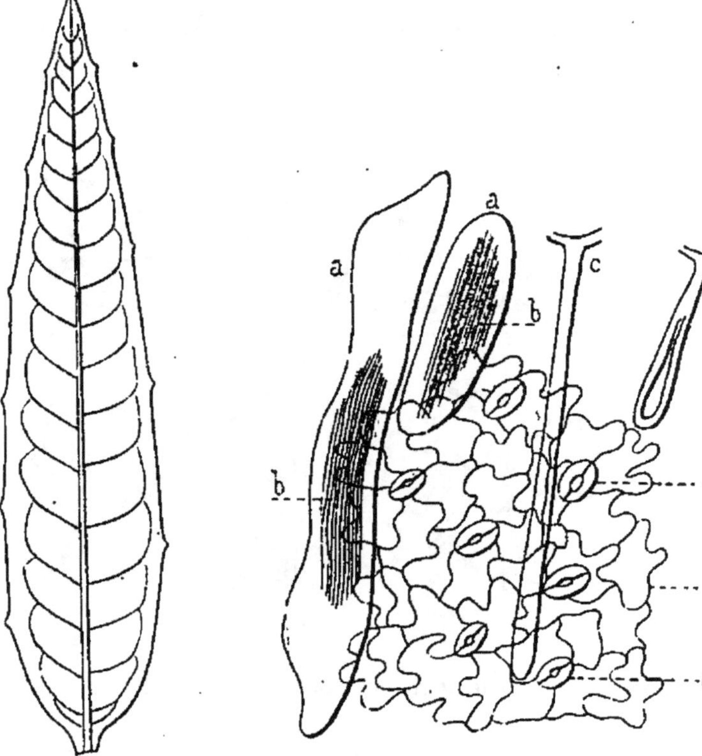

Fig. 528.
Feuille d'Epilobium augustifolium.

Fig. 529.—Éléments organiques de la feuille d'épilobe *a* cellules avec des raphides d'oxalate de chaux *b*, *c* poil, *d* stomate, *e* épiderme.

sécher le tout, et on tamise pour séparer les feuilles au moment de mettre le Thé en caisses.

Le Thé contient de la *théine* (caféine), de l'huile

essentielle, du tannin (acide bohéique), de la matière extractive, de la gomme, de la résine, de la
cire, de la chlorophylle, de l'albumine.

Le commerce connaît un grand nombre de varié-

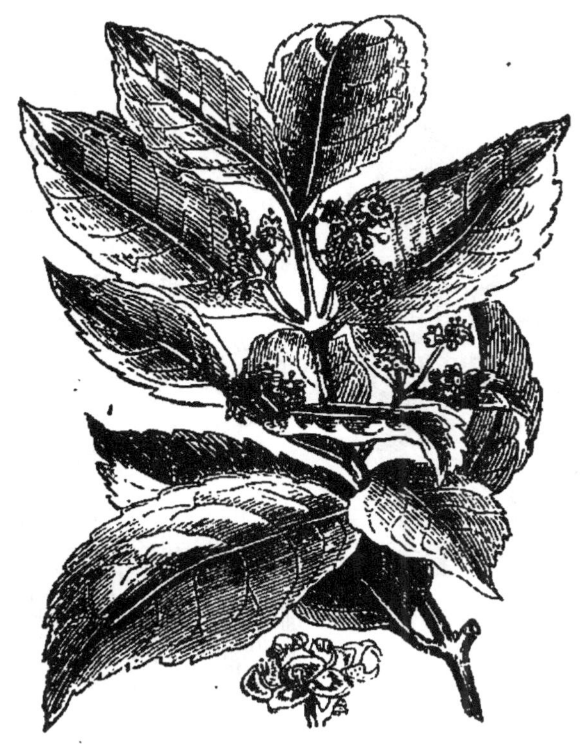

Fig. 530. — Ilex paraguariensis.

tés de Thé, distinguées par l'aspect que présentent
les feuilles plus ou moins jeunes et plus ou moins
roulées.

Le Thé est fréquemment falsifié avec des feuilles
de Saule, d'*Epilobium augustifolium* (fig. 528

et 529), de prunier, etc., mais la structure de toutes ces feuilles est différente de celle du thé.

Le Thé est surtout employé comme boisson sti-

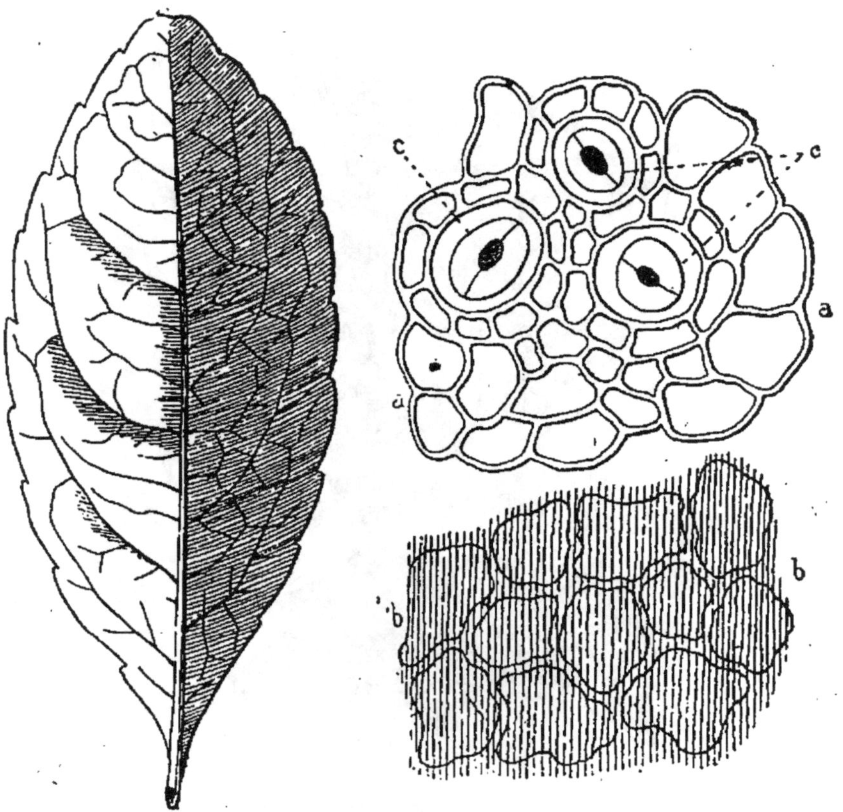

Fig. 531.
Feuille d'Ilex paraguayensis.

Fig. 532 et 533. — Éléments anatomiques de la feuille de Maté. *a* face inférieure, *b* face supérieure.

mulante et est aujourd'hui devenu d'un usage général dans plusieurs contrées de l'Europe.

Thé du Paraguay. Feuilles. *Ilex paraguariensis,*

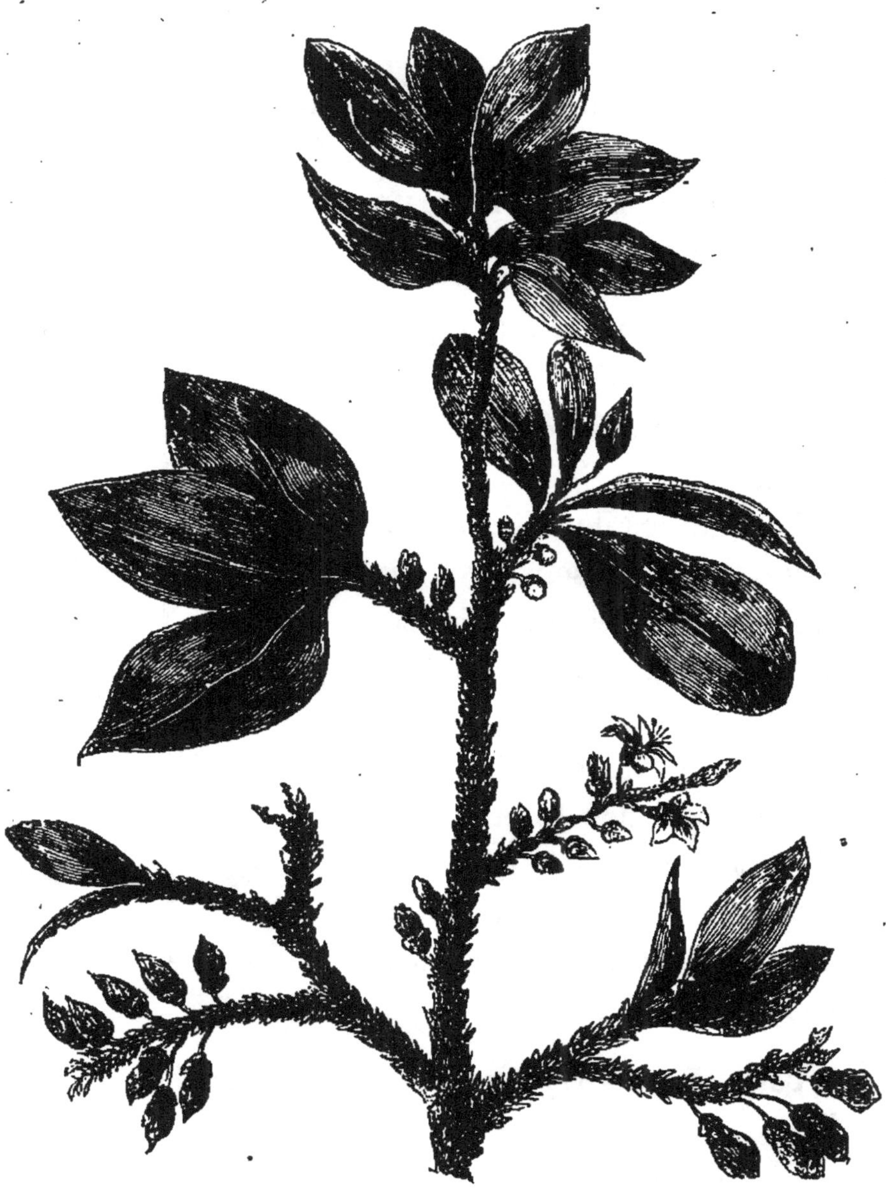

Fig. 534. — Erythroxylon Coca.

St Hil. (Aquifoliacées). Amérique méridionale (fig. 530 à 533).

Les Américains du Sud font une consommation considérable des feuilles et des jeunes rameaux de cette plante pour en faire une décoction stimulante très-recherchée par eux.

Thé des Apalaches. Feuilles. *Ilex vomitoria*, Ait. (Aquifoliacées). Amérique du Nord, Floride.

Les feuilles de l'*Ilex vomitoria*, qui doit son nom aux propriétés émétiques de ses fruits, sont grillées préalablement, puis mises à infuser dans de l'eau bouillante, et font le régal des Indiens, qui attribuent à cette boisson des propriétés corroborantes et nutritives, et qui par son usage peuvent se passer de nourriture.

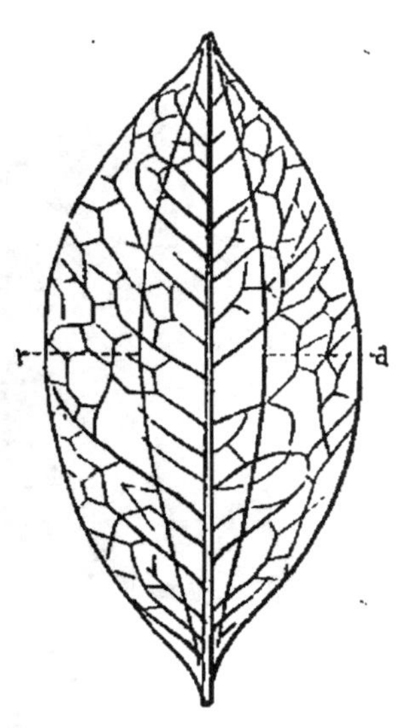

Fig. 535.—Feuille de Coca.

Coca. *Erythroxylon Coca*, Lam. (Erythroxylées). Pérou, Bolivie (fig. 534 à 537).

Les feuilles de Coca sont employées par les Indiens de la Cordillière des Andes en vue de supporter plus facilement l'abstinence et les fatigues. Dans ce but ils mâchent ces feuilles, qui sont brièvement pétiolées, entières, ovales, presque trinerviées; leur odeur est suave, leur saveur amère et astringente, et rappelle celle du thé fort.

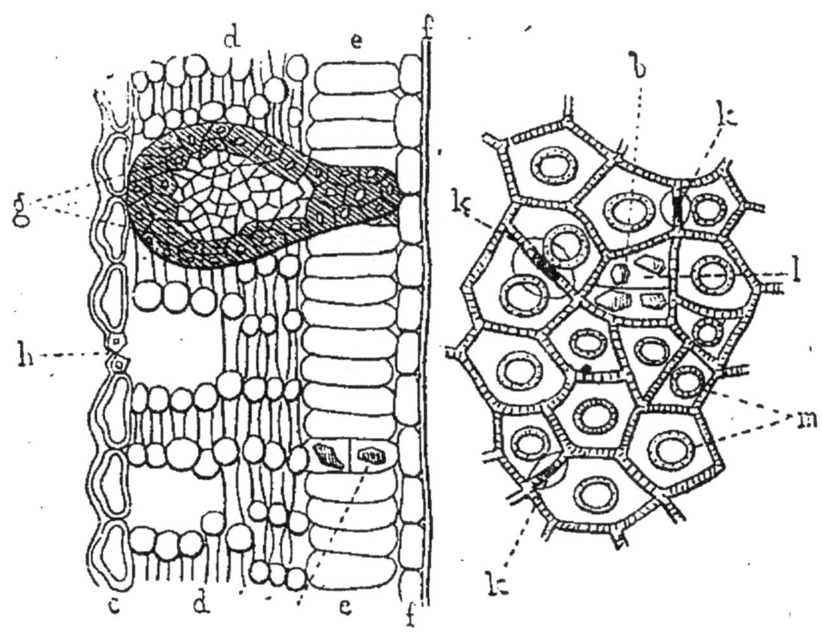

Fig. 536 et 537. — Éléments anatomiques de la feuille de Coca. *a* gauche coupe transversale, *f* épiderme de la face supérieure, *e* cellules sousépidermiques, *d* tissu lâche parenchymateux, *g* faisceau vasculaire, *j* oxalate de chaux, *h* stomate; à droite, épiderme de la face inférieure vu de face, *b* oxalate de chaux, *k* stomates, *m* élévations verruqueuses des cellules.

Guarana, Graines. *Paullinia sorbilis*, Mart. (Sapindacées). Amérique, Brésil, Amazones, Guyane (fig. 538).

Les graines du *Paullinia* sont contenues, au nombre de cinq ou six, dans un fruit de la grosseur

d'une noix ; elles sont grillées, grossièrement pulvérisées et mêlées à de l'eau pour faire une pâte,
Guarana, que les Indiens moulent en forme de cylindres plus ou moins gros, ou à laquelle ils donnent
souvent la figure d'animaux.

Le Guarana forme des masses brunes, à cassure

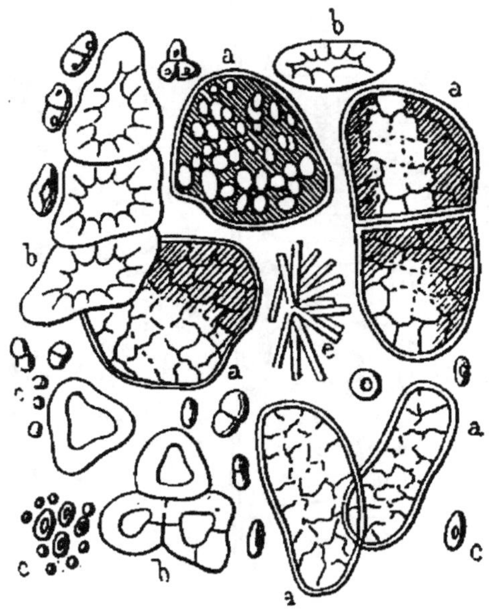

Fig. 538. — Éléments organiques du Guarana. *a* cellules amylacées,
b cellules pierreuses, *cc* grains de fécule, *e* cristaux.

résinoïde, à saveur astringente et amère, à odeur
particulière.

Le Guarana renferme : du tannate de caféine,
huile jaune fixe, résines brun vert et rouge ; matière
azotée, matière colorante rouge, principe amer
amorphe, acide guaranique, saponine, acide gallique,

tānnin, matière albumineuse, amidon, glycose, dextrine, pectine, mucilage, acide malique, cellulose (Peckolt).

Les Indiens en font une grande consommation pour préparer avec sa poudre (obtenue au moyen du palais osseux d'un poisson, le *Piracuru*) une boisson rafraîchissante et analogue par ses effets avec le thé et le café ; ils_ s'en servent aussi contre la diarrhée et la dyssenterie. En Europe on en a fait usage comme tonique et antidyspeptique. On l'a vanté contre la migraine.

Cacao. *Theobroma Cacao*, L. (Büttnériacées). - Amérique tropicale.

Outre la matière grasse qu'il contient en abondance (voir p. 87), le cacao contient en outre de la *Théobromine* (CH.), qu'on peut considérer comme identique à la caféine et qui jouit des mêmes propriétés.

STRYCHNINE.

La *Strychnine* $C^{42} H^{22} Az^2 O^4$, découverte par Pelletier et Caventou en 1818, cristallise en prismes quadrilatères terminés en pyramides, très-petits; sa saveur est extrêmement amère. Elle est peu soluble dans l'eau, l'éther, et insoluble dans l'alcool absolu.

Très-basique , elle est précipitée en jaune-serin par le perchlorure d'or.

La *Brucine* $C^{46} H^{26} O^8 + 2$ Az, découverte avec la Strychnine par Pelletier et Caventou en 1818, cristallise en prismes obliques à quatre pans, à base parallélogramme ; sa saveur est amère persistante ; elle a beaucoup d'affinité pour l'eau ; elle y est peu soluble , mais elle est insoluble dans l'alcool , l'éther , les huiles grasses et volatiles. Avec le perchlorure d'or , elle donne un précipité café au lait qui passe au chocolat. Avec l'acide nitrique, elle prend une teinte nacarat qui jaunit ensuite ; si on la traite alors par le chlorure stanneux , elle devient bleue.

La Strychnine et les autres alcaloïdes de la Noix vomique exercent sur l'économie une action très-marquée , action qui a été surtout étudiée pour la Strychnine.

A dose toxique , la Strychnine détermine un premier sentiment de vertige , qui rend la démarche indécise ; puis viennent des douleurs légères et de la raideur dans les muscles ; bientôt après, des mouvements convulsifs se montrent, ressemblant d'abord à de petites secousses électriques, puis prenant bientôt le caractère de secousses tétaniques violentes et rapprochées : le corps est immobile, la tète rejetée en arrière, les mâchoires sont serrées, la respiration est courte, la parole est entrecoupée, mais l'intelligence conserve toute sa netteté. Tous ces symptômes disparaissent; puis, après un intervalle de calme, revient un nouvel accès plus violent, qui est suivi de plusieurs autres, et la mort termine les souffrances après le quatrième ou cinquième accès, en général. La raideur des membres subsiste plus longtemps que la rigidité cadavérique ordinaire (A. Tardieu).

A dose médicinale, la Strychnine détermine un resserrement des tempes, de la nuque et des mâchoires, un fourmillement des muscles, et de temps à autre des contractions brusques et involontaires, des bluettes passant devant les yeux; il y a des bourdonnements dans les oreilles; l'intelligence n'est pas affectée. L'organisme ne se fait pas à la Strychnine et son emploi demande les plus grands ménagements.

La Brucine exerce la même action, mais avec une intensité bien moindre.

La Strychnine et ses sels ont été employés contre certaines paralysies provenant d'affections de la moelle ou de l'intoxication par le plomb. On dit leur avoir reconnu une action antagoniste de celle de l'opium.

On l'administre en général en pilules pour masquer son extrême amertume et à la dose de 0^{gr},001 à 0^{gr},002.

Noix vomique. Graine. *Strychnos nux vomica*, L. (Loganiacées). Inde, Ceylan, Malabar (fig. 539 à 541).

Les graines de *noix vomique* sont aplaties, orbiculaires, ombiliquées d'un côté, veloutées, grisâtres, cornées, très-amères et sans odeur. Elles sont renfermées dans un fruit de la grosseur d'une orange, de saveur acide, mangeable, et offrant une seule loge multiovulée.

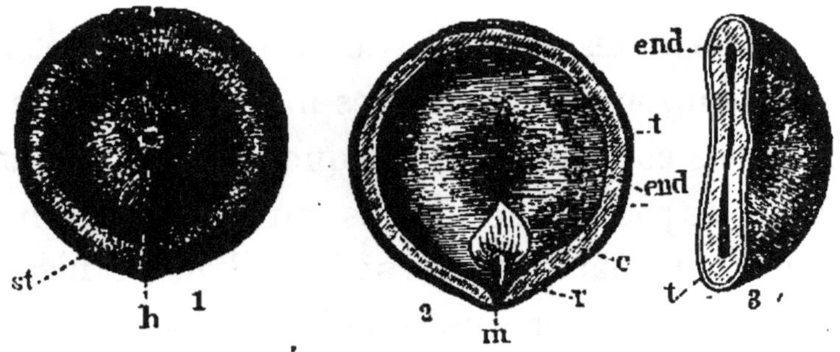

Fig. 539 à 541. — Strychnos nux vomica.

Elles renferment : igasurates de strychnine, de brucine et d'igasurine, cire, huile concrète, matière colorante jaune, gomme, amidon, bassorine.

La Noix vomique prise à petite dose est un stomachique puissant, surtout dans les cas de flatulence résultant de l'inertie du tube digestif. A dose élevée elle est vénéneuse et agit comme la strychnine.

Fausse Angusture. Écorce. *Strychnos nux vomica*, L. (Loganiacées). Asie, Inde.

Cette écorce est grise avec de petits tubercules blancs ; elle est quelquefois couverte d'une couche fongueuse orangée. Quand on touche l'intérieur de l'écorce avec une baguette trempée dans l'acide azotique, la partie mouillée devient rouge de sang : ce caractère permet de la distinguer de l'Angusture vraie, fournie par le *Galipea officinalis*.

Elle renferme de la brucine en assez forte proportion.

Inusitée en médecine, elle a été indiquée comme fébrifuge, mais de nombreux accidents en ont fait cesser l'emploi.

Fève Saint-Ignace. Graine. *Ignatia amara*, L. (*Strychnos Ignatii*, Berg. (Loganiacées). Philippines, Cochinchine. L'Ignatia amara, liane qui s'élève sur les arbres les plus élevés, a un fruit volumineux qui renferme une vingtaine de graines.

Les fèves Saint-Ignace, grosses comme un gland de chêne, sont convexes d'un côté, anguleuses de l'autre, de couleur grise, de consistance cornée ; leur amertume est extrême.

La fève Saint-Ignace est employée dans l'Inde comme fébrifuge ; elle passe aussi pour guérir la morsure des serpents venimeux, même celle du terrible *Cobra di capello*.

Bois de Couleuvre. Bois. *Strychnos colubrina*, L. (Loganiacées). Inde.

Le Bois de Couleuvre est pesant, jaunâtre, avec de nombreuses raies circulaires, à fibres soyeuses et à cassure longitudinale ondulée ; il est très-amer.

Le *Strychnos nux vomica*, L., fournit aussi un Bois de Couleuvre, jaune, compacte, à fibres droites mélangées de fibres blanches, caractéristiques !

D'après M. Berdenis de Berlekon, le Bois de Couleuvre renferme beaucoup de brucine et un peu de strychnine.

Le Bois de Couleuvre est employé dans l'Inde contre les fièvres intermittentes et dans le traitement de la morsure des serpents venimeux.

Strychnos pseudo-Quina, St Hil. (Loganiacées). Amérique, Brésil.

Employé contre les fièvres intermittentes au Brésil, le *Quina do Campo* a été analysé par Vauquelin, qui n'y a pas trouvé de strychnine.

Cette écorce est subéreuse, molle et jaune en dehors, plus compacte, plus dure et plus grise en dedans ; sa saveur est très-amère et un peu astringente.

Le *Strychnos potatorum*, L., donne des graines dures et cornées qu'on emploie dans l'Inde pour clarifier l'eau que son impureté empêche d'être potable. On frotte la paroi des vases avec leur poudre, ou on la délaye dans l'eau, et les matières en suspension se précipitent bientôt et donnent rapidement de l'eau claire et limpide (Perrottet).

Upas Tieuté. Suc. *Strychnos Tieute*, Lesch. (Loganiacées). Java.

Extrait de l'écorce du *Strychnos Tieute*, l'*Upas Tieuté* est en masse solide, d'un brun rouge et d'une amertume très-forte. On y a trouvé de la strychnine et de la brucine.

Curare. Suc. *Strychnos toxifera*, Schomb. (Loganiacées). Brésil, Guyane.

Le *Curare* est en masse brun rouge, très-amère. Il sert aux Indiens de l'Amérique méridionale pour empoisonner leurs flèches. Très-toxique quand il est introduit dans une plaie, il peut être impunément introduit dans l'estomac.

Upas Antiar. Suc. *Antiaris toxicaria*, Lesch. (Artocarpées). Java.

L'Upas antiar est un suc employé par les Javanais pour empoisonner des flèches ; son action est très-puissante et très-rapide. Il agit surtout en provoquant des vomissements, ce qui le distingue de l'*Upas tieuté*, qui agit plutôt comme convulsivant. Il se présente sous forme d'une substance cireuse, brunâtre,

Tanghin. Graines. *Tanghinia venenifera*, Poir. (*Cerbera Tanghin*, Hook.). (Apocynées). Madagascar.

La graine du Tanghin est employée à Madagascar pour connaître la culpabilité des personnes accusées de crime, par une sorte de jugement de Dieu. C'est un poison énergique.

ÉMÉTINE.

L'*Emétine*, $C^{57} H^{27} Az O^{10}$?, découverte en 1817 par Pelletier et Magendie, est un alcaloïde faible qu'on retire de l'Ipécacuanha et qu'on a retrouvé aussi dans le Caïnça. Blanche, amère, pulvérulente, elle sature fort mal les acides et donne des sels incristallisables. Elle est assez soluble dans l'eau froide, et beaucoup plus dans l'eau chaude. Elle est inusitée, ou tout au moins on n'emploie guère qu'une Emétine impure, déliquescente et brune.

Ipécacuanha. Racine. On en distingue plusieurs sortes :

1º *Ipécacuanha officinal* ou *annelé*, *Cephaelis Ipecacuanha*, Rich. (Rubiacées). Brésil.

Sa souche est grosse comme une plume, contournée, et offre de petits anneaux saillants et très-rapprochés, inégaux et séparés par des intervalles étroits ; la partie centrale ou ligneuse est étroite ;

la partie corticale est épaisse, compacte, cassante, brune, un peu résineuse ; son odeur est faible, sa saveur âcre et amère.

Il en existe trois variétés, *gris noirâtre*, *gris rougeâtre* et *gris blanc*.

L'Ipécacuanha renferme : émétine, extrait non vomitif, gomme, amidon, ligneux, matière grasse odorante, cire (Pelletier).

2º *Ipécacuanha strié* ou *noir*, *Psychotria emetica*, A. Rich. (Rubiacées). Nouvelle-Grenade.

Sa souche, grosse comme une plume, peu contournée, brunâtre, présente quelques renflements profonds et espacés, et des stries longitudinales ; sa cassure est brune, noirâtre, résinoïde ; sa saveur est à peine âcre.

3º *Ipécacuanha ondulé*, *blanc* de Bergius, *amylacé* de Mérat, *Richardsonia brasiliensis*, Gomez (Rubiacées). Brésil.

Sa souche, grosse comme une plume, très-sinueuse, n'offre jamais d'anneaux serrés ni de stries longitudinales ; elle est gris blanchâtre ; sa cassure est d'un blanc mat, comme farineuse, avec des points brillants. Sa saveur est âcre ; elle a une odeur désagréable de moisi.

L'Ipécacuanha a une action médicale dominante, c'est sa propriété vomitive ; il agit moins vite que l'émétique, mais ses effets sont plus durables ; il y a purgation après le vomissement; à petites doses (0,01) souvent répétées, il produit du malaise, des nausées et une sueur générale; on a surtout vanté l'Ipécacuanha comme anti-dyssentérique, administré soit en poudre, soit en décoction. Hufeland l'a préconisé dans le traitement des pneumonies; on l'a aussi indiqué contre les catarrhes chroniques accompagnés de symptômes nerveux, contre l'asthme nerveux et contre la coqueluche.

On en fait usage le plus ordinairement sous forme de poudre (2 grammes en 4 doses). Il entre dans la composition de la poudre de Dower.

On ne peut l'employer par la méthode endermique, car il détermine des douleurs atroces et l'absorption ne se fait pas.

Faux Ipécacuanha. Sous le nom d'Ipécacuanha on a donné quelquefois les racines des *Borreria ferruginea*, DC., et *Poaya*, DC., du *Manettia cordifolia*, Mart., deux Rubiacées, ou celles de Violariées telles que les *Ionidium microphyllum*, H B K, *Ipecacuanha*, Vent., *Poaya*, A. St. Hil., ou celles du *Polygala Poaya*, Mart. (Polygalées), *Cynanchum Ipecacuanha*, Willd. (Asclépiadées); et *Euphorbia Ipecacuanha*, L.

Caïnça. Racine. *Chiococca anguifuga*, Mart. (Rubiacées). Brésil.

Le *Caïnça* est ligneux, de volume variable d'une plume à celui du doigt. Sa cassure paraît criblée de trous.

Son odeur est faible et nauséabonde, sa saveur amère et très-âcre.

Il renferme : matière verte, grasse et vireuse, acide cafétannique, acide caïncique, matière jaune extractive amère, matière colorante visqueuse (Pelletier et

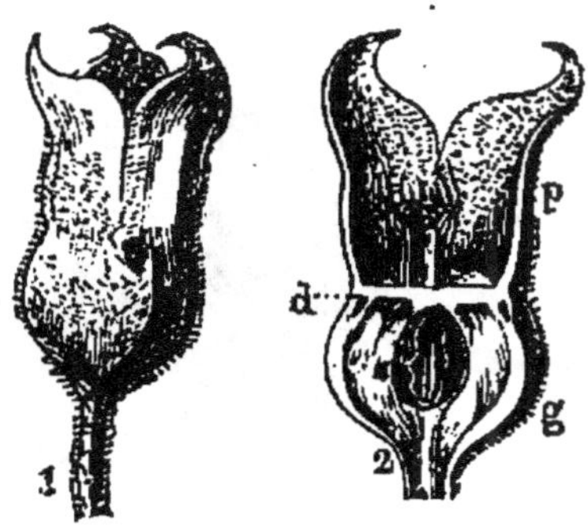

Fig. 542 et 543. — Asarum europæum.

Caventou). Il s'y trouve aussi de l'émétine (Brandes).

Vanté contre les hydropisies essentielles pour faciliter la résorption et l'expulsion du liquide accumulé dans les cavités séreuses, le Caïnça est aujourd'hui peu usité.

Cabaret. Racine et feuilles. *Asarum europæum,* L. (Aristolochiées). Europe, lieux ombragés (fig. 542 et 543).

La racine, grosse comme une plume, est contournée, quadrangulaire; elle a une saveur et une odeur poivrées.

Les feuilles, plus actives que la racine, sont réniformes, résistantes et persistantes.

Il contient : huile volatile concrète, huile volatile grasse et âcre, matière jaune analogue au cytisin, fécule, ulmine, acide citrique, citrate et malate de

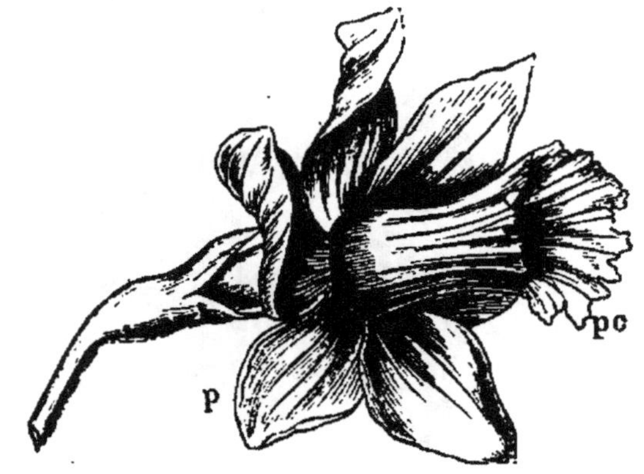

Fig. 544. — *Narcissus pseudo-Narcissus.*

chaux, acétates, sels d'ammoniaque et minéraux (Feneuille et Lassaigne).

L'*Asarum* était employé comme émétique violent avant l'ipécacuanha, et surtout comme sternutatoire, principalement les feuilles. C'est le meilleur de nos sternutatoires, et il entre dans la composition de toutes les poudres qui doivent produire cet effet.

Narcisse des prés. Fleurs. *Narcissus pseudo-Narcissus*, L. (Amaryllidées). Europe (fig. 544).

La fleur du Narcisse des prés est jaune et doublée d'une couronne tubuleuse, pétaloïde, à bord frangé et glanduleux. Elle est unique en général et sort d'une spathe scarieuse et monophylle.

Les fleurs de Narcisse renferment : acide gallique, mucilage, tannin, extractif, résine, muriate de chaux. (Charpentier). Elles contiendraient en outre une matière blanche active, la *Narcissine* (Jourdain).

Préconisées contre certaines diarrhées, elles sont aujourd'hui inusitées.

CYANIQUES.

Essence d'amandes amères. *Amygdalus communis*, L., var. *amara* (Rosacées).

L'Essence d'amandes amères a une odeur caractéristique, une saveur âcre et amère et constitue un poison très-actif quand elle est concentrée. Par le repos, elle laisse déposer des cristaux rhomboïdaux, aplatis, transparents, un peu âcres, fusibles et volatils à une forte chaleur, insolubles dans l'eau, solubles dans l'alcool et l'éther.

L'Essence d'amandes amères se distingue du nitrobenzile en ce qu'elle est entièrement soluble dans le bisulfate de soude, tandis que celui-ci y est complétement insoluble (Wagner).

VÉSICANTS.

Garou. Ecorce. *Daphne Mezereum* et *Daphne Gnidium*, L. (Thymélées). Europe, France (fig. 545 à 547).

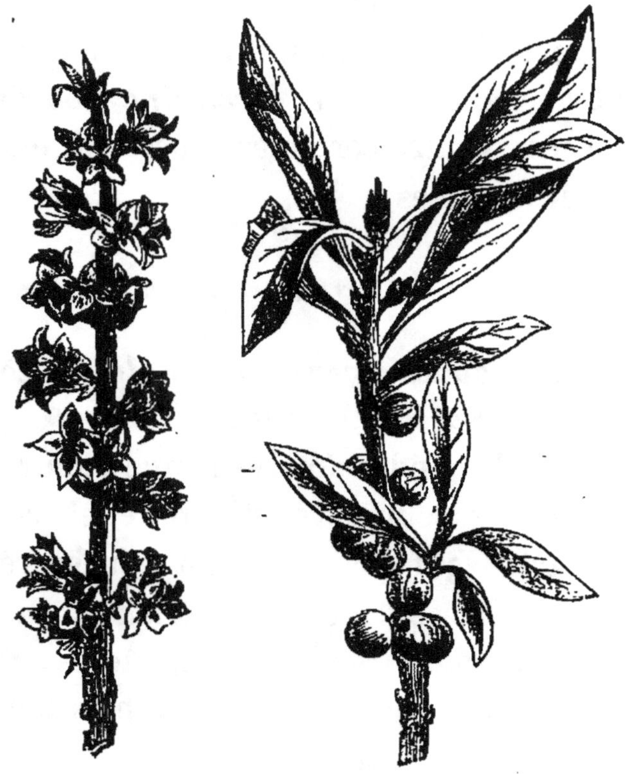

Fig. 545 et 546. — Daphne Mezereum.

L'écorce de *Garou* ou *Sain-Bois*, *Bois-gentil*, est en lanières brun grisâtre et tachetées à l'extérieur, jaunes en dedans, minces, tenaces ; son odeur est presque nulle, sa saveur très-âcre. Le commerce les fournit réunies en petits paquets.

Sa composition chimique est mal connue ; on sait que ses principes actifs sont solubles dans les corps gras et à peu près insolubles dans l'eau.

L'écorce de Garou est employée uniquement

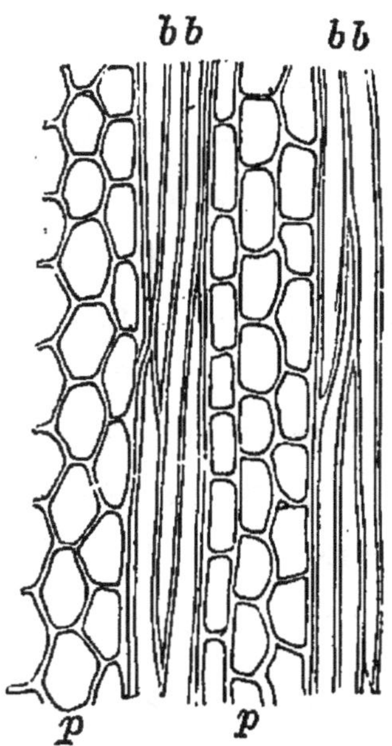

Fig. 547. — Structure du Garou.

comme épispastique. Les Russes, dit-on, en font usage, ainsi que des feuilles, des fruits et des se-mences, comme purgatif.

Les diverses espèces de *Daphne, Cneorum*, L., *Laureola*, L., etc., jouissent des mêmes propriétés.

SUCS LAITEUX.

Caoutchouc. Le Caoutchouc est fourni par un certain nombre de plantes appartenant aux familles des Euphorbiacées, des Artocarpées, des Apocynées, des Lobeliacées.

Le Caoutchouc pur $C^8 H^7$ est incolore et transparent, inodore et insipide ; il est inaltérable à l'air, mou, flexible, extrêmement élastique. Il s'enflamme facilement et brûle avec une fumée très-épaisse et odorante. Il fond à $+235°$; refroidi, il reste onctueux et gluant. Insoluble dans l'eau, dans l'alcool, il est soluble dans l'éther, le sulfure de carbone, la benzine, etc. Il perd son élasticité par le froid et devient dur ; la chaleur le ramollit et le rend très-extensible, mais on obvie à ces inconvénients en le vulcanisant, c'est-à-dire en l'imprégnant d'une petite quantité de soufre.

Gutta percha. *Isonandra Gutta*, Hook., Sumatra (Sapotées).

La Gutta percha $C^8 H^7$ est un suc laiteux employé aujourd'hui dans l'industrie, et qui sert à faire des appareils pour les blessés en raison de la facilité avec laquelle elle se ramollit dans l'eau chaude, ce qui permet de la mouler sur les membres.

On l'obtient en abattant l'arbre et en recevant le suc laiteux sur des feuilles de bananier ; on le fait évaporer en couches minces qu'on réunit ensuite, en les superposant, en masses irrégulières.

Balata. Suc. *Sapota Mulleri*, Hook. (Sapotacées). Amérique, Guyane.

Le suc laiteux de *Sapota* donne une matière qu'on peut employer aux mêmes usages que la gutta percha, plus fine, moins dure et moins cassante à froid, et se ramollissant à une température plus élevée ; elle est exploitée par les Hollandais sous le nom de *Gutta percha de Surinam*. Elle est en morceaux blanc jaunâtre, très-légers, irréguliers, fragiles et se pulvérisant sous la dent.

Euphorbe. Gomme résine. *Euphorbia resinifera*, Coss. (Euphorbiacées). Afrique, Maroc.

La gomme d'Euphorbe se présente sous forme de petites larmes creuses irrégulières, à demi-transparentes, jaunâtres, ternes ; elle est friable, peu odorante ; sa saveur, faible d'abord, devient ensuite âcre et brûlante. Les larmes d'Euphorbe sont souvent percées de petits trous qui étaient remplis par les aiguillons de la plante.

Rubéfiant énergique, la gomme d'Euphorbe est inusitée aujourd'hui ; elle entrait dans la préparation des emplâtres vésicatoires.

FIN.

TABLE ALPHABÉTIQUE
DES MATIÈRES ET DES FIGURES
CONTENUES DANS L'OUVRAGE

Fig.		Pag.
528, 529	Epilobium angusti-folium	434
431	Epurge	339
	Erable à sucre	42
205 à 212	Ergot de seigle	195
	Ergotine	195
	Erigeron canadense	100
	Erysimum	237
284	— officinale	237
167 à 169	Erythræa Centaurium	179
	Erythræa Chilensis	179
534 à 537	Erythroxylon Coca	437
	Esérine	394
	Espèces apéritives	223
	— aromatiques	200
	— béchiques	58
	— carminatives	230
	— émollientes	58
	— pectorales	58
	— vulnéraires	200
	Essence d'amandes amères	452
	Essence d'Andropogon	98
	— d'aspic	101
	— de Cajeput	98
	— de cannelle	103
	— de citron	99
	— de géranium	98
	— de girofle	101
	— de lavande	101
	— de menthe	100
	— de néroli	99, 212
	— d'orange	99, 212
	— de petit grain	99
	— de romarin	100
	— de rose	97
	— de térébenthine	141
	Essences	93
	Eucalyptus resinifera	279
	Eupatorium cannabinum	253
	Euphorbe (gomme d')	456
431	Euphorbia Lathyris	339
	— resinifera	456
	Euryangium moschatum	225
	Exidia auricula-Judæ	352
	Exostemma caribæum	379
	— floribundum	379
	Extractif amer	199
	— dépuratif	184
	— diurétique	191

F

Fig.		Pag.
	Faham	221
14	Fécules de Canna	17
13	— de Curcuma	16
48	— de légumineuses	30
16	— de manioc	17
12	— de Maranta	15
10	— de pommes de terre	13
17, 18	Fécule de sagou	20
	Fécule de Tacca	21
	— de Tolomane	17
	— de Travancore	16
8 à 18	Fécules	8
272	Fenouil	224, 233
	Feronia Elephantum	52
	Ferula erubescens	170
	— persica	169
	— Schair	170
	— tingitana	167
	Feuilles d'aconit	381
	— d'arnica	250
	— de belladone	408
	— de bouillon blanc	62
	— de bourrache	188
	— de buis	423
	— de chicorée	180
	— de ciguë	417
534 à 537	Feuille de coca	437
	Feuilles de Coriaria	324
	— de Datura	414
	— de digitale	191
	— de Faham	221
	— de frêne	172
	— de guimauve	61
	— de jusquiame	412
	— de laurier	106
530 à 533	Feuilles de maté	435
	Feuilles de matico	131
	— de mauve	59
	— de mélisse	201
	— de ményanthe	177
	— de morelle	412
	— de nicotiane	415
	— de noyer	188
227	— d'oranger	213
	— de pissenlit	182
	— de ronce	289
	— de rue	258
	— de sabine	259

G

Q

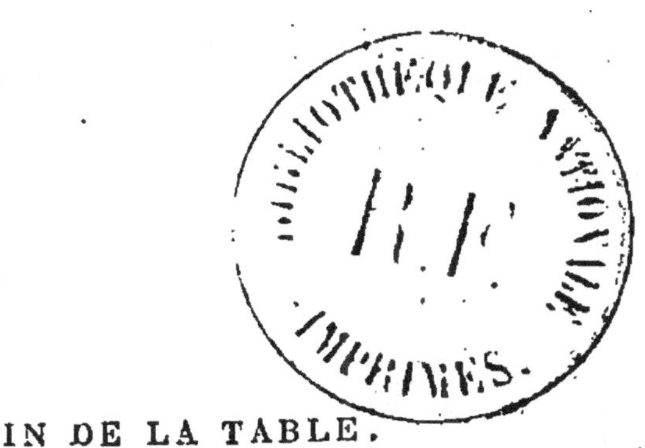
BIBLIOTHÈQUE NATIONALE
R. F.
IMPRIMÉS

FIN DE LA TABLE.

J. ROTHSCHILD, Éditeur, 13, Rue des Saints-Pères, Paris.

LA VIE
PHYSIOLOGIE HUMAINE
APPLIQUÉE A L'HYGIÈNE ET A LA MÉDECINE

PAR

LE Dr GUSTAVE LE BON

Un volume in 8º, 936 pages, avec 339 Gravures représentant les organes du Corps humain.

Cinquième Tirage. — Broché : 15 francs.

EN TRENTE LIVRAISONS A 50 CENTIMES

Ce magnifique ouvrage, parfaitement au courant des découvertes les plus récentes et écrit avec la plus grande clarté, est indispensable à toutes les personnes qui comprennent que, pour conserver sa santé et vivre longtemps, il est absolument nécessaire de posséder des notions exactes sur la structure et les fonctions des organes, les causes de leurs dérangements, ce qui est tout le secret de la science, *de se préserver des maladies et de celle de s'en guérir.*

Cet ouvrage a obtenu un immense succès. Voici quelques extraits des articles qui lui ont été consacrés :

« ..... Le meilleur traité de physiologie appliquée est le livre du docteur Gustave le Bon. »   (*Le Lancet.*)

« ..... Ce volume de 900 grandes pages est sérieux et attrayant d'un bout à l'autre. Les figures, excessivement soignées et très-multipliées, permettent à qui le voudra de s'élever dans la connaissance de l'anatomie au degré qu'on peut atteindre sans tenir le scalpel.   V. MEUNIER. »

« ..... Je déclare ce livre excellent. Je voudrais le voir entre les mains de tous les médecins, de tous les élèves et de tous ceux qui, en dehors du monde médical, s'intéressent à la science de l'homme. Tout y est, et il ne s'y trouve rien de trop.
                « Dr MARCHAL DE CALVI (*Tribune médicale*),
                professeur agrégé à la Faculté de médecine de Paris. »

« Nous avons été frappé du rare talent de vulgarisation de l'auteur et de la façon dont il sait tirer parti d'un sujet plein d'attraits.
                «*France*, Docteur DECAISNE. »

Voici un très-rapide sommaire des principales questions traitées dans l'ouvrage :
I. *Origine de la vie ; éléments des organes.* — II. *Recettes et dépenses des organes.* Digestion, circulation, respiration, etc. — III. *Production et dépense des forces dans les organes.* Chaleur animale, mouvements, voix, parole, etc. — IV. *Relations de l'organisme avec le monde extérieur.* Sensations, vue, ouïe, odorat, goût, toucher, système nerveux, intelligence, etc. — V. *Reproduction, développement et fin des êtres.* Modes divers de reproduction, transformations de l'embryon, développement de l'homme, etc.

J. ROTHSCHILD, Éditeur, 13, Rue des Saints-Pères, Paris.

Adopté par le Ministre de l'Instruction publique pour les Bibliothèques scolaires.

A l'usage des Ingénieurs, Minéralogistes, Géologues, Agriculteurs, Métallurgistes, Chimistes, Pharmaciens, Élèves des Écoles du gouvernement, etc.

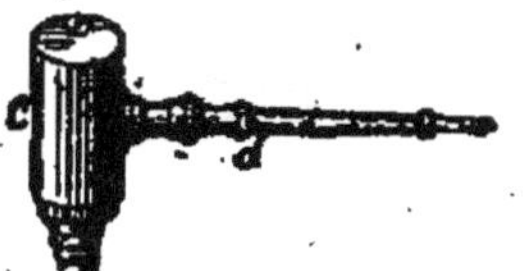

LE CHALUMEAU

ANALYSES QUALITATIVES ET QUANTITATIVES

GUIDE PRATIQUE ORNÉ DE NOMBREUSES VIGNETTES

Traduction libre du traité de B. KERL,

Avec additions d'après BERZELIUS, PLATTNER, BUNSEN, MERZ, H. ROSE, suivi d'un Tableau et d'un Appendice spécial pour les Applications minéralogiques,

PAR

ÉDOUARD JANNETTAZ

Docteur ès-sciences, Aide de Minéralogie au Muséum, chargé des Conférences à l'école des Hautes-études.

Un volume in-18, avec Vignettes, relié en toile, 3 Fr. 50.

Vulgariser les Essais au Chalumeau, dont l'ensemble a fini par constituer une véritable méthode d'analyse, tel est le but de ce livre. Les Chimistes, pas plus que les Minéralogistes, ne peuvent ignorer aujourd'hui ces procédés, dont Kerl a présenté les caractères avec grande précision, compréhensibles à tous.

M. JANNETTAZ a développé certains passages d'après Berzélius, Plattner, Bunsen, Rose, et il a augmenté le livre d'un Appendice et d'un Tableau, qui seront de la plus grande utilité aux Applications minéralogiques.

J. ROTHSCHILD, Éditeur, 13, Rue des Saints-Pères, Paris,

— Vient de paraître —

LES ROCHES
DESCRIPTION DE LEURS ÉLÉMENTS
MÉTHODE DE DÉTERMINATION
GUIDE PRATIQUE

A l'usage des Ingénieurs — Géologues — Minéralogistes
Agronomes — Élèves des Écoles du Gouvernement, etc.

Par ÉDOUARD JANNETTAZ

Docteur ès-sciences, aide de minéralogie au Muséum
Répétiteur à l'École des Hautes-Études

Un volume orné de 39 Vignettes, relié en toile anglaise.

Prix : 3 fr. 50 c.

L'on ne peut voir à ses pieds toutes les masses appelées *Roches*, qui forment la partie solide du globe, sans se demander comment elles sont faites, d'où elles tirent leur origine, à quoi elles peuvent servir. Expliquer aux personnes qui n'ont pas fait une étude spéciale des minéraux le moyen d'arriver néanmoins à reconnaître les roches qu'ils produisent par leur association, tel est le but de ce petit traité.

La première partie contient l'exposé succinct des propriétés essentielles des espèces minérales qui constituent les roches.

La seconde comprend la description des Roches elles-mêmes, l'analyse de leur facies, leur influence particulière sur la physionomie générale de la surface du globe.

La troisième partie, enfin, est consacrée au développement d'une méthode qui mène, par un choix de caractères simples et sûrs, à une détermination exacte et rapide des roches.

LA TERRE VÉGÉTALE
De quoi elle est faite ;
comment elle se forme ; comment on l'améliore

Guide pratique de Géologie agricole

A l'usage des Ingénieurs, Agronomes, Géologues et des Écoles
du Gouvernement

Par STANISLAS MEUNIER
Docteur ès-sciences, aide de géologie au Muséum

Un volume in-18 avec vignettes et une Carte agricole de la France

Par M. A. DELESSE, ingénieur en chef des mines, professeur de géologie
à l'École normale et d'agriculture à l'École des Mines

Relié toile anglaise, prix : 3 fr.

LES CHAMPIGNONS

HISTOIRE — DESCRIPTION — CULTURE — USAGES

des Espèces comestibles, suspectes, vénéneuses et employées dans les
arts, l'industrie, l'économie domestique et la médecine

Par S.-F. CORDIER

Docteur en Médecine, Membre de plusieurs Sociétés savantes.

————

Superbe volume grand in-8º jésus, orné de Vignettes sur
Bois et de 60 Chromolithographies représentant les espèces les plus remarquables; dessins d'après nature, par
A.-E. Cordier. — Prix, broché, 30 fr.; en demi-reliure
chagrin, plats toile, tranches dorées, 35 fr.

————

L'étude de ces plantes est généralement négligée, les livres étant trop
scientifiques ou d'un prix trop élevé. Nous avons évité ces écueils, et,
pour bien faire apprécier la variété des sujets que l'auteur a traités dans
cette publication, qui depuis un an à peine est déjà arrivée à son second
tirage, nous énumérons les titres des principaux chapitres :

DIVISION DE LA PREMIÈRE PARTIE: De l'organisation; — géographie des champignons; — de l'influence de la saison, du climat, du sol,
de l'habitat, de la culture; — des moyens de distinguer les champignons
alimentaires des champignons vénéneux; — de la composition chimique
des champignons; — de la possibilité d'enlever aux champignons vénéneux leur principe toxique; — de l'emploi des champignons dans
l'industrie et l'économie domestique; — dommages causés par les champignons; — de la récolte des champignons; — de la culture des champignons; — culture de la truffe; — moyens de conservation des champignons; — de l'emploi alimentaire des champignons; — de la préparation
culinaire des champignons; — de l'effet des champignons vénéneux sur
l'économie animale; — des symptômes de l'empoisonnement par les
champignons; — des moyens de remédier aux accidents produits par les
champignons délétères; — de l'emploi des champignons en médecine.

CONTENU DE LA DEUXIÈME PARTIE: Description de tous les champignons, avec leurs figures en chromolithographie; — glossaire; — bibliographie; table des noms vulgaires; — table alphabétique de tous les
noms cités dans l'ouvrage.

☞ Cette belle publication s'adresse aux bibliothèques publiques,
aux industriels, aux botanistes, aux chimistes, aux médecins et à tous
ceux qui trouvent goût à l'étude de la nature.

J. ROTHSCHILD, Éditeur. 13, Rue des Saints-Pères, Paris.

LES ALIMENTS

GUIDE PRATIQUE

Pour constater les Falsifications des Farines, Fécules Cafés, Chocolats, Thés, Épices, Aromates, etc.

A L'USAGE

DES

CONSOMMATEURS

NÉGOCIANTS

DROGUISTES

PHARMACIENS

MÉDECINS

COMITÉS

D'HYGIÈNE

PUBLIQUE, ETC.

PAR

A. VOGL

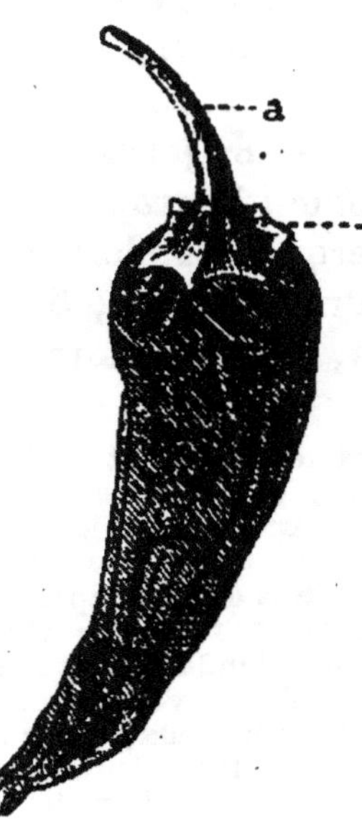

TRADUCTION

PAR

Ad. FOCILLON

Directeur de

l'École

municipale Colbert.

OUVRAGE

ORNÉ

DE

460 GRAVURES

SE COMPOSANT

D'ENVIRON

1,200 SUJETS.

Un volume de 300 pages, relié en toile. — Prix . 3 Fr. 50.

Il n'a encore paru en France sur ce sujet, que des traités s'adressant aux savants, et rien pour les consommateurs en général ou pour les négociants, qui ont le plus grand intérêt à en vérifier la pureté.

APERÇU DE LA TABLE ANALYTIQUE :

Étude des plantes alimentaires. — Grains et farines de céréales: froment, seigle, orge, avoine, riz, millet, maïs, sarrasin. Falsifications des farines. — Graines et farines de plantes légumineuses. — Amidons et fécules. — Café et ses falsifications. — Thé et ses falsifications. — Coca. — Cacao. — Chocolat et ses falsifications. — Guarana. — Épices et aromates. — Clous de girofle. — Cannellier. — Safran et ses falsifications. — Poivre, poivre anglais, poivre d'Espagne, poivre de Turquie et leurs falsifications. — Vanille. — Anis étoilé ou badiane. — Muscade et macis. — Moutarde. — Cannelle. — Gingembre, etc.

Vient de paraître la 2ᵉ Édition, revue et augmentée de nombreuses Gravures

LES
PLANTES MÉDICINALES
ET USUELLES

DE NOS

CHAMPS — JARDINS — FORÈTS

DESCRIPTIONS ET USAGES

des Plantes comestibles — suspectes — vénéneuses — employées dans la Médecine, dans l'Industrie et dans l'Économie domestique

Par H. RODIN

Secrétaire de la Société d'horticulture et de Botanique de Beauvais, Membre de la Société botanique de France, lauréat, etc.

Un volume de 450 pages avec 200 Gravures.

Prix, relié : 3 fr. 50.

L'ouvrage que nous offrons au public comble une véritable lacune. Il s'adresse aux gens du monde, aux jeunes gens, au clergé, aux habitants des campagnes, aux forestiers, aux étudiants; en même temps qu'il sera consulté avec fruit par les botanistes, les herboristes, les pharmaciens et les médecins; à la portée de tous, par la simplicité des expressions, par la clarté des descriptions, il trouvera sa place au foyer de toutes les familles.

L'aperçu suivant des principaux chapitres prouvera l'utilité de cet ouvrage:

Étude des simples. — Récolte et conservation. — Propriétés générales des familles. — Principes extraits des végétaux. — Stations des plantes médicinales. — Les plantes émollientes, tempérantes, stimulantes. — Toniques amères. — Toniques astringentes, antihystériques, altérantes, antispasmodiques, purgatives, etc., etc. — Utilité et culture des plantes médicinales au point de vue forestier. — Les falsifications.

L'ouvrage est accompagné d'une Table alphabétique des noms de plantes et des familles, noms latins, français et vulgaires; d'une Table des maladies, remèdes, préparations; d'une Table des produits et usages.

Strasbourg, typ. G. Fischbach. — 1634

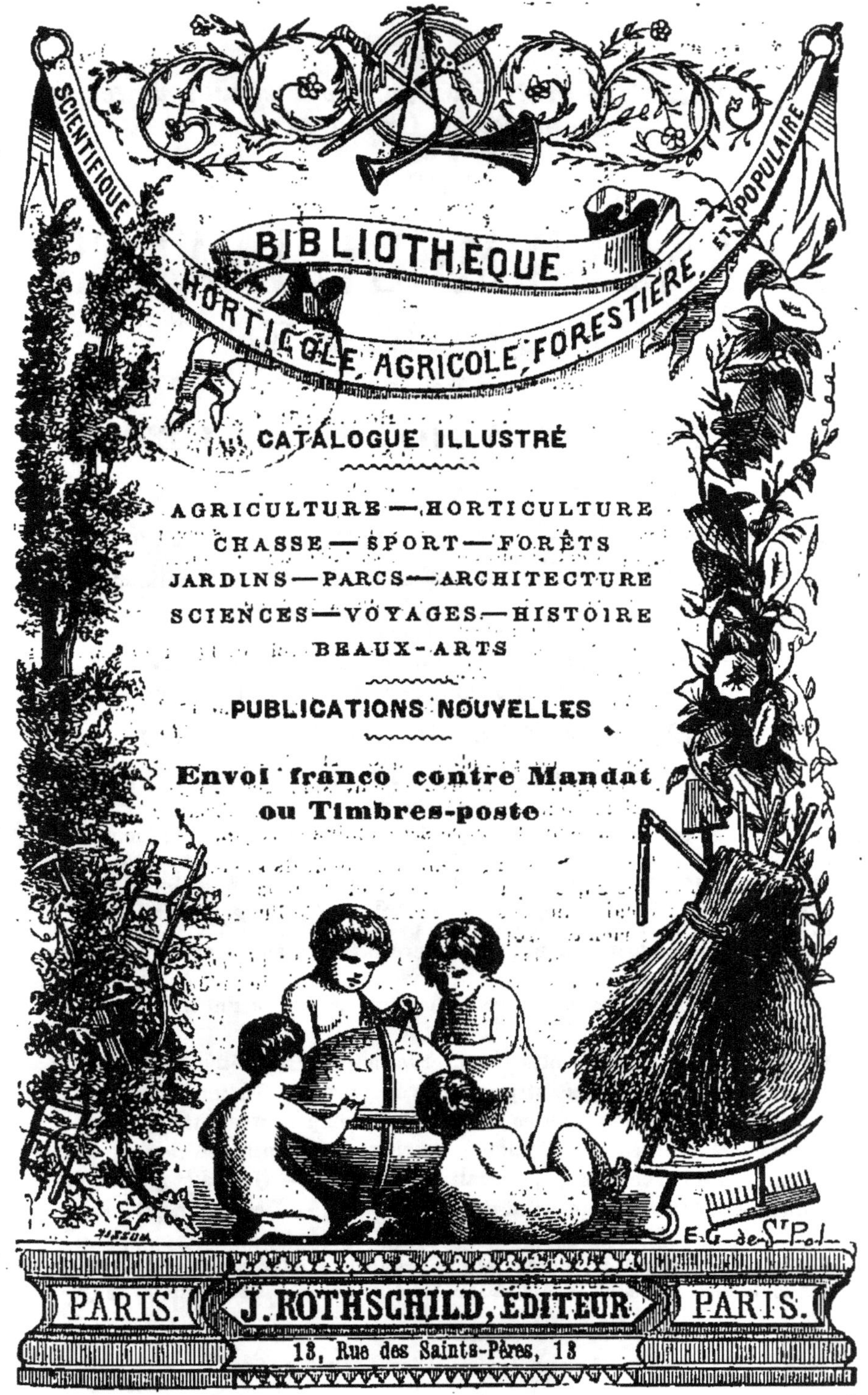

Juillet 1877.—BIBLIOGRAPHIE TRIMESTRIELLE.—Juillet 1877
Paraissant les 1er Janvier, Avril, Juillet et Octobre.

J. ROTHSCHILD, Éditeur, 13, Rue des Saints-Pères, Paris.

LA VIE
PHYSIOLOGIE HUMAINE
APPLIQUÉE A L'HYGIÈNE ET A LA MÉDECINE

PAR

LE Dr GUSTAVE LE BON

Un volume in-8°, 935 pages, avec 339 gravures représentant les organes du Corps humain.

Cinquième Tirage. — Broché : 15 francs.

EN TRENTE LIVRAISONS A 50 CENTIMES

Ce magnifique ouvrage, parfaitement au courant des découvertes les plus récentes et écrit avec la plus grande clarté, est indispensable à toutes les personnes qui comprennent que, pour conserver sa santé et vivre longtemps, il est absolument nécessaire de posséder des notions exactes sur la structure et les fonctions des organes, les causes de leurs dérangements, ce qui est tout le secret de la science, *de se préserver des maladies et de celle de s'en guérir.*

Cet ouvrage a obtenu un immense succès. Voici quelques extraits des articles qui lui ont été consacrés :

« ... Le meilleur traité de physiologie appliquée est le livre du docteur Gustave le Bon. »   (*Le Lancet.*)

« ... Ce volume de 900 grandes pages est sérieux et attrayant d'un bout à l'autre. Les figures, excessivement soignées et très-multipliées, permettent à qui le voudra de s'élever dans la connaissance de l'anatomie au degré qu'on peut atteindre sans tenir le scalpel. V. MEUNIER. »

« ... Je déclare ce livre excellent. Je voudrais le voir entre les mains de tous les médecins, de tous les élèves et de tous ceux qui, en dehors du monde médical, s'intéressent à la science de l'homme. Tout y est, et il ne s'y trouve rien de trop.
« Dr MARCHAL DE CALVI (*Tribune médicale*),
professeur agrégé à la Faculté de médecine de Paris. »

« Nous avons été frappé du rare talent de vulgarisation de l'auteur et de la façon dont il sait tirer parti d'un sujet plein d'attraits.
« *France*, Docteur DECAISNE. »

Voici un très-rapide sommaire des principales questions traitées dans l'ouvrage :

I. *Origine de la vie ; éléments des organes.* — II. *Recettes et dépenses des organes.* Digestion, circulation, respiration, etc. — III. *Production et dépense des forces dans les organes.* Chaleur animale, mouvements, voix, parole, etc. — IV. *Relations de l'organisme avec le monde extérieur.* Sensations, vue, ouïe, odorat, goût, toucher, système nerveux, intelligence, etc. — V. *Reproduction, développement et fin des êtres.* Modes divers de reproduction, transformations de l'embryon, développement de l'homme, etc.

J. ROTHSCHILD, Éditeur, 13, Rue des Saints-Pères, Paris.

LE TRÉSOR
DE LA FAMILLE

ENCYCLOPÉDIE DES CONNAISSANCES UTILES

DANS

LA VIE PRATIQUE

PAR J.-P. HOUZÉ

Un fort volume in-18 de 880 pages, richement cartonné en toile anglaise, tranches rouges... 5 fr.

Cet ouvrage se propose la solution de tous les problèmes de la VIE PRATIQUE ; il traite de toutes les connaissances utiles, propres à produrer le bien-être et le bonheur domestiques. Il a pour but de mettre à la portée de chacun toutes ces notions usuelles, tous ces renseignements utiles dont on a besoin chaque jour. Il renferme tout ce qui concerne l'habitation, l'ameublement, l'alimentation, l'horticulture, l'agriculture, l'habillement, la toilette, l'hygiène, la médecine et la pharmacie domestiques, l'éducation et l'instruction des enfants, les usages de la société, les règles de la politesse, les lois de l'économie domestique et ces mille recettes d'une application facile et d'une si grande utilité dans la vie.

Il résume les lois usuelles, les règlements de police et les connaissances nécessaires pour mener soi-même à bonne fin ses affaires.

Suivant le précepte d'Horace : *utile dulci*, l'agréable est joint à l'utile en donnant sur tous les jeux : jeux gymnastiques, jeux d'esprit, jeux de calcul et de hasard, récréations artistiques et scientifiques, tous les renseignements nécessaires. En un mot, les auteurs se sont efforcés de n'y rien omettre, afin que ce livre soit réellement ce qu'il prétend être, Une véritable Encyclopédie des choses usuelles.

J. ROTHSCHILD, Editeur, 13, Rue des Saints-Pères, Paris.

LA CHIRURGIE DU FOYER
Par C. BABAULT
DOCTEUR EN MÉDECINE DE LA FACULTÉ DE PARIS

Un fort volume in-18, imprimé sur beau papier, 500 pages, avec 84 gravures dans le texte. Relié toile anglaise, 3 fr. 50

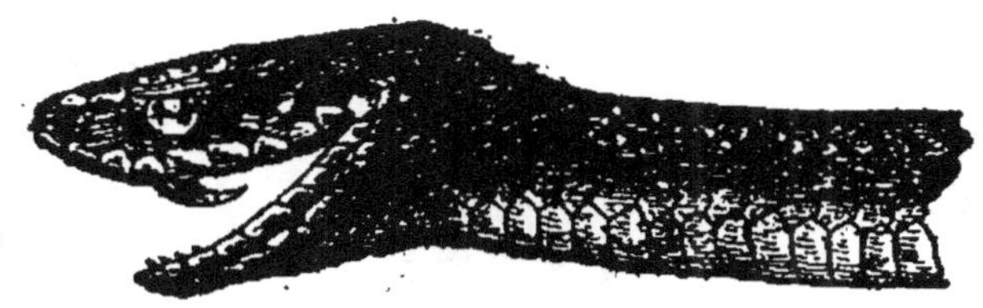

L'utilité que ce livre pourra offrir s'étend surtout dans nos campagnes, où il doit réagir contre les charlatans et contre l'application des moyens plus ou moins nuisibles. L'auteur s'est proposé d'y répandre les connaissances nécessaires pour faire un premier pansement, en attendant l'arrivée du médecin, et de mettre en garde contre certaines affections graves dont le début paraît inaperçu la plupart du temps.

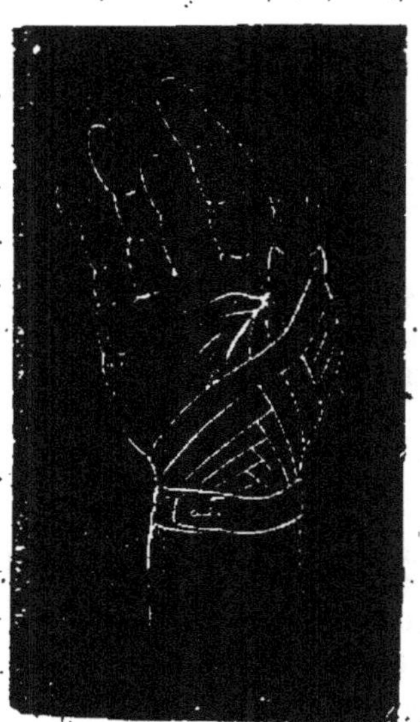

L'auteur a obtenu l'approbation de Mgr L'ÉVÊQUE DE VERSAILLES, conçue dans les termes les plus flatteurs que nous citons ici :

« Ce petit ouvrage, résultat de quarante années d'études, de pratique et d'observations, m'a paru rédigé avec précision et clarté. Le but de l'auteur est de procurer aux parents et à ceux qui s'intéressent aux personnes à qui il est arrivé des accidents, les moyens de donner les premiers secours, en attendant l'arrivée du médecin. Il sera également très-utile aux Sœurs de charité, et à tous ceux qui, par état, sont appelés à donner des soins aux malades.

Nous donnons ci-après un extrait du sommaire des chapitres principaux :

Inflammation et traitement. — Abcès. — Panaris. — Clous. — Anthrax. — Brûlures. — Effets du froid. — Engelures. — Ulcères. — Ongle entré dans les chairs. — Verrues. — Cors. — Oignons. — Plaies. — Piqûres. — Coupures. — Maladies virulentes. — Plaies de tête. — Fractures. — Entorses. — Efforts. — Ruptures des muscles. — Tumeurs. — Rachitisme. — Maladies des yeux. — Gale. — Médicaments externes. — Cataplasmes. — Caustiques. — Cautères. — Moxa. — Vésication. — Contrepoisons. — Asphyxies.

J. ROTHSCHILD, Éditeur, 13, Rue des Saints-Pères, Paris.

LES ALIMENTS

GUIDE PRATIQUE

Pour constater les Falsifications des Farines, Fécules Cafés, Chocolats, Thés, Épices, Aromates, etc.

A L'USAGE

DES

CONSOMMATEURS

NÉGOCIANTS

DROGUISTES

PHARMACIENS

MÉDECINS

COMITÉS

D'HYGIÈNE

PUBLIQUE, ETC.

PAR

A. VOGL

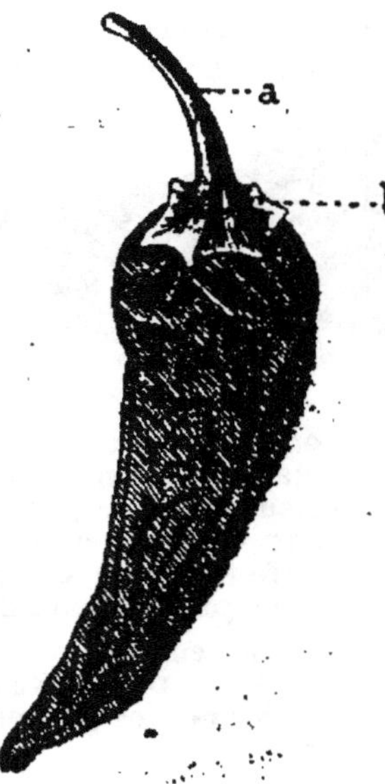

TRADUCTION

PAR

Ad. FOCILLON

Directeur de

l'École

municipale Colbert.

OUVRAGE

ORNÉ

DE

160 GRAVURES

SE COMPOSANT

D'ENVIRON

1,200 SUJETS.

Un volume de 300 pages, relié en toile. — Prix : 3 Fr. 50.

Il n'a encore paru en France sur ce sujet, que des traités s'adressant aux savants, et rien pour les consommateurs en général ou pour les négociants, qui ont le plus grand intérêt à en vérifier la pureté.

APERÇU DE LA TABLE ANALYTIQUE :

Étude des plantes alimentaires. — Grains et farines de céréales: froment, seigle, orge, avoine, riz, millet, maïs, sarrasin. Falsifications des farines. — Graines et farines de plantes légumineuses. — Amidons et fécules. — Café et ses falsifications. — Thé et ses falsifications. — Coca. — Cacao. — Chocolat et ses falsifications. — Guarana. — Épices et aromates. — Clous de girofle. — Cannellier. — Safran et ses falsifications. — Poivre, poivre anglais, poivre d'Espagne, poivre de Turquie et leurs falsifications. — Vanille. — Anis étoilé ou badiane. — Muscade et macis. — Moutarde. — Cannelle. — Gingembre, etc.

J. ROTHSCHILD, Éditeur, 18, Rue des Saints-Pères, Paris.

QUATRIÈME ÉDITION

LES ENFANTS

ÉDUCATION. — INSTRUCTION

Ce qu'il faut faire savoir aux hommes et aux femmes

Par CHAMPFLEURY

Un volume de 350 pages, avec 90 Eaux-fortes, Gravures noires et en couleur.

90 ILLUSTRATIONS D'APRÈS

RUBENS, GERMAIN PILON, LUCAS DELLA ROBBIA, LE NAIN
PIERRE BREUGHEL, CHARDIN, CRAFTY, ANKER, RICHTER, RIBOT
CH. MARCHAL, SCHULER, PAUL ROUX

Publication de luxe, petit in-4°, prix. . . . . 7 fr. 50
  Relié. . . . . 10 »
Édition ordinaire, sans gravures, un vol. in-18, prix. 3 50

M. Louis Énault s'exprime ainsi sur cet ouvrage :

« Le livre *Les Enfants* est une véritable petite encyclopédie où l'on trouve de tout : de la morale et de la physiologie ; de

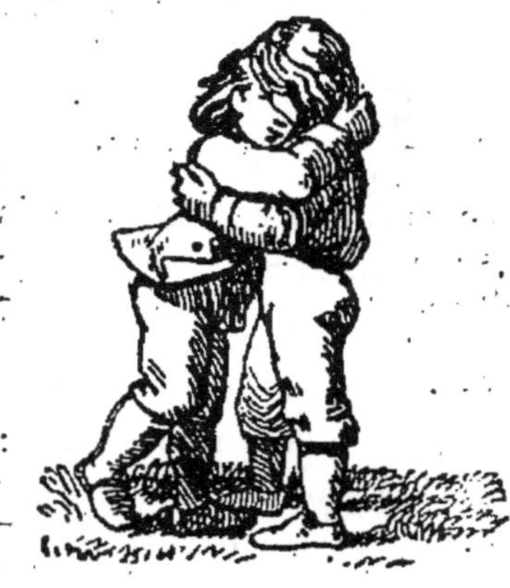

l'arithmétique et du sentiment ; de l'esprit souvent et du bon sens toujours ; des contes de nourrices et des conseils d'hygiène d'une précision scientifique ; des *berceuses* d'une charmante naïveté et des réflexions philosophiques d'une remarquable profondeur.

« Qui ne connaît *La Branche de lilas,* ce petit poëme touchant, qui a fait le tour de la presse française et étrangère ! et *Le Violon rouge !* Et vingt récits du même livre, traduits déjà dans les principales langues de l'Europe ! D'intéressantes gravures d'après les maîtres et les monuments anciens et modernes, des drames émouvants, de gracieux profils de femmes et d'enfants, répondent au vœu du critique qui disait : « Je vou-
« drais voir un pareil livre dans les mains de toutes les mères.
« Les hommes eux-mêmes feront bien de le lire par-dessus
« l'épaule de leurs femmes. »

J. ROTHSCHILD, Éditeur, 13, Rue des Saints-Pères, Paris.

LES SOUFFRANCES
DU PROFESSEUR DELTEIL
Par CHAMPFLEURY

Cinquième Édition ornée de 25 Gravures par CRAFTY

Un volume petit in-4, impression sur papier teinté.
Broché, **5** fr.; en demi-reliure, chagrin, tranches dorées, **7** fr.

Le tableau amusant d'une petite ville de province il y a trente ans, de gaies et vives silhouettes d'enfants, et surtout une bonne humeur qu'on trouve rarement dans les publications d'aujourd'hui, font des *Souffrances du Professeur Delteil* le livre

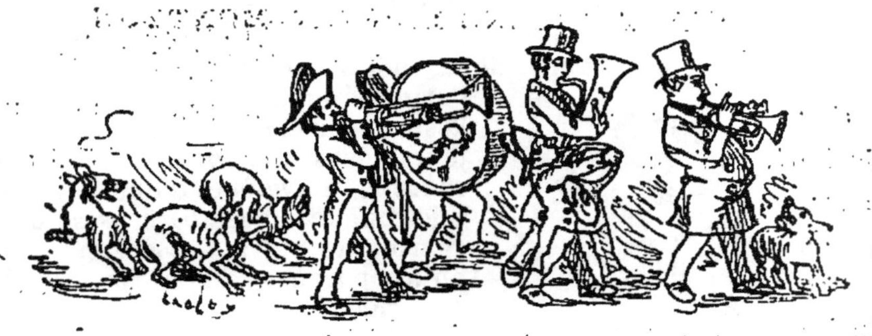

qni a le plus fortement servi à la réputation de M. CHAMPFLEURY, et qui a pour caractère particulier de pouvoir être mis entre les mains de l'homme, de la femme et de l'enfant.

De nombreuses éditions, qui trouvèrent un nombreux public, ont constaté depuis longtemps le succès de ce spirituel ouvrage, dont nous publions aujourd'hui une édition de luxe, ornée de 25 Vignettes (dont plusieurs de page entière), de l'humoriste CRAFTY, qui a traduit de son plus fin crayon les situations franchement comiques des *Souffrances du Professeur Delteil*.

J. ROTHSCHILD, Éditeur, 13, Rue des Saints-Pères, Paris.

CAUSERIES SCIENTIFIQUES

DÉCOUVERTES ET INVENTIONS

Progrès de la Science et de l'Industrie

PAR

HENRI DE PARVILLE

Rédacteur du feuilleton scientifique
du *Journal officiel* et du *Journal des Débats*.

Prix de chaque année, formant un volume in-18 de 360 pages environ avec 60 figures environ. — Prix : **3** Francs **50**

PUBLICATION ILLUSTRÉE

Examinée et admise par le Ministre de l'Instruction publique pour les Bibliothèques scolaires.

AYANT OBTENU LE PRIX MONTYON
A L'ACADÉMIE FRANÇAISE

Cette publication, qui a obtenu, à l'Exposition universelle de 1867, la 1re médaille accordée par le Jury international aux œuvres de vulgarisation, et à l'Exposition de Vienne le diplôme de Mérite est arrivée à sa quinzième année d'existence (en 1870).

Son succès rapide et croissant s'explique par l'intérêt et l'actualité des matières qui y sont traitées.

Les Annuaires scientifiques ne présentent en général qu'un abrégé des mémoires académiques ou que des coupures réunies ensuite par ordre méthodique, sans commentaires ni conclusions. Ici, au contraire, chaque chapitre a son originalité propre; chaque sujet est soumis à la discussion; par sa forme, l'ouvrage est accessible à tout le monde; par le fond, il peut être lu avec profit par les savants eux-mêmes. C'est un résumé lucide, clair et saisissant du mouvement scientifique.

J. ROTHSCHILD, Éditeur, 13, Rue des Saints-Pères, Paris.

Vient de paraître

LA PLUIE ET LE BEAU TEMPS

MÉTÉOROLOGIE USUELLE

HISTOIRE DE LA SCIENCE — DESCRIPTION DES PHÉNOMÈNES
EXPÉRIENCES — INSTRUMENTS — PRÉVISIONS DU TEMPS — CLIMATS
SAISONS — HYGIÈNE

PAR

PAUL LAURENCIN

*Un beau Volume in-18, orné de 110 Gravures et Cartes,
richement cartonné en toile. — Prix : 3 fr. 50*

Tout le monde a besoin de connaître les phénomènes qui influent sur ce que, dans le langage familier, on appelle le *Temps*. L'auteur en a fait un tableau clair et précis, enrichi d'un grand nombre de gravures qui rendent la lecture de cet ouvrage instructive, facile et attrayante.

Nous donnons ci-après le Résumé des principaux chapitres :

L'Atmosphère. — La chaleur at-

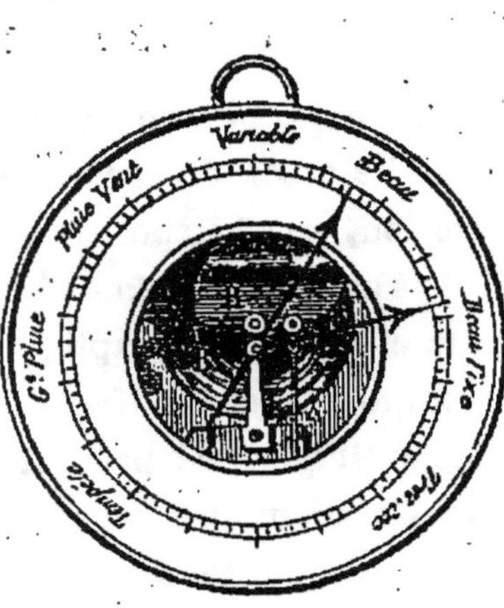

mosphérique. — Les courants atmosphériques. — L'eau dans l'atmosphère. — La Pluie. — Les bienfaits et les méfaits de la pluie. — L'Orage. — Le Cyclone. — L'Arc en ciel. — Le beau Temps. — Les Climats. — Les Saisons. — L'Été. — L'Hiver. — Les prévisions du Temps. — La Lune. Les Observatoires. — Hygiène de la Pluie et du beau Temps. Vêtements Habitations.

J. ROTHSCHILD, Éditeur, 13, Rue des Saints-Pères, Paris.

Adopté par le Ministre de l'Instruction publique pour les Bibliothèques scolaires.

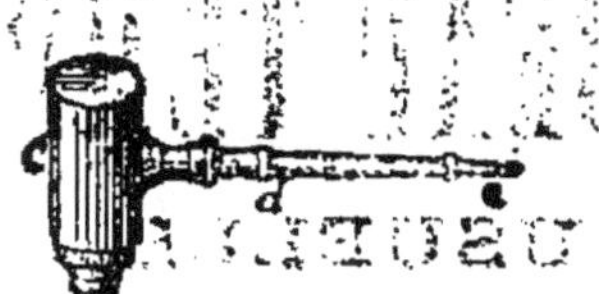

À l'usage des Ingénieurs, Minéralogistes, Géologues, Agriculteurs, Métallurgistes, Chimistes, Pharmaciens, Élèves des Écoles du gouvernement, etc.

LE CHALUMEAU

ANALYSES QUALITATIVES ET QUANTITATIVES

GUIDE PRATIQUE ORNÉ DE NOMBREUSES VIGNETTES

Traduction libre du traité de B. KERL,

Avec additions d'après BERZELIUS, PLATTNER, BUNSEN, MERZ, H. ROSE, suivi d'un Tableau et d'un Appendice spécial pour les Applications minéralogiques,

PAR

ÉDOUARD JANNETTAZ

Docteur ès-sciences, Aide de Minéralogie au Muséum, chargé des Conférences à l'école des Hautes-études.

Un volume in-18, avec Vignettes, relié en toile, 3 Fr. 50.

Vulgariser les Essais au Chalumeau, dont l'ensemble a fini par constituer une véritable méthode d'analyse, tel est le but de ce livre. Les Chimistes, pas plus que les Minéralogistes, ne peuvent ignorer aujourd'hui ces procédés, dont Kerl a présenté les caractères avec grande précision, compréhensibles à tous.

M. JANNETTAZ a développé certains passages d'après Berzélius, Plattner, Bunsen, Rose, et il a augmenté le livre d'un Appendice et d'un Tableau, qui seront de la plus grande utilité aux Applications minéralogiques.

J. ROTHSCHILD, Éditeur, 43, Rue des Saints-Pères, Paris.

LES MINÉRAUX

GUIDE PRATIQUE
POUR LEUR DÉTERMINATION SURE ET RAPIDE
Au moyen de simples recherches chimiques
PAR VOIE SÈCHE ET PAR VOIE HUMIDE
A l'usage des Chimistes, Ingénieurs, Industriels, etc.
Par F. DE KOBELL
TRADUIT SUR LA DIXIÈME ÉDITION ALLEMANDE
Par le comte Ludovic de LA TOUR-DU PIN
DEUXIÈME ÉDITION AUGMENTÉE D'UN AVANT-PROPOS ET D'ADDITIONS
Par F. PISANI
Professeur de Chimie et de Minéralogie

Un volume in-18, relié en toile. — Prix : 2 Fr. 50.

M. Pisani, dans l'avant-propos qu'il a placé en tête de ce petit livre, s'exprime ainsi sur la méthode indiquée par M. de Kobell : Il fallait trouver un genre spécial d'analyse qualitative applicable à la minéralogie, qui permît au chimiste le plus éloigné de ce genre d'études de pouvoir promptement et avec certitude déterminer la plupart des minéraux, C'est là, l'objet que s'est proposé l'auteur de cet ouvrage, et j'ai pu m'assurer par une longue pratique faite depuis plusieurs années dans mon laboratoire par quelques-uns de mes élèves, que cette méthode peut rendre le plus grand service aux chimistes, essayeurs, ingénieurs, industriels, et aux différents amateurs qui se livrent à l'étude des minéraux; La seule condition à remplir, c'est de suivre bien exactement la marche indiquée dans cet ouvrage, de procéder successivement par élimination et de s'aider au besoin des détails qu'on peut trouver dans un traité de minéralogie, jusqu'à ce qu'on ait découvert à quelle espèce appartient la substance à examiner. On se fera une idée de l'importance de cette méthode d'analyse quand on saura qu'il ne faut pas, en moyenne, plus de dix à quinze minutes, et souvent moins, pour reconnaître la plupart des minéraux, quand, dans ce cas, le chimiste, le plus exercé qui emploie l'analyse qualitative ordinaire mettra une ou plusieurs heures pour arriver au même résultat. »

M. de Kobell dit aussi dans son introduction : « Je me suis convaincu des avantages de ma méthode par un cours pratique de vingt années à l'Université. Il est bien entendu que l'on doit s'être familiarisé avec l'emploi du chalumeau et la connaissance de l'effet des dissolvants et des réactifs les plus simples. »

Ces citations sont suffisantes pour recommander le Guide dont il s'agit.

J. ROTHSCHILD, Éditeur, 13, Rue des Saints-Pères, Paris.

Adopté par le Ministre de l'Instruction publique pour les Bibliothèques scolaires.

A l'usage des Ingénieurs, Minéralogistes, Géologues, Agriculteurs, Métallurgistes, Chimistes, Élèves des Écoles du Gouvernement.

LES ROCHES

GUIDE PRATIQUE

Pour leur détermination, avec les connaissances de lithologie nécessaires pour y parvenir

Par Édouard JANNETTAZ

Aide de minéralogie au *Muséum*,
Répétiteur à l'École des Hautes-Études.

Un volume in-18 avec Gravures. Relié en toile. — Prix : **3 Fr. 50**

Cet ouvrage est nécessaire à ceux qui ne veulent connaître l'écorce du globe que pour le parti qu'on peut tirer de ses matériaux. Il ne l'est pas moins à ceux qui veulent étudier l'histoire de la terre, la géologie proprement dite, puisqu'il en analyse les éléments, et qu'il indique pour chacun le signe auquel on peut lui donner son nom et sa place.

Dans ce but l'auteur l'a divisé en trois parties :

Dans la première il donne une description sommaire des principales propriétés physiques ou chimiques des espèces minérales qui concourent à les former.

La seconde partie est consacrée à la description des roches et des variétés que les espèces minérales y présentent lorsqu'elles en deviennent les éléments.

Dans la troisième partie l'auteur donne la clef de la méthode à suivre pour la détermination des roches qu'il divise, suivant la texture, en huit groupes. Chacun de ces huit groupes est divisé en groupes secondaires, lesquels le sont ensuite en groupes tertiaires, puis quaternaires, fondés sur les caractères les plus faciles à constater, tels que la couleur, l'aspect cristallin ou terreux, la fusibilité au chalumeau, la dureté.

Ce petit Guide est terminé par un tableau des roches rangées par leurs analogies : 1° de composition ; 2° de texture.

J. ROTHSCHILD, Éditeur, 13, Rue des Saints-Pères, Paris

GÉOLOGIE TECHNOLOGIQUE

TRAITÉ DES APPLICATIONS DE LA GÉOLOGIE

AUX ARTS ET A L'INDUSTRIE

Agriculture. — Architecture. — Génie civil. — Métallurgie.
Céramique. — Verrerie. — Médecine. — Produits chimiques. — Teinture.
Peinture. — Joaillerie.

TRADUCTION LIBRE DE *L'ECONOMIC GEOLOGY*, DE **DAVID PAGE**
Professeur de Géologie à l'Université de Durham

PAR STANISLAS MEUNIER

DOCTEUR ÈS SCIENCES, AIDE-NATURALISTE DE GÉOLOGIE AU MUSÉUM

Un fort volume in-18, orné d'environ 80 gravures.
Relié toile anglaise. Prix : 3 fr. 50.

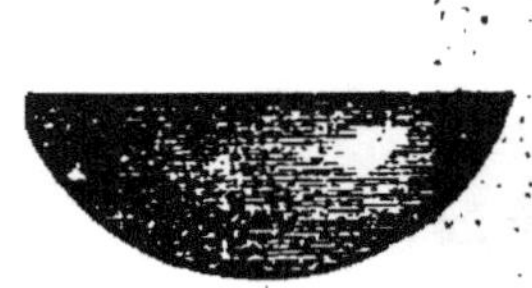 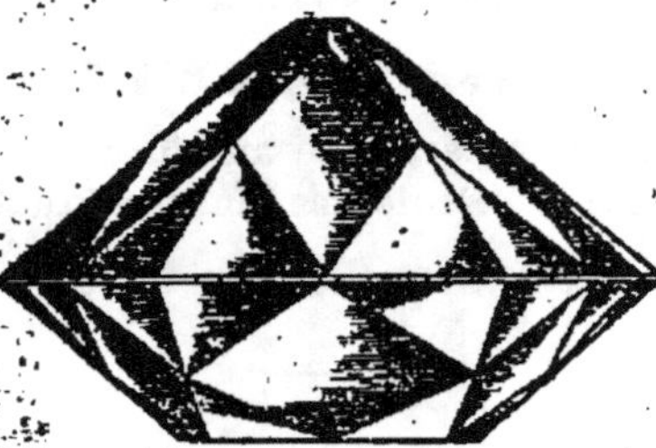 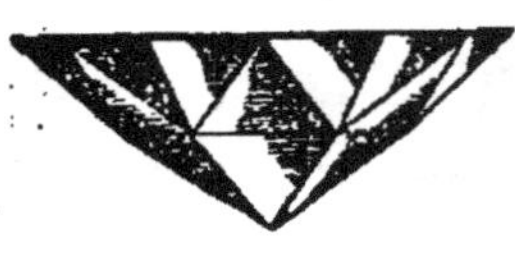

Se trouvant dans un centre à la fois métallurgique et manufacturier, l'auteur était à même d'écrire *de visu* son *Economic Geology*. M. Stanislas Meunier s'est attaché à faire passer ce livre dans notre langue, en remplaçant par des localités françaises offrant les mêmes faits, tous les points étrangers signalés par l'auteur. Le but à atteindre était de faire un tableau des richesses minérales du globe, ordonné d'après les diverses applications de chacune d'elles.

Les principales divisions du livre, illustré d'environ 80 figures, sont : Résumé des notions géologiques élémentaires offrant la description de la croûte rocheuse, puis l'exposé des applications de la Géologie aux points de vue les plus variés :

Agriculture, Estimation des terrains, Architecture, Sculpture, Travaux publics, Construction des routes et chemins de fer, Canalisation, Distribution d'eau, Exploitation des mines et des carrières, Production de la chaleur et de la lumière, Fabrication des objets céramiques et des verreries, y compris les émaux et les couvertes, Choix et préparation des substances propres à broyer, à repasser, à polir et à brunir, Fabrication des poteries et autres matériaux réfractaires, Purification des teintures et des peintures minérales ainsi que des matières propres au foulonnage et au dégraissage, Propriétés des sels natifs, des terres salines, Guément et composition des eaux thermales, Propriétés des médicaments fournis par les roches, Composition des gemmes et des pierres précieuses, Exploitation des métaux natifs et des minéraux métalliques, etc.

J. ROTHSCHILD, Éditeur, 13, Rue des Saints-Pères, Paris

LE TÉLÉGRAPHE

Terrestre — Sous-Marin — Pneumatique

HISTOIRE, PRINCIPES
MÉCANISMES, APPLICATIONS, RÈGLEMENTS, TARIFS

Par PAUL LAURENCIN

Un beau volume in-8, de 500 pages, avec 150 gravures. Relié toile, 3 fr. 50

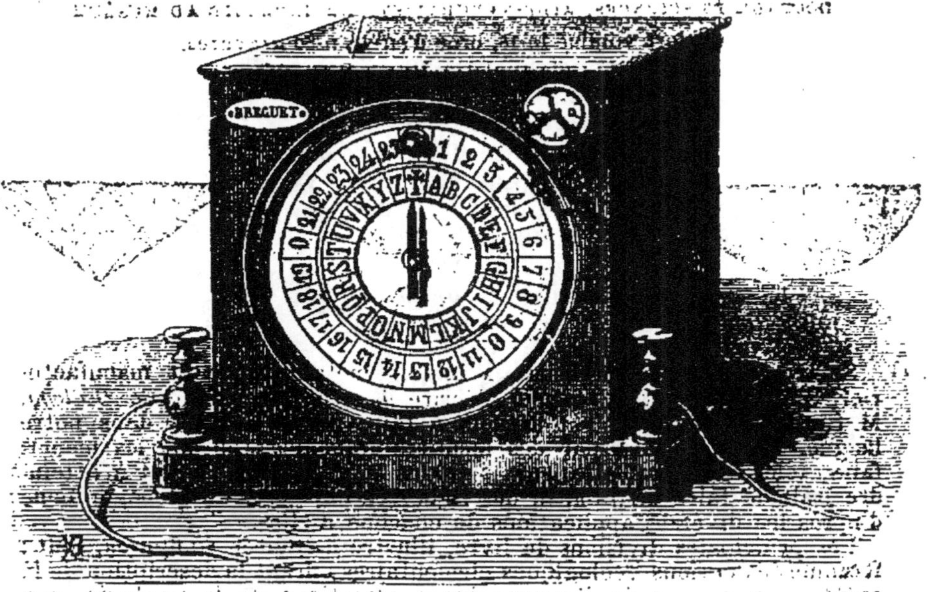

L'ouvrage est divisé en trois parties : HISTOIRE, THÉORIE et PRATIQUE. L'auteur mentionne les procédés des Grecs et des Romains, du moyen âge, et les travaux des frères Chappe. Il raconte successivement les procédés télégraphiques, aujourd'hui en usage : les systèmes pneumatique, sémaphorique et électrique. Pour chacun d'eux il présente les principes, leur application et le perfectionnement des mécanismes; et il termine par l'exposé des Règlements et des Tarifs. Les titres des chapitres sont : Les anciens Télégraphes. — Les Télégraphes aériens. — Les Télégraphes pneumatiques. — L'électricité. — Les premiers Télégraphes électriques. — Les Courants. — Les Piles. — Conducteurs terrestres. — Télégraphes alphabétiques. — Télégraphe de Morse. — Télégraphes imprimeurs. — Télégraphes écrivants. — Appareils auxiliaires. — Télégraphie sous-marine. — Télégraphie militaire. — Le Réseau télégraphique. — Usage du Télégraphe. — Règlements. — Tarifs.

J. ROTHSCHILD, Éditeur, 13, Rue des Saints-Pères, Paris.

LA TERRE VÉGÉTALE

De quoi elle est faite. — Comment elle se forme.
Comment on l'améliore.

GUIDE PRATIQUE DE GÉOLOGIE AGRICOLE

À l'usage des Ingénieurs, Agronomes, Géologues et des Écoles du Gouvernement.

Par Stanislas MEUNIER

Docteur ès-sciences, aide de géologie au Muséum

Un volume in-18 avec vignettes et une Carte agronomique de la France, par M. DELESSE. — Relié toile anglaise. — Prix : **3 fr.**

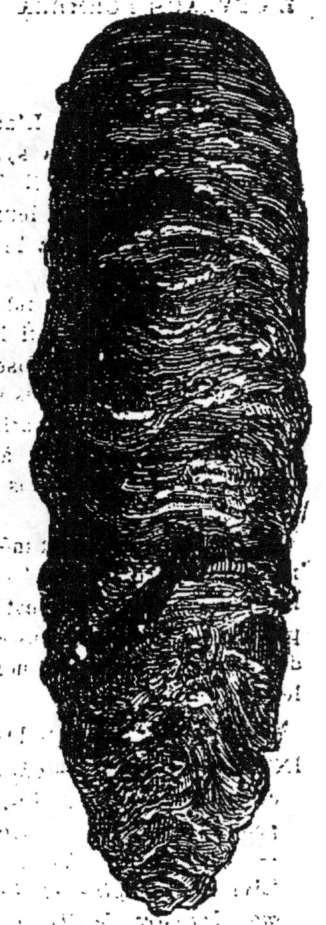

Cet ouvrage est divisé en trois parties, correspondant aux trois termes de son sous-titre. Dans la première, relative à la constitution de la terre végétale, sont exposées les meilleures méthodes d'analyse et résumés, les caractères principaux des divers types de sols. La seconde partie est purement géologique. C'est le mécanisme même en vertu duquel s'édifie tous les jours le support nourricier des végétaux, qui y est étudié en détail. On y montre, à côté de la terre végétale qui se produit sur place, par suite de la décomposition de la roche vierge, les terres dont les éléments arrachés à des sources diverses sont charriés, réunis et mélangés par divers agents de transport. L'un des moins curieux de ces agents n'est certainement pas l'air atmosphérique, qu'on ne s'attendrait pas à compter parmi les causes d'une véritable sédimentation. Enfin, la troisième partie, qu'on peut qualifier d'agronomique, traite des amendements et des engrais minéraux. L'intérêt pratique du volume de M. Stanislas Meunier est rendu plus évident encore par l'addition qu'a bien voulu y faire M. Delesse, d'une belle et instructive carte agricole de la France. L'agronome, l'agriculteur, le géologue et le chimiste lui-même trouveront dans cet ouvrage de précieux renseignements sur l'un des sujets les plus importants au point de vue théorique, comme à celui des applications.

J. ROTHSCHILD, Éditeur, 13, Rue des Saints-Pères, Paris.

L'HOMME

ORIGINES ET DÉVELOPPEMENT DE L'HOMME ET DES SOCIÉTÉS

Par le Dr GUSTAVE LE BON

Illustré de nombreuses Gravures

L'OUVRAGE FORMERA ENVIRON 24 LIVRAISONS A 50 CENTIMES

PROSPECTUS. — L'auteur s'est proposé de refaire aux lumières de la science moderne, la synthèse de l'univers et de l'homme. Prenant les choses à leur origine, il étudie la série des transformations graduelles qui les ont amenées à leur forme actuelle. L'état présent du monde est envisagé comme étant le résultat de son état passé et portant lui-même son avenir en germe.

Après avoir tracé le tableau de la naissance et du développement de l'univers et des êtres qui l'habitent sous l'influence des forces indestructibles qui mènent les choses, l'auteur aborde l'étude de l'évolution graduelle de l'homme et des sociétés. Écrit en prenant uniquement pour guide les méthodes scientifiques modernes, cet ouvrage constitue une application des sciences à l'étude de questions abandonnées jusqu'ici pour la plupart aux philosophes, aux moralistes, aux juristes et aux historiens.

En ne le considérant même qu'au point de vue pratique, aucune étude ne saurait être plus intéressante et plus utile que celle du développement de l'homme. Elle est la seule base sur laquelle on puisse faire reposer deux connaissances essentielles : l'*éducation* et la *politique*, c'est-à-dire l'art difficile de former les hommes et celui plus difficile encore de les gouverner.

Voici le titre des grandes divisions de l'ouvrage :

INTRODUCTION. — *Changements actuels de nos connaissances et de nos croyances.* — Livre Ier. *L'Univers.* — Livre II. *Origine et développement des êtres.* — Livre III. *Développement physique de l'homme.* — Livre IV. *Développement intellectuel et moral de l'homme.* — Livre V. *Origine et développement des Sociétés.* — Livre VI. *Les modificateurs de l'homme.* — Livre VII. *Développement futur de l'homme.*

J. ROTHSCHILD, Éditeur, 13, Rue des Saints-Pères, Paris.

GRAND ATLAS UNIVERSEL

Collection de cartes nouvelles inédites

Construites d'après les récents levés et les ouvrages des voyageurs et des explorateurs les plus éminents, gravées d'après des dessins originaux, par WILLIAM HUGUES avec introduction par E. CORTAMBERT, etc., etc.; et suivi d'une *Table générale de tous les noms se trouvant dans l'Atlas.*
Ouvrage honoré d'une souscription de S. E. M. le Ministre de l'Agriculture, du Commerce, et de M. le Directeur général des Postes.

1 VOL. IN-FOLIO AVEC 51 CARTES GRAVÉES
ET IMPRIMÉES EN CHROMOLITH. 1/2 RELIURE TÊTE DORÉE, **125** FR.
OU DANS UN CARTONNAGE SPÉCIAL EN TOILE PLEINE, **100** FR.

Cet Atlas général embrasse toutes les nouvelles découvertes et tient compte des rectifications de la science et des modifications introduites par la politique. Il contraste à son avantage avec tous les atlas-connus par la clarté et la netteté obtenues dans la figuration générale comme dans les lignes de démarcation, et par le développement donné à l'échelle de certaines parties, naguère trop négligées, et dont l'importance a depuis grandi considérablement.

TABLE GÉNÉRALE DES CARTES

1. *Mappemonde.*	28. *Turquie d'Asie.*
2. *Planisphère terrestre*	29. *Syrie et la Péninsule du Sinaï.*
3. *Europe.*	30. *Arabie, Égypte, Nubie, Abyssinie.*
4. *Grande-Bretagne.*	31. *Perse, Afghanistan, Beloutchistan*
5. — *commerciale et industrielle.*	32. *Inde, partie nord.*
	33. *Inde, partie sud.*
6. *Angleterre, partie nord.*	34. *Birmanie, Siam, Anam et Archipel indien.*
7. — *partie sud.*	
8. *Ecosse, partie nord.*	35. *Chine et Japon.*
9. — *partie sud.*	36. *Russie d'Asie.*
10. *Irlande, partie nord.*	37. *Afrique.*
11. — *partie sud.*	38. — *du nord et du sud.*
12. *France.*	39. *Amérique du Nord.*
13. *Belgique et Hollande.*	40. *Canada, Nouveau Brunswick, Nouvelle Ecosse, Terre-Neuve, partie de l'est.*
14. *Suisse*	
15. *Confédération germ., partie nord.*	
16. — *partie sud.*	41. *Canada, partie de l'ouest.*
17. *Autriche.*	42. *Etats-Unis, partie du nord-est.*
18. *Prusse.*	43. — *partie de l'ouest.*
19. *Danemark avec ses colonies.*	44. — *partie du sud-est.*
20. *Suède et Norwége.*	45. *Mexique et Amérique centrale.*
21. *Russie.*	46. *Inde.*
22. *Turquie.*	47. *Amérique du Sud, partie nord.*
23. *Grèce, Iles Ioniennes et Archip. grec*	48. — *partie sud.*
24. *Italie, partie nord.*	49. *Australie.*
25. — *partie sud.*	50. *Nouvelle-Galle, Terre de Victoria et Australie du Sud.*
26. *Espagne et Portugal.*	
27. *Asie.*	51. *Nouvelle-Zélande et Polynésie.*

Table générale de tous les noms se trouvant sur les 51 cartes, avec indication des degrés de longitude et latitude pour faciliter toute recherche géographique, avantage notable qui ne se trouve dans aucun autre Atlas.

2

J. ROTHSCHILD, Éditeur, 13, Rue des Saints-Pères, Paris

VIENT DE PARAITRE

VENISE

HISTOIRE — ARTS — INDUSTRIE — LA VILLE — LA VIE

PAR CHARLES YRIARTE

Après avoir, dans une vue d'ensemble, montré le rôle qu'a joué la *Reine de l'Adriatique* aux diverses époques de sa puissance, l'auteur raconte les grands épisodes historiques, montré le développement des relations commerciales qui ont fondé sa richesse, les rapides progrès de sa civilisation, la splendeur de ses arts et de son industrie.

Le lecteur parcourt avec lui le palais Ducal, il entre à Saint-Marc, à l'arsenal, dans les églises, dans les palais, dans les musées, dans les bibliothèques et les archives des Frari, il descend le Grand-Canal, étudie les palais, les transformations successives de l'architecture, ressuscite les grands artistes, peintres, sculpteurs, architectes, fondeurs, dont la vie est ignorée. Il consacre un chapitre à la typographie, un autre au verre soufflé, à la mosaïque, à la dentelle et au costume, et reproduit avec une merveilleuse exactitude les planches précieuses, et souvent uniques, des belles œuvres des Alde et des grands imprimeurs vénitiens.

Il a gravé le Colleoni, l'étonnante grille de la Loggetta, les admirables vasques du palais, les marteaux de porte, les chapiteaux, les balcons et les frises, les curieuses compositions de Giacomo Franco, de Paulus Furlanus, sans oublier la Venise d'aujourd'hui, vivante et colorée, la lagune scintillante, Venise la Rouge, avec ses îles, le Lido, le Rialto. Il peint enfin le carnaval qui est mort il y a cent ans, et celui d'aujourd'hui ; il dit les fêtes, les plaisirs, les types, les mœurs et la vie, et présente un tableau complet, le plus considérable assemblage de planches gravées qui aient encore été réunies sur Venise.

Le seul énoncé de ces chapitres, accompagnés tous de gravures à l'appui, donnera au lecteur l'idée du soin apporté à cet ouvrage, et des sérieuses recherches qu'il a fallu faire pour écrire un tel livre :

Histoire. — Archives de Venise. — Commerce. — Navigation et arsenal. — Architecture. — Sculpture. — Peinture. — Littérature et Typographie. — Verrerie. — Mosaïque. — Dentelle. — La ville. — La vie.

Conditions de la Vente. — L'ouvrage est imprimé sur beau papier teinté, format in-folio. Il paraît une livraison (prix 1 franc) par semaine ou une série (prix 5 francs) par mois. L'ouvrage sera complet en 45 livraisons environ, ornées de 550 gravures, dont 50 tirées sur papier très-fort, hors texte.

Quelques exemplaires, tirés sur papier de Hollande, pour lesquels on peut souscrire dès-à présent, mais qui ne seront délivrés qu'après l'entière apparition du livre, sont au prix de **100 Francs**.

J. ROTHSCHILD, Éditeur, 13, Rue des Saints-Pères, Paris.

LA DENTELLE

HISTOIRE — DESCRIPTION — FABRICATION — BIBLIOGRAPHIE

Par JOSEPH SÉGUIN

L'ouvrage forme un fort volume in-folio, impression en caractères elzéviriens sur papier teinté. Il contient 50 Planches phototypographiques *inaltérables*, imprimées par deux procédés à l'encre d'impression ordinaire, et 75 Vignettes d'après les meil-

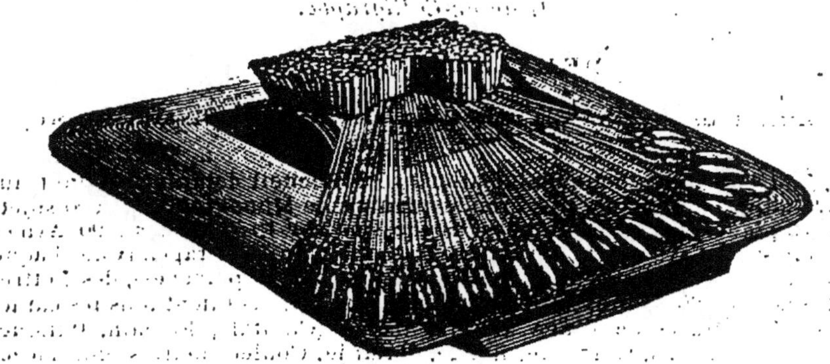

leurs Maîtres des XVIe et XVIIe siècles, donnant le fac-similé des plus belles Dentelles de toutes les époques : Passements aux fuseaux, Points coupés à l'aiguille, Points de Venise, de Gênes, Guipures, Valenciennes, Malines, Points d'Alençon, de Sedan, de Bruxelles, d'Angleterre, Blondes, Chantilly, etc., etc.

Prix de l'Ouvrage complet : 100 Francs.

Quelques Exemplaires ont été imprimés sur papier de Hollande et se vendent 160 Francs.

Une Reliure spéciale, à coins, tranches dorées, avec filets en or, en demi-maroquin du Levant violet, est du Prix de 20 Francs.

« C'est une étude consciencieuse, une monographie complète de la dentelle, écrite par un connaisseur doublé d'un savant. Ce qu'il a fallu d'érudition, de patience et de sagacité pour retrouver tous ces modèles, pour en faire un choix raisonné, pour les classer avec sûreté, rien ne saurait en donner une idée à ceux qui n'ont pas feuilleté ce bel ouvrage et passé en revue cette merveilleuse collection. » (*Revue scientifique.*)

J. ROTHSCHILD, Éditeur, 13, Rue des Saints-Pères, Paris.

ALBUM GRAPHIQUE

**RECUEIL D'ALPHABETS FRANÇAIS, ÉTRANGERS, ORNÉS,
COURONNES, ARMES, SUPPORTS, CHIFFRES ENTRELACÉS ET ORNÉS
MONOGRAMMES, ÉCRITURES ET CARACTÈRES ÉTRANGERS**

160 Planches gravées sur acier

et 4 Chromolithographies sur Papier teinté

Avec un texte explicatif par J. GIRAULT,
Graveur-Calligraphe.

DEUXIÈME ÉDITION

L'ouvrage forme deux volumes in-quarto oblong, dans un élégant cartonnage. 30 Francs.

☞ Cette magnifique Publication, seul Recueil complet existant aujourd'hui, renferme une très-grande quantité de Monogrammes (600 sujets sur 13 planches), de Couronnes (90 dessins sur 10 planches), 90 Armes de puissances avec texte héraldique, la collection des Drapeaux de chaque nation en couleur, des Chiffres (300 dessins sur 13 planches), des Lettres entrelacées (620 dessins sur 23 planches), etc. Elle contient tous les caractères et écritures en usage au XIXᵉ siècle (Capitale, Romain, Italique, Alphabets anciens, Gothique, Ronde, Bâtarde, Coulée, Lettres entrelacées et doubles, Chiffres, Ornementation variée, Caractères grecs, russes, arméniens, allemands, espagnols, hébreux, arabes, etc.)

LE BIJOU. Revue des Modes de la Bijouterie ou Musée pratique pour Joailliers, Bijoutiers, Orfévres, Estampeurs, Graveurs et Peintres. — Publication de Luxe, in-folio, ornée de 24 Planches dessinées par nos meilleurs artistes spéciaux, exécutées en Chromolithographie et avec les contours en noir. — Paraît en 12 Livraisons mensuelles, contenant 2 Planches chacune. — Prix, par an : 45 Francs.

Il nous reste encore quelques Exemplaires de *la Châtelaine*, Année 1873, au Prix de 35 Francs. — Les années 1874 (avec 36 Chromolithographies) et 1875 se vendent ensemble 100 Francs.

OUVRAGES SOUS PRESSE, PARAISSANT EN 1877.

LES PALMIERS. — Choix des espèces les plus remarquables. Histoire, culture, emploi, par Osw. DE KERCHOVE DENTERGHEM. Un volume in-8°. 50 Chromolitographies et nombreuses Vignettes. — 30 Francs.

LES ORCHIDÉES. — Choix des espèces les plus remarquables. Histoire, botanique, culture, par E. DE PUYDT. — Un volume in-8°. 50 Chromolitographies et nombreuses Gravures. — 30 Francs.

J. ROTHSCHILD, Éditeur, 13, Rue des Saints-Pères, Paris.

MISE EN VENTE D'UN NOUVEAU TIRAGE

L'ARTILLERIE FRANÇAISE

COSTUMES — UNIFORMES — MATÉRIEL

DEPUIS LE MOYEN AGE JUSQU'A NOS JOURS

Grande Publication historique ornée de 64 Planches
et avec texte explicatif

Par A. DE MOLTZHEIM
Capitaine en premier au train d'artillerie

Un beau volume grand in-folio dans un élégant Cartonnage.

Prix de l'ouvrage, avec les Planches coloriées, 150 Francs.

L'Édition avec les Planches imprimées en bistre est de 40 Francs.

☞ **Parmi les Souscripteurs nous citons :**

Le Ministère de la Guerre, le Comité d'artillerie; — le Royal United service Institution, le British Museum, le Kensington Museum, à Londres; — le Royal Artillery Institution de Woolwich; — l'Académie royale d'Écosse; — le Militær-Comité, le Musée des Arts, l'archiduc Albert, à Vienne; le Militær-Comité, à Munich; l'École militaire, à Saint-Pétersbourg, etc., etc.

De longues investigations ont permis à l'auteur de former une véritable monographie historique de *l'Artillerie française*. Son but n'a donc pas été de publier uniquement une série de costumes et d'uniformes; il a reproduit, avec une scrupuleuse exactitude, le matériel usité dans les différentes périodes de notre histoire, les divers procédés de manœuvres, d'attelage; en un mot, il a représenté pas à pas le caractère général de l'Artillerie, en la suivant depuis le moyen âge jusqu'à nos jours.

Un texte explicatif accompagne les soixante-quatre planches en couleur et donne des renseignements sur l'origine de l'Artillerie française, les transformations et les perfectionnements successifs qu'elle a subis depuis le XIVe siècle jusqu'à ce jour.

Ce recueil est du plus haut intérêt pour les officiers d'Artillerie, du Génie et des autres armes en France et à l'Étranger. Sa place est marquée d'avance dans toutes les Bibliothèques militaires et de marine, surtout dans celles des Écoles et dans les Arsenaux. Les Musées d'arts, les Artistes et les Académies y trouveront un choix très-authentique de costumes.

Le Livre de l'Artillerie sera également consulté avec profit par les chefs des grandes industries qui se rattachent à l'Artillerie, notamment par ceux des fonderies de canons.

Enfin cet ouvrage convient non-seulement aux Bibliothèques de la France et de l'Étranger, mais à tous ceux qui s'occupent d'histoire militaire; ils y trouveront des renseignements curieux et utiles qu'il leur faudrait rechercher péniblement dans beaucoup d'autres ouvrages, la plupart très-rares, et même dans des documents manuscrits.

J. ROTHSCHILD, Éditeur, 13, Rue des Saints-Pères, Paris.

BEAUX-ARTS — ARCHÉOLOGIE.

LA COLONNE TRAJANE

220 Planches imprimées en couleur. Reproduite en Phototypographie, d'après le surmoulage exécuté à Rome en 1861 et 1862, accompagnées d'un Texte explicatif avec de nombreuses Vignettes représentant des Médailles, Bustes, Bas-Reliefs, etc., par W. FRŒHNER, *Membre de l'Institut archéologique de Rome, Conservateur du Louvre.*

Grande Publication de luxe, 65 centimètres de long sur 50 centimètres de large, tirée à 200 Exemplaires, portant sur le titre le nom de chaque souscripteur.

L'ouvrage complet forme un volume de texte et quatre volumes de gravures. — Prix 600 Francs.

Les planches représentent les bas-reliefs de la Colonne réduits à un cinquième de l'original et le texte forme une étude détaillée de la colonne, avec un nouvel examen de toutes les questions historiques qui s'y rattachent.

NUMISMATIQUE DE LA TERRE-SAINTE

Description des Monnaies autonomes et impériales de la Palestine et de l'Arabie Pétrée, par F. DE SAULCY, *Membre de l'Institut.*

Fort volume in-4°, 425 pages de texte, orné de 25 Planches gravées sur cuivre par L. DARDEL.

Publication de luxe contenant environ 2,000 Monnaies et 1,200 Inscriptions.

Prix de l'ouvrage complet, sur beau papier vélin, 60 Francs; imprimé sur papier de Hollande, 90 Francs.

Cet ouvrage est conçu sur un plan pour ainsi dire nouveau. L'auteur qui, depuis plus de vingt ans, a consacré tout son temps à l'étude des monuments antiques de la Terre-Sainte, a réuni en un seul volume tout ce que l'on connaît jusqu'à ce jour de monnaies autonomes et impériales frappées dans ce pays, l'un des plus illustres de l'univers.

LES MUSÉES DE FRANCE

Recueil de Monuments antiques des Collections publiques et privées, choisis au point de vue de l'Art, de l'Archéologie et de l'Industrie.

Reproduction en Chromolithographie, Gravures sur bois, Phototypographies, accompagnées d'un Texte explicatif par W. FRŒHNER.

Un fort volume in-folio, avec 40 Planches. Prix : 100 Francs.

Glyptique, céramique, orfévrerie, peinture, tous les genres de monuments y sont représentés et accompagnés d'une explication substantielle. Aux savants nous offrons des objets inédits et les artistes y trouveront les plus beaux spécimens de l'art antique.

J. ROTHSCHILD, Éditeur, 13, Rue des Saints-Pères, Paris.

VIENT DE PARAITRE :

ANATOMIE ET PHYSIOLOGIE
DE L'ABEILLE

Par MICHEL GIRDWOYN

Magnifique publication in-folio, contenant 12 Lithographies imprimées sur papier teinté, accompagnées d'un Texte formant un volume in-4°.

Prix, dans un élégant cartonnage, 25 Francs.

Les organes extérieurs et intérieurs de l'abeille qui y sont figurés sont : Insectes parfaits, — Têtes diverses, — Bouché et antennes de l'ouvrière, — Organes de la vue, — Thorax et appendices, — Abdomen, appareil secrétant la cire, — Système et structure des nerfs, — Appareil digestif, — Système respiratoire, — Appareil de la circulation du sang, — Appareil génital, — Appareil de l'aiguillon, — Structure musculaire, — Transformations.

Le savant professeur RICHARD OWEN recommande ce livre pour l'exactitude des figures, et pour l'exposé clair et bref des faits.

Le savant apiculteur, le *Dr Dzierzon*, dit que : « Les tableaux représentant si artistement chacun des organes de l'abeille resteront un monument scientifique et auront le plus grand succès, chez les apiculteurs et chez tous les amis de la nature.

LE COCON DE SOIE

HISTOIRE DE SES TRANSFORMATIONS
DESCRIPTION DES RACES CIVILISÉES ET RUSTIQUES
PRODUCTION ET DISTRIBUTION GÉOGRAPHIQUES, MALADIES DES VERS A SOIE
PHYSIOLOGIE DU COCON ET DU FIL DE SOIE.

Par DUSEIGNEUR-KLÉBER

Deuxième édition, revue et augmentée de huit planches

Publication ayant obtenu une médaille d'or de la Société d'Agriculture le Prix d'honneur de la Société des Agriculteurs, de la Société d'Acclimatation, etc.

Un volume petit in-folio, de 256 pages de Texte, avec 37 Planches en Phototypographie et sur Acier, et un Planisphère séricicole. Prix : 40 Francs.

C'est une Étude exacte du Cocon, le résultat d'une patiente enquête, laissant de côté toutes les théories pour ne retenir que les faits. L'auteur décrit les pays s'occupant de Sériciculture, les phases successives de la Maladie et les moyens de la combattre, l'importation et la Description des Races et les causes de leur perte. Toutes sont représentées avec une netteté, une finesse et une vérité sans reproche, sur 29 Phototypographies imprimées à *l'encre grasse*. Vient ensuite la Statistique générale, avec deux itinéraires pour chercher les semences au Japon, puis une Physiologie du Cocon et l'analyse du fil avec 7 planches.

J. ROTHSCHILD, Éditeur, 13, Rue des Saints-Pères, Paris.

MUSÉE ENTOMOLOGIQUE ILLUSTRÉ

Histoire naturelle iconographique des Insectes

Publiée par une Réunion d'Entomologistes français et étrangers

LES COLÉOPTÈRES

LEUR ORGANISATION, MŒURS, CHASSE, COLLECTIONS
CLASSIFICATIONS

AVEC UNE ICONOGRAPHIE ET HISTOIRE NATURELLE
DES COLÉOPTÈRES D'EUROPE

Un vol. in-4°, de 400 pages imprimées avec caractères elzéviriens sur beau papier vélin, avec 48 Planches en couleur et 335 Vignettes, 30 Fr. En demi-reliure, 35 Fr.

L'immense succès obtenu déjà par le charmant ouvrage *le Monde des Papillons*, nous a surtout engagé à lui donner comme pendant *les Coléoptères*.

Dans une première partie les auteurs racontent, de la manière la plus claire et la plus intéressante, les détails de l'organisation et les merveilles de l'instinct et des mœurs des Scarabées. 335 vignettes illustrent et élucident le texte de cette partie de l'ouvrage qui se termine par des instructions *ex professo* sur la chasse, la préparation et la conservation des insectes coléoptères.

La seconde partie de l'ouvrage, *l'Iconographie et la Classification des Coléoptères d'Europe*, comprend tous les genres de cet ordre.

48 planches coloriées représentant environ 1100 espèces en couleur et accompagnées de descriptions concises mais très claires, suffisent aux besoins des amateurs qui voudront former des collections.

J. ROTHSCHILD, Éditeur, 13, Rue des Saints-Pères, Paris.

LES PAPILLONS

LEUR ORGANISATION, MŒURS, CHASSE, COLLECTIONS

Avec une Iconographie et Histoire naturelle

DES PAPILLONS D'EUROPE

Par A. DEPUISET

Membre des Sociétés entomologiques de Londres, Paris et Bruxelles.

2ᵉ ÉDITION

Un magnifique volume in-4, de 350 pages de texte, imprimé avec caractéres elzéviriens sur beau papier vélin, avec 260 gravures sur bois et 50 planches en chromolithographie, représentant en couleur tous les Papillons d'Europe, leurs Chrysalides, Chenilles et les Plantes servant à leur nourriture. — Prix 30 francs; relié en maroquin, tranches dorées, 35 francs.

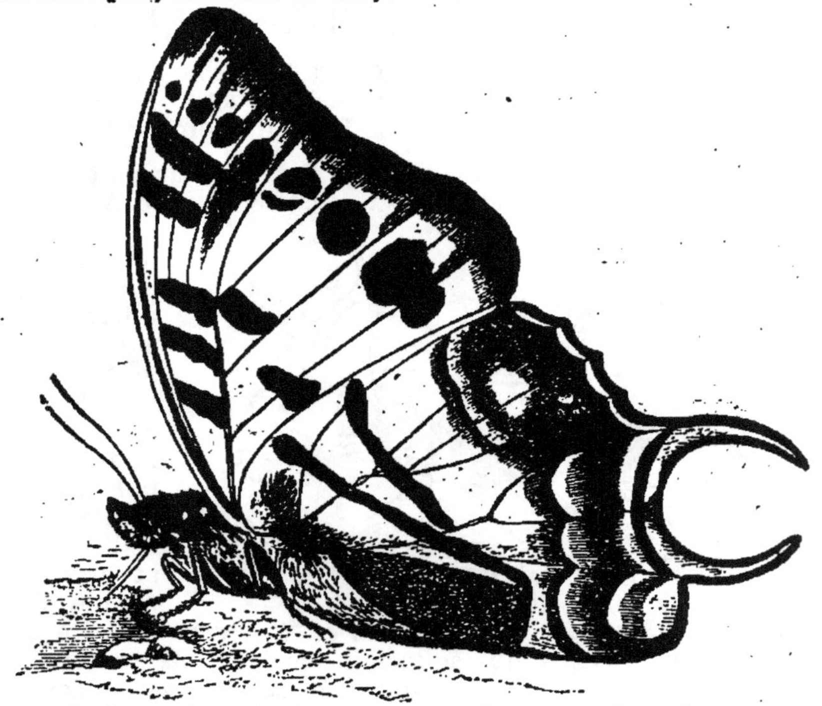

Jamais livre illustré n'a eu autant de succès que le *Monde des Papillons*. Épuisée depuis quelques années, nous venons de rééditer l'iconographie et la description des espèces, en la faisant précéder d'une première partie, traitant de l'organisation, des métamorphoses, des mœurs, de la chasse, et de la classification des Papillons, illustrée de 260 gravures sur bois, représentant surtout les types les plus remarquables de la faune exotique.

Imprimé avec luxe, cet ouvrage reproduit en couleurs l'ordre le plus séduisant du monde des insectes. Il présente un intérêt véritable aux amis de la nature, soit au point de vue de l'observation, de l'art ou de la poésie.

J. ROTHSCHILD, Éditeur, 13, Rue des Saints-Pères, Paris.

LES POISSONS DE MER

SYNONYMIE, DESCRIPTION, MŒURS, FRAI, PÊCHE
ICONOGRAPHIE

Par H. GERVAIS et R. BOULART
Attachés au Muséum

Avec une Introduction par Paul GERVAIS
MEMBRE DE L'INSTITUT

Deux volumes grand in-8 de chacun 300 pages de texte

ornés de 200 Chromotypographies et 75 Vignettes

CHAQUE VOLUME SE VEND SÉPARÉMENT :

Prix : 45 Francs, broché. — Relié. . . . 50 Francs

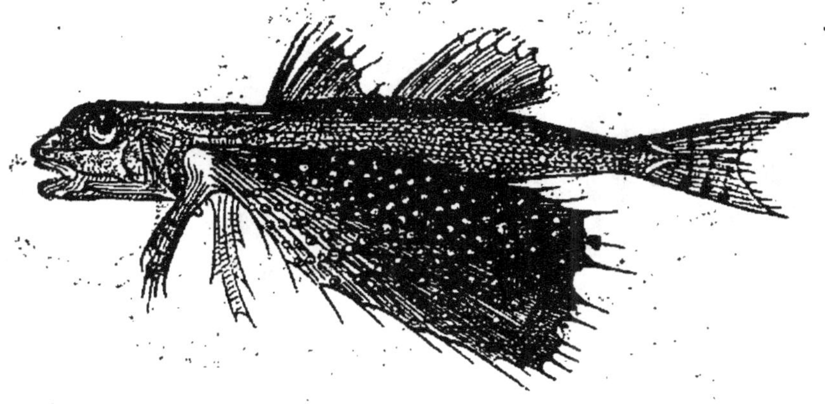

La méthode adoptée pour la classification des Poissons de mer est
simple, claire sans inutile fatras. La physiologie de chaque espèce y est
résumée d'une façon à la fois brève et complète : structure, mœurs,
frai, noms scientifiques et vulgaires, rien n'y est oublié.
Chaque volume contient 100 magnifiques chromotypographies, grâce
auxquelles le lecteur pourra admirer en tout temps et en tous lieux
les plus belles espèces de nos côtes.

J. ROTHSCHILD, Éditeur, 13, Rue des Saints-Pères, Paris.

LES POISSONS D'EAU DOUCE

SYNONYMIE, DESCRIPTION, MŒURS, FRAI
PÊCHE, ICONOGRAPHIE

Des espèces composant plus particulièrement la Faune française

Par H. GERVAIS et R. BOULART
Attachés au Muséum.

Avec une Introduction par Paul GERVAIS
MEMBRE DE L'INSTITUT

Un volume grand in-8 avec 250 pages de texte

60 Chromotypographies et 56 Gravures

Prix **30** francs. — Demi-reliure maroquin, tranches dorées, **35** francs.

L'Ichthyologie est une des branches de l'histoire naturelle, qui a fait le plus de progrès depuis le siècle dernier. Un ouvrage à la fois élémentaire et scientifique donnant les principales espèces de l'Europe, leur synonymie, description, mœurs, iconographie, etc., etc., nous a

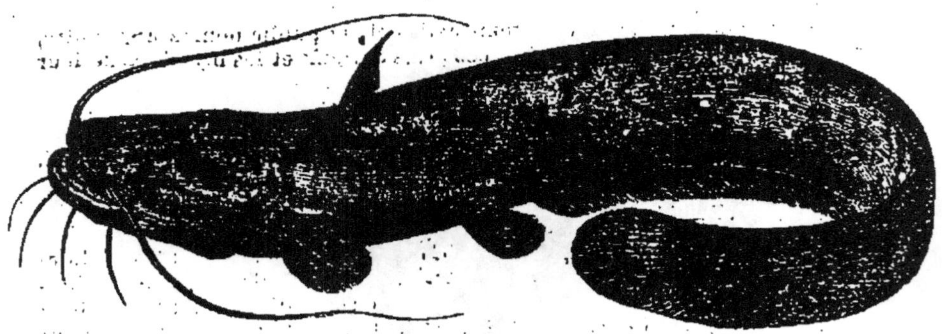

paru utile pour faciliter au public l'étude d'une science si intéressante, non-seulement au point de vue de l'histoire naturelle, mais encore au point de vue économique. Elle est, en effet, une des sources principales de l'alimentation en même temps qu'elle fournit de nombreux produits utilisés dans les arts, dans l'industrie, etc.

Cet ouvrage est divisé en deux parties et formera trois volumes. Le premier contient les POISSONS D'EAU DOUCE. Les tomes II et III, avec 200 chromotypographies, sont consacrés aux ESPÈCES MARINES qui habitent la Méditerranée, l'Océan, la Manche, la Mer du Nord, etc., etc., et qu'on prend le plus fréquemment sur les côtes de l'Europe.

J. ROTHSCHILD, Éditeur, 13, Rue des Saints-Pères, Paris.

VIENT DE PARAITRE :

L'AQUARIUM

d'Eau douce — d'Eau de mer

FORMES — PRÉPARATION — POPULATION — SALUBRITÉ — PLANTES — POISSONS
REPTILES — MOLLUSQUES — CRUSTACÉS — INSECTES — INFUSOIRES

Par JULES PIZZETTA

Un volume in-18, relié, illustré de 220 Gravures. — Prix : 3 fr. 50

Nous ne saurions faire un plus grand éloge de cet ouvrage, qu'en citant quelques lignes extraites d'une lettre de M. A. Geoffroy Saint-Hilaire, directeur du Jardin d'Acclimatation :

« Les conseils pratiques donnés par M. Pizzetta sont excellents et cette charmante publication mérite de devenir le manuel élémentaire de tous les amateurs d'aquaria.

« J'ai éprouvé un vif plaisir à parcourir en esprit, guidé par M. Pizzetta, tous ces *bacs*, ces aquaria grands et petits, où sont groupés, genre par genre, espèce par espèce, les représentants de la faune et de la flore de nos eaux.

« Grâce à des publications comme celles-ci, le public pourra apprendre, en y prenant plaisir, à connaître ces êtres curieux et les mystères de leur existence. »

Contenu succinct de la Publication :

L'AQUARIUM D'EAU DOUCE : Formes. — PRÉPARATIONS : Fond. Rocailles. Eau. — POPULATION : Plantes et animaux. — LUMIÈRE ET CHALEUR : Leurs effets sur l'aquarium. Infusoires. — VÉGÉTATION : Plantes confervoïdes. Nettoyage. La Réserve. Instruments. — LES PLANTES AQUATIQUES. — LES POISSONS : Généralités. Maladies. Nourriture. Cyprinoïdes. Loches. Perches. Brochets. Anguilles. Épinoches. — LES REPTILES : Tritons. Grenouilles. Têtards. — MOLLUSQUES, ANNÉLIDES ET CRUSTACÉS. — INSECTES : Dytiques et Hydrophiles. — Larves de Libellules, de Phryganes, d'Ephémères, Notonectes. — L'ARGYRONÈTES ou ARAIGNÉE D'EAU. — L'IMPRÉVU : Cousins. Hydrachnes. Rotifères.

L'AQUARIUM D'EAU DE MER : En quoi il diffère de l'aquarium d'eau douce. — Eau de mer naturelle et factice. — LUMIÈRE ET CHALEUR : Leur influence sur l'aquarium. — RÉCOLTES DES PLANTES ET DES ANIMAUX : Installation. Entretien. Nourriture. — LES PLANTES. — LES ANIMAUX. — LES MOLLUSQUES. — LES CRUSTACÉS. — LES ANNÉLIDES. — LES RADIAIRES ou RAYONNÉS. — LES ZOOPHYTES, BRYOZOAIRES, INFUSOIRES.

J. ROTHSCHILD, Éditeur, 13, Rue des Saints-Pères, Paris.

LE
MONDE MICROSCOPIQUE DES EAUX
Par JULES GIRARD

UN VOLUME IN-18, ORNÉ DE 70 GRAVURES

Relié en toile, 3 Francs 50.

Ce livre conduit le lecteur à travers le monde si curieux des *Infiniment-Petits*, qui peuplent les eaux douces et salées. Il lui fait parcourir les trois règnes de la nature. Cette révélation des créatures si merveilleuses par leur perfection, leurs mœurs, leur multiplicité infinie, est une esquisse à grands traits des principaux phénomènes et des secrets de la vie aquatique.

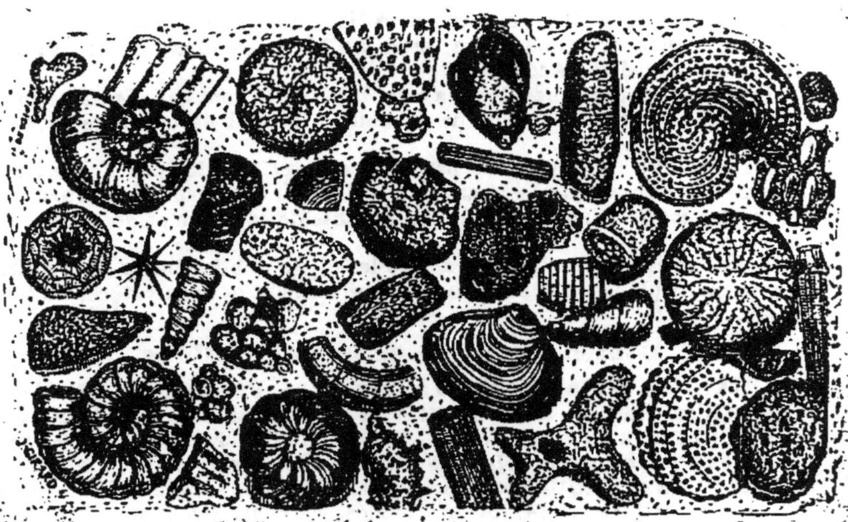

SOMMAIRE : PREMIÈRE PARTIE. — *La Vie animale dans l'eau.* — I. Comment on observe. — II. Coup d'œil sur les animalcules de l'eau. — III. Le développement des infusoires. — IV. L'immensité de la vie élémentaire. — V. L'animalité indéfinie.

DEUXIÈME PARTIE. — *Les Végétaux microscopiques.* — I. Où commence la vie végétale? — II. Études au bord d'un fossé. — III. — Petites causes, grands effets.

TROISIÈME PARTIE. — *La Microgéologie.* — I. Le fond de la mer. — II. Les fossiles microscopiques. — III. La vie minérale vue au microscope.

J. ROTHSCHILD, Éditeur, 13, Rue des Saints-Pères, Paris

INDUSTRIE DES EAUX

CULTURE

DES

PLAGES MARITIMES

PÊCHE — ÉLEVAGE — MULTIPLICATION
Des Crevettes — Homards
Langoustes — Crabes — Huîtres — Moules
Mollusques divers

PAR H. DE LA BLANCHÈRE
Élève de l'École impériale forestière, ancien agent des Eaux et Forêts
Président et Membre de plusieurs Sociétés savantes

AVEC UNE PRÉFACE

PAR M. COSTE
Membre de l'Institut

Un beau volume de 284 pages in-18, illustré de 70 bois d'après nature

PRIX : RELIÉ, 3 FR.

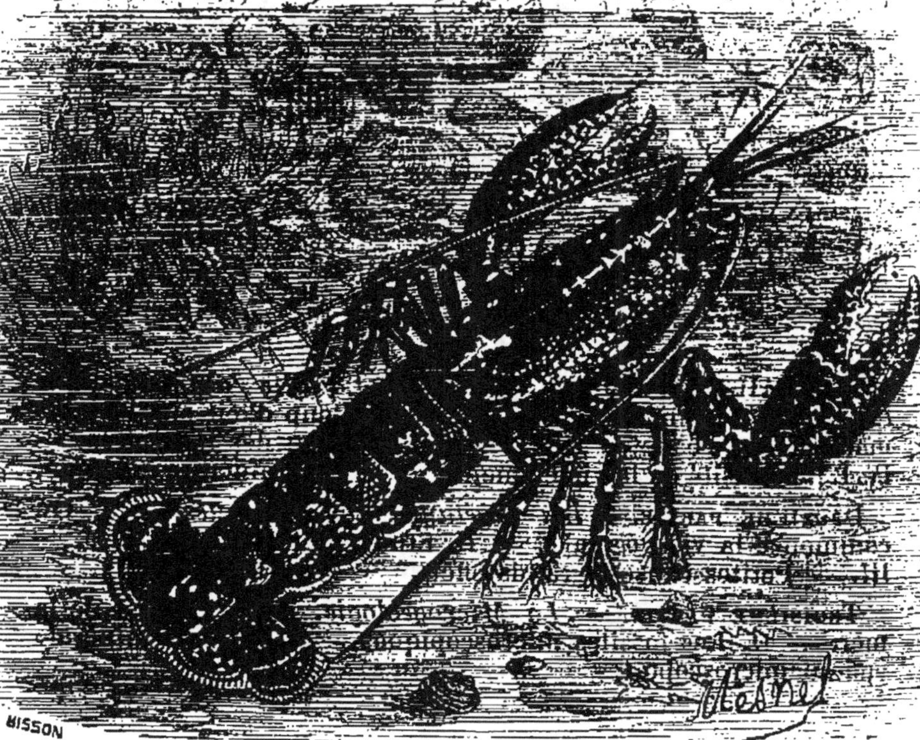

J. ROTHSCHILD, Éditeur, 13, Rue des Saints-Pères, Paris.

LE CHEVAL ET SON CAVALIER

HIPPOLOGIE ET ÉQUITATION

Par le comte J. DE LAGONDIE

Ancien Colonel d'état-major.

École pratique pour la connaissance, l'éducation, la conservation, l'amélioration du cheval de course, de chasse, de guerre ; d'après les récentes publications anglaises sur le turf, avec des tables généalogiques et nombreuses additions au point de vue du cheval français.

Deux forts volumes de 900 pages, ornés de nombreuses vignettes.
Prix : 7 Francs 50.

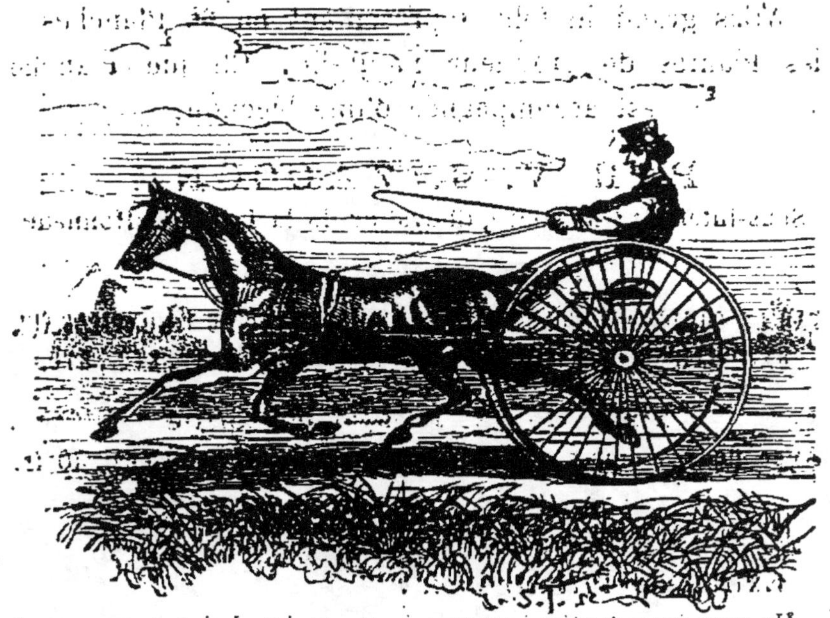

SOMMAIRE DE L'OUVRAGE. — **Courses de Chevaux** — Handicaps, Paris, Cheval de course ; Origine, Vitesse, Pureté du sang, Forme extérieure, Haras, Élevage, Écuries, Sellerie, Ferrure, Entraînement, Poulinière, Dressage, Pistes, Chef, Groom, Jockey, Frais d'élevage.

Courses de haies et Steeple-Chase. — But, Règlement, Poids, Hippodrome, Entraînements.

A la Queue des Chiens. — Hunter, Écurie et Achat, Dressage, Entraînements.

Courses au trot. — Trotteur, Cavalier, Terrain, Entraînements.

Théorie et pratique de l'élève du Cheval de Course. — Unions, Croisement, Choix de Poulinière et d'Étalon, Liste d'Étalons modernes.

Entraînement pour les Pédestrians ; Hippiatrique et Équitation. — Équipement, Équitation des dames, Chevaux d'attelage, Pansage, Nourriture, Tondre, brûler et faire les crins ; Vices d'écuries, Voitures, Harnais.

J. ROTSCHILD, Éditeur, 13, rue des Saints-Pères, Paris.

LES

PLANTES FOURRAGÈRES

ALBUM

DES CULTIVATEURS ET DES GENS DU MONDE

Atlas grand in-folio représentant en 60 Planches
les Plantes de grandeur naturelle. Chaque Planche
est accompagnée d'une légende,

PAR V.-J. ZACCONE

Sous-Intendant militaire, Chevalier de la Légion-d'Honneur

Ouvrage couronné

PAR LE COMICE AGRICOLE DE L'ARRONDISSEMENT DE THIONVILLE AUX
EXPOSITIONS DE BAYONNE, AMSTERDAM, CHAUMONT, ETC., ETC.

Prix de l'Ouvrage cartonné

Avec figures noires, 25 fr. — Avec figures coloriées, 40 fr.

Extrait de *l'Illustration* :

Un sous-intendant militaire, qui est aussi un habile agronome et
un savant botaniste, M V.-J. Zaccone, vient de publier un album
de soixante planches, avec texte, qu'il intitule *Album des cultivateurs et des gens du monde* et qui est destiné à faire exactement
connaître nos principales plantes fourragères, leur physionomie,
leurs qualités, leur culture, etc. C'est une des plus belles, des plus
intéressantes et des plus instructives publications que je connaisse.
Ce livre, cet album, appelez-le comme vous voudrez, m'a séduit
tout l'abord, parce que c'est un beau travail en même temps
qu'une œuvre éminemment utile.

J. ROTHSCHILD, Éditeur, 13, Rue des Saints-Pères, Paris.

DICTIONNAIRE VÉTÉRINAIRE

A L'USAGE DES CULTIVATEURS ET DES GENS DU MONDE

Hygiène — Médecine — Pharmacie — Chirurgie — Multiplication —
Perfectionnement des Animaux domestiques

Par L. FELIZET, Vétérinaire.

Avec une Introduction par J.-A. BARRAL.

Un très-fort volume de 500 pages, format in-18.
Prix, relié, 2 fr. 50.

Cet ouvrage est écrit pour les cultivateurs, les sportsmen, les vétérinaires, etc.; il a été rédigé sous forme de dictionnaire pour rendre plus faciles et plus promptes les recherches que nécessitent trop souvent les maladies et les accidents subits chez les animaux domestiques.

Le fermier, grâce à ce traité pratique, trouvera de suite les premiers soins à donner à ses bestiaux et pourra, dans bien des cas, prévenir des affections que le moindre retard rendrait peut-être mortelles.

Ce dictionnaire-manuel est donc d'un usage pratique à tous moments, et chacun pourra y puiser avec confiance les renseignements nécessaires à l'hygiène des animaux domestiques.

PRAIRIES ET PLANTES FOURRAGÈRES

Par ED. VIANNE

Directeur du Journal d'Agriculture progressive.

Magnifique volume in-8º, imprimé avec luxe et orné de 170 Gravures, dont 30 de page entière. — Prix, 8 fr.;

VIENT DE PARAITRE

Le tome I¹, consacré aux Prairies artificielles.
Un beau vol. in-8º, imprimé avec luxe, orné de 127 Grav.
Prix : 8 Fr.

Il résulte de toutes les enquêtes que la France ne produit même pas suffisamment de Bétail pour sa consommation. Ce fait déplorable et tout à fait anomal est dû à l'état de dépérissement dans lequel se trouvent la plupart des Prairies naturelles et la Culture fourragère en général. Cet ouvrage remplit donc une lacune, et l'auteur en a fait une étude complète, illustrée, qui est non-seulement destinée aux agriculteurs, éleveurs, engraisseurs et aux propriétaires, mais encore aux professeurs, aux instituteurs et à la jeunesse studieuse.

3

J. ROTSCHILD, Éditeur, 13, rue des Saints-Pères, Paris.

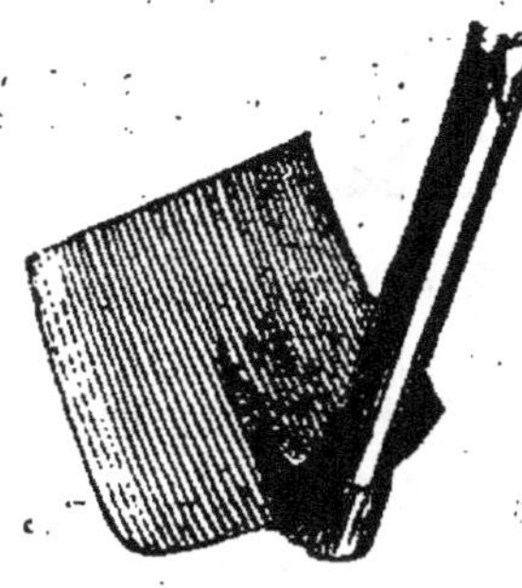

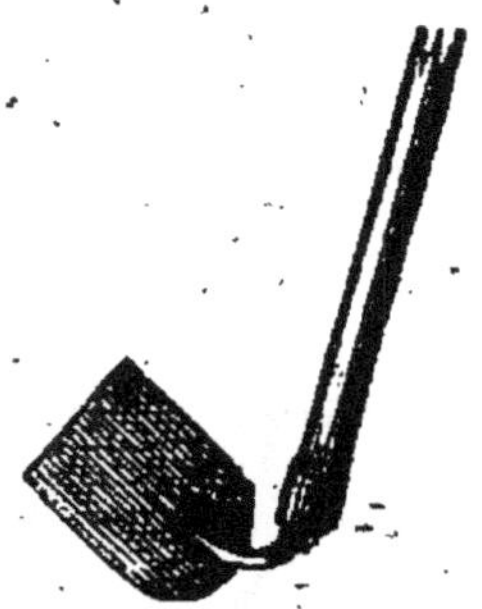

LA
CULTURE
ÉCONOMIQUE

PAR

l'emploi raisonné

DES

INSTRUMENTS, MACHINES, OUTILS, APPAREILS, USTENSILES

USITÉS DANS LA PETITE ET LA GRANDE CULTURE

Leur description, et Étude des ressources qu'ils offrent aux agriculteurs au point de vue de la baisse des prix de revient.
À l'usage des Agriculteurs, Ingénieurs, Mécaniciens, etc,

Par ED. VIANNE
Directeur du *Journal d'Agriculture progressive.*

Un beau vol. in-18 de 350 pages, illustré de 204 Figures. Relié: 2 50

Les discussions soulevées par la crise agricole ont fait reconnaître unanimement, que la fortune de l'agriculture est dans la *production économique,* qui seule permettra l'écoulement à l'étranger de la surabondance de notre production.

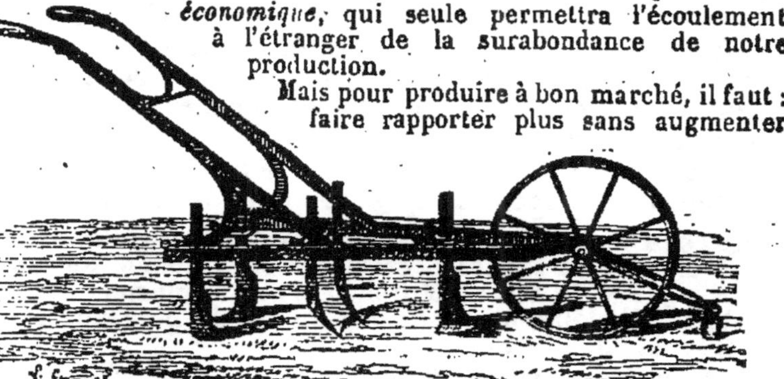

Mais pour produire à bon marché, il faut : faire rapporter plus sans augmenter la dépense, ou diminuer les frais de culture tout en l'améliorant. Le premier moyen, qui consiste à faire des avances à la terre, n'est pas toujours praticable et de plus ne réussit pas toujours, tandis que le second est à la disposition de tous. En effet, il suffit, pour le pratiquer avec fruit, d'améliorer la culture et se diminuer les frais par emploi d'instruments bien appropriés (*ce sont souvent les plus économiques*) en remplaçant des bras qui tendent à devenir de plus en plus rares.

C'est pour venir en aide aux agriculteurs que nous avons publié un ouvrage dans lequel ils trouveront, non-seulement la description des meilleurs outils, machines et instruments de culture, mais encore des indications complètes sur les avantages que leur emploi présente et l'économie qui en résulte.

J. ROTHSCHILD, Éditeur, 13, Rue des Saints-Pères, Paris.

LA VIGNE
DANS LE BORDELAIS

Histoire, Commerce, Culture, Histoire naturelle, etc.

PAR AUG. PETIT-LAFITTE

PROFESSEUR D'AGRICULTURE DU DÉPARTEMENT DE LA GIRONDE

OUVRAGE ILLUSTRÉ DE 75 VIGNETTES SUR BOIS

*Publié sous les Auspices du Ministère de l'Agriculture
et avec l'approbation du Conseil Général de la Gironde
et de la chambre de Commerce de Bordeaux*

Un fort volume in-8°, de 700 pages, imprimé sur très-beau papier

Prix, 12 francs

L'auteur exerce depuis trente ans, dans le département de la Gironde, les honorables et laborieuses fonctions de professeur d'agriculture. Il y a vu et suivi les progrès de la culture de la vigne; autant que qui que ce soit, il a été en position de voir, d'apprécier, d'étudier et de juger la branche capitale de l'exploitation agricole du pays. Ce sont les renseignements et les notes qu'il a ainsi rassemblés qui font la base de cet ouvrage, intéressant non-seulement les vignerons de la Gironde, mais aussi tous ceux qui s'occupent de la vigne en France et à l'étranger, les chimistes, les marchands de vin, etc.

Pour mieux pouvoir apprécier le contenu de cette publication, nous donnons ci-après les titres de quelques chapitres.

HISTOIRE : La vigne chez les peuples de l'antiquité, chez les Gaulois et les Français. La vigne en Aquitaine. Règlements de la vigne et du vin au Moyen âge, principalement dans le Bordelais. Histoire du commerce du vin de Bordeaux et de leur production actuelle.

HISTOIRE NATURELLE : Météorologie et géologie, par rapport à la vigne. Botanique et physiologie végétale, espèces, variétés et synonimie de la vigne.

CULTURE : Etablissement du vignoble. Travaux annuels, réguliers et irréguliers, des vignobles. Circonstances diverses qui peuvent nuire à la vigne durant le cours de sa végétation annuelle : maladies, météores, plantes, animaux, etc... La vigne dans la dernière période de sa végétation annuelle : tableau sommaire et récapitulatif de cette végétation, etc.

J. ROTHSCHILD, Éditeur, 13, Rue des Saints-Pères, Paris.

— VIENT D'ÊTRE TERMINÉ —

Le plus grand et le plus bel Ouvrage sur la Ville de Paris

INTITULÉ

LES PROMENADES DE PARIS

Histoire, Description des Embellissements, Dépenses de Création
et d'Entretien

DES

BOIS DE BOULOGNE ET DE VINCENNES

CHAMPS-ÉLYSÉES

PARCS — SQUARES — BOULEVARDS — PLACES PLANTÉES

Augmenté d'un Arboretum et d'une Étude complète sur l'Art des Jardins

PAR A. ALPHAND

Inspecteur général au Corps des Ponts et Chaussées, Directeur des
Travaux de la Ville de Paris.

Publication de luxe, en 2 volumes in-folio (0ᵐ,65 de hauteur sur 0ᵐ,45 de largeur).

Ouvrage illustré de 80 Gravures sur acier, de 23 Chromolithographies et de 487 Gravures sur bois, dessinées par MM. HOCHEREAU, DAVIOUD, DARDOIZE, *Architectes de la Ville*; ANTOINE, FATH et DELETTRE *Dessinateurs de la Ville.*

Les 487 Vues pittoresques, les Chromolithographies, ainsi que les Plantes ornementales sont dessinées par les artistes suivants :

A. DE BAR, CH. BENOIT, CATENACCI, CICÉRI, CLERGET, DEROY, FAGUET, FICHOT, FREEMAN, J. GAILDRAU, GOBIN, GRANDSIRE, LAMBOTTE, LANCELOT, MORIN, PROVOST, PIZZETTA, WEBER, etc.

J. ROTHSCHILD, Éditeur, 13, Rue des Saints-Pères, Paris.

LES PROMENADES DE PARIS (Suite).

Conditions de la Vente et de la Reliure :

L'ouvrage est complet en deux volumes in-folio : l'un contenant le texte d'environ 500 Pages avec 460 Gravures sur bois ; l'autre, 23 Chromolithographies, 27 Gravures imprimées sur papier de Chine et montées sur beau papier vélin, et 80 Gravures sur acier.

Le prix de l'ouvrage complet est de 500 Francs ; — dans deux élégants cartonnages, dos en peau de crocodile, plats ornés des Armes de la Ville de Paris, il est de 530 Francs.

Des exemplaires de luxe tirés sur papier de Hollande, avec 80 Gravures sur acier, imprimées sur papier de Chine, se vendent au prix de 1,000 Francs.

La reliure des deux volumes, le dos en maroquin du Levant, les plats en toile, avec les Armes de la Ville de Paris et une riche dorure, coûte 100 Francs ; une reliure de grand luxe, entièrement exécutée en maroquin du Levant avec biseaux, vaut 250 Francs les deux volumes.

Il est impossible, vu son extrême épaisseur, de relier l'ouvrage en un seul volume ; tous les volumes ont tête dorée, tranches ébarbées, et sont en couleur verte, pour bien faire ressortir les couleurs des Armes de la Ville de Paris.

Prospectus de l'Ouvrage. — Cette publication n'est pas seulement une *Description illustrée* des Promenades de la Ville de Paris et des ouvrages d'architecture qui les décorent, c'est aussi un *Souvenir splendide* pour les nombreux visiteurs de la capitale, et un monument artistique digne de notre temps.

L'exécution de l'ouvrage a exigé une dépense de plus de 700,000 Francs pour frais de Gravure, Papier et Impression, et plus de six années de travail.

L'auteur, en décrivant la partie la plus attrayante de Paris, n'avait pas seulement pour but de faire une œuvre historique, mais il désirait aussi initier les *Propriétaires* et les *Architectes* de parcs et jardins, les *Ingénieurs*, les *Architectes*, les *Horticulteurs* et surtout les *Administrations publiques* des Villes, à tous les procédés, à tous les détails d'exécution avec l'indication des prix, de la transformation mémorable de la Ville de Paris.

L'éditeur n'a reculé devant aucun sacrifice pour en faire à la fois un utile répertoire à l'usage des hommes spéciaux, des Bibliothèques publiques, des Sociétés savantes, des Écoles industrielles, des Musées des arts et métiers, et un ouvrage d'un luxe exceptionnel pour les amateurs de beaux livres.

J. ROTHSCHILD, Éditeur, 13, Rue des Saints-Pères, Paris.

VIENT DE PARAITRE

LA TROISIÈME ÉDITION, ENTIÈREMENT REVUE ET CORRIGÉE

GUIDE PRATIQUE

DU

JARDINIER-PAYSAGISTE

à l'usage des

Propriétaires, Amateurs, Architectes, Ingénieurs, Jardiniers, etc.

Par R. SIEBECK

Architecte de Jardins; Directeur des Jardins publics et des Plantations
de la ville de Vienne (Autriche).

Traduction de l'allemand, revue et précédée d'une Introduction générale

Par CHARLES NAUDIN

Membre de l'Institut.

*Ouvrage honoré d'une médaille d'argent de la Société centrale
d'horticulture de France.*

Conditions de la vente : L'ouvrage est divisé en deux parties.

1re partie. — THÉORIE : L'Art du Jardinier-paysagiste, principes de
la création des parcs et des jardins-paysagers, développés sur un grand
plan colorié et expliqués par un texte descriptif. — Prix du plan et du
volume de texte, ensemble, 25 fr.

2e partie. — PRATIQUE : Création de vingt-cinq parcs et jardins-paysagers de caractères variés, représentés par 24 plans coloriés et expliqués
par un texte descriptif. — Prix des 24 planches coloriées et du texte,
ensemble, 25 fr.

Prix des deux Parties ensemble: 40 fr.

☞ Pour bien faire apprécier l'usage qu'on peut tirer de ce *Traité
pratique*, nous reproduisons des extraits des nombreux articles publiés
sur l'ouvrage du savant architecte-paysagiste :

« Toutes les combinaisons, tous les arrangements, toutes les aimables
supercheries qui constituent le parc pittoresque, le jardin anglais, aussi
bien sur 10 hectares de terrain que dans l'espace restreint de quelques
mètres carrés, se retrouvent dans les 24 planches coloriées du *Guide pratique.* Toutes les difficultés ont été prévues, toutes ont été résolues.

« VICTOR BORIE. »

A un autre point de vue qui augmente considérablement la valeur de
ce livre, M. Vianne écrit dans le *Journal d'agriculture progressive:*

« Le texte qui accompagne chacun des plans a un mérite particulier:
non-seulement il explique la figure, mais il indique jusqu'au nom des
plantes, des arbustes et des arbres qu'il convient d'employer dans tel ou
tel point du parc ou du jardin, dans tel ou tel terrain exposé à l'humidité
ou au soleil. Il décrit les lieux où doivent s'élever les arbres d'agrément,
les massifs de verdure, les végétaux de couleur sombre ou tendre, les
légumes dont la tige a telle forme ou telles proportions, enfin les arbres
qui produisent de bons fruits tout en récréant l'œil au moment de leur
floraison. C'est donc dans l'application que les conseils d'un tel guide sont
d'un *grand prix.* »

J. ROTHSCHILD, Éditeur, 13, Rue des Saints-Pères, Paris

DEUXIÈME ÉDITION

L'ART DES JARDINS

HISTOIRE, THÉORIE, PRATIQUE

DE LA COMPOSITION DES JARDINS ET DES PARCS

PAR LE BARON ERNOUF

Publication ornée de 150 vignettes représentant des plans de Jardins anciens et modernes, petits Jardins, Parcs modernes, Jardins de ville, Kiosques, Maisons d'habitation, Ponts, Tracés, Détails pittoresques, Accidents de terrain, Arbres, Effets d'arbres, Plantes ornementales, etc. ;

Augmentée des plus jolis Squares de la ville de Paris avec leur disposition des plantes, et des plans des Parcs et Jardins les plus réussis de MM. Alphand, le comte Choulot, Barillier-Deschamps, Lambert, Duvillers, Siebeck, Mayer, Kemp, Neumann, Hirschfeld, etc., etc., pouvant tous servir d'excellents modèles.

Ouvrage essentiellement pratique à l'usage de tout Propriétaire de Jardin (du plus petit au plus grand Parc), des Ingénieurs, Horticulteurs, Régisseurs, Architectes, etc., etc.

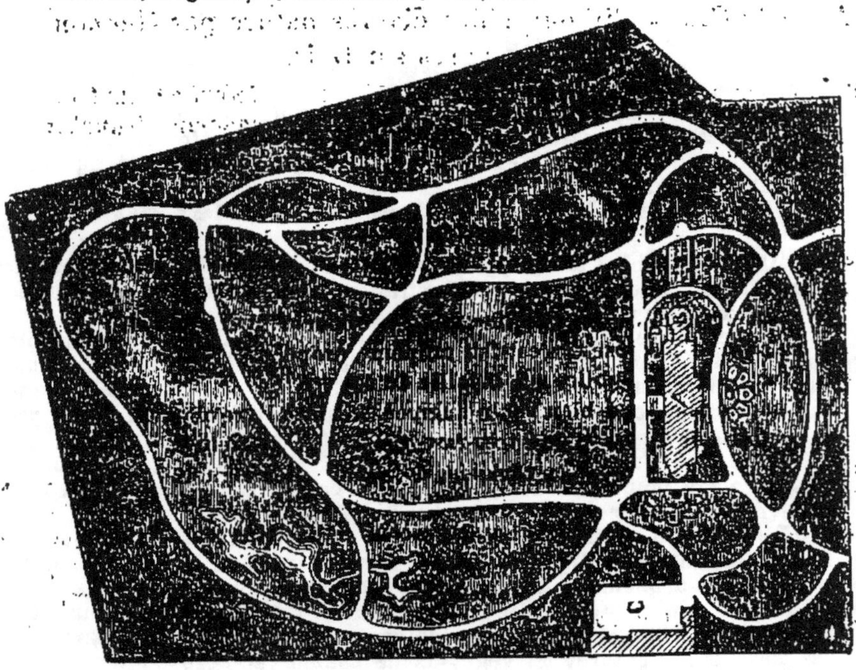

2 vol. in-18 reliés, ornés de 150 gravures sur bois

DONT BEAUCOUP DE PAGE ENTIÈRE

PRIX DES DEUX VOLUMES ENSEMBLE : 5 FR.

J. ROTHSCHILD, Éditeur, 13, Rue des Saints-Pères, Paris.

VIENT DE PARAITRE :

LES ROSES

CHOIX DES VARIÉTÉS LES PLUS REMARQUABLES

Histoire — Culture — Multiplication — Greffe — Taille — Description

PAR

H. JAMAIN | **E. FORNEY**
HORTICULTEUR-ROSIÉRISTE | PROFESSEUR D'ARBORICULTURE

PRÉFACE

Par CH. NAUDIN

MEMBRE DE L'INSTITUT.

Avec 60 Chromolithographies d'après nature par GROBON
et 60 Gravures sur Bois.

*Magnifique volume grand in-8o jésus, 275 Pages, imprimé sur très
beau papier. Prix : 30 fr.; — en demi-reliure chagrin, tranches
dorées, 35 fr.*

L'accroissement prodigieux des variétés de Roses cultivées dans nos
jardins rendait une publication, mise au niveau des besoins actuels, de
plus en plus nécessaire.

Elle est l'œuvre de deux éminents horticulteurs : M. H. Jamain, qui,
pour sa culture des roses, s'est fait un nom européen, et M. Forney, si
connu par ses cours publics sur la taille du rosier.

M. Charles Naudin a bien voulu augmenter notre livre d'une préface,
et un peintre de fleurs d'une très-rare habileté, M. Grobon, a dessiné
d'après nature les plus jolies variétés; de nombreuses vignettes facilitent
l'intelligence de la partie didactique du travail. L'amateur d'horticulture,
le praticien, y trouveront d'utiles et précieux renseignements, ainsi que
l'artiste; les dames, toujours amies passionnées de la reine des fleurs,
feuilletteront ce livre avec plaisir, et le bibliophile lui accordera une bonne
place dans sa bibliothèque.

J. ROTHSCHILD, Éditeur, 13, Rue des Saints-Pères, Paris

VIENT DE PARAITRE LA TROISIÈME ÉDITION
REVUE ET AUGMENTÉE

LES PLANTES A FEUILLAGE COLORÉ

RECUEIL DES ESPECES LES PLUS REMARQUABLES
servant à la décoration des
JARDINS — PARCS — SERRES — APPARTEMENTS
Par une Société d'Horticulteurs français, anglais et belges
Avec introduction par Charles NAUDIN (Membre de l'Institut)

Deux splendides volumes grand in-8° illustrés de 120 Chromotypographies.
et 121 Gravures sur Bois. — Prix : 60 Francs. — Relié, 70 Francs.

Chaque Volume, formant un Recueil complet,
se vend séparément **30** Francs ; relié, **35** Francs.

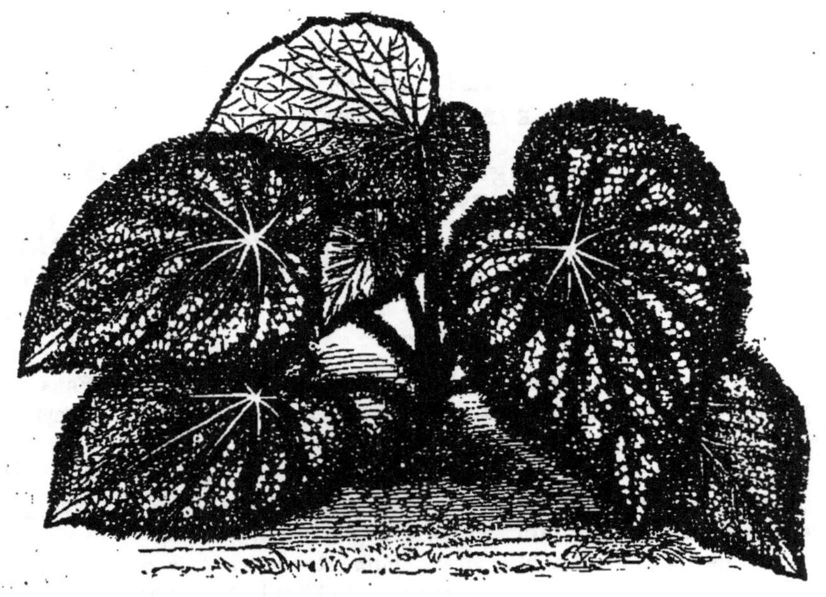

Faire aimer les plantes à feuillage coloré, tel est le but que s'était proposé l'Éditeur. Il a voulu faire un livre utile et pratique et il s'est fait aider des horticulteurs les plus distingués de la France, de la Belgique et de l'Angleterre, dont quelques-uns ont eux-mêmes découvert ces plantes. C'était la meilleure manière de posséder, sur leur histoire, leur culture, les notions les plus exactes, et d'en faire participer le public.

Les planches coloriées et les gravures donnent de chaque plante l'image la plus exacte ; elles complètent la description et lui donnent leur vie. Grâce à elles, l'amateur qui ne peut posséder une terre jouit déjà d'une nature dont, sans leur secours, il n'aurait qu'une idée imparfaite, et que la description la plus détaillée ne pourrait reproduire avec fidélité à son imagination. *(Journal d'Agriculture.)*

J. ROTHSCHILD, Éditeur, 13, Rue des Saints-Pères, Paris.

LES FOUGÈRES ET LES SÉLAGINELLES

CHOIX DES ESPÈCES LES PLUS REMARQUABLES
POUR LA DÉCORATION DES SERRES, PARCS ET SALONS, JARDINS
Précédé de leur Histoire botanique, pittoresque et horticole

PAR

A. RIVIÈRE
Jardinier en chef du Luxembourg.

E. ANDRÉ
Ancien jardinier de la ville

E. ROZE
Vice-Secrétaire de la Société Botanique de France.

Superbe ouvrage, complet en deux forts volumes grand in-8°, avec 600 pages de texte.

Orné de 156 Chromotypographies et de 239 Gravures sur bois, dessinées par RIOCREUX, FAGUET, POTEAU et YAN' DARGENT.
Prix des 2 volumes, 60 fr.; reliés en demi-chagrin, tranches dorées, 70 fr.
Édition pour amateurs, sur papier de Hollande, les 2 volumes, 120 fr.
Chaque volume se vend séparément, broché. Prix : 30 fr.

Nous avons rassemblé les espèces en trois groupes, d'après la température qu'exige leur entretien. M. Rivière s'est chargé de la culture des Fougères. M. André a rendu dans un tableau brillant leur effet ornemental, leur emploi pittoresque dans les parcs et les jardins, et M. Roze a su exposer avec clarté les secrets de leur multiplication, inconnus jusqu'à ce jour aux Botanistes, aux Amateurs, aux Horticulteurs.

Table abrégée des Matières : HISTOIRE ORNEMENTALE ; espèces fossiles, en arbre, tropicales, européennes, etc. ; usage horticole ; MULTIPLICATION ; Germination ; Fécondation ; CULTURE ; Semis, Reproduction, Bourgeons, Rhizomes, Caudex, Culture en serre ; ESPÈCES DE SERRE CHAUDE ; Serre, Chauffage, Drainage, Terre, Ventilation, Suspension, Cloches ; ESPÈCES DE SERRE TEMPÉRÉE ; Choix ; Arrosement, Rempotage, etc. ; ESPÈCES DE PLEIN AIR : Choix ; Fougeraie, Arrosement, Rentrée ; FOUGÈRES D'APPARTEMENT : Soins, Serres, Choix ; GLOSSAIRE ; TABLE DES NOMS CITÉS.

CHOIX DES PLUS BELLES FOUGÈRES, imprimées en 156 Chromotypographies (divisées en Fougères de serre chaude, serre tempérée et de plein air), avec Synonymie, Culture et emploi décoratif ; augmenté de 239 gravures sur bois, représentant les parties intéressantes des Frondes. Histoire botanique et horticole des Sélaginelles avec 15 dessins microscopiques et 4 planches en noir et en couleur.

J. ROTHSCHILD, Éditeur, 13, Rue des Saints-Pères, Paris.

VIENT DE PARAITRE :

LES PLANTES ALPINES

Description—Station—Culture—Emploi—Excursions.

Choix des plus belles espèces en 50 Chromotypographies
et en 78 Vignettes

Par B. VERLOT

Chef de l'Ecole botanique au Muséum.

*Magnifique volume grand in-8°, avec 50 Chromo-
typographies, 78 Vignettes, 325 pages de Texte,
sur très-beau papier.*—Prix, 30 fr., relié, 35 fr.

Un livre illustré sur les *Plantes alpines* manquait complétement aux nombreux touristes dans les Alpes françaises
et suisses. Cette publication énumère les plantes les plus
remarquables qu'on peut y recueillir, et forme un charmant livre de salon, en même temps qu'un agréable souvenir pour tous ceux qui aiment la nature. Elle sera utile
aux artistes, qui y trouveront la représentation fidèle des
plantes les plus dignes d'être copiées.

L'introduction, consacrée à quelques généralités sur la
végétation alpine, est suivie par des herborisations dans
quelques-unes des montagnes les plus pittoresques.

D'utiles notions sur la récolte et le transport des plantes,
les soins dont elles doivent être l'objet, la culture qu'il convient de leur appliquer, et enfin l'emploi qu'on peut en
tirer pour l'ornementation des parcs et jardins, font de cet
ouvrage un guide indispensable à l'amateur des plantes alpines.

Cinquante Chromotypographies représentant les plus
belles espèces, accompagnées de leur description, forment
le complément de cette publication, qui intéressera non
seulement les voyageurs dans les Alpes, mais aussi les botanistes, les horticulteurs et les nombreux amateurs d'horticulture.

Les bibliophiles y trouveront les spécimens les plus
remarquables que la chromotypographie ait produits jusqu'ici.

J. ROTHSCHILD, Éditeur, 13, Rue des Saints-Pères, Paris.

VIENT DE PARAITRE LA QUATRIÈME ÉDITION

LES CHAMPIGNONS

Histoire, description, cultures, usages des espèces comestibles, suspectes, vénéneuses et employées dans les arts, dans l'industrie, l'économie domestique et dans la médecine

PAR F.-S. CORDIER

Docteur en Médecine, Membre de plusieurs Sociétés savantes

UN VOLUME GRAND IN-8º AVEC VIGNETTES ET 60 CHROMOLITHOGRAPHIES
Contenant 300 Sujets

Dessins originaux d'après nature par A.-E. Cordier

Prix broché : 30 Fr.; en demi-reliure chagrin, plats toile, tranches dorées : 35 Francs.

L'étude des champignons est généralement négligée, les livres étant trop scientifiques ou d'un prix trop élevé. Nous avons évité ces écueils, et, pour bien faire apprécier la variété des sujets que l'auteur a traités dans cette publication, nous énumérons les titres des principaux chapitres :

DIVISION DE LA PREMIÈRE PARTIE: De l'organisation; — de l'influence de la saison, du climat, du sol, de l'habitat, de la culture; — des moyens de distinguer la composition chimique; — de la possibilité d'enlever le principe toxique; — l'emploi, la récolte, la culture; — la culture de la truffe; — moyens de conservation; — l'emploi alimentaire; — la préparation culinaire; — l'effet des champignons vénéneux; — des symptômes de l'empoisonnement; — moyens de remédier aux accidents.

CONTENU DE LA DEUXIÈME PARTIE : Description de tous les champignons, avec leurs figures en chromolithographie, — glossaire; — bibliographie; — table des noms vulgaires; — table alphabétique de tous les noms latins, français et vulgaires, cités dans l'ouvrage.

☞ Cette belle publication s'adresse aux botanistes, aux chimistes, aux Bibliothèques publiques, aux industriels, aux médecins et à tous ceux qui trouvent goût à l'étude de la nature.

J. ROTHSCHILD, Éditeur, 13, Rue des Saints-Pères. Paris.

VIENT DE PARAITRE
La 3ᵉ Édition augmentée de nombreuses gravures.

LES
PLANTES MÉDICINALES
ET USUELLES
DE NOS
CHAMPS — JARDINS — FORÊTS

DESCRIPTIONS ET USAGES

des Plantes comestibles — suspectes — vénéneuses — employées dans
la Médecine, dans l'Industrie et dans l'Économie domestique

Par H. RODIN

Secrétaire de la Société d'horticulture et de Botanique de Beauvais,
Membre de la Société botanique de France, lauréat, etc.

Un volume de 500 pages avec 200 Gravures.

Prix, relié : 3 fr. 50.

L'ouvrage que nous offrons au public comble une véritable lacune. Il
s'adresse aux gens du monde, aux jeunes gens, au clergé, aux habitants
des campagnes, aux forestiers, aux étudiants; en même temps qu'il sera
consulté avec fruit par les botanistes, les herboristes, les pharmaciens
et les médecins; à la portée de tous, par la simplicité des expressions,
par la clarté des descriptions, il trouvera sa place au foyer de toutes les
familles.

L'aperçu suivant des principaux chapitres prouvera l'utilité de cet ouvrage:

Étude des simples. — Récolte et conservation. — Propriétés générales des
familles. — Principes extraits des végétaux. — Stations des plantes
médicinales. — Les plantes émollientes, tempérantes, stimulantes. —
Toniques amères. — Toniques astringentes, antihystériques, altérantes, antispasmodiques, purgatives, etc., etc. — Utilité et culture des
plantes médicinales au point de vue forestier. — Les falsifications.

L'ouvrage est accompagné d'une Table alphabétique des noms des
plantes et des familles, noms latins, français et vulgaires; d'une Table
des maladies, remèdes, préparations; d'une Table des produits et usages.

J. ROTHSCHILD, Éditeur, 13, Rue des Saints-Pères, Paris.

L'OLIVIER

HISTOIRE. — BOTANIQUE. — RÉGIONS. — CULTURE. — PRODUITS
USAGES. — COMMERCE. — INDUSTRIE, ETC.

Par A. COUTANCE

Professeur des Sciences naturelles aux Écoles de Médecine de la Marine

Ouvrage grand in-8ᵉ, orné d'environ 115 gravures. Imprimé avec luxe,
sur beau papier teinté. Prix : 15 Fr.

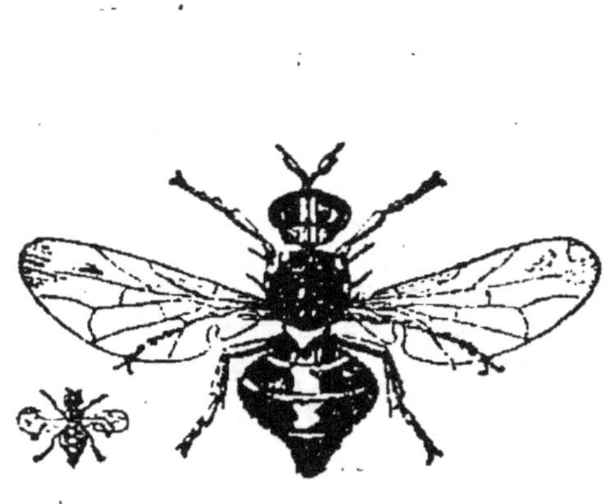

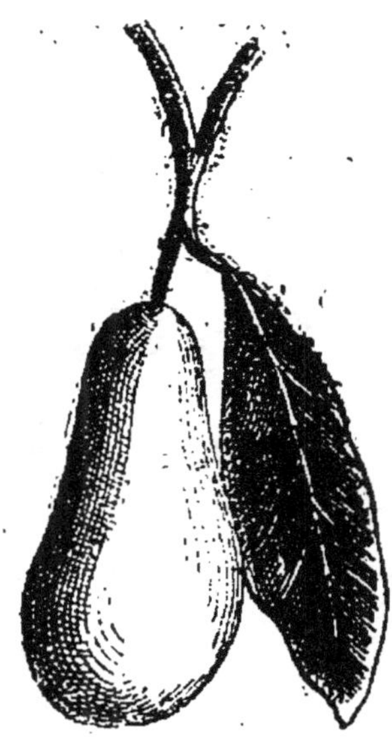

L'Olivier, qui tient une place si élevée parmi les richesses des régions
méridionales de l'Europe, n'a toujours été envisagé dans les brochures
qu'on lui a consacrées, qu'à un point de vue spécial ou local.

Le présent ouvrage a pour but de faire connaître l'arbre célèbre sous
tous ses aspects, à toutes les époques et dans tous les pays où il est cultivé; en un mot, c'est une monographie complète de l'Olivier, de l'olive
et des huiles d'olive, dans toutes les régions du globe, traitant son
histoire, distribution botanique, culture, variétés, commerce, industrie,
produits oléifères, etc.

Imprimé avec luxe et orné de 120 gravures, ce livre s'adresse surtout
aux Botanistes, aux Agriculteurs, aux Comices, aux Chambres de commerce, aux Producteurs et aux Négociants.

L'érudit y trouvera l'histoire littéraire de l'Arbre de Pallas, depuis
Homère jusqu'à nos jours, faite à l'aide des textes sacrés et profanes, et
illustrée de vignettes dessinées d'après les monuments anciens.

J. ROTHSCHILD, Éditeur, 13, Rue des Saints-Pères, Paris.

LES CONIFÈRES

Traité pratique
Des Arbres verts ou résineux, indigènes et exotiques

PAR C DE KIRWAN

SOUS-INSPECTEUR DES FORÊTS

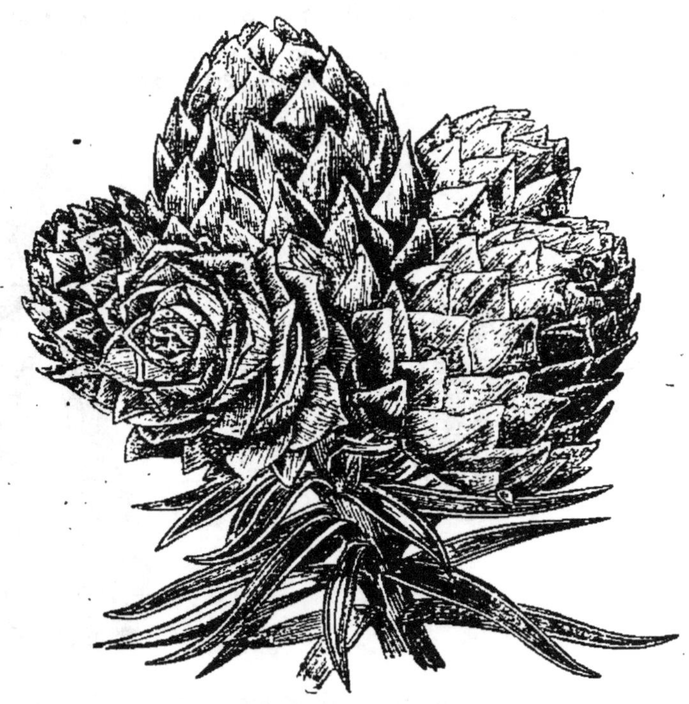

CULTURE UTILITAIRE ET ORNEMENTALE — CLASSI-
FICATION — DESCRIPTION — STATION — USAGES
REPEUPLEMENT DES FORÊTS — EMBELLISSE-
MENT DES JARDINS, PARCS, SQUARES, ETC.

Dédié à M. le Comte de Montalembert

INTRODUCTION PAR M. LE VICOMTE DE COURVAL

2 volumes in-18 reliés, ornés de 106 gravures

Prix des deux volumes ensemble : **5** francs.

J. ROTHSCHILD, Éditeur, 13, Rue des Saints-Pères, Paris.

VIENT DE PARAITRE:

LES RAVAGEURS

DES

VERGERS ET DES VIGNES

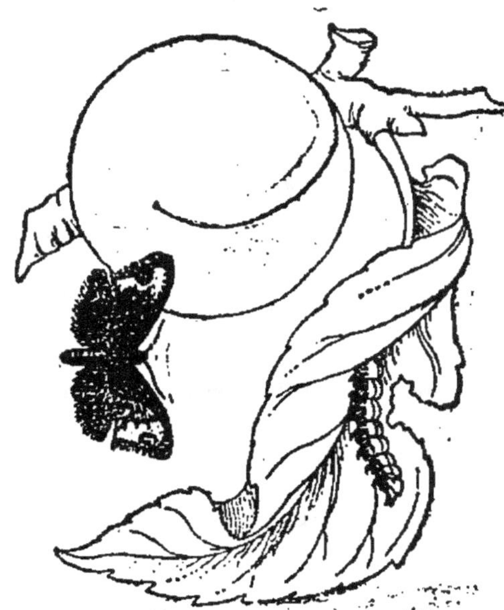

HISTOIRE NATURELLE

MŒURS — DÉGATS

MOYENS DE LES COMBATTRE

AVEC UNE ÉTUDE

SUR LE

PHYLLOXERA

PAR

H. DE LA BLANCHÈRE
Ancien Élève de l'École forestière de Nancy

—

*Un volume in-18 relié, avec 160
Gravures dessinées d'après
Nature. — Prix : 3 fr. 50.*

Sans nous préoccuper de classifications ni de distinctions hors nature, nous avons groupé nos *Ravageurs des Vergers et des Vignes* de la manière la plus élémentaire, en partant *du lieu de leurs dégâts.*

Ainsi donc nous établissons d'abord deux grandes divisions, nécessitées par la différence des accidents et la différence des traitements : *Vergers et Vignes.* Puis, dans chacune de ces divisions, les chapitres sont dans l'ordre suivant : Ravageurs des racines, — des tiges, — des branches, — des bourgeons, — des feuilles, — des fleurs, — des fruits.

En somme, que veut le lecteur?... Reconnaître le mal, *d'abord*; apprendre la cause, *ensuite*; trouver l'indication du remède, lorsqu'on en connaît. Passé cela, tout ce que vous lui direz est inutile, nuisible même, et, — soyons franc — ennuyeux pour lui!

En se promenant dans son Verger, il aperçoit des brindilles qui pendent, sèches et coupées à l'extrémité des branches de ses meilleurs pommiers... — Qu'est-ce cela?

Il s'approche de l'arbre, atteint une des brindilles.

— Tiens!... C'est un bourgeon coupé et flétri!...

Il revient à notre petit livre:

— Ah!... Ah!... c'est l'ouvrage d'enfance de ce beau petit insecte bleu foncé... ah! on le trouve ici!.. Bien; on détruit la larve de telle manière...

Voilà ce que veut le lecteur des *Ravageurs.*

J. ROTHSCHILD, Éditeur, 13, Rue des Saints-Pères, Paris.

LES OISEAUX UTILES

ET

LES OISEAUX NUISIBLES

AUX FORÊTS, AUX CHAMPS, AUX JARDINS, AUX VIGNES, ETC.

Utilité, Ravages, Mœurs et Classement populaire

PAR

H. DE LA BLANCHÈRE

Un beau volume in-18 de 400 Pages avec 150 Gravures
sur Bois. Relié : 3 Fr. 50 cent.

TROISIÈME ÉDITION
revue et augmentée

Aujourd'hui que l'on se préoccupe de la disparition croissante de ces
utiles auxiliaires, et des moyens d'y remédier, ce livre est indispensable
à tous : Hommes de ville ou de campagne, cultivateurs, forestiers, vignerons, jardiniers, etc.

Pour mieux faire apprécier le contenu de ce joli volume, nous citons le
classement populaire que l'auteur a adopté :

Première Partie :

OISEAUX DES BOIS

Chap Ier. — Habitants des grands
massifs.
— II. — Habitants des lisières.
— III. — Éplucheurs de troncs.

Deuxième Partie :

OISEAUX DES CHAMPS

Chap. IV. — Habitants des haies
et des buissons.
— V. — Hôtes des sillons et
des plaines.
— VI. — Chasseurs d'insectes
au vol.

Troisième Partie :

OISEAUX DES JARDINS

Chap. VII. — Mangeurs de fruits.
— VIII. — Voleurs de graines.
— IX. — Chercheurs d'insec-
tes.
— X. — Chasseurs de nuit.

Quatrième Partie :

OISEAUX DES RIVIÈRES

Chap. XI. — Oiseaux de marais.
— XII. — Oiseaux des rivages.
— XIII. — Oiseaux des grandes
eaux.

Cinquième Partie :

OISEAUX DES VIGNES

Chap. XIV. — Mangeurs de raisins.
— XV. — Mangeurs d'insectes.

J. ROTHSCHILD. Éditeur, 13, Rue des Saints-Pères, Paris.

ÉTUDES

SUR

L'AMÉNAGEMENT DES FORÊTS

Par L. TASSY

Conservateur des forêts, ancien professeur à l'Institut agronomique
de Versailles

Deuxième Édition, revue et augmentée de 150 Pages

Un volume grand in-8° — Prix 6 Francs

Cet ouvrage contient d'abord la description claire et complète
des expériences à faire pour déterminer l'âge auquel il convient
d'exploiter les arbres, afin qu'ils fournissent les produits les plus
avantageux, suivant qu'ils appartiennent à l'État, aux communes ou aux particuliers. Cet âge étant connu, il faut savoir
régler la quotité et la marche des coupes annuelles d'une forêt,
de la manière la plus favorable à la végétation, d'une part; et,
d'autre part, à la réalisation d'un revenu constamment progres-
sif. L'auteur expose les méthodes à adopter dans ce double but.
Il traite ensuite des améliorations et des mesures nécessaires
pour assurer l'exécution des prescriptions de l'aménagement.
Enfin, la dernière partie de son ouvrage est consacrée à l'examen
des réformes qu'il serait utile d'apporter aux lois forestières
dans l'intérêt des communes et des particuliers.

L'AMÉNAGEMENT DES FORÊTS

Traité pratique de la conduite des exploitations de Forêts
en taillis et en futaie

Par ALFRED PUTON

Inspecteur des forêts, Professeur à l'École forestière de Nancy

DEUXIÈME ÉDITION, ILLUSTRÉE DE GRAVURES

Un volume in-18 de 230 Pages, relié. — Prix : 2 Fr. 50

Expliquer aux gardes et aux régisseurs de bois *ce que c'est
qu'un Aménagement*, donner aux propriétaires le détail des différents plans d'exploitations en taillis et en futaies, les moyens
de conversion les plus usités et les bases d'une comptabilité
forestière, tel est le but de cet ouvrage qui paraît aujourd'hui
en deuxième édition considérablement augmentée.

J. ROTHSCHILD, Éditeur, 13, Rue des Saints-Pères, Paris.

Mise en vente de la 2me Édition :

L'ART DE PLANTER

TRAITÉ PRATIQUE

SUR L'ART

D'ÉLEVER EN PÉPINIÈRE ET DE PLANTER A DEMEURE

TOUS LES ARBRES FORESTIERS

les Arbres fruitiers et d'agrément

PRÉCÉDÉ D'UNE INTRODUCTION SPÉCIALE POUR LA FRANCE

PAR LE BARON H. E. DE MANTEUFFEL
Grand maître des forêts de Saxe

Traduit sur la troisième édition allemande par I. P. STUMPER
Accessit forestier à Luxembourg

REVU PAR L. GOUËT

Sous-Inspecteur des forêts, Directeur de
l'Établissement d'arboriculture pratique de
Vilmorin aux Barres.

*A l'usage des Ingénieurs, Pépiniéristes,
Horticulteurs, Propriétaires de parcs
et de bois, Agents forestiers, Régisseurs,
Administrateurs de forêts, Gardes forestiers, Gardes particuliers, etc.*

Un vol. in-18 orné de 16 vignettes

Prix : relié, 2 Francs 50

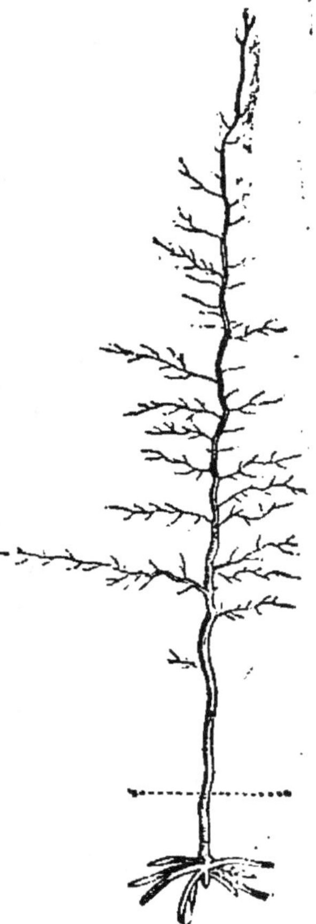

A une époque où la culture des plantes
ligneuses est, en France, l'objet d'une
faveur de plus en plus marquée, nous
croyons rendre un service véritable en
publiant la traduction de la troisième
édition du remarquable ouvrage allemand
du baron de Manteuffel, sur l'art des
plantations.

Qu'il s'agisse de planter par trous ou
par buttes, par buttes surtout, d'étudier
l'élève des plants en général, de créer
des pépinières fixes ou volantes, de préparer le terrain, de choisir la saison la
plus favorable, etc., etc., tout ce qui
tient, en un mot, *à l'art de planter* les
Arbres forestiers, fruitiers et d'agrément
est indiqué dans cet ouvrage en un langage
simple, clair, précis et accessible à tous.

J. ROTHSCHILD, Éditeur, 13, Rue des Saints-Pères, Paris.

GUIDE DU FORESTIER

RÉSUMÉ COMPLET

des Règles de la Culture et de la Surveillance des Forêts

PAR

A. BOUQUET DE LA GRYE

Conservateur des Forêts, ancien élève de l'École forestière, membre de
la Société centrale d'Agriculture de France.

*Publication contenant de nombreuses gravures, une table de
cubage, 30 modèles de procès-verbaux et actes relatifs à la
gestion des bois.*

SIXIÈME ÉDITION.

Prix des deux volumes . . . . 5f —
Chaque volume séparément 2 50

Ce livre, dont le succès a été affirmé par la Vente de plus de **30,000**
exemplaires, est aujourd'hui entre les mains de presque tous les préposés
de l'administration des forêts.

La plupart des grands propriétaires forestiers l'ont adopté pour leurs
gardes, car c'est le seul ouvrage élémentaire dans lequel se trouvent tracés
les principes de la culture et de la police des forêts.

Matières traitées dans cet Ouvrage :

Premier volume. — SYLVICULTURE. — Le globe. — L'atmosphère. —
L'eau. — Le sol. — Nutrition des plantes, germination. — Racines, feuilles,
séve, reproduction. — *Taillis*, aménagements, exploitation, façonnage, vi-
dange, réserves, nettoiements, restauration des taillis ruinés. — *Futaies*,
coupes de régénération. — Eclaircies, jardinage, tire et aire. — Blanc
étoc. — Gemmage. — *Repeuplements*, semis, plantations, pépinières,
boutures, fossés d'assainissement, élagage, viabilité, arpentages, *marte-
lages*, estimations, récolements, dégâts des animaux, les troupeaux, le
gibier, les carnassiers, les oiseaux, les insectes. — Tables de cubage. —
Descriptions et figures des principales essences.

Deuxième volume. — POLICE DES FORÊTS. — Procès-verbaux. —
Saisies. — Visites domiciliaires. — Coupe de bois, incendies, pâturage,
défrichement. — Coupes de réserves, outre-passe, faux chemins. — *Chasse* :
temps prohibé, chasses réservées, droit de suite, braconnage, louveterie.
— Surveillance des travaux. — Délivrance des menus produits. — Ventes
des coupes. — *Gardes forestiers* : traitements, congés, retraites, avance-
ment. — Livrets d'ordre, garantie, peines disciplinaires. — *Gardes particuliers* : nominations, serment, compétence. — *Gardes-vente* : nominations, compétence, attributions. — Ecoles de gardes. — Formules de
procès-verbaux. — Modèles d'actes de vente sous seing privé. — Tableau
des mesures employées dans le commerce des bois.

J. ROTHSCHILD, Éditeur, 13, Rue des Saints-Pères, Paris.

MANUEL DE CUBAGE

ET

D'ESTIMATION DES BOIS

FUTAIES, TAILLIS, ARBRES ABATTUS OU SUR PIED

NOTIONS PRATIQUES

sur le Débit, la Vente et la Fabrication de tous les produits des Forêts

TARIF DE CUBAGE DES BOIS EN GRUME OU ÉQUARRIS

TABLES DE CONVERSION

À l'usage des Propriétaires, Régisseurs, Maîtres de forges, Marchands de bois, Administrateurs de forêts, Gardes particuliers, Gardes forestiers et Gardes-Ventes

par A. GOURSAUD

Ancien élève de l'École impériale forestière.

Un beau volume in-18 de 180 pages. — Prix: relié, 1 fr. 50 c.

Troisième Édition

L'intérêt de cet ouvrage consiste surtout en ce qu'il résume d'une manière complète les études théoriques et pratiques sur le *cubage* et sur l'*estimation* des bois. Il est d'un usage facile, et son petit format, étant relié, permet de le porter toujours sur soi en forêt.

La *Revue des Eaux et Forêts* en a rendu compte dans les termes suivants:

«La première partie du *Manuel de cubage*, de M. Goursaud, comprend la description des instruments employés au mesurage des bois, l'exposition des diverses méthodes de cubage, la comparaison des résultats obtenus; tout cela est très-simplement dit, l'algèbre est employée avec une louable modération, et seulement dans les cas où on ne saurait s'en passer.

«M. Goursaud n'expose aucune nouvelle méthode. Comme un praticien consommé, il sait que le cubage se fait en vue d'estimer les bois afin de les vendre, et il en conclut naturellement qu'il faut que le vendeur emploie les mêmes unités que l'acheteur; aussi ne cherche-t-il pas à apporter dans ses calculs une approximation supérieure à celle qu'exigent les usages commerciaux. Il explique fort nettement les procédés usités, laissant à chacun le soin de choisir, suivant les circonstances, celui qui doit être employé. Cette première partie contient, en outre, des indications fort utiles sur le débit des bois d'œuvre et de chauffage, sur la densité et la caloricité des bois et des charbons.

«La seconde partie du Manuel est consacrée aux estimations. Elle contient, en outre, les tarifs et les explications qui les précèdent. Quatre tarifs distincts donnent le moyen de faire sans calcul le cubage des bois, en grume, au quart, au sixième et au cinquième. Deux tables donnent le volume des pièces équarries et des cônes, et deux tables de conversion servent à passer du volume en grume au volume au quart, au sixième et au cinquième, et des mesures nouvelles aux anciennes, et réciproquement.

«Quand j'aurai ajouté: c'est clair, net et d'un usage commode, j'aurai fait le plus bel éloge que puisse mériter un livre de ce genre.

«A l'aide de ce Manuel, tout homme comprendra aisément la théorie du cubage et sera tout de suite en état de passer à l'application.»

J. ROTHSCHILD, Éditeur, 13, Rue des Saints-Pères, Paris.

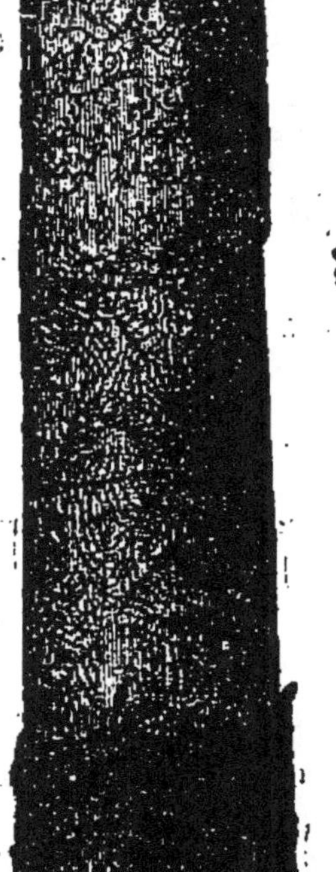

Vient de paraître la cinquième Édition :

LES RAVAGEURS DES FORÊTS

ET

DES ARBRES D'ALIGNEMENT

Histoire naturelle—Mœurs—Dégâts
Moyens de Destruction

PAR

H. DE LA BLANCHÈRE
Ancien élève de l'École forestière

ET

LE Dr EUGÈNE ROBERT

Un vol. in-18, avec 162 Grav., relié 3 fr. 50

Peu de publications ont eu autant de succès que cet ouvrage dont la 5e édition vient de paraître, revue et augmentée d'une centaine de figures. Nous ne pouvons mieux faire que de citer l'opinion de M. P. Joigneaux :

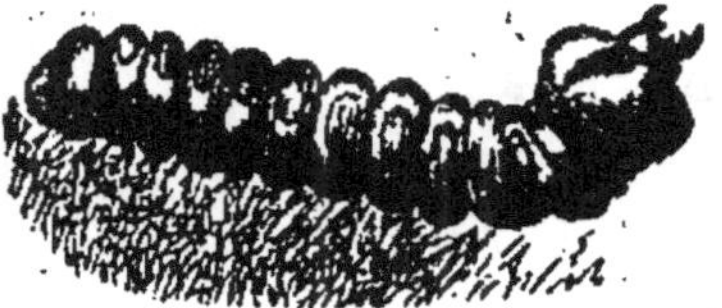

Vulgariser et intéresser en instruisant, telle est la devise du livre. Il renferme tout ce qu'il importe de savoir sur tous les Insectes Ravageurs des Arbres forestiers, des Plantations des Parcs et d'Alignement:

Les Arbres et les parties qu'ils attaquent; le mois d'apparition; l'état de l'Insecte lorsqu'il cause ses dégâts; le moyen de le combattre et de restaurer les arbres.

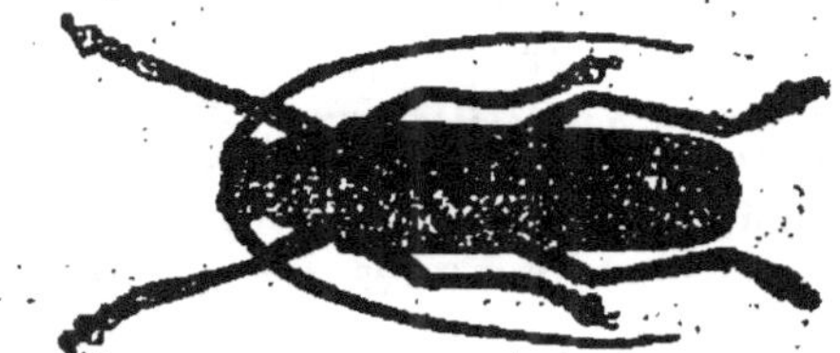

L'exécution matérielle du volume est extrêmement soignée; les nombreuses gravures ajoutent un intérêt spécial par la représentation des principaux acteurs des drames sylvains et de leurs travaux.

J. ROTHSCHILD, Éditeur, 13, Rue des Saints-Pères, Paris.

LES BOIS INDIGÈNES ET ÉTRANGERS

Leur Physiologie, Culture, Production
Qualités, Défauts, Industrie, Commerce, Statistique, etc.
Par M. ALPH.-E. DUPONT
Ingénieur des Constructions navales
ET
M. BOUQUET DE LA GRYE
Conservateur des Forêts.

A L'USAGE
DES FORESTIERS
INGÉNIEURS
CONSTRUCTEURS
DE NAVIRES
ARCHITECTES
MARCHANDS
DE BOIS
ÉBÉNISTES
CARROSSIERS
CHEMINS
DE FER
HAUTS-FOURNEAUX
CHARBONNAGES

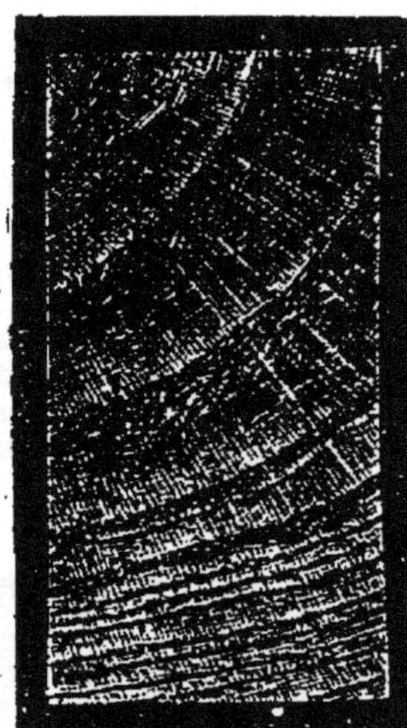

Un beau
volume in-8°
de
600 Pages
orné
de
162 Gravures
représentant
des
échantillons
de bois
machines, outils
Prix : 12 Fr.

Les Auteurs de cet ouvrage ont condensé sous une forme claire et nette les lois de la végétation des arbres, les modes de culture, les procédés d'exploitation des bois, les signes caractéristiques de leurs qualités et de leurs défauts.

Les gravures reproduisent d'après nature les détails d'organisation, les caractères des essences, les outils et les machines.

Nous citons ci-après les principaux titres du Sommaire :

Développement des arbres. — Fonctions de la vie. — Causes qui influent sur la végétation. — Influence des forêts. — Arboriculture. — Sylviculture. — Repeuplements artificiels. — Statistique forestière. — Estimation des arbres sur pied. — Abatage. — Débit des bois. — Écorces. — Charbon de bois. — Transport des bois. — — Qualités physiques. — Qualités chimiques. — Qualités physiologiques. — Vices. — Outils manuels. — Outils mécaniques. — Mise en œuvre des bois. — Nomenclature des échantillons commerciaux. — Différents modes de cubage et de vente. — Importation des bois étrangers. — Statistique.

J. ROTHSCHILD, Éditeur, 13, Rue des Saints-Pères, Paris.

SEPTIÈME ÉDITION

L'ÉLAGAGE DES ARBRES

TRAITÉ PRATIQUE

De l'art de diriger et de conserver les arbres forestiers et d'alignement,
d'activer leur croissance et d'augmenter leur valeur

À L'USAGE

des Propriétaires, Régisseurs, Gardes particuliers, Administrateurs de forêts,
Gardes forestiers, Ingénieurs, Agents voyers et Élagueurs de profession.

Par le Comte A. DES CARS

*Un vol. in-18, avec 72 gravures et Dendroscope, relié : **1 Fr.***

Nous donnons ci-après les titres de quelques chapitres de cet
excellent ouvrage :

Considérations générales sur l'entretien des bois en France.

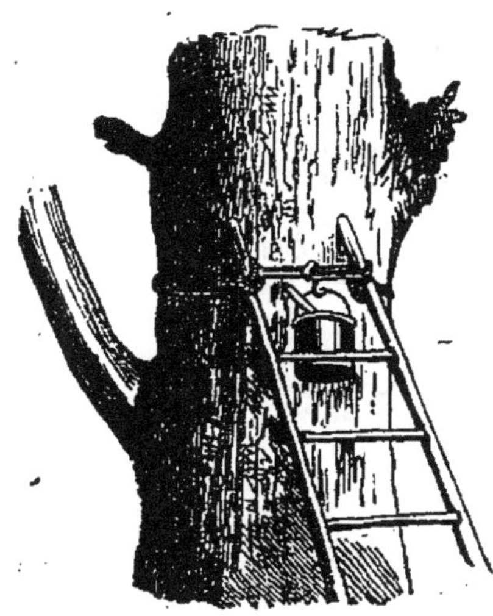

— Déboisement et perte des bois. — Inconvénients des élagages vicieux. — Formation du bois par la séve descendante. — But de l'élagage. — Classement des arbres forestiers. — Études des quatre âges. — Traitement des écorchures, plaies, etc. — Trous dans le corps des arbres. — Vole-t-on le marchand de bois? — Époque de l'élagage. — Prix de revient. — Élagage des taillis et des futaies pleines. — Un mot sur le chêne de marine.
— Étêtage des arbres couronnés. — Des conifères. — Des arbres d'alignement. — Plantations le long des routes et canaux. — Avenues conduisant aux habitations. — Promenades publiques. — Élagage des haies vives. — Conclusions.

Ouvrage ayant obtenu la Médaille d'or d la Société centrale d'Agriculture et la Médaille d'argent à l'Exposition de 1867.

J. ROTHSCHILD, Éditeur, 13, Rue des Saints-Pères, Paris

HISTOIRE NATURELLE — CHASSSE A COURRE

CHASSE A TIR — ENTRETIEN — CONSERVATION — REPRODUCTION

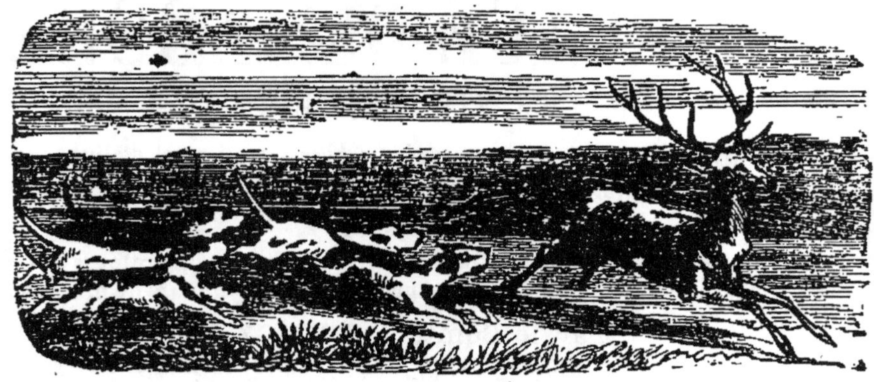

LES ANIMAUX

DES FORÊTS

— MAMMIFÈRES — OISEAUX —

ZOÖLOGIE PRATIQUE AU POINT DE VUE

DE LA CHASSE ET DE LA SYLVICULTURE

A L'USAGE DES CHASSEURS

AGENTS FORESTIERS, PROPRIÉTAIRES, GARDES FORESTIERS, GARDES-CHASSE, ETC.

PAR R. CABARRUS

Sous-Inspecteur des Forêts de la Couronne

Attaché à la Vénerie de l'Empereur, ancien élève de l'École impériale forestière

1 vol. in-18, illustré de 84 vignettes sur bois, impression en caractères elzevirs à la maison Claye.

DEUXIÈME ÉDITION — PRIX, RELIÉ 2 fr. 50

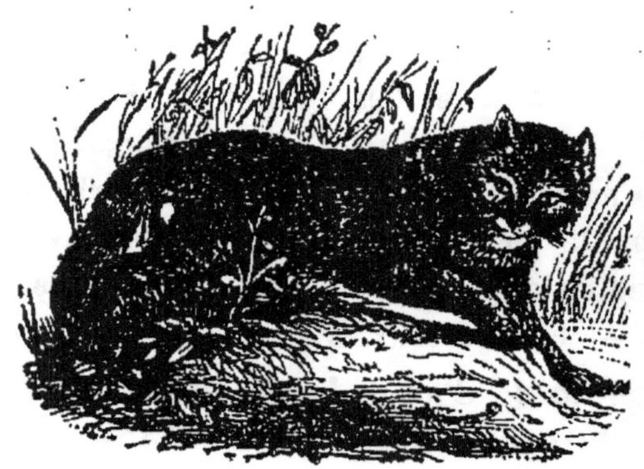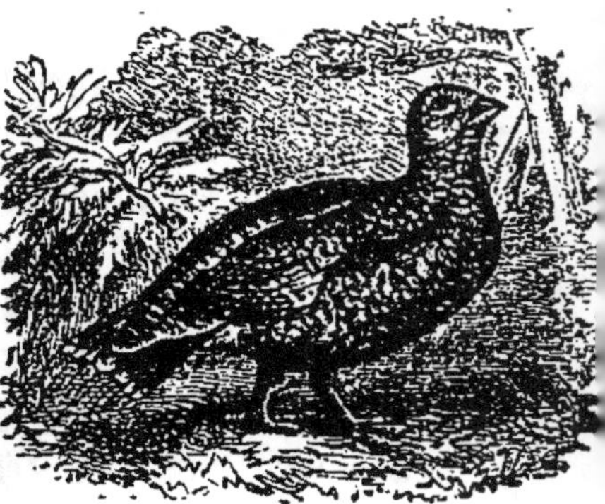

J. ROTHSCHILD, Éditeur, 13, Rue des Saints-Pères, Paris

ZOOLOGIE ET BOTANIQUE FORESTIÈRE ILLUSTRÉE

A L'USAGE DES GENS DU MONDE, DES CHASSEURS,
DES AMATEURS DE BELLES ÉDITIONS,
ET POUR QUICONQUE S'INTÉRESSE AUX MERVEILLES DES FORÊTS

LE MONDE DES BOIS

Plantes et Animaux de nos forêts

PAR FERD. HŒFER

Splendide volume in-8, imprimé sur papier teinté, en caractères elzéviriens, avec 300 vignettes sur bois et 27 magnifiques gravures, de page entière, dessins par Freeman, Raffet, Daubigny, Yan' Dargent, Poteau, Blanchard, Pizetta, Riocreux.

Il y a deux éditions de cet ouvrage :

ÉDITION DE LUXE ENRICHIE DE **27** GRAVURES SUR ACIER : **25** FR.

MÊME OUVRAGE SANS LES GRAVURES SUR ACIER : **15** FR.

Prix de la reliure demi-maroquin, tranche dorée : 5 fr

Le Monde des Bois est un livre qui cache sous une forme littéraire et pleine d'attraits de précieux enseignements pour les forestiers, les chasseurs, les propriétaires de forêts, les amants de la nature et pour quiconque s'intéresse, petit ou grand, aux merveilles sans nombre qui sont dans nos forêts.

Flore et Faune forestières, résultats du développement de la vie de notre temps et, sous nos yeux, comparés à ceux de la vie qui a devancé l'homme sur la terre, tout y est décrit, « depuis le cèdre qui croît sur le mont Liban jusqu'à l'hyssope appendu à la fente des rochers, » depuis le chêne altier jusqu'au brin de mousse, depuis l'urus de l'antiquité jusqu'au chevreuil de nos jours, depuis le sanglier aux défenses redoutables jusqu'à l'imperceptible fourmi.

300 vignettes sur bois et 27 gravures sur acier par nos premiers artistes, une rare perfection d'exécution typographique, font de cet ouvrage un livre d'étude à la campagne aussi élégant à feuilleter sur la table du salon qu'utile dans le cabinet du savant et dans la bibliothèque du forestier et du chasseur.

J. ROTHSCHILD, Éditeur, 13, Rue des Saints-Pères, Paris.

VIENT DE PARAITRE :

LE RÊVE DU CHASSEUR

Gibier des Bois — des Plaines — des Côtes — et des Montagnes
de la France.

TEXTE PAR BÉNÉDICT-HENRY RÉVOIL

Orné de 20 Planches tirées en deux teintes, représentant :

Le Roi de nos forêts ; — Le gros gibier au clair de lune ; — La harde de Chevreuils ; — Les Daims ; — Le Dix-Cors en famille ; — Les Chamois ; — Une compagnie de Sangliers ; — Le repas de la Loutre ; — Maître Renard ; — Le trou des Blaireaux ; — Les Lièvres sur la neige ; — Une couvée de Perdrix ; — Les Faisans au gagnage ; — La croûle des Bécasses ; — Les Bécassines ; — Le Coq des bois ; — Les Cols-Verts ; — Les Combattants ; — Oies et Canards sauvages ; — La Pipée.

Album grand in-folio oblong, dans un élégant cartonnage. Prix . 50 fr.
En demi-reliure, tête dorée ou doré partout, et à coins avec filets
en or. Prix . . . . 70 fr.
Livraison-spécimen. Prix. . . . . 5 fr.

Cette magnifique publication n'est tirée qu'à 100 exemplaires numérotés.

NOUVEAU CARNET DE CHASSE ILLUSTRÉ

augmenté du *Manuel du jeune Chasseur au chien d'arrêt.* — Méthode sûre et prompte pour faire rapporter un chien d'arrêt à terre et à eau. Manière de le conduire. Moyen de devenir bon tireur. Conseils à un jeune chasseur, par M. CHATIN. — Un volume in-18, avec carnet de chasse. Prix, relié, 1 fr.

MISE EN VALEUR DES SOLS PAUVRES

par ALPH. FILLON, *Sous-inspecteur des Forêts.* — Un beau volume in-18
300 pages. — Prix : 3 Francs.

La nomenclature des principaux chapitres est :

Mise en valeur des terrains non accidentés, complétement dénudés. — Terrains situés en plaine et en pente douce. — Terrains situés en montagne. — Des terrains très-humides ou marécageux et de ceux d'une faible épaisseur de terre végétale. — Des terrains tourbeux et de l'assainissement en général. — Terrains boisés, clairiérés et envahis par la bruyère et d'autres plantes parasites. — De l'établissement des pépinières, de leur culture et de leur entretien. — De l'étude des essences résineuses à implanter dans les divers sols pauvres ou médiocres. — Prix de revient des divers modes de semis et de plantations décrits.

J. ROTHSCHILD, Éditeur, 13, Rue des Saints-Pères, Paris,

LES OISEAUX GIBIER

CHASSE — MŒURS — ACCLIMATATION

Par H. DE LA BLANCHÈRE

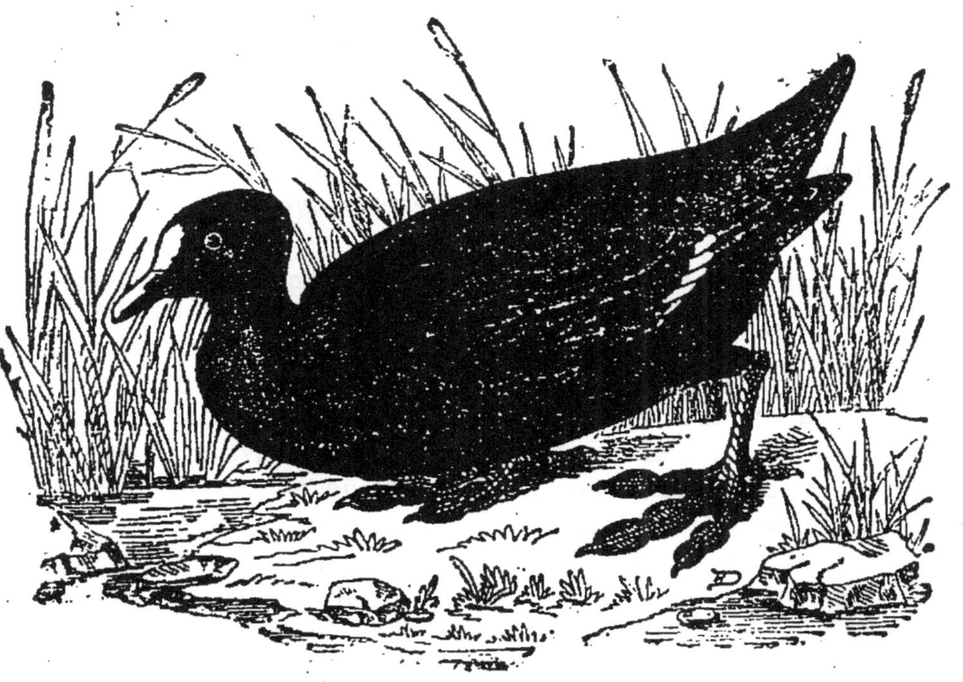

Un volume in-folio avec 45 Chromotypographies, et de nombreuses Vignettes — Chaque description commence par une lettre ornée et finit par un cul-de-lampe, tirés tous deux en bistre; le texte même est imprimé en noir sur caractères elzéviriens.

Prix de l'ouvrage broché, 50 Fr.; en reliure de luxe spéciale, 60 Fr

Cet ouvrage contient en couleur les Portraits et la description des Oiseaux Gibier, les caractères auxquels on est à même de les reconnaître, leurs mœurs, chasse et acclimatation.

C'est sans contredit la plus jolie Publication cynégétique qui ait jamais paru en France.

J. ROTHSCHILD, Éditeur, 13, Rue des Saints-Pères, Paris.

ORNITHOLOGIE
DU CHASSEUR

HISTOIRE NATURELLE — MŒURS — HABITUDES
CHASSE DES OISEAUX DE PLAINE, DE BOIS ET DE MARAIS

PAR

Le Docteur J.-C. CHENU
Médecin principal d'Armée en retraite.

Splendide Publication grand in-8° Jésus
ORNÉE DE 50 CHROMOTYPOGRAPHIES.

Prix : **20 fr.** Demi-reliure chagrin, plats toile et tranches dorées,
25 fr. — Édition de luxe, imprimée sur papier de Hollande;
Prix, **40 fr.**

L'auteur, si connu par ses nombreuses publications sur
l'histoire naturelle, a réuni dans ce bel ouvrage tout ce
qui peut intéresser sur les Oiseaux de chasse qu'on rencontre dans les plaines, les bois et les marais.

Cette publication de luxe s'adresse non-seulement aux
Chasseurs et aux personnes qui étudient l'Histoire naturelle, mais encore aux Amateurs de belles publications.
Les Oiseaux dont l'auteur donne une description très-
détaillée et une image exacte en couleurs, sont :

Faisan commun. — Perdrix, 4 espèces. — Ganga cata.
— Caille. — Tétras, 2 espèces. — Gélinotte. — Lagopède.
— Outardes, 2 espèces. — Pluvier doré. — Vanneau, 2
espèces. — Courlis cendré. — Barge, 2 espèces. — Chevalier, 4 espèces. — Bécasses et Bécassines, 5 espèces. —
Râles d'eau, 2 espèces. — Poule d'eau. — Foulque. —
Oies, 2 espèces. — Canards, 10 espèces. — Sarcelles,
2 espèces. — Macreuses, 2 espèces. — Harles, 2 espèces,
— en tout 50 Chromotypographies. —

J. ROTSCHILD, Éditeur, 13, rue des Saints-Pères, Paris.

LE GUIDE

DU

CHASSEUR

DEVANT LA LOI

Recueil des lois, ordonnances et circulaires ministérielles avec les dispositifs, par ordre alphabétique, de toutes les décisions rendues en matière de chasse depuis le 3 mai 1844 jusqu'à ce jour

Par F. TÉCHENEY

Rédacteur au journal *la Gironde*

1 vol. in-18, relié. Prix, 2 fr. 80 c.

La loi du 3 mai 1844 sur la police de la chasse est sans contredit une des lois usuelles les plus importantes, parce qu'elle renferme le plus de controverses soit en doctrine, soit en jurisprudence; et bien que les commentaires et traités sur cette matière soient nombreux, les derniers venus, profitant des travaux et de l'expérience de leurs prédécesseurs, ont par la date seule de leur apparition une présomption de supériorité. C'est par là que le guide du chasseur devant la loi, de M. F. Técheney, volume très-complet et très-portatif, se recommande d'une manière toute particulière non-seulement aux jurisconsultes, mais encore aux amateurs de la chasse, aux fonctionnaires de tous ordres : préfets, maires, adjoints, gardes-champêtres, gardes-forestiers, gardes particuliers, etc., etc, qui tous peuvent y puiser d'utiles enseignements.

J. ROTHSCHILD, Éditeur, 13, Rue des Saints-Pères, Paris.

LE CHIEN

Description des Races, Croisements, Élevage
Dressage

MALADIES ET LEUR TRAITEMENT

D'APRÈS LES OUVRAGES LES PLUS RÉCENTS DE STONEHENGE, YOUATT
MAYHEW, BOULEY, HAMILTON SMITH, ETC.

Un Volume in-18, relié, avec 100 Gravures : 3 Fr. 50.

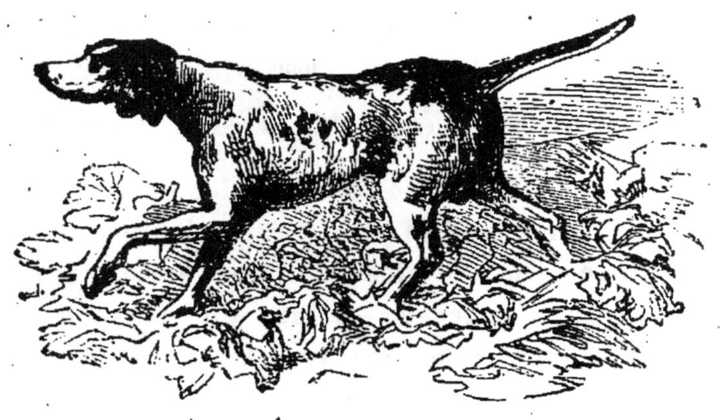

100 magnifiques gravures imprimées hors texte, donnant les portraits très-fidèles des races françaises et étrangères, accompagnent les descriptions. Nous donnons ci-après les principaux sommaires du volume :

Histoire naturelle. — Classification zoologique. — Variétés, Races. — Chiens sauvages et demi-sauvages. — Chiens domestiques chassant à vue (lévriers, màtins, etc.). — Chiens courants. — Chiens d'arrêt. — Chiens de berger et de trait, de garde, de luxe, d'appartement. — Races croisées.

Reproduction, croisement, élevage, dressage. — Chenils.
Maladies et leur traitement. — Anatomie et physiologie.

J. ROTHSCHILD, Éditeur, 13, Rue des Saints-Pères, Paris.

LES TRAVAUX PUBLICS

DE LA FRANCE

ROUTES ET PONTS, CHEMINS DE FER, RIVIÈRES & CANAUX, PORTS DE MER, PHARES & BALISES

OUVRAGE PUBLIÉ

SOUS LES AUSPICES DU MINISTÈRE DES TRAVAUX PUBLICS

Et sous la Direction de M. LÉONCE REYNAUD

Inspecteur général des Ponts et Chaussées.

PAR

MM. FÉLIX LUCAS, ED. COLLIGNON, H. DE LAGRENÉ, E. ALLARD
VOISIN-BEY.

Ingénieurs des Ponts et Chaussées.

Avec 250 Planches en Phototypographie inaltérables imprimées à l'encre grasse, de nombreuses Gravures dans le texte et 5 Cartes en Chromolithographie.

Conditions de la Vente. — L'Ouvrage se composera de cinq parties, formant chacune un volume in-folio. — Chaque volume contiendra 50 Planches en phototypographie, imprimées à l'encre grasse, et il sera publié en 10 livraisons contenant chacune 5 planches et plusieurs feuilles de texte ornées de nombreuses gravures. L'impression est faite sur un caractère elzévirien très-beau ; un papier vélin teinté est fabriqué spécialement pour les planches et pour le texte. — Le prix de la livraison est fixé à 12 francs (frais de port en sus pour la province et l'étranger), payables au fur et à mesure de leur apparition.

La dernière livraison de chaque partie contiendra les titres, table et une carte en chromolithographie, représentant l'ensemble des travaux.

Les cinq volumes seront entièrement terminés en 1877. — Aucune livraison ne se vendra séparément, mais on pourra souscrire à une ou à plusieurs parties de la publication, c'est-à-dire à un ou à plusieurs volumes.

L'ouvrage contiendra une liste de tous les Souscripteurs. Toutes les Planches de l'ouvrage seront revues et revêtues au verso d'une marque spéciale.

Livraison spécimen. — Une livraison spécimen, dans un élégant cartonnage, contenant 5 planches et quelques pages de texte, se vend séparément au prix de 5 Francs; elle est remise gratuitement à tout Souscripteur pour l'ouvrage complet.

3740. — Paris. — Typ. Tolmer et Isidor Joseph, r. du Four-Saint-Germain, 63

J. ROTHSCHILD, Éditeur, 13, Rue des Saints-Pères, Paris.

BEAUX-ARTS — ARCHÉOLOGIE

La Colonne Trajane. — 220 planches in-folio en couleur, en phototypographie d'après le surmoulage exé té à Rome en 1861 et 1862. Texte orné de nombreuses vignettes, par W. Frœhner (*Conservateur du Louvre*). . . . . 600 fr.

Les Musées de France. — Monuments antiques reproduits en chromolithographie, gravure sur bois, phototypographie. Texte par W. Frœhner (*Conservateur du Louvre*). — Un volume in-folio, avec 40 planches . . . . 100 fr.

Numismatique de la Terre-Sainte, par F. de Saulcy (*Membre de l'Institut*). In-4°, avec 25 pl., 60 fr.; sur pap. de Hollande. 90 fr.

La Dentelle à l'aiguille, aux fuseaux. 50 planches donnant les plus beaux types de dentelles avec texte orné de vignettes, par J. Séguin. — In-folio, 100 fr.; sur papier de Hollande. . . . 160 fr.

AGRICULTURE

Les Plantes fourragères. — Atlas in-folio, avec 60 planches accompagnées d'une légende, par V.-J. Zaccone (*Sous-intendant militaire*). — Avec fig. noires, 25 fr.; avec fig. coloriées . . . 40 fr.

Prairies et Plantes fourragères, par Ed. Vianne (*Directeur du Journal d'Agriculture progressive*). — In-8° avec 170 gr. . 8 fr.

Le Brome de Schrader, Par A. Lavallée. 4e édition. In-18 avec 2 planches sur acier . . . . 1 fr. 50

Dictionnaire vétérinaire, par L. Félizet (*Vétérinaire*). Introduction de J.-A. Barral. — In-18, relié. . . . . 2 fr. 50

La Pustule maligne. — Charbon, sang de rate, par Ch. Babault (*Docteur médecin*). — In-18, relié. . . . . 2 fr.

Législation protectrice des Animaux, par B. de Beaupré (*Docteur en droit*). 3e édition. — In-18, relié. . . . . 0 fr. 75

Les Oiseaux utiles et nuisibles aux champs, jardins, vignes, forêts, etc , par H. de la Blanchère. 2e édition. In-18, relié, avec 150 gravures . . . . 3 fr. 50

La Culture économique par l'emploi des instruments et machines, par Ed. Vianne. — In-18 avec 204 figures, relié. . . . . 2 fr. 50

Enquête sur les Engrais. par MM. Dumas (*Membre dé l'Institut*) et de Molon. — In-18, relié . . . . 2 fr.

SCIENCE — INDUSTRIE

Musée entomologique illustré. — Histoire naturelle iconographique des Insectes, publiée par une réunion d'Entomologistes français et étrangers. Tome premier : LES COLÉOPTÈRES ; classification, mœurs, chasse, collections ; Iconographie et Histoire naturelle des Coléoptères d'Europe. 1 vol. in-4° avec 48 planches en couleur et 335 vignettes . . . . 30 fr.

Grand Atlas universel. — 51 cartes en couleur, dessinées par W. HUGHES (*de la Société de Géographie de Londres*). 2° édition, avec Introduction par E. CORTAMBERT (*Bibliothécaire à la Bibliothèque nationale*). — Avec Index général, relié. . . . . 125 fr.

La Vie. — Physiologie humaine appliquée à l'hygiène et à la médecine, par le docteur LE BON. — In-8° avec 339 figures . . 15 fr.

L'Origine de la Vie, par PENNETIER, avec Introduction, par POUCHET (*Directeur du Muséum de Rouen*). — In-18, avec figures. 3 fr.

Le Médecin des Enfants, par BARTHÉLEMY (*Docteur médecin*). — In-18, relié . . . . 1 fr.

L'Allaitement maternel, par le Dr BROCHARD. — In-18, rel.. 1 fr.

Clinique médicale de Montpellier, par le professeur FUSTER (*Médecin en chef de l'Hôtel-Dieu Saint-Eloi*). — In-8°, cartonné. . 10 fr.

Causeries scientifiques. — Découvertes, inventions de l'année 1875, par H. DE PARVILLE (*Rédacteur du* Journal officiel *et du* Journal des Débats). — In-18 avec 50 figures . . . . 3 fr. 50

L'Ammoniaque. — Son emploi en industrie, par CH. TELLIER (*Ingénieur civil*). — In-8° avec figures et plans. . . . . . . 12 fr.

Principes de Science absolue par J. THOMSON. — In-8° relié. 16 fr.

La Culture des Plages maritimes par H. DE LA BLANCHÈRE (*Ancien élève de l'école forestière*). — Préface de COSTE (*de l'Institut*), — In-18, 70 gravures, relié. . . . . 3 fr.

Le Monde microscopique des Eaux, par J. GIRARD. — In-18, avec 70 gravures, relié toile. . . . . 3 fr. 50

La Lithotritie et la Taille. — Guide pratique pour le traitement de la pierre, par le docteur S. CIVIALE (*Membre de l'Institut*). 2° édition, avec 50 gravures avec catalogue de calculs et d'instruments. — Relié, toile. . . . . 16 fr.

L'Aquarium d'eau douce et d'eau de mer, par J. PIZZETTA. Introduction, par A. GEOFFROY SAINT-HILAIRE (*Directeur du Jardin d'acclimatation*). — In-18 avec 220 gravures, relié. . . . . . 3 fr. 50

La Pluie et le Beau Temps. Météorologie usuelle, par P. LAURENCIN. — In-18, avec 110 gravures et cartes, relié. . . . . . . 3 fr. 50

J. ROTHSCHILD, Éditeur, 13, Rue des Saints-Pères, Paris.

Les Aliments. — Traité pratique pour la découverte de leur falsification, par le professeur A. VOGL. — Traduction par AD. FOCILLON. Un vol., avec environ 250 dessins; relié en toile. Prix . . . . 3 fr. 50

Le Chalumeau. — Analyses qualitatives et quantitatives. Traduction d'après l'ouvrage de Kerl, avec additions d'après Berzélius, Plattner, Bunsen, Merz, H. Rose, et suivie d'un Appendice spécial pour les applications minéralogiques, par ED. JANNETTAZ. Un volume avec nombreuses vignettes, relié toile . . : 3 fr. 50

Les Minéraux. — Guide pour leur détermination, par F. DE KOBELL. Traduit par le comte DE LA TOUR DU PIN. — 2e édition, revue par PISANI. — In-18, relié toile . . . . 2 fr. 50

Les Roches. — Guide pour leur détermination, par ED. JANNETTAZ (*Aide de minéralogie au Muséum*). — In-18 avec 39 vignettes, relié toile . . . . 3 fr. 50

La Terre végétale. — Sa composition, moyens de l'améliorer, par STANISLAS MEUNIER (*Aide de géologie au Muséum*) avec **Carte agronomique de la France**, par DELESSE (*Ingénieur en chef des Mines*). — In-18 avec vignettes, relié toile . . . . 3 fr.

La Dentelle à l'aiguille, aux fuseaux. — 50 phototypographies représentant les plus belles dentelles; texte orné de nombreuses vignettes, par J. SÉGUIN. — In-folio, 100 fr.; sur papier de Hollande . . . . 160 fr.

Les Poissons d'eau douce et d'eau de mer. — Histoire naturelle iconographique, Synonymie, Mœurs, Frai, Pêche des espèces fluviatiles et maritimes par MM. Gervais et Boulart (Préparateurs au Muséum). Introduction par Paul Gervais (*Membre de l'Institut*). 3 volumes in-8° avec 260 Chromotypographies et 60 gravures sur bois. Prix du tome Ier, contenant les Poissons d'eau douce . . . . 30 fr.

Les volumes II et III, contenant en 200 planches et avec texte les espèces maritimes, paraîtront en 1876.

Le Cocon de Soie. — Descriptions des races, productions, maladies, physiologie, etc., par DUSEIGNEUR-KLÉBER. — 2e édition, avec 37 phototypographies, planisphère et planche sur acier. — In-folio . . . . 40 fr.

Enquête monétaire et fiduciaire. — Résumé des dispositions faites devant la Commission de l'enquête, par A. LEGRAND (*Député*). — In-8 . . . . 3 fr.

Album graphique. — Recueil d'alphabets, couronnes, armes, supports, chiffres entrelacés et ornés, monogrammes, écritures, caractères étrangers. 100 planches sur acier, 4 chromolithographies, avec texte, par J. GIRAULT (*Ancien graveur calligraphe*). — 2 vol. dans un élégant cartonnage . . . . 30 fr.

www.ingramcontent.com/pod-product-compliance
Lightning Source LLC
Chambersburg PA
CBHW061254030726
47595CB00001B/53